医学生学习笔记

——内科学

阿虎医考研究中心

主　编　王　亮　吴春虎

编　委（以姓氏笔画为序）

王　昕（中国医学科学院肿瘤医院）

王　亮（北京同仁医院）

王健仰（中国医学科学院肿瘤医院）

李晗歌（北京协和医学院）

吴春虎（阿虎医考研究中心）

陈　博（北京协和医院）

蔺　晨（北京协和医院）

人民卫生出版社

·北　京·

图书在版编目（CIP）数据

内科学 / 王亮, 吴春虎主编 . —北京：人民卫生出版社, 2021.7

（医学生学习笔记）

ISBN 978-7-117-31571-5

Ⅰ. ①内… Ⅱ. ①王… ②吴… Ⅲ. ①内科学–医学院校–教学参考资料 Ⅳ. ①R5

中国版本图书馆 CIP 数据核字（2021）第 083365 号

人卫智网	www.ipmph.com	医学教育、学术、考试、健康，购书智慧智能综合服务平台
人卫官网	www.pmph.com	人卫官方资讯发布平台

医学生学习笔记
—— 内科学
Yixuesheng Xuexi Biji
—— Neikexue

主　　编：王　亮　吴春虎
出版发行：人民卫生出版社（中继线 010-59780011）
地　　址：北京市朝阳区潘家园南里 19 号
邮　　编：100021
E - mail: pmph @ pmph.com
购书热线：010-59787592　010-59787584　010-65264830
印　　刷：人卫印务（北京）有限公司
经　　销：新华书店
开　　本：787×1092　1/16　　印张：43
字　　数：939 千字
版　　次：2021 年 7 月第 1 版
印　　次：2021 年 9 月第 1 次印刷
标准书号：ISBN 978-7-117-31571-5
定　　价：118.00 元

打击盗版举报电话：**010-59787491**　**E-mail: WQ @ pmph.com**
质量问题联系电话：**010-59787234**　**E-mail: zhiliang @ pmph.com**

前　言

　　医学是保护人类健康的科学。随着现代医学的不断发展,对于立志投身于医学事业的医学生也提出了更高的要求。"内科学"是临床医学的一门重要学科,如何能够在有限的时间内充分地从书本中汲取知识,融会贯通,以更好地适应医学实践的发展现状,成为医学生的一大考验。因此,为了帮助广大医学生更好地理解和掌握内科学的理论知识,我们结合临床的实际需要,通过集思广益,编写了《医学生学习笔记——内科学》。

　　首先,本书具有高度的实用性,是以第9版本科临床医学专业《内科学》教材的内容为基础,以力求涵盖所有高频考点为原则,做到删繁就简、重点突出。我们在编写本书时统筹规划,以医学生的学习目标为导向,并由北京协和医学院毕业的临床一线医生结合临床实践对重点内容进行提炼,做到图文并茂,使广大医学生能更直观、更准确地理解相应知识点。

　　其次,本书采用双色印刷,使用不同标记突出显示西医考研和临床执业(助理)医师考试的历年重点内容。另外,本书有3大编写特色,能帮助医学生轻松高效地学习。

　　1. 紧贴临床考试　学习是为了更好地实践,医学考试便是医学生进入实践的第一步。在本书编写过程中,对历年的全国硕士研究生入学统一考试和临床执业(助理)医师考试的高频考点进行归纳,对相应内容运用不同的形式进行标注:以蓝色标注研究生入学考试的历年考点内容,以下划线标注执业医师资格考试的历年考点内容,把考试内容带入平时的学习中,有助于学生更好地把握学习重点。

　　2. 精选经典试题　医学生应重视基础知识和技能的学习,做到理论和实践良好地结合。为了帮助医学生检验自己阶段性的学习成果,同时熟悉医学研究生入学考试和临床执业(助理)医师资格考试的考试模式,我们在相应章节的末尾,精心选取了部分具有代表性的题目[注:对应题目分别标有(研)(执)],这些题目从考点设置和出题模式上均十分接近真实考试,同时对有难度的题目进行了详细解析,能帮助医学生巩固学习效果。

　　3. 时时温故知新　在相应章节末尾,采用思维导图的形式,对内容进行系统性梳理,清晰地呈现重点、难点,医学生能借此从整体上建立知识框架,不断地"顺藤摸瓜",以达到思维发散、举一反三的目的。

　　总之,本书精选第9版《内科学》的核心知识,兼顾了理论性和实践性,在学习中能使读者掌握重点和难点,在学习后帮助读者整理知识要点。希望本书能为医学生充实自己的知识尽一份力量,尤其是成为求学、备考之路的有力助手,帮助医学生坚定地迈向更高的医学殿堂。

　　本书在编写过程中难免存在疏漏,如果在使用过程中发现问题或错误,敬请读者批评指正。

　　为了更好地服务本书读者,我们与"阿虎医考"合作,为大家提供更多的免费学习资料。

阿虎医考研究中心

2021 年 8 月

目　录

第一篇　呼吸系统疾病

第二篇 心血管系统疾病

第四篇 泌尿系统疾病

第五篇　血液系统疾病

第七篇　风湿性疾病

第八篇　理化因素所致疾病

第一篇　呼吸系统疾病

第一章

总　　论

一、概述

1. 呼吸系统与体外环境相通,外界环境中的各种有害物质包括各种微生物、有害气体等皆可进入呼吸道及肺引起各种疾病。

2. 肺与全身各器官的血液及淋巴循环相通,所以体内各种有害代谢物、炎症因子等都可以到达肺脏,分别引起肺脏各种损害。

二、呼吸系统疾病范畴

1. 呼吸系统疾病按照解剖结构和病理生理特点,主要分为 3 类:①气流受限性肺疾病;②限制性通气功能障碍性肺疾病;③肺血管疾病。

2. 感染、肿瘤作为两大原因影响呼吸系统,导致各种病理变化;这些疾病进展可以导致呼吸衰竭。

三、呼吸系统疾病诊断

1. 症状(表 1-1-1)

表 1-1-1　呼吸系统疾病的症状

症状	特点及常见疾病
咳嗽	急性刺激性干咳伴发热、声音嘶哑→急性喉、气管、支气管炎 急性咳嗽伴胸痛→肺炎 发作性干咳(夜间、凌晨)→支气管哮喘 持续加重的刺激性干咳伴气促→特发性肺纤维化等
咳痰	白色泡沫痰或黏液转为脓性→细菌感染 长期大量脓痰→支气管扩张或肺脓肿 铁锈样痰→肺炎链球菌感染 果酱样痰→肺吸虫病 粉红色稀薄泡沫痰→肺水肿
咯血	鲜血→支气管扩张、肺结核等 痰中带血→肺结核、肺癌等 伴剧烈胸痛→肺栓塞

续表

症状	特点及常见疾病
呼吸困难	急性发作→肺炎、气胸、肺水肿（左心衰竭）、肺栓塞 慢性进行性→慢性阻塞性肺疾病、特发性肺纤维化 吸气性→上气道阻塞 呼气性→支气管哮喘
胸痛	突发性胸痛→自发性气胸（胸膜粘连处撕裂）等 胸壁表浅部位疼痛→柯萨奇病毒感染所致胸痛、肋间神经痛等 非呼吸系统疾病所致胸痛→心绞痛和心肌梗死、胆石症和急性胰腺炎等

 提示

　　胸膜炎、肺部炎症、肿瘤和肺梗死是呼吸系统疾病引起胸痛最常见的病因。

2. 体征

（1）视诊：呼吸运动、呼吸频率、节律。

（2）触诊：胸廓扩张度、语音震颤、胸膜摩擦感。

（3）叩诊：有无实音、过清音或鼓音等。

（4）听诊

1）干啰音：见于慢性阻塞性肺疾病、支气管内膜结核等。

2）湿啰音：见于支气管扩张（为粗湿啰音，吸气早期多见）、肺炎（可为小水泡音或中水泡音）、特发性肺纤维化（捻发音）等。

3）支气管呼吸音：见于肺实变等。

4）呼吸音消失：见于胸腔积液等。

5）语音共振的性质变化、有无胸膜摩擦音等。

3. 辅助检查　主要方法包括血液检查，抗原皮肤试验，影像学检查（胸部 X 线、胸部 CT 等），痰液检查，肺功能检查与动脉血气分析，支气管镜与胸腔镜检查，胸膜及肺活体组织检查等。

四、治疗

1. 治疗　包括药物治疗，氧疗或呼吸支持治疗，呼吸介入治疗，肺移植和肺康复治疗。

2. 呼吸疾病的一、二、三级预防

（1）吸烟是肺癌、慢性阻塞性肺疾病、特发性肺纤维化等疾病的重要危险因素，戒烟是预防疾病发生或减慢疾病进展的首要或根本方法。

（2）流感疫苗或肺炎疫苗接种，对老年、基础疾病或免疫低下患者尤其重要，可以预防流行性感冒、肺炎的发生,降低慢性阻塞性肺疾病的急性加重频率。

 知识拓展

　　呼吸系统疾病诊断除了病史、症状和体征外,胸部 X 线、胸部 CT、肺功能、纤维支气管镜等检查技术也非常重要,可根据病情需要酌情选用。

第二章

急性上呼吸道感染和
急性气管－支气管炎

一、急性上呼吸道感染

1. **概念** 急性上呼吸道感染简称上感,为鼻腔、咽或喉部急性炎症的总称。

2. **特点** 急性上呼吸道感染是最常见的呼吸系统疾病之一,通常由病毒感染引起,少数是细菌感染,冬春季节易发,有一定季节性。主要病原体包括鼻病毒、冠状病毒、呼吸道合胞病毒、流感和副流感病毒、腺病毒等。

3. **病理** 组织学可无明显病理改变,或可见上皮细胞损伤。上呼吸道黏膜血管充血和分泌物增多、单核细胞浸润、浆液性及黏液性炎性渗出;继发细菌感染者可有中性粒细胞浸润及脓性分泌物。

4. **临床表现**(表1-2-1)

表 1-2-1 急性上呼吸道感染的临床表现

类型	病原体	临床表现
普通感冒	病毒	呈轻度和自限性的上呼吸道感染,主要表现为鼻部症状(喷嚏、鼻塞、流清水样鼻涕),鼻腔黏膜充血、水肿、有分泌物,严重者有发热、畏寒和头痛等
急性病毒性咽炎	鼻病毒、腺病毒、流感病毒等	咽部发痒和灼热感
急性喉炎	流感病毒、副流感病毒、腺病毒等	明显声嘶、讲话困难,可有发热、咳嗽、咽痛,体检喉部充血、水肿等
急性疱疹性咽峡炎	柯萨奇病毒 A 组	夏季多发,儿童多见,明显咽痛、发热,咽部充血且有疱疹、浅表溃疡,周围有红晕
急性咽结膜炎	腺病毒、柯萨奇病毒等	夏季多发,儿童多见,发热、咽痛、畏光、流泪,咽及结膜明显充血
急性咽扁桃体炎	多为溶血性链球菌	起病急,高热,畏寒,咽痛,咽部充血,扁桃体肿大、充血,表面有黄色脓性渗出物

5. 实验室检查　病毒性感染时白细胞计数正常或偏低,淋巴细胞比例升高。细菌感染者可有白细胞计数与中性粒细胞增多和核左移现象。

6. 诊断　依靠鼻咽部症状和体征,结合外周血象和阴性的胸部 X 线检查,可临床诊断。一般不做病原学检测。

7. 鉴别诊断　应与过敏性鼻炎、流行性感冒、急性气管 - 支气管炎、某些急性传染病前驱症状进行鉴别。

8. 治疗　以对症治疗为主,同时戒烟、注意休息、多饮水、保持室内空气流通,有细菌感染证据时可使用抗生素。

[附] 流行性感冒

(1)流行性感冒简称流感,是由流感病毒引起的急性呼吸道传染病。

(2)流感病毒主要通过空气中的病毒颗粒人—人传播。

(3)本病分为单纯型、胃肠型、肺炎型和中毒型。起病急,高热、头痛、乏力、眼结膜炎和全身肌肉酸痛等中毒症状明显,而呼吸道卡他症状轻微。中毒型者有全身毒血症表现,严重者可致休克、弥散性血管内凝血、循环衰竭,直至死亡。

(4)快速鼻咽拭子或血清病毒 PCR 检查有助于早期诊断。

(5)治疗:除隔离、对症及支持治疗外,主要依靠抗病毒药物,即神经氨酸酶抑制剂(奥司他韦、扎那米韦、帕拉米韦)。注意预防并发症。

二、急性气管 - 支气管炎

1. 概念　急性气管 - 支气管炎是由生物、理化刺激或过敏等因素引起的急性气管 - 支气管黏膜炎症。

2. 病因　感染(包括病毒、细菌、衣原体和支原体感染)、理化刺激(冷空气、粉尘、刺激性气体或烟雾)、过敏反应(花粉、有机粉尘等)。

3. 病理　气管、支气管黏膜充血水肿,淋巴细胞和中性粒细胞浸润,可伴纤毛上皮细胞损伤、脱落和黏液腺体肥大增生。

4. 临床表现

(1)先表现为鼻塞、流清鼻涕等上感表现,全身症状轻微,咳嗽咳痰明显,开始为干咳或少量黏液痰,随后咳嗽渐重,痰量增加并变为脓性,病程 2~3 周,如迁延不愈,可演变成慢性支气管炎。

(2)两肺啰音部位不定,随体位变化,咳嗽后可减少或消失。

(3)胸部 X 线检查多出现肺纹理增强。

5. 诊断　依靠病史和症状、体征,结合血象和胸部 X 线检查,可临床诊断。病毒和细菌检查有助于病因诊断。

6. 治疗　以对症治疗为主,如止咳化痰;有细菌感染证据时使用抗生素,首选新大环内酯类或青霉素类药物,亦可选用头孢菌素类或喹诺酮类等药物。多数患者口服抗生素即可,症状较重者可肌内注射或静脉滴注给药,少数患者需根据病原体培养结果指导用药。

> **提示**
>
> 　　急性气管 – 支气管炎的症状主要为咳嗽和咳痰,常发生于寒冷季节或气候突变时,也可由急性上呼吸道感染迁延不愈所致。

第三章

慢性阻塞性肺疾病

一、概述

1. 慢性阻塞性肺疾病（COPD）简称慢阻肺，可防可治，其特征是持续存在的呼吸系统症状和气流受限。肺功能检查对确定气流受限有重要意义。在吸入支气管扩张剂后，第1s用力呼气容积/用力肺活量（FEV_1/FVC）<70%，表明存在持续气流受限。

2. COPD与慢性支气管炎和肺气肿关系密切。慢性支气管炎、肺气肿患者肺功能检查出现持续气流受限时，可诊断为COPD。只有慢性支气管炎和/或肺气肿，而无持续气流受限，则不能诊断为COPD。

3. 一些已知病因或具有特征性病理表现的疾病，也可致持续气流受限，如支气管扩张症、肺结核纤维化等，但均不属于COPD。

二、病因和发病机制

1. 病因　本病病因与慢性支气管炎相似，可能是多种环境因素与机体自身因素长期相互作用的结果，包括吸烟（是重要的发病因素）、职业粉尘和化学物质、空气污染、感染因素和其他（免疫功能紊乱、气道高反应性、自主神经功能失调、年龄增大和气候等）。

2. 发病机制（表1-3-1）

表1-3-1　慢性阻塞性肺疾病的发病机制

机制	内容
炎症机制	气道、肺实质及肺血管的慢性炎症是COPD的特征性改变，中性粒细胞、巨噬细胞、T淋巴细胞等炎症细胞均参与COPD的发病过程
蛋白酶－抗蛋白酶失衡机制	蛋白酶增多或抗蛋白酶（$α_1$抗胰蛋白酶即$α_1$-AT，活性最强）不足可导致组织结构破坏，产生肺气肿。先天性$α_1$-AT缺乏多见于北欧血统的个体
氧化应激机制	COPD患者氧化应激增加。氧化物主要有超氧阴离子、羟根、次氯酸、H_2O_2和一氧化氮等
其他	如自主神经功能失调、营养不良、气温变化等都可能参与COPD的发生、发展

提示

中性粒细胞的活化和聚集是 COPD 炎症过程的一个重要环节。

三、病理生理

1. COPD 特征性的病理生理变化是持续气流受限致肺通气功能障碍。

2. 随病情发展,残气量及残气量占肺总量的百分比增加。肺气肿加重致生理无效腔气量增大;部分肺区产生通气与血流比例失调。肺泡及毛细血管大量丧失,弥散面积减少,导致换气功能障碍。

3. 通气和换气功能障碍引起缺氧和二氧化碳潴留,最终出现呼吸衰竭。

四、临床表现

1. 慢性咳嗽、咳痰 一般为白色黏液或浆液性泡沫痰,偶带血丝。急性发作期痰量增多,可有脓性痰。

2. 气短或呼吸困难 是 COPD 的标志性症状。

3. 喘息和胸闷,晚期体重下降,食欲减退等。

4. 体征 可见桶状胸,部分患者呼吸变浅,频率增快,甚至有缩唇呼吸等;双侧语颤减弱;叩诊肺部过清音,心浊音界缩小,肺下界和肝浊音界下降;两肺呼吸音减弱,呼气延长,部分可闻及湿啰音和 / 或干啰音。

五、病程分期

临床分期包括急性加重期、稳定期。

六、辅助检查(表 1-3-2)

表 1-3-2 慢性阻塞性肺疾病的辅助检查

方法	临床意义
肺功能	吸入支气管扩张剂后,$FEV_1/FVC<70\%$ 可确定为持续气流受限。肺总量(TLC)、功能残气量(FRC)和残气量(RV)增高,肺活量(VC)减低表明肺过度充气
胸部 X 线	早期无异常。晚期可见肺纹理增粗、紊乱等非特异性改变,肺气肿。对 COPD 诊断的特异性不高
胸部 CT	主要用于排除其他具有相似症状的呼吸系统疾病。高分辨率 CT 对预估肺大疱切除或外科减容手术等效果有一定价值
血气检查	有助于判断酸碱平衡失调及呼吸衰竭类型
其他	慢阻肺合并细菌感染时,外周血白细胞(WBC)增高,核左移。痰培养可能查出病原菌

> ⓘ **提示**
>
> 　　肺功能是判断持续气流受限的主要客观指标。胸部 X 线检查对于与其他肺疾病进行鉴别、明确常见并发症有价值。

七、诊断和严重程度分级

1. 诊断　主要根据吸烟等高危因素、临床表现及肺功能检查等,排除其他已知病因或具有特征病理表现的气流受限疾病,综合分析确定。肺功能检查示吸入支气管扩张剂后 FEV_1/FVC<70%,是诊断 COPD 的必备条件。

2. 稳定期病情严重程度评估

（1）肺功能评估:使用慢性阻塞性肺疾病全球倡议（GOLD）分级,COPD 患者吸入支气管扩张剂后 FEV_1/FVC<70%,再依据其 FEV_1 下降幅度进行气流受限的严重度分级（表 1-3-3）。

表 1-3-3　COPD 患者气流受限严重程度的肺功能分级

肺功能分级	患者肺功能 FEV_1 占预计值的百分比 /（%pred）
GOLD1 级:轻度	≥80
GOLD2 级:中度	50~79
GOLD3 级:重度	30~49
GOLD4 级:极重度	<30

（2）症状评估:可用改良版英国医学研究委员会呼吸困难问卷（mMRC 问卷）评估呼吸困难程度（表 1-3-4）。采用 COPD 评估测试（CAT）问卷评估患者的健康损害程度。

表 1-3-4　mMRC 问卷

mMRC 分级	呼吸困难症状
0 级	剧烈活动时出现呼吸困难
1 级	平地快步行走或爬缓坡时出现呼吸困难
2 级	由于呼吸困难,平地行走时比同龄人慢或需要停下来休息
3 级	平地行走 100m 左右或数分钟后即需停下来喘气
4 级	因严重呼吸困难而不能离开家,或在穿衣脱衣时即出现呼吸困难

（3）急性加重风险评估:上一年发生 2 次或以上急性加重,或者 1 次及 1 次以上需要住院治疗的急性加重,提示今后急性加重风险增加。

（4）稳定期 COPD 患者病情的综合性评估及其主要用药（表 1-3-5）。

表 1-3-5　稳定期 COPD 患者病情的综合性评估及其主要用药

患者综合评估分组	特征		上一年急性加重次数	mMRC 分级或 CAT 评分	首选药物
	风险	症状			
A 组	低	少	≤1 次	0~1 级或 <10	SAMA 或 SABA,必要时
B 组	低	多	≤1 次	≥2 级或 ≥10	LAMA 或 / 和 LABA
C 组	高	少	≥2 次*	0~1 级或 <10	LAMA,或 LAMA+LABA 或 ICS+LABA
D 组	高	多	≥2 次*	≥2 级或 ≥10	LAMA+LABA,或 +ICS

注:SABA:短效 β₂ 受体激动剂;SAMA:短效抗胆碱药物;LABA:长效 β₂ 受体激动剂;LAMA:长效抗胆碱能药物;ICS:吸入糖皮质激素;* 或因急性加重住院 ≥1 次。

八、鉴别诊断

主要与支气管哮喘、支气管扩张、肺结核、肺癌等疾病进行鉴别。

九、并发症

包括慢性呼吸衰竭（常在 COPD 急性加重时发生）、自发性气胸（X 线检查可确诊）和慢性肺源性心脏病。

十、治疗与预防

1. 稳定期的治疗

（1）教育与管理:最重要的是劝导戒烟,这是减慢肺功能损害最有效的措施。

（2）支气管舒张药:是现有控制症状的主要措施,可选用 β₂ 受体激动剂（沙丁胺醇等）、抗胆碱药（异丙托溴铵等）、茶碱类（氨茶碱等）。

（3）糖皮质激素:对 C 组和 D 组患者,可长期吸入糖皮质激素与长效 β₂ 受体激动剂联合制剂,如沙美特罗 + 氟替卡松。

（4）祛痰药:对痰不易咳出者可应用,如盐酸氨溴索、N- 乙酰半胱氨酸、羧甲司坦。

（5）其他药物:磷酸二酯酶 -4 抑制剂罗氟司特,大环内酯类药物。

（6）长期家庭氧疗（LTOT）:对 COPD 并发慢性呼吸衰竭者可提高生活质量和生存率,对改善血流动力学、运动能力、精神状态均有益。使用指征:PaO₂≤55mmHg 或 SaO₂≤88%,有或没有高碳酸血症;PaO₂ 55~60mmHg,或 SaO₂<89%,并有肺动脉高压、心力衰竭或红细胞增多症。一般用鼻导管吸氧,氧流量为 1.0~2.0L/min。

（7）康复治疗:是稳定期患者的重要治疗手段。

2. 急性加重期的治疗

（1）确定病情加重的原因（细菌或病毒感染最多见）,根据病情程度以决定门诊或住院治疗。

（2）支气管扩张剂：药物同稳定期。

（3）低流量吸氧：吸入氧浓度（%）=21+4×氧流量（L/min），一般为 28%~30%。

（4）抗生素：当患者呼吸困难加重、咳嗽伴痰量增加、有脓痰时，应选用敏感抗生素。

（5）糖皮质激素：对需住院治疗的急性加重期患者可考虑使用。

（6）机械通气：用于并发较严重呼吸衰竭的患者。

（7）其他：保持水电解质平衡、补充营养、排痰治疗、处理伴随疾病及并发症。

3. 外科方法　仅适用于少数有特殊指征的患者。

4. 预防　戒烟（是预防 COPD 最重要的措施）、控制感染和免疫接种，对高危人群定期行肺功能监测。

 知识拓展

　　慢性支气管炎和阻塞性肺气肿是引起 COPD 最常见的疾病，吸烟是导致上述三者最重要的环境因素。

经 典 试 题

（研）1. 评估慢性阻塞性肺疾病严重程度的肺功能指标是

　　A. FEV_1/FVC　　　　　　　　　　B. FEV_1% 预计值

　　C. FEV_1 绝对值　　　　　　　　　D. DLco

（执）2. 男，68 岁。慢性阻塞性肺疾病病史 12 年。动脉血气分析：pH 7.36，PaO_2 43mmHg，$PaCO_2$ 52mmHg。对该患者可以改善预后的措施是

　　A. 预防性使用抗生素　　　　　　　B. 吸入糖皮质激素

　　C. 使用支气管舒张剂　　　　　　　D. 肺康复锻炼

　　E. 长期家庭氧疗

【答案】

　1. B　　2. E

第四章

支气管哮喘

一、概念

支气管哮喘简称哮喘,是一种以慢性气道炎症和气道高反应性为特征的异质性疾病。主要特征包括气道慢性炎症,气道高反应性,多变的可逆性气流受限及气道重构。临床表现为反复发作的喘息、气急、胸闷或咳嗽等症状,常在夜间及凌晨发作或加重,多数患者可自行缓解或经治疗后缓解。

二、病因

1. 遗传因素 支气管哮喘有多基因遗传倾向,其发病具有家族集聚现象。*YLK40*、*IL6R*、*PDE4D*、*IL33* 等为哮喘易感基因。

2. 环境因素 包括变应原性因素(如尘螨、花粉、油漆、部分药物等)和非变应原性因素(如大气污染、吸烟等)。

三、发病机制(图 1-4-1)

1. 尚未完全阐明,可概括为气道免疫 - 炎症机制、神经调节机制及其相互作用。

2. 气道慢性炎症反应是由多种炎症细胞(如嗜酸性粒细胞、肥大细胞、T 淋巴细胞、B 淋巴细胞等)、炎症介质和细胞因子共同参与、相互作用的结果。目前普遍认为气道慢性炎症是导致气道高反应性的重要机制之一。

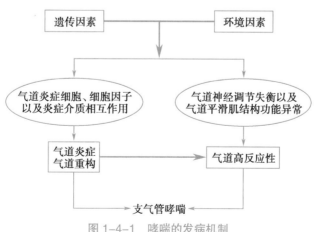

图 1-4-1 哮喘的发病机制

四、临床表现

1. 典型症状 为发作性伴有哮鸣音的呼气性呼吸困难,可伴气促、胸闷或咳嗽。症状可在数分钟内发生,并持续数小时至数天,可经平喘药物治疗后缓解或自行缓解。夜间及凌晨发作或加重常是哮喘的重要临床特征。

2. 运动性哮喘 有些患者,尤其是青少年,哮喘症状在运动时出现。

3. 咳嗽变异性哮喘 指以咳嗽为唯一症状的不典型哮喘。

4. 胸闷变异性哮喘 指以胸闷为唯一症状的不典型哮喘。

5. 体征 ①发作时典型体征为双肺可闻及广泛哮鸣音,呼气音延长;非常严重的哮喘发作,哮鸣音减弱甚至消失,表现为"沉默肺",提示病情危重;②非发作期可无异常发现。

五、辅助检查

1. 痰嗜酸性粒细胞计数 大多数哮喘患者出现计数增高,且与哮喘症状相关。此计数可作为评价哮喘气道炎症指标之一,也是评估糖皮质激素治疗反应性的敏感指标。

2. 肺功能检查(表 1-4-1)

表 1-4-1 支气管哮喘的肺功能检查

方法	临床意义
通气功能检测	哮喘发作时呈阻塞性通气功能障碍表现,以 $FEV_1/FVC\% < 70\%$ 或 $FEV_1 <$ 正常预计值 80% 为判断气流受限的最重要指标
支气管激发试验	用于测定气道反应性。常用吸入激发剂为乙酰甲胆碱和组胺,FEV_1 下降 ≥20% 为阳性,提示存在气道高反应性。适用于非哮喘发作期、$FEV_1 >$ 正常预计值 70% 者
支气管舒张试验	用于测定气道的可逆性改变。常用吸入支气管舒张剂有沙丁胺醇、特布他林,FEV_1 较用药前增加 ≥12% 且其绝对值增加 ≥200ml,为阳性,提示存在可逆性的气道阻塞
呼气流量峰值(PEF)及其变异率测定	哮喘发作时 PEF 下降。监测 PEF 日间、周间变异率有助于哮喘的诊断和病情评估。PEF 平均每日昼夜变异率 >10%,或 PEF 周变异率 >20%,提示存在气道可逆性的改变

3. 胸部 X 线 哮喘发作时两肺透亮度增加,缓解期多无明显异常。

 提示

支气管哮喘患者行胸部 X 线检查,诊断价值不大。

4. 胸部 CT 部分患者可见支气管壁增厚、黏液阻塞。

5. 特异性变应原检测 外周血变应原特异性 IgE 增高结合病史有助于病因诊断;血清

总 IgE 增高的程度可作为重症哮喘使用抗 IgE 抗体治疗及调整剂量的依据。体内变应原试验包括皮肤变应原试验和吸入变应原试验。

6. 动脉血气分析 ①严重哮喘发作可有缺氧；②过度通气可使 $PaCO_2$ 下降，pH 上升，表现为呼吸性碱中毒；③病情进一步恶化，可同时出现缺氧和 CO_2 滞留，表现为呼吸性酸中毒。

7. 呼出气一氧化氮（FeNO）检测 可作为评估气道炎症和哮喘控制水平的指标，也用于判断吸入激素治疗的反应。

六、诊断

符合下述 1~4 条，同时具备 5 中的任何一条，可诊断为支气管哮喘。咳嗽变异性哮喘以咳嗽作为唯一或主要症状，同时具备 5 中的任何一条，除外其他疾病所引起的咳嗽，可诊断。

1. 反复发作喘息、气急、胸闷或咳嗽，夜间及晨间多发，常与接触变应原、冷空气、理化刺激以及病毒性上呼吸道感染、运动等有关。

2. 发作时双肺可闻及散在或弥漫性哮鸣音，呼气相延长。

3. 上述症状和体征可经治疗缓解或自行缓解。

4. 除外其他疾病所引起的喘息、气急、胸闷和咳嗽。

5. 可变气流受限的客观检查 ①支气管舒张试验阳性；②支气管激发试验阳性；③平均每日 PEF 昼夜变异率 >10% 或 PEF 周变异率 >20%。

七、分期和分级

1. 急性发作期的分级（表 1-4-2）

表 1-4-2 支气管哮喘急性发作期的分级

项目	轻度	中度	重度	危重
气短	步行或上楼时	稍事活动	休息时，呈端坐呼吸	—
精神	可有焦虑	时有焦虑	常有焦虑，烦躁	嗜睡或意识模糊
呼吸频率	轻度增加	增加	>30 次 /min	
哮鸣音	散在	响亮、弥漫	响亮、弥漫	减弱、消失
讲话	连续成句	常有中断	发单字表达	不能讲话
其他	—	心率增快,可有三凹征和奇脉	大汗淋漓,常有三凹征,心率增快常 >120 次 /min,奇脉	胸腹矛盾运动,脉率变慢或脉律不规则
肺通气功能	正常	使用支气管舒张剂后 PEF 占预计值的 60%~80%	使用支气管舒张剂后 PEF 占预计值 <60% 或绝对值 <100L/min 或作用时间 <2h	—
血气检查	正常	SaO_2 91%~95%	PaO_2<60mmHg, $PaCO_2$>45mmHg, SaO_2≤90%,pH 可降低	严重低氧血症和高二氧化碳血症,pH 降低

2. 慢性持续期　目前应用最为广泛的慢性持续期哮喘严重性评估方法为哮喘控制水平,其具体分级见表 1-4-3。

表 1-4-3　哮喘控制水平的分级

A:哮喘症状控制	哮喘症状控制水平		
	良好控制	部分控制	未控制
过去四周,患者有无: 1. 日间哮喘症状 >2 次 / 周 2. 夜间因哮喘憋醒 3. 使用缓解药次数 >2 次 / 周 4. 哮喘引起的活动受限	无	存在 1~2 项	存在 3~4 项
B:未来风险评估(急性发作风险,病情不稳定肺功能迅速下降,药物不良反应)			
与未来不良事件风险增加的相关因素包括:临床控制不佳;过去一年频繁急性发作;曾因严重哮喘而住院治疗;FEV_1 低;烟草暴露;高剂量药物治疗			

3. 临床缓解期　指患者无喘息、气急、胸闷、咳嗽等症状,并维持 1 年以上。

八、鉴别诊断

1. 左心衰竭引起的呼吸困难

(1)表现:多有高血压、冠状动脉粥样硬化性心脏病(冠心病)、风湿性心脏病等病史和体征,突发气急,端坐呼吸,阵发性咳嗽,常咳出粉红色泡沫痰,两肺可闻及广泛的湿啰音和哮鸣音,左心界扩大,心率增快,心尖部可闻及奔马律。

(2)胸部 X 线检查:心脏增大、肺淤血征。

> (i) **提示**
>
> 　　若一时难以鉴别心源性哮喘和支气管哮喘,可雾化吸入 β_2 受体激动剂或静脉注射氨茶碱缓解症状后进一步检查。忌用肾上腺素或吗啡。

2. 其他　还需与慢性阻塞性肺疾病、上气道阻塞和变应性支气管肺曲霉病相鉴别。

九、并发症

可并发气胸、纵隔气肿、肺不张;长期反复发作或感染可致慢性阻塞性肺疾病、支气管扩张、间质性肺炎和肺源性心脏病。

十、治疗

1. 确定并减少危险因素接触　是治疗哮喘最有效的方法。

2. 药物分类（表1-4-4）

表1-4-4 哮喘治疗的药物分类

类别	缓解性药物	控制性药物
又称	解痉平喘药	抗炎药
使用特点	按需使用	长期使用
种类	短效β₂受体激动剂（SABA） 短效吸入型抗胆碱药物（SAMA） 短效茶碱 全身用糖皮质激素	吸入型糖皮质激素（ICS） 白三烯调节剂 长效β₂受体激动剂（LABA，不单独使用） 缓释茶碱 色甘酸钠 抗IgE抗体 抗IL-5抗体 联合药物（如ICS/LABA）

3. 药物治疗（表1-4-5）

表1-4-5 哮喘的药物治疗

哮喘药物	作用特点	应用
糖皮质激素	激素通过作用于气道炎症形成过程中的诸多环节，如抑制嗜酸性粒细胞等炎症细胞在气道的聚集、抑制炎症因子的生成和介质释放、增强平滑肌细胞β₂受体的反应性等，有效抑制气道炎症	①ICS为目前哮喘长期治疗的首选药 ②口服用于吸入激素无效或需要短期加强治疗的患者 ③重度或严重哮喘发作时应及早静脉给予激素
β₂受体激动剂	主要激动气道β₂受体，舒张支气管、缓解哮喘症状	①SABA，为治疗哮喘急性发作的首选药物。首选吸入给药。常用沙丁胺醇和特布他林 ②LABA与ICS联合是目前最常用的哮喘控制性药物
白三烯调节剂	调节白三烯的生物活性而发挥抗炎作用，舒张支气管平滑肌	可作为轻度哮喘ICS的替代治疗药物和中、重度哮喘的联合治疗用药，尤适用于阿司匹林哮喘、运动性哮喘和伴过敏性鼻炎哮喘患者
茶碱类	抑制磷酸二酯酶，提高平滑肌细胞内的cAMP浓度，拮抗腺苷受体，增强呼吸肌的力量及增强气道纤毛清除功能等，起舒张支气管和气道抗炎作用	①口服用于轻至中度哮喘急性发作以及哮喘的维持治疗，口服缓释茶碱尤适用于控制夜间哮喘 ②静脉注射氨茶碱主要用于重症和危重症哮喘
抗胆碱药	通过阻断节后迷走神经通路，降低迷走神经张力以舒张支气管、减少黏液分泌，其舒张支气管的作用较弱	①SAMA，如异丙托溴铵，主要用于哮喘急性发作的治疗，多与β₂受体激动剂联合应用 ②LAMA，如噻托溴铵，主要用于哮喘合并COPD以及COPD患者的长期治疗
抗IgE抗体	阻断游离IgE与IgE效应细胞表面受体结合	其远期疗效与安全性有待进一步观察
抗IL-5治疗	减少患者体内嗜酸性粒细胞浸润，减少哮喘急性加重和改善生命质量	对高嗜酸性粒细胞血症的哮喘患者治疗效果好

提示

糖皮质激素是目前控制哮喘最有效的药物。LABA 不能单独用于哮喘的治疗。

4. 急性发作期的治疗

（1）轻度：吸入 SABA。效果不佳时加用缓释茶碱片，或加用短效抗胆碱药气雾剂。

（2）中度：常雾化吸入 SABA。联合雾化吸入 SAMA、ICS，也可联合静脉注射茶碱类。若效果欠佳，尽早口服糖皮质激素，并吸氧。

（3）重度至危重度：持续雾化吸入 SABA，联合雾化吸入 SAMA、ICS 及静脉注射茶碱类，吸氧。尽早静脉应用激素，待病情控制后改为口服。pH<7.20 且合并代谢性酸中毒时，适当补碱。经上述处理后，病情无改善甚至继续恶化者，应及时行机械通气，其指征主要包括：呼吸肌疲劳、$PaCO_2 \geq 45mmHg$，意识改变（需进行有创机械通气）。注意预防呼吸道感染等。

5. 慢性持续期的治疗 哮喘长期治疗方案（表 1–4–6）分为 5 级。

表 1–4–6 哮喘长期治疗方案

治疗方案	第 1 级	第 2 级	第 3 级	第 4 级	第 5 级
推荐选择控制药物	无需使用药物	低剂量 ICS	低剂量 ICS 加 LABA	中 / 高剂量 ICS 加 LABA	加其他治疗，如口服糖皮质激素
其他选择控制药物	低剂量 ICS	白三烯受体拮抗药	中 / 高剂量 ICS	中 / 高剂量 ICS 加 LABA 加 LAMA	加 LAMA
		低剂量茶碱	低剂量 ICS 加白三烯受体拮抗药	高剂量 ICS 加白三烯受体拮抗药	加 IgE 单克隆抗体
			低剂量 ICS 加茶碱	高剂量 ICS 加茶碱	加 IL-5 单克隆抗体
缓解药物	按需使用 SABA	按需使用 SABA	按需使用 SABA 或低剂量布地奈德 / 福莫特罗或倍氯米松 / 福莫特罗		

注：推荐选用的治疗方案，但也要考虑患者的实际状况。

6. 免疫疗法 分为特异性和非特异性两种。

十一、管理

为初诊哮喘患者制订长期防治计划，使其学会自我管理，包括了解哮喘的激发因素及避免诱因的方法、熟悉哮喘发作先兆表现及相应处理办法、学会在家中自行监测病情变化并进行评定、重点掌握峰流速仪的使用方法、坚持记哮喘日记、学会哮喘发作时进行简单的紧急自我处理方法、掌握正确的吸入技术、知晓应去医院就诊的最佳时间，和医生共同制订防止复发、保持长期稳定的方案。

 知识拓展

　　遗传和环境因素是哮喘的主要致病因素。根据发作性喘息、气急、胸闷或咳嗽症状和可逆性气流受限可作出诊断。

○经典试题○

（执）1. 主要作用机制为控制支气管哮喘气道炎症的药物是

　　A. 茶碱　　　　　　　　　　B. M 受体拮抗药

　　C. 长效 β_2 受体激动剂　　　D. 白三烯受体调节药

　　E. H_1 受体拮抗药

（研）（2~4 题共用题干）

　　男，35 岁。支气管哮喘 30 年，再发咳嗽伴喘息 3d，吸入沙丁胺醇症状稍改善，1d 来喘息加重。查体：R 32 次 /min，端坐呼吸，大汗，语不成句，口唇发绀，双肺呼吸音低，可闻及散在哮鸣音，未闻及湿啰音，心率 126 次 /min，有奇脉。

　　2. 应首选的辅助检查是

　　A. 胸部 X 线片　　　　　　　B. 肺功能

　　C. 动脉血气分析　　　　　　D. 心电图

　　3. 下列处理措施中，不恰当的是

　　A. 鼻导管吸氧　　　　　　　B. 静脉滴注糖皮质激素

　　C. 持续雾化吸入 β_2 受体激动剂　　D. 限制液体入量（<2 000ml/d）

　　4. 经治疗病情不缓解，患者出现嗜睡，意识模糊，不能言语，查体哮鸣音消失，应采取的最主要措施是

　　A. 面罩吸氧　　　　　　　　B. 静脉注射肾上腺素

　　C. 机械通气　　　　　　　　D. 静脉滴注呼吸兴奋剂

【答案与解析】

1. D　2. C　3. D

4. C。解析：根据题干信息，患者为重度哮喘发作，出现病情恶化、意识改变，应及时给予机械通气，以尽快缓解呼吸困难等。故选 C。

第五章

支气管扩张

一、概述

支气管扩张症主要指急、慢性呼吸道感染和支气管阻塞后，反复发生支气管化脓性炎症，致使支气管壁结构破坏，管壁增厚，引起支气管异常和持久性扩张的一类异质性疾病的总称，主要分为囊性纤维化导致的支气管扩张症和非囊性纤维化导致的支气管扩张症，后者为本章讨论内容。

二、病因和发病机制

1. 本病可以分为先天性和继发性。先天性支气管扩张症少见，弥漫性支气管扩张常发生于有遗传、免疫或解剖缺陷的患者。局灶性支气管扩张可源于未进行治疗的肺炎或气道阻塞，例如异物或肿瘤、外源性压迫或肺叶切除后解剖移位。许多因素可以诱发本病，如感染、免疫缺陷或异常等。

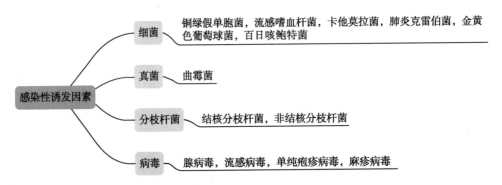

2. 上述疾病损伤了宿主气道清除和防御功能，易发生感染和炎症。细菌反复感染可使充满炎症介质和病原菌黏稠脓性液体的气道逐渐扩大，形成瘢痕和扭曲。支气管壁由于水肿、炎症和新血管形成而变厚。周围间质组织和肺泡的破坏导致了纤维化、肺气肿，或二者兼有。

三、病理和病理生理

支气管扩张常常是位于段或亚段支气管管壁的破坏和炎性改变，可形成柱状扩张、囊状扩张和不规则扩张。支气管扩张部位血流正常、通气减少，造成功能性分流，引起低氧血症；

病变广泛破坏肺毛细血管时,由于缺氧导致肺小动脉收缩,肺循环阻力增加,可造成肺动脉高压。支气管扩张症是呼吸科化脓性疾病之一,反复的细菌感染会加重气道炎症反应及气道壁的破坏和增厚,反过来降低痰液廓清的能力。

四、临床表现

1. 反复或持续的咳嗽、咳痰或咳脓痰　是主要症状,变动体位时明显;痰液静置后由上至下可分为泡沫层、黏液层、脓性层、坏死组织层;感染加重时可有痰量增多和发热;当支气管扩张伴急性感染时,可表现为咳嗽、咳脓痰和伴随肺炎。厌氧菌感染时痰液有臭味。

2. 呼吸困难和喘息　常提示有广泛的支气管扩张或有潜在的 COPD。

3. 咯血　50%~70% 的病例可发生咯血。有时反复咯血为唯一症状,称为"干性支气管扩张"。

4. 体征　①下肺和背部可闻及比较固定的湿啰音和干啰音;②常有杵状指;③可有伴随疾病的相关体征。

五、辅助检查

1. 胸部 X 线检查　一侧或两侧下肺纹理局部增多、增粗、排列紊乱。囊状支气管扩张的气道表现为显著的囊腔,腔内可存在气液平面;气道壁增厚;纵切面显示"双轨征",横切面显示"环形阴影"。

2. 胸部高分辨率 CT(HRCT)　支气管呈柱状及囊状改变,气道壁增厚(支气管内径 <80% 外径)、黏液阻塞、树芽征及马赛克征。依据扫描层面与支气管的不同角度,可见"双轨征"或"串珠"状改变、"印戒征"或"蜂窝"状改变。

> **提示**
>
> HRCT 兼具无创、易重复、易接受特点,是支气管扩张的主要确诊方法。

3. 支气管碘油造影　为创伤性检查,可确诊。

4. 实验室检查(表 1-5-1)

表 1-5-1　支气管扩张的实验室检查

项目	临床意义
血常规及炎性标志物	细菌感染时,白细胞↑、中性粒细胞分类↑、C 反应蛋白↑
血清免疫球蛋白	免疫功能缺陷者,IgG、IgA、IgM 缺乏
血气分析	判断有无低氧血症、高碳酸血症
微生物学检查	可指导抗菌药物的选择
其他	根据可能疾病选择检查项目,如怀疑变应性支气管肺曲霉病者可选择性进行血清 IgE 测定、烟曲霉皮试、曲霉沉淀素检查

5. 纤维支气管镜检查 段支气管以上部位呈局灶性扩张时,可见弹坑样改变。通过采样,可用于病原学诊断及病理诊断。还可进行局部灌洗,以协助诊断和治疗。

6. 肺功能测定 可证实气流受限,指导临床治疗。

六、诊断

根据反复咳脓痰、咯血病史和既往有诱发支气管扩张的呼吸道感染病史,HRCT 显示支气管扩张的异常影像学改变,即可明确诊断为支气管扩张。

七、鉴别诊断

1. 慢性支气管炎 多发生在中年以上,冬春季节咳嗽、咳痰明显,继发感染时可出现脓痰,无反复咯血史。两肺底有散在的干、湿啰音。

2. 肺结核 常有结核中毒症状,PPD 试验、痰结核分枝杆菌检查、胸部 X 线片有助于鉴别。

3. 肺脓肿 有高热、咳嗽、大量脓臭痰,胸部 X 线片可见空洞和气液平面。

4. 先天性肺囊肿 胸部 X 线可见多个边界纤细的圆形或椭圆形阴影,壁较薄,周围组织无浸润,胸部 CT 和支气管造影可协助诊断。

八、治疗

1. 治疗基础疾病 如合并胸部活动性肺结核者应积极抗结核治疗。

2. 控制感染 支气管扩张症患者出现痰量增多及其脓性成分增加等急性感染征象时,需应用抗感染药物。急性加重期应常规送痰培养,等待结果时立即开始经验性抗菌药物治疗。

> **提示**
>
> 控制感染是支气管扩张急性感染期的主要治疗措施。

3. 改善气流受限 长效支气管舒张剂可改善气流受限并帮助清除分泌物。

4. 清除气道分泌物

（1）物理排痰:①体位引流,可取头低臀高位;②气道雾化吸入生理盐水或黏液松解剂;③纤维支气管镜吸痰;④其他,如胸壁震荡、正压通气、主动呼吸训练等合理使用。

（2）药物化痰:包括黏液溶解剂、痰液促排剂、抗氧化剂等。N–乙酰半胱氨酸有较强的化痰和抗氧化作用。切忌对非囊性纤维化支气管扩张患者使用重组脱氧核糖核酸酶。

5. 免疫调节剂 促进呼吸道免疫增强的药物可以减少支气管扩张症的急性发作,如细菌细胞壁裂解产物。

6. 咯血的治疗

（1）咯血量少者可口服卡巴克洛（安络血）、云南白药；若出血量中等，可静脉给予垂体后叶素（注意低钠血症）或酚妥拉明；若出血量较大、内科治疗无效者，可考虑介入栓塞或手术治疗。

（2）咯血时患侧卧位；妊娠和高血压不能使用垂体后叶素（可提高血压、促进宫缩）。

7. 外科治疗　支气管扩张的根治方法是外科手术切除。病变比较局限、在一叶或一侧肺组织，有反复咯血或感染者，是手术适应证。如大出血来自增生的支气管动脉，经休息和抗生素等保守治疗不能缓解仍反复大咯血时，病变局限者可考虑外科手术，否则采用支气管动脉栓塞术治疗。必要时可考虑肺移植。

8. 预防　应用肺炎链球菌疫苗和流感病毒疫苗，使用免疫调节剂，戒烟，康复锻炼。

知识拓展

支气管扩张症以慢性咳嗽、咳大量脓痰和/或反复咯血为主要表现，治疗的关键是控制感染，促进痰液引流。

经 典 试 题

（研）1. 支气管扩张症合并感染的常见病原体不包括

　A. 肺炎链球菌　　　　　　B. 流感嗜血杆菌

　C. 铜绿假单胞菌　　　　　D. 肺炎支原体

（执）2. 男，43岁。反复咳嗽、咳脓痰10年，加重5d入院。吸烟史15年，已戒烟10年。查体：右下肺可闻及较多湿啰音及少量哮鸣音。可见杵状指：胸部X线片示右下肺纹理增粗、紊乱。该患者应首先考虑的诊断是

　A. 支气管结核　　　　　　B. 支气管肺癌

　C. 慢性阻塞性肺疾病　　　D. 支气管扩张

　E. 支气管哮喘

【答案与解析】

1. D

2. D。解析：根据患者有长期反复咳嗽、咳脓痰的病史，查体可闻及右下肺湿啰音及少量哮鸣音，有杵状指，结合胸部X线片结果，应考虑支气管扩张。故选D。

第六章

肺部感染性疾病

第一节　肺　　炎

一、概述

肺炎是终末气道、肺泡和肺间质的炎症,可由病原微生物、理化因素、免疫损伤、过敏及药物所致。细菌性肺炎是最常见的肺炎,也是最常见的感染性疾病之一。

二、流行病学

肺炎发病率和病死率高的原因与社会人口老龄化、吸烟、伴有基础疾病和免疫功能低下有关,如慢性阻塞性肺疾病、心力衰竭、肿瘤等。此外,亦与病原体变迁、新病原体出现、医院获得性肺炎发病率增加、病原学诊断困难、不合理使用抗菌药物导致细菌耐药性增加,尤其是多耐药(MDR)病原体增加等有关。

三、病因和发病机制

1. 肺炎发生的决定因素　病原体、宿主因素。
2. 病原体的侵入途径

(1)社区获得性肺炎:①空气吸入;②血行播散;③邻近感染部位蔓延;④上呼吸道定植菌的误吸。

(2)医院获得性肺炎:更多是通过误吸胃肠道的定植菌(胃食管反流)和/或通过人工气道吸入环境中的致病菌引起。

3. 发病机制　病原体直接抵达下呼吸道后,引起肺泡毛细血管充血、水肿、肺泡内纤维蛋白渗出和细胞浸润。

> **ⓘ 提示**
>
> 　　肺炎愈后一般不遗留瘢痕,肺的结构和功能均可恢复,但金黄色葡萄球菌、铜绿假单胞菌和肺炎克雷伯菌所致肺炎除外。

四、分类

1. 按解剖分类（表 1-6-1）

表 1-6-1 肺炎按解剖分类

类型	部位	X 线影像学表现	致病菌
大叶性（肺泡性）肺炎	肺实质炎症，一般不累及支气管	肺叶或肺段实变阴影	多为肺炎链球菌
小叶性（支气管性）肺炎	细支气管、终末细支气管及肺泡炎症，常继发于其他疾病	沿肺纹理分布的不规则斑片状阴影，边缘密度浅而模糊，无实变征象，肺下叶常受累	肺炎链球菌、葡萄球菌、病毒、肺炎支原体、军团菌等
间质性肺炎	以肺间质受累为主，累及支气管壁和支气管周围组织，肺泡壁增生和间质水肿	一侧或双侧肺下部不规则阴影，可呈磨玻璃状、网格状，其间可有小片状肺不张阴影	细菌、支原体、衣原体、病毒、肺孢子菌等

2. 按病因分类（表 1-6-2）

表 1-6-2 肺炎按病因分类

分类	常见致病菌
细菌性肺炎	G^+ 球菌：肺炎链球菌、金黄色葡萄球菌等
	G^- 杆菌：流感嗜血杆菌、肺炎克雷伯菌、铜绿假单胞菌等
非典型病原体所致肺炎	军团菌、支原体、衣原体等
病毒性肺炎	冠状病毒、腺病毒、呼吸道合胞病毒、流感病毒等
肺真菌病	念珠菌、曲霉、隐球菌、肺孢子菌等
其他病原体所致肺炎	立克次体（如 Q 热立克次体）、寄生虫（如肺血吸虫）等
理化因素所致肺炎	放射性肺炎、化学性肺炎等

3. 按患病环境分类（表 1-6-3）

表 1-6-3 肺炎按患病环境分类

	社区获得性肺炎（CAP）	医院获得性肺炎（HAP）
发病时间	入院前或入院 48h 内	入院 48h 后
病原体	肺炎链球菌、支原体、衣原体、流感嗜血杆菌和呼吸道病毒（如甲、乙型流感病毒）等	鲍曼不动杆菌、铜绿假单胞菌、肺炎克雷伯菌、大肠埃希菌、金黄色葡萄球菌等
患者情况	较健康，多在劳累、受凉后发病	多为老年人、免疫功能低下、手术后、接受机械通气
病变分布	大叶或肺段分布	下叶多见，散在小叶或灶性分布
症状体征	一般典型	多不典型
治疗	相对比较容易	通常比较困难，细菌多耐药
预后	大多可以治愈	差，死亡率高

五、临床表现

细菌性肺炎的症状可轻可重,决定于病原体和宿主的状态。

1. 常见症状 咳嗽、咳痰,或原有呼吸道症状加重,并出现脓性痰或血痰,伴或不伴胸痛。病变范围大者可有呼吸困难、呼吸窘迫。多数有发热。

2. 体征 ①早期肺部无明显异常,重症者可有呼吸频率增快,鼻翼扇动,发绀;②肺实变典型体征,如叩诊浊音、语颤增强和支气管呼吸音等,也可闻及湿啰音;③并发胸腔积液,患侧胸部叩诊浊音,语颤减弱,呼吸音减弱。

六、诊断和鉴别诊断

1. 诊断

(1)CAP:为社区发病。以下①~④中一项加⑤,并除外肺结核、肺部肿瘤、非感染性肺间质性疾病、肺水肿、肺不张、肺栓塞、肺嗜酸性粒细胞浸润症、肺血管炎等,可临床诊断:①新出现的咳嗽、咳痰,或原有呼吸道疾病症状加重,并出现脓性痰;伴/不伴胸痛/呼吸困难/咯血;②发热;③肺实变体征和/或湿啰音;④WBC>10×10⁹/L 或 <4×10⁹/L,伴/不伴核左移;⑤胸部影像学检查显示片状、斑片状浸润性阴影或间质性改变,伴/不伴胸腔积液。

> ⓘ 提示
> 影像学检查对肺炎的临床诊断很重要。

(2)HAP:肺炎相关的临床表现,满足的条件越多,临床诊断的准确性越高。以下①加②~④中的两项或以上,可临床诊断:①胸部 X 线或 CT 显示新出现或进展性的浸润影、实变影、磨玻璃影;②发热,体温 >38℃;③脓性气道分泌物;④外周血白细胞计数 >10×10⁹/L 或 <4×10⁹/L。

2. 评估严重程度 若 CAP 符合下列 1 项主要标准或 ≥3 项次要标准者可诊断为重症肺炎,需密切观察、积极救治,有条件时收住 ICU 治疗。

(1)主要标准:①需要气管插管行机械通气治疗;②脓毒症休克经积极液体复苏后仍需要血管活性药物治疗。

(2)次要标准:①呼吸频率 ≥30 次/min;②$PaO_2/FiO_2 \leq 250mmHg$;③多肺叶浸润;④意识障碍和/或定向障碍;⑤血尿素氮 ≥20mg/dl(7.14mmol/L);⑥收缩压 <90mmHg,需要积极的液体复苏。

3. 确定病原体 常用方法包括痰液检查、经支气管镜或人工气道吸引、防污染样本毛刷、支气管肺泡灌洗、经皮细针吸检和开胸肺活检、血培养和胸腔积液培养等。常见肺炎的症状、体征和 X 线特征,见表 1-6-4。

表 1-6-4　常见肺炎的症状、体征和 X 线特征

病原体	病史、症状和体征	X 线征象
肺炎链球菌	起病急,寒战、高热、咳铁锈色痰、胸痛,肺实变体征	肺叶或肺段实变,无空洞,可伴胸腔积液
金黄色葡萄球菌	起病急,寒战、高热、脓血痰、气急、毒血症症状、休克	肺叶或小叶浸润,早期空洞,脓胸,可见液气囊腔
肺炎克雷伯菌	起病急,寒战、高热、全身衰竭、咳砖红色胶冻状痰	肺叶或肺段实变,蜂窝状脓肿,叶间隙下坠
铜绿假单胞菌	毒血症症状明显,脓痰,可呈蓝绿色	弥漫性支气管炎,早期肺脓肿
大肠埃希菌	原有慢性病,发热、脓痰、呼吸困难	支气管肺炎、脓胸
流感嗜血杆菌	高热、呼吸困难、衰竭	支气管肺炎,肺叶实变,无空洞
厌氧菌	吸入病史,高热、腥臭痰、毒血症症状明显	支气管肺炎,脓胸,脓气胸,多发性肺脓肿
军团菌	高热、肌痛、相对缓脉	下叶斑片浸润,进展迅速,无空洞
支原体	起病缓,可小流行、乏力、肌痛、头痛	下叶间质性支气管肺炎,3~4 周可自行消散
念珠菌	慢性病史,畏寒、高热、黏痰	双下肺纹理增多,支气管肺炎或大片浸润,可有空洞
曲霉	免疫抑制宿主,发热、干咳或棕黄色痰、胸痛、咯血、喘息	以胸膜为基底的楔形影、结节或团块影,内有空洞;有晕轮征和新月体征

4. 鉴别诊断(表 1-6-5)

表 1-6-5　肺炎的鉴别诊断

疾病名称	临床特点
肺结核	①结核中毒症状,如午后低热、盗汗、疲乏无力、体重减轻等;②胸部 X 线片见病变多在肺尖或锁骨上下,密度不均,且可形成空洞或肺内播散;③痰中可找到结核分枝杆菌,一般抗菌治疗无效
肺癌	①无急性感染症状,有时痰中带血丝;②当伴发阻塞性肺炎时,经抗生素治疗后,胸部 X 线片示肺部浸润阴影可部分消散。若抗菌药物治疗后肺部炎症不见消散,或消散后于同一部位再次出现肺炎,应密切随访;③必要时做 CT、MRI、支气管镜和痰液脱落细胞等检查
肺血栓栓塞症	①多有静脉血栓的危险因素,如血栓性静脉炎、心肺疾病、创伤等;②可发生咯血、晕厥,呼吸困难较明显;③胸部 X 线片示区域性肺纹理减少;④D- 二聚体、CT 肺动脉造影等有助于鉴别

七、治疗原则

抗感染治疗是肺炎治疗的关键环节，包括经验性治疗和抗病原体治疗。

1. 青壮年和无基础疾病 CAP 患者的药物选择

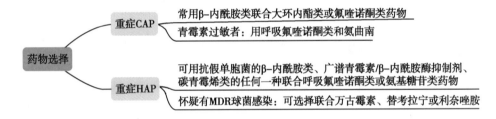

2. 老年人、有基础疾病或住院的 CAP，常用呼吸氟喹诺酮类药物，第二、三代头孢菌素，β- 内酰胺类 /β- 内酰胺酶抑制剂或厄他培南，可联合大环内酯类药物。HAP 常用第二、三代头孢菌素，β- 内酰胺类 /β- 内酰胺酶抑制剂、氟喹诺酮类或碳青霉烯类药物。

3. 重症肺炎患者的药物选择　首先应选择广谱的强力抗菌药物，并应足量、联合用药。

药物选择	重症CAP	常用β-内酰胺类联合大环内酯类或氟喹诺酮类药物
		青霉素过敏者：用呼吸氟喹诺酮类和氨曲南
	重症HAP	可用抗假单胞菌的β-内酰胺类、广谱青霉素/β-内酰胺酶抑制剂、碳青霉烯类的任何一种联合呼吸氟喹诺酮类或氨基糖苷类药物
		怀疑有MDR球菌感染：可选择联合万古霉素、替考拉宁或利奈唑胺

4. 抗菌药物治疗的时机　应尽早进行，一旦怀疑为肺炎即应马上给予首剂抗菌药物，越早治疗预后越好。病情稳定后可从静脉途径转为口服治疗。抗感染治疗一般可于热退 2~3d 且主要呼吸道症状明显改善后停药，但疗程应视病情严重程度、缓解速度、并发症以及不同病原体而异，不必以肺部阴影吸收程度作为停用抗菌药物的指征。

> **ⓘ 提示**
>
> 抗感染治疗的疗程应视病情严重程度、缓解速度、并发症以及不同病原体而异，不必以肺部阴影吸收程度作为停用抗菌药物的指征。

5. 治疗评价　应在初始治疗后 72h 对病情进行评价，部分患者对治疗的反应相对较慢，只要临床表现无恶化，可以继续观察，不必急于更换抗感染药物。

（1）经治疗后达到临床稳定，可认定为初始治疗有效。临床稳定标准需符合下列五项指标：①体温≤37.8℃；②心率≤100 次 /min；③呼吸频率≤24 次 /min；④收缩压≥90mmHg；⑤氧饱和度≥90%（或者动脉氧分压≥60mmHg，吸空气条件下）。对达到临床稳定且能接受口服药物治疗的患者,改用同类或抗菌谱相近、对致病菌敏感的口服制剂进行序贯治疗。

（2）治疗72h后症状无改善的可能原因:①药物未能覆盖致病菌,或细菌耐药;②特殊病原体感染,如结核分枝杆菌、真菌、病毒等;③出现并发症或存在影响疗效的宿主因素（如免疫抑制）;④非感染性疾病误诊为肺炎;⑤药物热。

第二节　肺炎链球菌肺炎

一、病因和发病机制

1. 肺炎链球菌为革兰氏阳性球菌,多成双排列或短链排列。有荚膜,其毒力大小与荚膜中的多糖结构及含量有关。成人致病菌的血清型以第3型毒力最强。

2. 肺炎链球菌不产生毒素,不引起组织坏死和空洞形成;由于荚膜的侵袭作用引起肺泡壁水肿,导致红细胞、白细胞和纤维素的渗出,易累及胸膜而导致渗出性胸膜炎。

二、病理

1. 病理改变有充血期、红肝变期、灰肝变期及消散期。

2. 表现为肺组织充血水肿,肺泡内浆液渗出及红、白细胞浸润,白细胞吞噬细菌,继而纤维蛋白渗出物溶解、吸收、肺泡重新充气。病变吸收后肺组织结构多无损坏,不留纤维瘢痕,极少数纤维蛋白吸收不全,形成机化性肺炎。

三、临床表现

多见于冬春季节,常与病毒感染相伴行,青壮年男性多见;多有饮酒、受凉、劳累等诱因;为自限性疾病,抗生素可以缩短病程。

1. 症状　急骤发病、高热、寒战、胸痛、咳嗽、铁锈色痰、肌肉酸痛。偶有恶心、呕吐、腹痛或腹泻。

2. 体征　①早期,急性病容（面颊绯红、鼻翼扇动、皮肤灼热干燥）,口、鼻周疱疹,听诊可有呼吸音减弱及胸膜摩擦音;②实变期,语颤增强,叩诊浊音,可闻及支气管呼吸音;③消散期,可闻及湿啰音。重症感染时可伴休克、急性呼吸窘迫综合征及神经精神症状。

四、并发症

感染性休克（严重脓毒症或毒血症患者易发生）、胸膜炎、脓胸、心包炎、脑膜炎、关节炎等,少见。

五、实验室和其他检查

1. **血象** WBC 总数明显增加,中性粒细胞多 >80%,有核左移。

 提示

年老体弱、酗酒、免疫功能低下者 WBC 总数可不增高,但中性粒细胞百分比仍增高。

2. **痰涂片** 可见 G^+、有荚膜的双球菌或链球菌。
3. **痰培养** 24~48h 可确定病原体。
4. **胸部 X 线检查** ①早期,肺纹理增粗;②实变期,肺叶或段实变影,可见支气管充气征;③消散期,炎症吸收,可有"假空洞"征。

六、诊断

典型症状和体征 + 胸部 X 线检查 + 病原菌检测,可确诊。

 提示

病原菌检测是确诊肺炎链球菌肺炎的主要依据。

七、鉴别诊断

1. **干酪性肺炎** 低热乏力,病变位于肺尖或锁骨附近,痰找结核分枝杆菌(+),抗生素治疗效果不佳。
2. **急性肺脓肿** 常有大量脓臭痰,胸部 X 线片见脓腔和气液平面。
3. **肺癌** 一般没有急性感染中毒症状,伴有阻塞性肺炎时,表现为抗生素治疗后阴影不退或退而复现,肺门淋巴结肿大、肺不张。

八、治疗

1. **抗菌药物治疗** 首选青霉素。对青霉素过敏、耐药者,可用呼吸氟喹诺酮类、头孢曲松等药,感染 MDR 菌株者可用万古霉素、替考拉宁或利奈唑胺。
2. **支持疗法** 卧床休息,补充足够蛋白质、热量、维生素;监测病情变化;镇痛、吸氧等。不用阿司匹林或其他解热药,以免过度出汗、脱水及干扰真实热型,导致临床判断错误。
3. **并发症处理** 体温下降后又复升或 3d 后仍不下降者,考虑肺外感染,如脓胸、心包炎等;若持续发热应寻找其原因。

第三节　金黄色葡萄球菌肺炎

一、概述

1. 多见于免疫功能低下的患者(如糖尿病、艾滋病),常有皮肤原发感染灶(如疖、痈)。

2. 金黄色葡萄球菌为 G[+],主要致病物质为毒素和酶,如溶血毒素、杀白细胞素、肠毒素等,具有溶血、坏死、杀白细胞及血管痉挛等作用。

3. 病原体在肺内引起多处实变、化脓、组织破坏,形成多数脓腔和气囊,可能并发脓胸。经呼吸道吸入的肺炎常呈大叶性分布或广泛的融合性的支气管肺炎,皮肤感染灶中的葡萄球菌可经血液循环抵达肺部。

 提示

　　金黄色葡萄球菌血浆凝固酶阳性是化脓性感染的主要原因。

二、临床表现

1. 症状　①起病多急骤,表现为寒战、高热、胸痛、咳脓性痰(或带血丝);毒血症状明显,全身肌肉、关节酸痛,体质衰弱,精神萎靡,病情严重者可早期出现周围循环衰竭;②院内感染者常起病隐匿,体温逐渐上升。老年人症状可不典型。

2. 体征　可闻及两肺散在湿啰音。病变较大或融合时可有肺实变体征,气胸或脓气胸则有相应体征。血源性葡萄球菌肺炎应注意肺外病灶。

三、辅助检查

1. 血常规　WBC 总数明显增加,中性粒细胞比例增加,核左移。

2. 胸部 X 线检查

(1)显示肺段或肺叶实变,可早期形成空洞,或小叶状浸润,有单个或多发的液气囊腔。

(2) X 线阴影的易变性:一处炎性浸润消失而在另一处出现新的病灶(侵袭性),或很小的单一病灶发展为大片阴影。

四、诊断

全身毒血症状 + 血常规 + 胸部 X 线检查 + 细菌学检查(是确诊依据),可确诊。

五、治疗

1. 早期清除和引流原发感染灶。

2. 选用敏感抗菌药物,可选用耐青霉素酶的半合成青霉素或头孢菌素,如苯唑西林钠、氯唑西林、头孢呋辛钠等,联合氨基糖苷类如阿米卡星等,亦有较好疗效。阿莫西林、氨苄西林与酶抑制剂组成的复方制剂对产酶金黄色葡萄球菌有效。对于耐甲氧西林金黄色葡萄球菌(MRSA),则应选用万古霉素、替考拉宁和利奈唑胺等。临床选择抗菌药物时可参考药敏试验。

第四节　其他病原体所致肺炎

一、肺炎支原体肺炎

1. 概述　经过呼吸道传播,多见于儿童和青年,秋冬季多,同时伴有咽炎和支气管炎。

2. 临床表现　起病慢、发热、乏力、咽痛、肌肉酸痛、持久的阵发性刺激性呛咳(典型表现);一般为中等度发热,也可不出现发热。胸部体征不明显,与肺部病变程度不相符,很少肺实变体征。部分患者出现斑丘疹或多形红斑等。

3. 辅助检查

(1) 血象:WBC 总数正常或略增高。

(2) 痰培养:检出率较低,技术条件要求高。

(3) X 线检查:可见肺部多种形态的浸润影,可见间质性肺炎或斑点、斑片状或均匀模糊阴影,呈节段性分布,以肺下野多见。

(4) 冷凝集试验阳性,血清支原体 IgM 抗体≥1 : 64 或恢复期抗体滴度有 4 倍增高(可确诊),检测标本中肺炎支原体抗原阳性。

4. 治疗　病程有自限性,首选大环内酯类抗生素(如红霉素)。

 提示

　　青霉素或头孢菌素类抗生素对肺炎支原体无效。

二、肺炎衣原体肺炎

1. 病原学　肺炎衣原体(CP)是专性细胞内细菌样寄生物,属于衣原体科。引起人类肺炎的还有鹦鹉热衣原体。CP 是一种人类致病原,属于人—人传播,可能主要通过呼吸道的飞沫传染,也可能通过污染物传染。年老体弱、营养不良、慢阻肺、免疫功能低下者易被感染。

2. 临床特点

(1) 起病较缓,学龄儿童是主要易感人群。

(2) 早期表现为上呼吸道感染症状。

（3）通常症状较轻,伴发热、寒战、肌痛、干咳,非胸膜炎性胸痛,头痛、不适和乏力,少有咯血。咽喉炎者表现为咽喉痛、声音嘶哑,有些患者开始表现为咽炎,经对症处理好转;1~3周后又发生肺炎或支气管炎,咳嗽加重。少数患者无症状。

（4）可有肺外表现,如中耳炎等。

（5）肺部体征不明显。

（6）X线检查:疾病早期以单侧、下叶肺泡渗出为主,后期可发展成双侧病变,表现为肺间质和肺泡渗出混合存在,病变可持续几周。

3. 诊断　主要有赖于实验室检查,从痰、咽拭子、咽喉分泌物、支气管肺泡灌洗液中直接分离出CP是诊断的金标准,还需综合临床症状、X线表现。

4. 治疗　首选大环内酯类抗生素（如红霉素）。

三、肺炎克雷伯菌肺炎

1. 临床表现　多见于年老体弱、肺部有基础疾病者。急性起病、寒战、高热、咳嗽、胸痛、痰多而黏稠（砖红色胶冻样）。

2. 辅助检查

（1）血象:WBC总数明显增加,中性粒细胞>80%。WBC总数不高时,中性粒细胞的比例也高。

（2）X线检查:大叶实变内有不规则透亮区,右上叶多见,叶间隙下坠;小叶性实变;多发性蜂窝状肺脓肿。

（3）痰涂片。

（4）痰培养。

3. 治疗　可选用第三代头孢菌素（如头孢噻肟）+氨基糖苷类（如阿米卡星）等。

四、病毒性肺炎

1. 病因和发病机制

（1）常见病毒为甲、乙型流感病毒,腺病毒,副流感病毒,呼吸道合胞病毒和冠状病毒等。

（2）主要为吸入性感染,通过人与人的飞沫传染,主要是由上呼吸道病毒感染向下蔓延所致,常伴气管-支气管炎。可见黏膜接触传染、血行播散感染。

> ⓘ 提示
>
> 骨髓移植和器官移植受者可引起血行播散感染,易患疱疹病毒和巨细胞病毒性肺炎。

2. 临床特点

（1）好发于病毒性疾病流行季节,与支原体肺炎的症状相似,但较轻。

（2）起病较急,发热、倦怠等全身症状较突出,常在急性流感症状尚未消退时即出现咳嗽、少痰或白色黏液痰、咽痛等呼吸道症状。

（3）重症肺炎:儿童或老年人多见,可见呼吸困难、发绀、嗜睡、精神萎靡,休克、心力衰竭、呼吸衰竭或急性呼吸窘迫综合征（ARDS）等。

（4）胸部无显著体征,严重时可有发绀、肺部干湿啰音等。

3. 辅助检查

（1）痰涂片:白细胞以单核细胞居多。发现散在细菌及大量有核细胞,或找不到致病菌,应考虑病毒性肺炎。

（2）病毒培养:较困难。

（3）血清监测病毒的特异性 IgM 抗体,有助于早期诊断。急性期和恢复期的双份血清抗体滴度增高 4 倍或以上有确诊意义。

（4）胸部 X 线检查:肺纹理增多,磨玻璃状阴影,小片状浸润或广泛浸润、实变。病情严重者显示双肺弥漫性结节性浸润,但大叶实变及胸腔积液者均不多见。

（5）CT:表现多样,常见小叶分布的毛玻璃影、小结节病灶等。

4. 诊断　病原学检查（病毒分离、血清学检查、病毒抗原检测）可确诊。

> ⓘ 提示
>
> 血清学检查常用的方法是检测特异性 IgG 抗体,作为回顾性诊断。

5. 治疗　以对症治疗为主,必要时氧疗,应用利巴韦林、阿昔洛韦等抗病毒药物。注意隔离消毒,预防交叉感染。

五、肺真菌病

1. 概述　肺真菌病是最常见的深部真菌病,如肺念珠菌病、肺曲霉病、肺隐球菌病和肺孢子菌肺炎。肺曲霉病又可分为变应性支气管肺曲霉病、侵袭性肺曲霉病、侵袭性气管支气管曲霉病、慢性坏死性肺曲霉病和曲霉肿。

2. 易患人群　近年来由于广谱抗生素、糖皮质激素、细胞毒性药物及免疫抑制剂的广泛使用,器官移植的开展,以及免疫缺陷病如艾滋病患者的增多等,肺真菌病有增多的趋势。

3. 诊断　①X 线影像表现无特征性,可为支气管肺炎、大叶性肺炎、单发或多发结节,乃至肿块状阴影和空洞。②肺真菌病临床表现无特异性,诊断时必须综合考虑宿主因素、临床特征、微生物学检查和组织病理学资料,病理学诊断是金标准。

第五节　肺　脓　肿

一、概述

肺脓肿常见于化脓性细菌感染后引起肺组织炎性坏死,继而液化、形成脓肿;临床以<u>高热、咳嗽、咳大量脓臭痰为特征</u>。常为混合感染,<u>厌氧性细菌</u>占重要地位。

二、<u>病因和发病机制</u>

肺脓肿的病原体与感染途径密切相关。

1. 吸入性肺脓肿　病原体经口、鼻、咽腔吸入致病。意识障碍如醉酒,或由于受寒、极度疲劳等诱因,全身免疫力与气道防御清除功能降低,吸入的病原菌可致病。鼻窦炎、牙槽脓肿等脓性分泌物被吸入,也可致病。脓肿常为<u>单发</u>。常见病原体为<u>厌氧菌</u>、<u>肺炎链球菌</u>、<u>金黄色葡萄球菌</u>、肺炎克雷伯菌等。

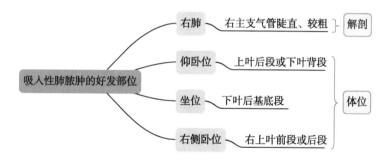

2. 继发性肺脓肿　①肺部疾病继发感染,如某些细菌性肺炎、支气管扩张、支气管囊肿、支气管肺癌等;②邻近器官脓肿播散,如膈下脓肿等。

> ⓘ **提示**
>
> 支气管异物阻塞,是导致肺脓肿特别是儿童肺脓肿的重要因素。

3. 血源性肺脓肿　皮肤感染、骨髓炎等导致脓毒症,菌栓播散到肺部所致;<u>多为两肺外野的多发脓肿</u>,常见致病菌有金黄色葡萄球菌、链球菌等。

三、<u>临床表现</u>

1. 症状

（1）急性肺脓肿多有口腔、咽部感染史;<u>突然发病、高热、寒战、全身中毒症状重;主要有咳嗽、咳黏液痰、黏液脓性痰及大量脓臭痰;有时可痰中带血或咯血</u>;可有胸痛,与炎症波及胸膜有关。

（2）病程迁延3个月以上即为慢性肺脓肿，与支气管引流不畅、抗菌治疗不充分有关，常呈贫血、消瘦等慢性消耗病态。

> ⓘ **提示**
>
> 肺脓肿多为厌氧菌感染，可见脓臭痰，但无臭痰不能排除厌氧菌诊断。

2. 体征　与肺脓肿的大小和部位有关。

（1）病变较大，叩诊呈浊音或实音，听诊呼吸音减低，有时可闻及湿啰音，如空洞大，叩诊可呈鼓音或可闻及空瓮性呼吸音。

（2）慢性肺脓肿呈消耗病容，面色苍白、消瘦，患侧胸廓略塌陷，叩诊浊音，呼吸音减低，可有杵状指（趾）。

> ⓘ **提示**
>
> 血源性肺脓肿肺部多无阳性体征。

四、辅助检查

1. 血象　急性肺脓肿时WBC总数明显升高、中性粒细胞>90%、核左移、常有中毒颗粒。慢性患者的血WBC可稍升高或正常，红细胞和血红蛋白减少。

2. 病原体检查　如需进行厌氧菌培养，通过气管吸引等采取定量培养效果好；并发脓胸时采取脓液培养效果好；血源性肺脓肿时采用血培养有意义。

3. 影像学检查

（1）X线检查

1）吸入性肺脓肿：大片浓密炎性阴影中含有圆形透亮区及气液平面，阴影的边缘不清，分布在一个或数个肺段；消退时空洞周围的炎症先消退、空洞缩小，遗留纤维化。

2）血源性肺脓肿：在一肺或两肺边缘部，可见多发散在炎症阴影或边缘较整齐的球形病灶，其中有小空洞和气液平面。

3）慢性肺脓肿：脓腔壁增厚，内壁不规则，周围炎症略消散，但不完全，伴纤维组织显著增生，并有肺叶收缩，胸膜增厚。纵隔向患侧移位，健侧发生代偿性肺气肿。

（2）CT检查：能更准确定位，发现较小脓肿，区别肺脓肿和局限性脓胸。多见类圆形厚壁脓腔，边缘模糊，内壁常为不规则状，可有气液平面。CT扫描对侵入胸壁的放线菌性肺脓肿最具有诊断价值，波浪状肋骨破坏的征象提示放线菌性脓肿。

4. 纤维支气管镜检查　有助于明确病因和病原学诊断，并可用于治疗。

五、诊断

依据口腔手术、昏迷呕吐、异物吸入等病史,结合临床表现、外周血象、X 线检查等,可诊断。血、痰培养,有助于作出病原诊断。

提示

　　肺脓肿重要的诊断方法是胸部影像学检查。

六、鉴别诊断

1. 细菌性肺炎　与早期肺脓肿的症状相似。肺炎链球菌肺炎可有口唇疱疹,咳铁锈色痰而无大量黄脓痰,肺部可闻及湿啰音,胸部 X 线片示肺部肺叶或段实变或呈片状淡薄的炎性病变,但不形成空洞。如应用抗生素后症状不缓解,咳出大量脓痰时需要考虑肺脓肿。

2. 空洞性肺结核　发病缓慢,病程较长,常有结核中毒症状;空洞内一般无气液平面,其周围有结核浸润病灶;痰中可找到结核分枝杆菌。急性感染时先控制感染后,反复查痰可确诊。

3. 支气管肺癌　胸部 X 线片示癌性空洞常呈偏心、壁较厚、内壁不平,一般无气液平面,空洞周围无炎症反应。

七、治疗

1. 抗生素治疗

(1)吸入性肺脓肿多合并厌氧菌感染,首选青霉素。脆弱拟杆菌对青霉素不敏感,可与林可霉素、克林霉素、甲硝唑联合应用。

提示

　　抗生素疗程6~8 周,或直至胸部 X 线片示脓腔和炎症消失,仅有少量残留纤维化。

(2)血源性肺脓肿:可选用耐 β- 内酰胺酶的青霉素或头孢菌素。MRSA 感染应选用万古霉素、替考拉宁或利奈唑胺。如为阿米巴原虫感染,则用甲硝唑治疗。

2. 脓液引流　可提高疗效。常用雾化吸入、祛痰药、体位引流,必要时纤维支气管镜吸痰。

提示

　　体位引流时,应使脓肿处于最高位。

3. **手术治疗** 适应证为:①肺脓肿病程超过 3 个月,经内科治疗脓腔不缩小,或脓腔过大(>5cm)估计不易闭合者;②大咯血经内科治疗无效或危及生命;③伴有支气管胸膜瘘或脓胸经抽吸、引流和冲洗疗效不佳者;④支气管阻塞限制了气道引流,如肺癌。

 提示

对病情严重不能耐受手术者,可经胸壁插入导管到脓腔进行引流。

经典试题

(研)1. 急性肺脓肿停用抗菌药物治疗的指征是

  A. 体温正常   B. 痰恶臭味消失

  C. 血白细胞正常   D. 胸部 X 线片显示脓腔消失

(执)2. 血源性肺脓肿最常见的病原菌是

  A. 溶血性链球菌   B. 厌氧菌

  C. 铜绿假单胞菌   D. 金黄色葡萄球菌

  E. 流感嗜血杆菌

(执)3. 下列抗菌药物中,可作为耐青霉素肺炎链球菌肺炎治疗首选的是

  A. 阿奇霉素   B. 头孢曲松

  C. 阿米卡星   D. 阿莫西林

  E. 头孢呋辛

(研)4. 男,35 岁。高热、寒战 5d,伴胸痛,咳脓性痰伴少量血丝。查体:双肺散在湿啰音,胸部 X 线片检查显示双肺多发实变阴影伴部分空洞病变形成。血化验:WBC 23×10^9/L,N 91%。该患者最可能的诊断是

  A. 肺炎支原体肺炎   B. 病毒性肺炎

  C. 肺炎链球菌肺炎   D. 金黄色葡萄球菌肺炎

(研)5. 男,45 岁。醉酒后出现发热、咳嗽,1 周后咳黏液脓性痰伴胸痛,胸部 CT 提示下叶背段大片模糊阴影,密度不均匀。最可能的诊断是

  A. 肺炎   B. 肺脓肿

  C. 支气管扩张症   D. 肺结核

(研)6. 男,72 岁。1 周前感冒后咳嗽、咳痰,量多,初为黄色脓性、黏稠带血,后变为红棕色胶冻状。查体:R 24 次/min,口唇发绀,右肺叩诊浊音,呼吸音低,散在湿啰音,心率120 次/min,心律整。血常规:WBC 10.5×10^9/L。最可能的诊断是

  A. 金黄色葡萄球菌肺炎   B. 干酪性肺炎

  C. 肺炎链球菌肺炎   D. 肺炎克雷伯菌肺炎

（执）7. 女,30 岁。畏寒、高热、咳嗽 5d。查体:右上肺语颤增强,呼吸音减弱。血常规:WBC 15.2×10^9/L, N 0.92。该患者最可能的诊断是

  A. 支气管扩张   B. 病毒性肺炎

  C. 肺炎链球菌肺炎   D. 干酪性肺炎

  E. 肺炎克雷伯菌肺炎

（执）8. 男孩,6 岁。高热伴剧烈咳嗽 6d。既往体健,规范接种疫苗。查体:一般状况好,无明显呼吸困难,右中下肺呼吸音减低。胸部 X 线片示肺部薄云雾状浸润影,右侧胸腔少许积液。实验室检查:血 WBC 5.6×10^9/L, N 0.34, L 0.66, PPD 试验(－)。其最可能感染的病原体是

  A. 肺炎支原体   B. 金黄色葡萄球菌

  C. 结核分枝杆菌   D. 腺病毒

  E. 肺炎链球菌

【答案与解析】

1. D 2. D 3. B 4. D

5. B。解析:患者为中年男性,有醉酒史,可能发生误吸而导致肺脓肿。仰卧位时,肺脓肿好发于上叶后段或下叶背段。该患者主要有发热、咳嗽、咳黏液脓性痰及胸痛等表现,结合胸部 CT 结果,考虑最可能为肺脓肿。故选 B。

6. D 7. C 8. A

第七章

肺 结 核

一、病因和发病机制

肺结核是由结核分枝杆菌（TB）引起的慢性肺部感染性疾病，其中痰中排菌者称为传染性肺结核。

1. 病原菌

（1）结核病的病原菌为结核分枝杆菌复合群，包括结核分枝杆菌、牛分枝杆菌、非洲分枝杆菌和田鼠分枝杆菌，对人类致病的主要为结核分枝杆菌。

（2）结核分枝杆菌严格需氧，不易染色，但经抗酸染色后呈红色，且不能被酸性乙醇脱色，故称抗酸杆菌；结核分枝杆菌对干燥、冷、碱等抵抗力强，对紫外线敏感。

（3）结核分枝杆菌的菌体成分主要是类脂质、蛋白质和多糖类。

1）类脂质（含量最多）：与结核病的组织坏死、干酪液化、空洞发生及结核变态反应有关。

2）菌体蛋白质：是结核菌素的主要成分，诱发皮肤变态反应。

3）多糖类：与血清反应等免疫应答有关。

2. 传播途径

（1）呼吸道：飞沫感染是最重要的途径。

（2）消化道：摄入未经消毒的牛奶、吞咽含有结核分枝杆菌的痰。

（3）皮肤黏膜感染：只有破损皮肤才能感染。

（4）其他。

> **提示**
>
> 结核病在人群中的传染源主要是结核病患者，即痰直接涂片阳性者。

3. 易感人群　婴幼儿、老年人、HIV 感染者、免疫抑制剂使用者、慢性疾病患者等。

二、结核病在人体的发生与发展

1. 原发感染　吸入含结核分枝杆菌的气溶胶后，结核分枝杆菌存活下来，并在肺泡巨噬细胞内外生长繁殖，这部分肺组织即出现炎症病变，称为原发病灶。原发病灶和肿大的气管支气管淋巴结核称为原发综合征。原发病灶继续扩大,可直接或经血流播散到邻近组织器官,发生结核病。

大多数原发综合征可自愈,但仍有少量结核分枝杆菌没有被消灭,长期处于休眠期,成为继发性结核病的来源。肺结核的发生发展过程见图 1-7-1。

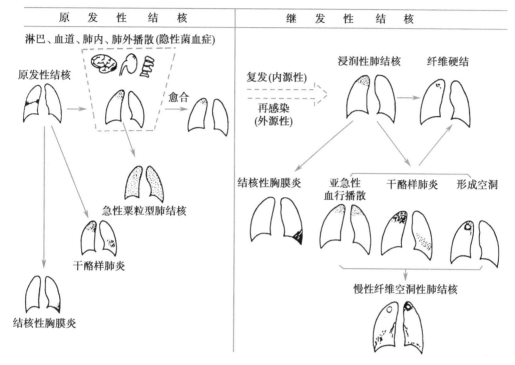

图 1-7-1　肺结核自然过程示意图

2. 细胞免疫和迟发性变态反应

（1）结核分枝杆菌感染人体后,被巨噬细胞吞噬。毒力强的 TB 可在巨噬细胞内生存并反复破坏巨噬细胞,巨噬细胞抗原加工后提呈给 T 细胞,T 细胞释放多种细胞因子募集巨噬细胞,TB 被巨噬细胞吞噬形成结核结节,使病灶局限化。

> ℹ **提示**
>
> 细胞免疫保护作用以第一类辅助性 T 细胞（Th1）为主,Th1 促进巨噬细胞的功能和免疫保护力。

（2）科赫现象:指机体对结核初感染和再感染表现出不同反应的现象。初感染时细菌被巨噬细胞带到肺门淋巴结,并可以全身播散（机体抵抗力低时可发展为原发性进行性结核病）;再次感染时,不引起局部淋巴结肿大或全身播散,但是局部组织发生剧烈反应。较快的局部红肿和浅表溃烂是迟发性变态反应的表现。

（3）细胞免疫和迟发性变态反应,二者抗原不同,但同时产生（卡介苗接种后具有免疫力、PPD 试验阳性）,同时削弱（激素治疗时免疫力低下、PPD 试验阴性）;免疫反应有保护作用,变态反应有组织破坏作用,对细菌也不利。注意,变态反应不等于免疫力。

3. 继发性结核　继发性结核病与原发性结核病有明显的差异,继发性结核病有明显的临床症状,易出现空洞和排菌,有传染性,是防治工作的重点。

三、病理和转归

1. 肺结核的基本病理变化是炎性渗出、增生和干酪样坏死。干酪样坏死为主的病变多发生在结核分枝杆菌毒力强、感染菌量多、机体超敏反应增强、抵抗力低下的情况。

2. 病理转归

（1）吸收愈合:可伴有纤维化、钙化。

（2）扩散:可在肺内播散、经血和淋巴播散。

四、临床表现

1. 症状

（1）全身症状:午后低热（夜间自退）、盗汗、乏力、消瘦、食欲缺乏、体重减轻和月经失调等。

（2）呼吸系统症状:咳嗽、咳痰、痰中带血或咯血、胸痛、呼吸困难等,有空洞形成时,痰量增多,若合并其他细菌感染,痰可呈脓性。若合并支气管结核,表现为刺激性咳嗽。

 提示

咳嗽、咳痰 2 周以上或痰中带血是肺结核的常见可疑症状。

2. 体征　没有特异体征,取决于病变性质和范围。

（1）如渗出性病变范围较大或干酪样坏死时,可有肺实变体征,如触觉语颤增强、叩诊浊音、听诊闻及支气管呼吸音和细湿啰音。较大的空洞性病变听诊也可闻及支气管呼吸音等。

（2）青少年女性,临床表现类似风湿热,又称结核性风湿症。常累及四肢大关节,皮肤损害表现为结节性红斑及环形红斑,间歇出现。

五、辅助检查

1. 痰结核分枝杆菌检查

（1）标本采集:标本来源包括痰液、超声雾化导痰、下呼吸道采样、支气管冲洗液、支气管肺泡灌洗液（BALF）、肺及支气管活检标本。

（2）痰涂片检查采用齐－尼抗酸染色和荧光染色法。涂片阴性不能排除肺结核,连续检查≥3 次,可提高其检出率。

（3）**分离培养法**:灵敏度高于涂片镜检法,可直接获得菌落,便于与非结核分枝杆菌鉴别,是结核病诊断的**金标准**。培养费时较长,一般为 2~8 周。

（4）药物敏感性检测:对肺结核痰菌转阴后复阳、初治失败、经治疗痰菌减少后又持续增加及复治患者应进行药物敏感性检测。

（5）其他检测技术:如 PCR、核酸探针检测特异性 DNA 片段等。

2. 影像学检查

（1）**胸部 X 线检查**:①病变多发生在**肺上叶的尖后段、肺下叶的背段和后基底段**;②病变可局限,也可多肺段侵犯;③病变可呈**多形态**,即同时呈现浸润、增殖、纤维钙化和干酪性病变,密度不均匀、边缘较清楚和病变变化较慢;④易**合并空洞**和播散病灶等。

 提示

　　胸部 X 线检查是诊断肺结核的常规首选方法,最常用正、侧位胸部 X 线片。

（2）胸部 CT 扫描:有补充性诊断价值。可用于:①发现隐匿的胸部和气管、支气管内的病变;②早期发现肺内粟粒阴影和减少微小病变的漏诊;③清晰显示各型肺结核病变特点和性质,与支气管关系,有无空洞以及进展恶化和吸收好转的变化;④准确显示纵隔淋巴结有无肿大。

 提示

　　胸部 CT 常用于对肺结核的诊断以及与其他胸部疾病的鉴别诊断,也用于引导穿刺、引流和介入性治疗等。

3. **结核菌素试验**

（1）结核菌素是结核分枝杆菌的代谢产物,主要成分为结核蛋白,目前采用结核菌素纯蛋白衍化物（PPD）。皮内注射法为注射 PPD 5IU 后 72h 观察局部硬结大小。

（2）**判断标准**:①**硬结直径 <5mm 为阴性**;②**硬结直径 5~9mm 为一般阳性**;③**硬结直径 10~19mm 为中度阳性**;④**硬结直径≥20mm 或不足 20mm 但有水疱或坏死为强阳性反应**。

（3）意义:阳性反应表示感染,在 3 岁以下婴幼儿按活动性结核病论;成人强阳性提示活动性结核病;阴性提示无结核感染、变态反应前期、免疫力极度低下（重症肺结核）。

提示

　　PPD 阳性仅表示结核分枝杆菌感染,成人必须强阳性才提示有活动灶。

（4）用途：①社区结核分枝杆菌感染的流行病学调查或接触者的随访；②监测阳转者，适用于儿童和易感高危对象；③协助诊断。

4. 纤维支气管镜检查　可取活检做病理检查，也可同时采取刷检、冲洗或吸引标本用于结核分枝杆菌涂片和培养，用于诊断和鉴别诊断。

5. γ- 干扰素释放试验　诊断结核感染的特异性明显高于 PPD 试验，但成本较高。

六、诊断

1. 可疑症状患者的筛选　主要可疑症状为：咳嗽、咳痰持续 2 周以上和咯血，其次是午后低热、乏力、盗汗、月经不调或闭经，有肺结核接触史或肺外结核。上述情况应考虑到肺结核病的可能性，要进行痰抗酸杆菌和胸部 X 线检查。

2. 是否为肺结核　凡 X 线检查肺部发现有异常阴影者，必须通过系统检查确定病变性质是结核性或其他性质。

3. 活动性判断

（1）活动性：痰菌阳性，胸部 X 线片上可见边缘模糊不清的斑片状阴影，可有中心溶解或空洞，或出现播散病灶。

（2）非活动性：胸部 X 线片表现为钙化、硬结或纤维化，痰检查不排菌，无任何症状。

4. 判断是否排菌及耐药，明确初治、复治情况。

5. 分类和诊断要点

（1）原发型肺结核：含原发综合征及胸内淋巴结结核。其与继发型肺结核的鉴别见表 1-7-1。

表 1-7-1　原发型肺结核与继发型肺结核的鉴别

	原发型肺结核	继发型肺结核
感染	初次感染	再次感染
发病人群	多见于少年儿童	多见于成年人
临床症状	症状和体征多不明显	早期无症状，后期出现结核毒血症状
影像学特点	X 线为哑铃样阴影（即原发病灶、引流淋巴管炎和肿大的肺门淋巴结，形成原发综合征），只有肺门淋巴结肿大则为胸内淋巴结结核	表现多样，可有多种征象并存
病变部位	通气较好的上叶下部、下叶上部近胸膜处	上叶尖后段、下叶背段和后基底段
组织学特点	①渗出和坏死为主 ②1~1.5cm 直径的灰白色炎性实变灶，肉芽肿中央有干酪样坏死	①肉芽肿形成和坏死为主 ②形成结核性肉芽肿，中央为干酪样坏死，而且周围有炎症包围，多个肉芽肿可融合，常见空洞
空洞形成	无	多见

续表

	原发型肺结核	继发型肺结核
转移形式	以淋巴道或血道为主；通过淋巴管回流入右心室而感染肺；通过毛细血管或淋巴管和毛细血管的吻合支回流入左心室而感染全身	主要通过支气管播散，也可以沿血管（少见）播散形成肺粟粒性结核病、多脏器结核病
病程	短，大多自愈	长，呈波动性，需要治疗
预后	①一般自愈而形成钙化点 ②机体免疫力很差时，经淋巴、血液、支气管等播散形成肺粟粒性结核病、多脏器粟粒性结核病	①及时治疗可治愈 ②形成的急性空洞久不愈合变为慢性纤维空洞、播散形成干酪性肺炎、粟粒性结核等

（2）血行播散型肺结核

1）急性血行播散型肺结核（急性粟粒型肺结核）：多见于婴幼儿和青少年，多同时伴有原发型肺结核。成人也可发生急性粟粒型肺结核，有全身毒血症状。典型 X 线检查显示由肺尖至肺底呈大小、密度和分布三均匀的粟粒状结节阴影，结节直径 2mm 左右。

2）亚急性、慢性血行播散型肺结核：病情发展缓慢，症状较轻，X 线检查显示双上、中肺野为主的大小不均、密度不同、分布不均和新旧病灶共存的粟粒状或结节状阴影。

（3）继发型肺结核

1）浸润性肺结核：①多发生在肺尖和锁骨下，影像学检查表现为小片状或斑点状阴影，可融合和形成空洞；②渗出性病变易吸收，而纤维干酪增殖病变吸收很慢，可长期无改变。

2）空洞性肺结核：①空洞形态不一，多由干酪渗出病变溶解形成洞壁不明显的、多个空腔的虫蚀样空洞；②伴有周围浸润病变的新鲜的薄壁空洞，也可出现张力性空洞、干酪溶解性空洞。

3）结核球：多由干酪样病变吸收和周边纤维膜包裹或干酪空洞阻塞性愈合而形成。结核球内有钙化灶或液化坏死形成空洞，同时 80% 以上的结核球有卫星灶，可作为诊断和鉴别诊断的参考。直径 2~4cm，多小于 3cm。

4）干酪性肺炎：①大叶性干酪性肺炎，X 线影像呈大叶性密度均匀磨玻璃状阴影，逐渐出现溶解区，呈虫蚀样空洞，可出现播散病灶，痰中能查出结核分枝杆菌；②小叶性干酪性肺炎，症状和体征都比大叶性干酪性肺炎轻，X 线影像呈小叶斑片播散病灶，多发生在双肺中下部。

5）纤维空洞性肺结核：①病程长，反复进展恶化；②肺组织破坏重，肺功能严重受损，双侧或单侧出现纤维厚壁空洞和广泛的纤维增生，造成肺门抬高和肺纹理呈垂柳样，患侧肺组织收缩，纵隔向患侧移位，常见胸膜粘连和代偿性肺气肿。

（4）结核性胸膜炎。

（5）其他肺外结核：如骨关节结核等。

（6）菌阴肺结核：指 3 次痰涂片及 1 次培养均阴性的肺结核。诊断标准：①典型肺结核临床症状和胸部 X 线表现；②抗结核治疗有效；③临床可排除其他非结核性肺部疾病；④PPD（5IU）强阳性；血清抗结核抗体阳性；⑤痰结核分枝杆菌 PCR+ 探针检测呈阳性；⑥肺外组织病理证实结核病变；⑦BALF 检出抗酸分枝杆菌；⑧支气管或肺部组织病理证实结核病变。具备①~⑥中 3 项或⑦ ~ ⑧条中任何 1 项可确诊。

> **ⓘ 提示**
>
> 空洞性肺结核患者痰中经常排菌，纤维空洞性肺结核患者的结核分枝杆菌长期检查阳性且常耐药。

七、鉴别诊断（表 1-7-2）

表 1-7-2 肺结核的鉴别诊断

疾病名称	鉴别要点
肺炎	①多起病急，伴发热，咳嗽、咳痰明显，血 WBC 总数和中性粒细胞比例增高 ②X 线检查可见密度较淡且较均匀的片状或斑片状阴影，抗菌治疗有效
慢性阻塞性肺疾病	①多有慢性咳嗽、咳痰，少有咯血。冬季多发，急性加重期可有发热 ②肺功能检查为阻塞性通气功能障碍。胸部影像学检查有助于鉴别诊断
支气管扩张	①常有慢性反复咳嗽、咳痰，多有大量脓痰，常反复咯血 ②胸部 X 线片和高分辨率 CT 有助于鉴别诊断
肺癌	①多有长期吸烟史，表现为刺激性咳嗽、痰中带血、胸痛和消瘦等症状 ②X 线检查可见肺癌肿块常呈分叶状，有毛刺、切迹，可见偏心厚壁空洞。痰脱落细胞和结核分枝杆菌检查及病灶活体组织检查有助于鉴别诊断
肺脓肿	①多有高热，咳大量脓臭痰 ②胸部 X 线片表现为带有气液平面的空洞伴周围浓密的炎性阴影
纵隔和肺门疾病	PPD 试验和胸部影像学检查等有助于鉴别诊断

八、并发症

常见有结核性脓胸、自发性气胸、支气管扩张、肺气肿、肺源性心脏病等。

九、治疗和预防

1. 原则　早期、联合、适量、规律、全程。
2. 化学治疗的生物学机制　结核分枝杆菌根据代谢状态可分为 4 个菌群。

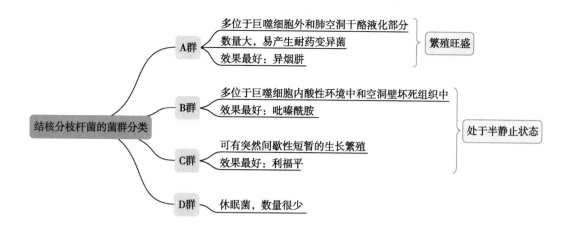

> ⓘ 提示
>
> 杀灭 B 和 C 菌群可以防止复发。抗结核药物对 D 菌群无作用。

3. **常用抗结核病药物**（表 1-7-3）

表 1-7-3 常用抗结核病药物

名称	原理	主要副作用
异烟肼,INH（H）	抑制 DNA 合成,全杀菌（作用于细胞内外）	周围神经炎,偶有肝功能损害
利福平,RFP（R）	抑制 RNA 聚合酶,全杀菌（作用于细胞内外）	肝功能损害,过敏反应
链霉素,SM（S）	阻止蛋白合成,半杀菌（作用于细胞外）	听力障碍,眩晕,肾功能损害
吡嗪酰胺,PZA（Z）	半杀菌（作用于细胞内）	肠胃不适,肝功能损害,高尿酸血症,关节痛
乙胺丁醇,EMB（E）	抑菌药	视神经炎
对氨基水杨酸钠,PAS（P）	抑菌药	胃肠不适,过敏反应,肝功能损害

4. **标准化治疗方案**（表 1-7-4）　整个化疗方案分为强化和巩固两个阶段。

（1）有下列情况之一者谓初治：①尚未开始抗结核治疗的患者；②正进行标准化疗方案用药而未满疗程的患者；③不规则化疗未满 1 个月的患者。

（2）有下列情况之一者谓复治：①初治失败的患者；②规则用药满疗程后痰菌又复阳的患者；③不规律化疗超过 1 个月的患者；④慢性排菌患者。

表 1-7-4 肺结核的标准化治疗方案

治疗对象	每日用药方案	间歇用药方案
初治活动性肺结核（含涂阳和涂阴）	2HRZE/4HR	$2H_3R_3Z_3E_3/4H_3R_3$
复治涂阳肺结核	2HRZSE/6~10HRE	$2H_3R_3Z_3S_3E_3/6{\sim}10H_3R_3E_3$

5. 耐多药肺结核 对至少包括 INH 和 RFP 在内的 2 种或 2 种以上药物产生耐药的结核病为耐多药结核病（MDR-TB）。

制订 MDR-TB 治疗方案的通则是：详细了解患者用药史，该地区常用抗结核药物和耐药流行情况；尽量做药敏试验；严格避免只选用一种新药加到原失败方案；WHO 推荐尽可能采用新一代的氟喹诺酮类药物；不使用交叉耐药的药物；治疗方案至少含 4 种二线的敏感药物；至少包括吡嗪酰胺、氟喹诺酮类、注射用卡那霉素或阿米卡星、乙硫或丙硫异烟肼和 PAS 或环丝氨酸；药物剂量依体重决定；加强期应为 9~12 个月，总治疗期为 20 个月或更长，以治疗效果决定。监测治疗效果最好以痰培养为准。

6. 其他治疗

（1）咯血的治疗

1）少量咯血：多以安慰患者、消除紧张、卧床休息为主，可用氨基己酸、氨甲苯酸（止血芳酸）、酚磺乙胺（止血敏）、卡巴克洛（安络血）等药物止血。

2）大咯血：①先用垂体后叶素 5~10U 加入 5% 葡萄糖液 40ml 中缓慢静脉注射，然后将垂体后叶素加入 5% 葡萄糖液按 0.1U/（kg·h）速度静脉滴注。垂体后叶素收缩小动脉，使肺循环血量减少而达到较好止血效果。高血压、冠状动脉粥样硬化性心脏病、心力衰竭患者和孕妇禁用。②对支气管动脉破坏造成的大咯血，可采用支气管动脉栓塞法。

（2）糖皮质激素：仅用于结核毒性症状严重者。必须确保在有效抗结核药物治疗的情况下使用。

（3）外科手术治疗：主要适用于经合理化学治疗后无效、多重耐药的厚壁空洞、大块干酪灶、结核性脓胸、支气管胸膜瘘和大咯血保守治疗无效者。

7. 预防

（1）卡介苗接种：卡介苗（BCG）为减毒的牛型结核分枝杆菌活菌，用于新生儿。

（2）预防性化学治疗：主要应用于受结核分枝杆菌感染易发病的高危人群，包括 HIV 感染者、涂阳肺结核患者的密切接触者、未经治疗的肺部硬结纤维病灶（无活动性）、硅沉着病、糖尿病、长期使用糖皮质激素或免疫抑制剂者、吸毒者、营养不良者、儿童青少年结核菌素试验硬结直径≥15mm 者等。常用异烟肼，或利福平和异烟肼，或利福喷丁和异烟肼。

十、肺结核与相关疾病

1. HIV/AIDS 结核病是 HIV/AIDS 最常见的机会感染性疾病，HIV/AIDS 加速了潜伏结核的发展和感染，是增加结核病发病最危险的因素，两者互相产生不利影响。

HIV 与结核分枝杆菌双重感染病例的临床表现：①症状和体征多，如体重减轻、长期发热和持续咳嗽等；②全身淋巴结肿大，可有触痛；③胸部 X 线影像示肿大的肺门纵隔淋巴结团块，下叶病变多见，胸膜和心包有渗出等；④结核菌素试验常为阴性，应多次查痰；⑤治疗过程中常出现药物不良反应；⑥易产生耐药。

2. **肝炎** 异烟肼、利福平、吡嗪酰胺均有潜在的肝毒性作用。严重肝损害的发生率为1%,约20%患者可出现无症状的轻度转氨酶升高,无需停药。如有食欲缺乏、黄疸、肝大应立即停药,直至肝功能恢复正常。如肝炎严重,肺结核又必须治疗,可考虑使用2SHE/10HE方案。

3. **糖尿病** 糖尿病合并肺结核有逐年增高趋势,化疗原则与单纯肺结核相同,只是治疗期可适当延长。两病相互影响,糖尿病对肺结核治疗的不利影响比较显著,肺结核的治疗必须在控制糖尿病的基础上才能奏效。

4. **硅沉着病** 硅沉着病患者是并发肺结核的高危人群,治疗与单纯肺结核的治疗相同。Ⅲ期硅沉着病合并肺结核的比例可高达50%以上。

 知识拓展

> 理解和掌握结核病化学治疗的基本原则是防治工作的基础和关键。

◦ 经 典 试 题 ◦

（研）1. 下列病变中,属于原发性肺结核的是

    A. 干酪性肺炎   B. 浸润性肺结核

    C. 肺门淋巴结结核   D. 结核球

（执）2. 降低肺结核传染最主要的措施是

    A. 合理处理肺结核患者痰液   B. 减少接触排菌者的密切程度

    C. 高危人群预防性化学治疗   D. 治愈涂阳肺结核患者

    E. 接种卡介苗

（研）3. 女,42岁。低热,咳嗽,少量痰中带血3周,胸部X线片显示右上肺斑点状阴影。该患者最可能的诊断是

    A. 肺炎   B. 肺结核

    C. 肺脓肿   D. 肺癌

（执）4. 女,43岁。发热、咳嗽、少量脓痰2周,既往健康。查体未见明显异常。血常规大致正常,ESR 45mm/h,胸部X线片示右上肺渗出性病变伴不规则空洞,无气液平面。为明确诊断,宜首选的检查是

    A. 痰细菌培养+药敏试验   B. 经支气管镜肺活检

    C. 痰涂片抗酸染色   D. 痰涂片革兰氏染色

    E. PPD试验

（执）5. 女,24岁。近2个月出现四肢关节疼痛伴皮肤结节、红斑。10d前发热,最高体温38℃,咳嗽、咳少量痰,胸部X线片示右上肺斑片状影伴空洞形成。该患者最可能的诊断是

A. 肺脓肿　　　　　　　　　　　B. 肺结核

C. 肺囊肿继发感染　　　　　　　D. 细菌性肺炎

E. 支气管肺癌

【答案】

1. C　2. D　3. B　4. C　5. B

第八章

肺　癌

一、概述

原发性支气管癌或原发性支气管肺癌,简称肺癌,是最常见的肺部原发性恶性肿瘤。肿瘤细胞起源于呼吸上皮细胞,临床症状多隐匿,以咳嗽、咳痰、咯血和消瘦等为主要表现,X线影像学主要表现为肺部结节、肿块影等。

二、病因和发病机制

尚未明确,但有证据显示与下列因素有关。

1. 吸烟　是引起肺癌的最重要原因。吸烟与肺癌之间存在着明确的关系,开始吸烟的年龄越小,吸烟时间越长,吸烟量越大,肺癌的发病率和死亡率越高。

 提示

> 被动吸烟者患肺癌的危险度也高。

2. 空气污染　包括室外大环境污染(工业废气、汽车尾气等)及室内微小环境(室内被动吸烟、厨房油烟等)。

3. 职业致癌因子　已确认的致癌物质有铬、镍、砷、石棉、双氯甲基乙醚、芥子气、多环芳香烃类,以及铀、镭等放射性物质衰变时产生的氡和氡气,电离辐射和微波辐射等。

4. 电离辐射　电离辐射可以是职业性或非职业性的,有来自体外或因吸入放射性粉尘和气体引起的体内照射。

5. 饮食与体力活动　成年期水果和蔬菜的摄入量低,肺癌发生的危险性升高。中、高强度的体力活动使发生肺癌的风险下降。

6. 遗传和基因改变　遗传因素与肺癌的相关性受到重视。例如有早期肺癌(60岁前)家族史的亲属罹患肺癌的危险性升高2倍;同样的香烟暴露水平,女性发生肺癌的危险性高于男性。肺癌的发生涉及一系列基因改变。

7. 其他　美国癌症学会将结核列为肺癌的发病因素之一。某些慢性肺部疾病如慢性阻塞性肺疾病、结节病、特发性肺纤维化等与肺癌的发生可能有一定关系。

三、分类

1. 按解剖学部位分类

（1）中央型肺癌：发生在段支气管及以上，以鳞状上皮细胞癌或小细胞肺癌多见。

（2）周围型肺癌：发生在段支气管以下，以腺癌多见。

2. 按组织病理学分类　肺癌的组织病理学分为非小细胞肺癌和小细胞肺癌两大类，其中，非小细胞肺癌最为常见。

（1）非小细胞肺癌（NSCLC）

1）鳞状上皮细胞癌：简称鳞癌，目前分为角化型、非角化型和基底细胞样型鳞状上皮细胞癌。多见于老年男性，与吸烟密切相关；中央型多见，容易向腔内生长，早期引起支气管狭窄，导致肺不张和阻塞性肺炎；易形成空洞或癌性肺脓肿；一般生长缓慢、转移晚，手术切除机会大；对放疗和化疗敏感性不如小细胞肺癌。

2）腺癌：女性多见，主要起源于支气管黏液腺，周围型多见；腺癌富含血管，局部浸润和血行转移较早，易侵犯胸膜发生胸腔积液。

3）大细胞癌：是一种未分化的非小细胞癌，较为少见，转移较晚，手术切除机会较大。

4）其他：腺鳞癌、肉瘤样癌、淋巴上皮瘤样癌等。

（2）小细胞肺癌（SCLC）：是恶性程度最高的一种，以增殖快速和早期广泛转移为特征，多为中央型，常侵犯管外肺实质，容易与肺门、纵隔淋巴结融合成块。转移早，对放疗、化疗敏感；可引发类癌综合征。

 提示

　　腺癌是肺癌最常见的类型。

四、临床表现

1. 原发肿瘤引起的症状和体征

（1）咳嗽：为早期症状，常为无痰或少痰的刺激性干咳，引起支气管狭窄时可加重咳嗽。多为持续性，呈高调金属音性咳嗽或刺激性呛咳。黏液型腺癌可有大量黏液痰。伴继发感染时，痰多、呈黏液脓性。

（2）痰血或咯血：可为痰中带血、大咯血；多见于中央型肺癌。

（3）气短或喘鸣：是由于肿瘤阻塞支气管；或转移到肺门淋巴结，肿大的淋巴结压迫支气管，或转移引起大量胸腔积液等，或引起广泛肺部侵犯时所致。

（4）胸痛：与肿瘤的转移或直接侵犯胸壁有关。

（5）发热：肿瘤压迫或阻塞支气管引起肺炎、肺不张或肿瘤坏死引起的癌性热所致。

（6）消瘦：为恶性肿瘤常见表现，晚期可表现消瘦或恶病质。

提示

原发肿瘤引起的症状——咳、咯、喘、痛、热。

2. 肿瘤局部扩展引起的症状和体征

（1）胸痛：肿瘤侵犯肋骨和脊柱、胸壁、胸膜，压迫肋间神经。

（2）声音嘶哑：肿瘤压迫喉返神经（多见左侧）所致。

（3）吞咽困难：肿瘤侵犯或压迫食管所致，尚可引起气管 - 食管瘘。

（4）上腔静脉阻塞综合征：肿瘤直接侵犯纵隔或转移淋巴结压迫上腔静脉，导致头晕、头痛、球结膜水肿、上肢和颈面部水肿以及胸壁静脉曲张。

（5）Horner 综合征：肺尖部的肺上沟瘤可压迫颈交感神经，引起患侧眼睑下垂、眼球内陷、瞳孔缩小、同侧额部与胸壁少汗或无汗。

（6）胸腔积液：肿瘤转移累及胸膜或肺淋巴回流受阻所致。

（7）心包积液：肿瘤直接蔓延侵犯心包或阻塞心脏的淋巴引流所致。

3. 远处转移的症状和体征　肺癌可转移至肝、脑、骨（肋骨、脊柱、骨盆和四肢长骨常见）、淋巴结（锁骨上淋巴结常见）等，累及部位出现相应的症状和体征。

4. 肺癌的胸外表现　指肺癌非转移性的胸外表现，可出现在肺癌发现的前、后，称为副癌综合征。

● 骨骼 - 结缔组织综合征

（1）原发性肥大性肺性骨关节病：可有杵状指，多为 NSCLC；骨膜炎多见于上、下肢长骨远端；X 线显示骨膜增厚、新骨形成。

（2）神经 - 肌病综合征

1）肌无力样综合征：①多见于 SCLC，类似肌无力的症状，即随意肌力减退；②早期骨盆带肌群及下肢近端肌群无力，反复活动后肌力可暂时改善；③腱反射减弱；④有些患者化疗后症状可改善；⑤大多对新斯的明试验反应欠佳，低频反复刺激显示动作电位波幅递减，高频刺激则引起波幅暂时性升高，可与重症肌无力鉴别。

2）其他：①多发性周围神经炎、亚急性小脑变性、皮质变性和多发性肌炎，可由各型肺癌引起；②副癌脑脊髓炎、感觉神经病变、小脑变性、边缘叶脑炎和脑干脑炎，由 SCLC 引起。

● 内分泌综合征

（1）抗利尿激素分泌异常综合征（SIADH）：表现为低钠血症和低渗透压血症。

（2）异位促肾上腺皮质激素（ACTH）综合征：表现为库欣综合征，由 SCLC 或类癌引起。

（3）高钙血症：可见恶心、呕吐、乏力、嗜睡、多尿、烦渴等表现。切除肿瘤后血钙水平可恢复正常。常见于鳞癌。

（4）异位分泌促性腺激素：主要表现为男性轻度乳房发育，常伴肥大性肺性骨关节病，多见于大细胞癌。

（5）5-羟色胺等分泌过多引起的类癌综合征：表现为喘息、皮肤潮红、水样腹泻、阵发性心动过速等，多见于 SCLC 和腺癌。

> ⓘ **提示**
>
> 高钙血症是恶性肿瘤最常见的威胁生命的代谢并发症。

● 血液学异常及其他

（1）1%~8% 患者有凝血、血栓或其他血液学异常，包括游走性血栓性静脉炎，伴心房血栓的非细菌性血栓性心内膜炎，弥散性血管内凝血伴出血、贫血，粒细胞增多和红白血病。

（2）其他：皮肌炎、黑棘皮症；肾病综合征和肾小球肾炎。

五、辅助检查

1. 胸部 X 线片检查

（1）中央型：①直接征象，多为一侧肺门类圆形阴影，边缘毛糙，可有分叶或切迹；并发肺不张或阻塞性肺炎时有倒 S 状现象；②间接征象，局限性肺气肿、肺不张、阻塞性肺炎和继发性肺脓肿等征象。

（2）周围型：局限性斑片状阴影，边缘呈分叶状、有毛刺，常有胸膜牵拉，癌性空洞一般为厚壁、偏心、内壁凹凸不平、有气液平面；可引起胸腔积液、骨质破坏。

2. 胸部电子计算机体层扫描（CT） 分辨率更高。低剂量 CT 可以有效发现早期肺癌，已取代胸部 X 线片成为较敏感的肺结节评估工具。CT 引导下经皮肺病灶穿刺活检是重要的组织学诊断技术。

3. 磁共振显像（MRI） 与 CT 相比，在明确肿瘤与大血管之间的关系、发现脑实质或脑膜转移上有优越性，而在发现肺部小病灶（<5mm）方面则不如 CT 敏感。

4. 核素闪烁显像

（1）骨 γ 闪烁显像：可以了解有无骨转移。

（2）正电子发射断层显像（PET）和 PET-CT：PET 能无创性地显示人体内部组织与器官的功能，并可定量分析。PET-CT 对发现早期肺癌和其他部位的转移灶，以及肿瘤分期与疗效评价均优于任何现有的其他影像学检查。PET-CT 阳性的患者仍然需要细胞学或病理学检查进行最终确诊。

5. 痰脱落细胞检查 送检至少 3 次以上，有助于提高痰检阳性率。

6. 胸腔积液细胞学检查 多次送检可提高阳性率。

7. 支气管镜活检 是诊断肺癌的主要方法之一。对于中央型肺癌，直视下组织活检加细胞刷刷检的诊断阳性率可达 90% 左右。

8. 胸腔镜 用于经支气管镜等方法无法取得病理标本的胸膜下病变。

9. 纵隔镜 可作为确诊肺癌和手术前评估淋巴结分期的方法。

10. 针吸活检 ①经胸壁穿刺肺活检,适用于紧贴胸壁或离胸壁较近的肺内病灶;②浅表淋巴结活检;③闭式胸膜针刺活检。

11. 开胸肺活检 必要时进行。

12. 肿瘤标志物 癌胚抗原(CEA)、神经特异性烯醇酶(NSE)、细胞角蛋白19片段(CYFRA21-1)和胃泌素释放肽前体(ProGRP),对肺癌诊断和病情监测有一定参考价值。

13. 肺癌的基因诊断及其他。

六、诊断

1. 高危因素 凡40岁以上、长期吸烟、患有慢性呼吸道疾病、具有肿瘤家族史、致癌职业接触史。

2. 值得警惕的表现

(1)不明原因的刺激性咳嗽、隐约胸痛、血丝痰2~3周,治疗无效。

(2)原有慢性肺疾病,近期症状加重,持续2~3周不愈。

(3)肺结核患者经正规抗结核治疗无效、病灶有增大。

(4)体检有单侧局限性哮鸣音或湿啰音。

3. 诊断步骤 ①CT确定部位;②组织病理学诊断;③分子病理学诊断。

4. 肺癌的临床分期 采用TNM分期法。

(1)原发肿瘤(T)(表1-8-1)

表 1-8-1 原发肿瘤(T)

分期	特 点
T_x	未发现原发肿瘤,或痰细胞学或支气管灌洗发现癌细胞,影像学及支气管镜无法发现
T_0	无原发肿瘤的证据
T_{is}	原位癌
T_1	肿瘤最大径≤3cm,周围包绕肺组织及脏层胸膜,支气管镜见肿瘤侵及叶支气管,未侵及主支气管
T_{1a}	肿瘤最大径≤1cm
T_{1b}	肿瘤最大径>1~2cm
T_{1c}	肿瘤最大径>2~3cm
T_2	肿瘤最大径>3~5cm;侵犯主支气管(不常见的表浅扩散型肿瘤,不论体积大小,侵犯限于支气管壁时,虽可能侵犯主支气管,仍为T_1),但未侵及隆突;侵及脏层胸膜;有阻塞性肺炎或者部分或全肺不张。符合以上任何1个条件即归为T_2
T_{2a}	肿瘤最大径>3~4cm
T_{2b}	肿瘤最大径>4~5cm

续表

分期	特点
T_3	肿瘤最大径 >5~7cm；直接侵及以下任何 1 个器官，包括：胸壁（包含肺上沟瘤）、膈神经、心包；全肺肺不张肺炎；同一肺叶出现孤立性癌结节。符合以上任何 1 个条件即归为 T_3
T_4	肿瘤最大径 >7cm；无论大小，侵及以下任何 1 个器官，包括：纵隔、心脏、大血管、隆突、喉返神经、主气管、食管、椎体、膈肌；同侧不同肺叶内出现孤立癌结节

（2）区域淋巴结（N）（表 1-8-2）

表 1-8-2　区域淋巴结（N）

分期	特点
N_X	区域淋巴结无法评估
N_0	无区域淋巴结转移
N_1	同侧支气管周围淋巴结及 / 或同侧肺门淋巴结以及肺内淋巴结转移，包括原发肿瘤直接侵及的肺内淋巴结
N_2	同侧纵隔内及 / 或隆突下淋巴结转移
N_3	对侧纵隔、对侧肺门、同侧或对侧斜角肌及锁骨上淋巴结转移

（3）远处转移（M）（表 1-8-3）

表 1-8-3　远处转移（M）

分期	特点
M_X	远处转移无法评估
M_0	无远处转移
M_1	远处转移
M_{1a}	局限于胸腔内，包括胸膜播散（恶性胸腔积液、心包积液或胸膜结节）及对侧肺叶出现癌结节
M_{1b}	远处器官单发转移灶
M_{1c}	多个或单个器官多处转移

（4）TNM 分期与临床分期的关系（表 1-8-4）

表 1-8-4　肺癌的 TNM 分期与临床分期的关系

临床分期	TNM 分期
隐性癌	TxN_0M_0
0 期	$T_{is}N_0M_0$
ⅠA1 期	$T_{1a}N_0M_0$
ⅠA2 期	$T_{1b}N_0M_0$

续表

临床分期	TNM 分期
ⅠA3 期	$T_{1c}N_0M_0$
ⅠB 期	$T_{2a}N_0M_0$
ⅡA 期	$T_{2b}N_0M_0$
ⅡB 期	$T_{1a\sim2b}N_1M_0$；$T_3N_0M_0$
ⅢA 期	$T_{1a\sim2b}N_2M_0$；$T_{3\sim4}N_1M_0$；$T_4N_0M_0$
ⅢB 期	$T_{1a\sim2b}N_3M_0$；$T_{3\sim4}N_2M_0$
ⅢC 期	$T_{3\sim4}N_3M_0$
ⅣA 期	$T_{1\sim4}N_{0\sim3}M_{1a\sim1b}$
ⅣB 期	$T_{1\sim4}N_{0\sim3}M_{1c}$

七、鉴别诊断

1. 结核球（表 1-8-5）

表 1-8-5　结核球与周围型肺癌的鉴别

鉴别要点	结核球	周围型肺癌
分叶特征	略呈波浪状分叶，但分叶较浅，无明显切迹	分叶常有 3 个弧度以上，有明显切迹，典型者呈脐样切迹（肿瘤向肺门方向的凹陷）
边缘毛刺	边缘光滑，少有毛刺	周边轮廓模糊毛糙，伴有 3~5mm 长的短毛刺，有时呈放射冠状
肿块大小	<3cm，有完整纤维包膜	常 >5cm
部位	上叶尖后段、下叶背段	部位不定，可发生于任何部位
密度	较高，不均匀，可有钙化	不如结核球，密度比较均匀
洞壁	较厚，内壁光滑，外壁清楚光滑	厚薄不一、凹凸不平，有癌嵴
空泡征	少见	可见
胸膜牵拉征	少见	有，伴胸膜肥厚
周围卫星灶	常有	常无

2. 肺门淋巴结结核　儿童和青少年多见，多数有结核中毒症状，结核菌素试验常阳性，抗结核治疗有效。需与中央型肺癌鉴别。

3. 急性粟粒型肺结核　患者年轻，有发热、盗汗等全身中毒症状。X 线可见细小、分布均匀、密度较淡的粟粒样结节病灶。腺癌两肺多有大小不等的结节状播散病灶，边界清楚，密度较高，进行性发展和增大。

4. 肺炎 常急性发病、高热、寒战、有中毒症状；抗生素治疗有效，阴影吸收完全、迅速。炎性假瘤往往形态不整，边缘不齐，核心密度较高，易伴有胸膜增厚，病灶长期无明显变化。

> ⓘ 提示
>
> 肺炎若无中毒症状，抗生素治疗后肺部阴影吸收缓慢，或同一部位反复发生肺炎时，应考虑肺癌可能。

5. 肺脓肿 起病急，中毒症状严重，寒战、高热、咳嗽、咳大量脓臭痰，胸部 X 线片呈密度均匀的大片状阴影，伴薄壁空洞，空洞内气液平面多见；而癌性空洞偏心、壁厚，内缘不光整。支气管镜和痰脱落细胞学检查有助鉴别。

八、治疗

肺癌的治疗应当根据患者的机体状况，病理学类型（包括分子病理诊断），侵及范围（临床分期），采取多学科综合治疗模式，强调个体化治疗。

1. 非小细胞肺癌

（1）早期肺癌：手术治疗（主要用于Ⅰ期及Ⅱ期，根治性手术是首选）为主，术后辅助化疗（用于Ⅱ期及以上）。术前化疗（新辅助化疗）可降低 TNM 分期而可以手术。

（2）局部进展期：同步放、化疗。

（3）晚期/复发：化疗（一线化疗推荐含铂的两药联合方案，如顺铂＋吉西他滨，4~6 个周期）、靶向治疗。对表皮生长因子受体（EGFR）突变阳性的Ⅳ期 NSCLC，一线治疗可给予 EGFR-TKI（厄洛替尼、吉非替尼和阿法替尼）。

2. 小细胞肺癌

（1）经病理学纵隔分期方法检查阴性的 $T_{1-2}N_0$，可考虑肺叶切除和淋巴结清扫，术后给予含铂的两药化疗方案。一线化疗药物包括依托泊苷或伊立替康联合顺铂或卡铂，共4~6 个周期。

（2）局限期（Ⅱ~Ⅲ期）推荐以放、化疗为主的综合治疗。

（3）广泛期：采用化疗为主的综合治疗。

> ⓘ 提示
>
> 肺癌对放疗的敏感性，以 SCLC 为最高，其次为鳞癌和腺癌。对全身情况太差，有严重心、肺、肝、肾功能不全者应列为禁忌。

3. 其他 介入治疗、中医药治疗。

九、预防

不吸烟和早戒烟可能是预防肺癌的最有效方法。

知识拓展

　　肺癌的临床表现与发生部位、类型、大小、有无转移和并发症等有关。NSCLC首选手术治疗，辅以化疗、分子靶向治疗和放疗；SCLC应选用化疗加放疗，必要时辅以手术治疗。

◦ 经 典 试 题 ◦

（执）1. 下列表现属于肺癌副癌综合征的是

　　A. 一侧眼睑下垂、瞳孔缩小　　　　B. 声音嘶哑

　　C. 胸壁静脉曲张　　　　　　　　　D. 吞咽困难

　　E. 杵状指

（研）2. 女，72岁。刺激性干咳1个月，胸部CT检查提示右下肺部团状高密度影，边缘分叶状，最大直径约4cm，纵隔、肺门淋巴结未见肿大，右侧胸部胸腔积液，胸腔积液检查有腺癌细胞。该患者肺癌临床分期是

　　A. ⅠB期　　　　　　　　　　　　B. ⅡB期

　　C. Ⅲ期　　　　　　　　　　　　　D. Ⅳ期

（执）3. 男，57岁。干咳1个月。胸部CT示左肺门肿块，左主支气管狭窄，纵隔及左肺门淋巴结肿大。支气管镜活检病理示小细胞肺癌。该患者应首选的治疗措施是

　　A. 靶向治疗　　　　　　　　　　　B. 放疗

　　C. 化疗　　　　　　　　　　　　　D. 放疗＋手术

　　E. 手术

【答案与解析】

　　1. E

　　2. D。解析：肺癌肿瘤最大径 >3~4cm 为 T_{2a}，无区域淋巴结转移为 N_0，局限于胸腔内，出现胸膜播散（恶性胸腔积液、心包积液或胸膜结节）为 M_{1a}。$T_{1\sim4}N_{0\sim3}M_{1a\sim1b}$ 为ⅣA期。故选D。

　　3. C

第九章

间质性肺疾病

一、分类

间质性肺疾病（ILDs）亦称作弥漫性实质性肺疾病（DPLD），是一组主要累及肺间质和肺泡腔，导致肺泡－毛细血管功能单位丧失的弥漫性肺疾病。临床分类如下。

1. 已知原因的 ILD　过敏性肺炎、硅沉着病、药物或治疗相关（如胺碘酮、放射线治疗）、结缔组织疾病或血管炎相关（如系统性硬皮病、类风湿关节炎、坏死性肉芽肿血管炎）。

2. 特发性间质性肺炎（IIPs）

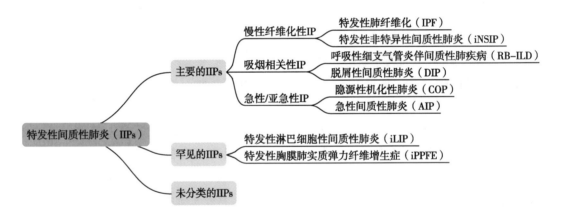

3. 肉芽肿性 ILD　结节病。

4. 罕见 ILD　肺淋巴管平滑肌瘤病、肺淀粉样变等。

二、发病机制

1. 间质性肺疾病包括 200 多种急性和慢性肺部疾病，其中大多数疾病的病因还不明确。

2. 不同病种的间质纤维化都从肺泡炎开始，在发展和修复过程中导致肺纤维化的倾向有共同之处。肺泡炎阶段病变进行性加重后，间质内胶原紊乱，大量纤维组织增生，破坏的肺泡壁不能复原，进一步发展导致肺泡结构完全破坏，形成广泛的囊性纤维化。

三、特发性肺纤维化(IPF)

1. 病因　危险因素包括吸烟、环境暴露(粉尘等)。有研究提示 IPF 与病毒感染(如 EB 病毒)的关系,IPF 常合并胃食管反流,IPF 存在一定的遗传易感性。

2. 病理改变　普通型间质性肺炎(UIP)是 IPF 的特征性病理改变类型。UIP 的组织学特征是病变呈斑片状分布,主要累及胸膜下外周肺腺泡或小叶。

3. 临床表现

(1)症状:①多于 50 岁以后发病,多有吸烟史;②隐匿性进行性加重的活动性呼吸困难;③常伴干咳,合并感染时有痰;④可有乏力、不适、消瘦等,很少有发热。

(2)体征:肺底部闻及 Velcro 啰音、杵状指、发绀、肺动脉高压和右心功能不全征象。

4. 辅助检查

(1)胸部 X 线平片:双肺外带、胸膜下和基底部分布明显的网状或网结节模糊影,伴有蜂窝样变和下叶肺容积减低。

提示

　　IPF 的胸部 X 线表现特异性不强。

(2)胸部 HRCT:准确性高。可显示 UIP 的特征性改变,病变表现为网格改变,蜂窝改变伴或不伴牵拉支气管扩张,以胸膜下、基底部分布为主。

(3)肺功能:主要为限制性通气障碍、弥散量下降、低氧血症或 I 型呼吸衰竭。早期静息肺功能可以正常或接近正常,但运动肺功能表现肺泡 - 动脉血氧分压差 $[P_{(A-a)}O_2]$ 增加和氧分压降低。

(4)支气管肺泡灌洗液(BALF)或/和经支气管肺活检(TBLB):BALF 分析可见中性粒细胞和/或嗜酸性粒细胞增多。BAL 或 TBLB 对于 IPF 无诊断意义。

(5)外科肺活检:用于 HRCT 呈不典型 UIP 改变,诊断不清楚,没有手术禁忌证的患者。IPF 的组织病理类型是 UIP,其病理诊断标准为明显纤维化/结构变形伴或不伴蜂窝肺,胸膜下、间质分布;斑片肺实质纤维化;成纤维细胞灶。

提示

　　UIP 是 IPF 诊断的金标准。

(6)血液化验:血液涎液化糖链抗原(KL-6)增高,ESR、抗核抗体和类风湿因子可轻度增高,但无特异性。结缔组织疾病相关自身抗体检查有助于 IPF 的鉴别。

5. 诊断标准

（1）ILD，但排除了其他原因（如环境、药物和结缔组织疾病等）。

（2）HRCT 表现为 UIP 型；或联合 HRCT 和外科肺活检病理表现诊断 UIP。

（3）IPF 急性加重的诊断：①过去或现在诊断 IPF；②1 个月内发生显著的呼吸困难加重；③CT 表现为 UIP 背景下出现新的双侧磨玻璃影伴或不伴实变影；④不能完全由心衰或液体过载解释。

6. 治疗

（1）抗纤维化药物治疗：①吡非尼酮、尼达尼布可减慢 IPF 肺功能下降，为 IPF 患者带来希望；②N- 乙酰半胱氨酸为祛痰药，高剂量（1 800mg/d）时具有抗氧化，进而抗纤维化作用，部分患者可能有用。

（2）非药物治疗：包括肺康复训练，静息状态下明显低氧血症的患者应实行长程氧疗。

（3）肺移植：是目前 IPF 最有效的治疗方法。

（4）合并症治疗：治疗胃食管反流等，但对 IPF 合并的肺动脉高压多不推荐给予波生坦等针对性治疗。

（5）急性加重的治疗：推荐高剂量激素治疗。氧疗、防控感染、对症支持是主要治疗手段。

（6）对症治疗。

 提示

　　一般不推荐使用机械通气治疗 IPF 所致的呼吸衰竭，但可酌情使用无创机械通气。

四、结节病

1. 概述　结节病是一种原因不明的全身多系统受累的肉芽肿性疾病，主要侵犯肺和淋巴系统，其次是眼部和皮肤。急性起病者，经治疗或自行缓解，预后较好；病因不清，可能与遗传因素、环境因素和免疫机制有关。

2. 临床表现

（1）急性结节病：表现为双侧肺门淋巴结肿大、关节炎、结节性红斑，常伴发热、肌肉痛、不适。多于 1 年内自然缓解。

（2）亚急性 / 慢性结节病：约 50% 无症状，为体检或胸部 X 线片偶然发现。

1）系统症状：可有非特异性表现，如发热、体重减轻、无力、不适、盗汗。

2）胸内结节病：常累及肺，可有咳嗽、胸痛、呼吸困难，气道高反应性或伴喘鸣音。

3）胸外结节病

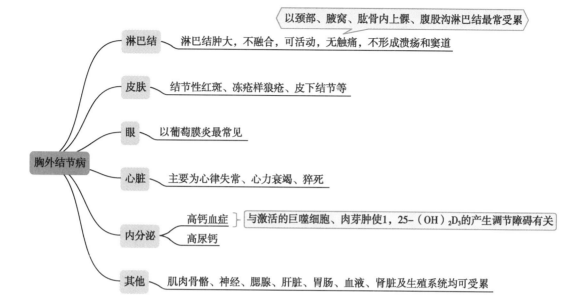

> **提示**
>
> 　　结节病的临床表现多样,与起病急缓和脏器受累部位以及肉芽肿的活动性有关,还与种族和地区有关。

3. 辅助检查

（1）血液检查:①血清可溶性白介素 –2 受体,血钙增高等,均为疾病活动指标;②血管紧张素转换酶（ACE）水平反映体内肉芽肿负荷,活动期升高。

（2）PPD 试验:呈无或弱反应,可用来鉴别结核和结节病。

（3）肺功能试验:80% 以上的 Ⅰ 期结节病患者的肺功能正常。Ⅱ期或Ⅲ期结节病的肺功能异常者占 40%~70%,特征性变化是限制性通气功能障碍和弥散量降低及氧合障碍。1/3 以上的患者同时有气流受限。

（4）支气管肺泡灌洗液（BALF）检查:显示淋巴细胞增加,CD4/CD8 的比值增加（>3.5）。

（5）经纤维支气管镜肺活检 / 其他部位活检:支气管镜下可见气管隆突增宽、黏膜结节,黏膜活检可见非干酪样上皮样细胞性肉芽肿。支气管黏膜活检、TBLB、经支气管淋巴结针吸和支气管内超声引导（EBUS）是目前肺结节病的重要确诊手段。一般不需要纵隔镜或外科肺活检。

（6）胸部 X 线检查:90% 以上的患者表现为胸部 X 线片异常,临床上通常根据后前位胸部 X 线片对结节病进行分期（表 1-9-1）。

表 1-9-1　结节病的胸部 X 线分期

分期	表现
0	无异常 X 线表现
I	双侧肺门淋巴结肿大,无肺部浸润影
II	双侧肺门淋巴结肿大,伴肺部网状、结节状或片状浸润影
III	肺部网状、结节状或片状浸润影,无双侧肺门淋巴结肿大
IV	肺纤维化,蜂窝肺,肺大疱,肺气肿

提示

结节病的最常见 X 线改变是双侧肺门淋巴结肿大。

（7）胸部 CT/HRCT:HRCT 的典型表现为沿着支气管血管束分布的微小结节,可融合成球。其他异常有磨玻璃样变、索条带影、蜂窝肺、牵拉性支气管扩张及血管或支气管的扭曲或变形。病变多侵犯上叶,肺底部相对正常。可见气管前、气管旁、主动脉旁和隆突下区的淋巴结肿大。

（8）^{67}Ga 核素显像:肉芽肿性病变可被 ^{67}Ga 显示。可帮助判断结节病的活动性。

4. 诊断

（1）诊断条件:①临床表现和胸部影像表现与结节病相符合;②活检证实有非干酪样坏死性类上皮肉芽肿;③除外其他原因。

（2）起病急、临床症状明显、病情进展较快、重要器官受累、血液 ACE 增高等,提示属于活动期。

5. 鉴别诊断

（1）肺门淋巴结结核:PPD 试验多阳性,单侧肺门淋巴结肿大,肺部有原发病灶。CT 可见淋巴结中心区有坏死。

（2）淋巴瘤:多有发热、消瘦、贫血、胸腔积液等。单侧或双侧不对称淋巴结肿大,淋巴结可融合,活检可作鉴别。

（3）肺门转移性肿瘤:肺癌和肺外肿瘤转移至肺门淋巴结,皆有相应的症状和体征。对可疑原发灶进一步检查可助鉴别。

6. 治疗

（1）无症状和肺功能正常的 I 期结节无需治疗。无症状和病情稳定的 II 期和 III 期,肺功能轻微异常,也不需要治疗。

（2）出现明显的肺内或肺外症状,尤其累及心脏、神经系统等,使用全身糖皮质激素治疗。

（3）糖皮质激素不能耐受或治疗无效时,考虑使用免疫抑制剂,如甲氨蝶呤等。

提示

结节病的复发率较高,因此治疗结束后也需随访。

五、其他间质性肺疾病

1. 过敏性肺炎(HP) 本病也称外源性过敏性肺泡炎。

(1)本病是易感个体反复吸入外界有机粉尘抗原(霉干草、羽毛等)引起的一种主要通过细胞免疫和体液免疫反应介导的肺部炎症反应性疾病。

(2)临床过程可呈急性、亚急性或慢性。急性形式是最常见和具有特征的表现形式,表现为抗原接触后 4~8h 出现畏寒、发热、全身不适伴胸闷、呼吸困难和咳嗽。如果脱离抗原接触,病情可于 24~48h 内恢复。

提示

胸部 HRCT 有细支气管中心结节,斑片磨玻璃样影间或伴实变,气管陷闭形成的马赛克征象等特征性表现。

(3)BALF 检查显示明显增加的淋巴细胞。

(4)脱离或避免抗原接触是根本的治疗措施,急性重症伴有明显的肺部渗出和低氧血症,激素治疗有助于影像学和肺功能明显改善。

2. 嗜酸性粒细胞性肺炎

(1)本病是一种以肺部嗜酸性粒细胞浸润伴有或不伴有外周血嗜酸性粒细胞增多为特征的临床综合征。

(2)慢性嗜酸性粒细胞性肺炎的发病原因不明,最常发生于中年女性,表现为发热、咳嗽、呼吸困难、消瘦、盗汗和喘鸣,常有外周血嗜酸性粒细胞增多、血清 IgE 增高。胸部 X 线片的典型表现有肺外带的致密肺泡渗出影,中心带清晰,渗出性病变多位于上叶。BALF 嗜酸性粒细胞大于 40%,高度提示嗜酸性粒细胞性肺炎。

(3)治疗首选糖皮质激素。

3. 肺泡蛋白沉着症

(1)以肺泡腔内积聚大量的表面活性物质为特征。特征性生理功能改变是肺内分流导致的严重低氧血症。常见症状是呼吸困难伴咳嗽,偶有咳痰。

(2)BAL 回收液特征性地表现为奶白色,稠厚且不透明,静置后沉淀分层,BAF 细胞或 TBLB 组织的过碘酸雪夫(PAS)染色阳性和阿辛蓝染色阴性可证实诊断。

(3)1/3 的患者可自行缓解。对有明显呼吸功能障碍的患者,全肺灌洗是首选和有效的治疗。部分患者对粒细胞–巨噬细胞集落刺激因子(GM-CSF)替代治疗的反应良好。

4. 特发性肺含铁血黄素沉着症

（1）发病原因不明，多发生于儿童和青少年，以反复发作的弥漫性肺泡出血，导致咯血、呼吸困难和缺铁性贫血为临床特点。一般临床过程比较轻，尤其在成年人，25% 可自行缓解。弥漫性肺泡出血可致死亡。

（2）胸部 X 线检查的典型表现是两肺中、下肺野弥漫性分布的边缘不清的斑点状阴影。

（3）以支持治疗为主。糖皮质激素联合硫唑嘌呤或环磷酰胺治疗对于改善急性加重期的预后和预防反复出血有益。

5. 肺朗格汉斯细胞组织细胞增生症

（1）多见于成年人，与吸烟相关。

（2）起病隐匿，表现为咳嗽和呼吸困难，1/4 为胸部影像偶然发现，部分因气胸就诊发现。

（3）胸部 X 线片显示结节或网格结节样渗出性病变，常分布于上叶和中叶肺，肋膈角清晰。

（4）主要涉及上中肺野的多发性囊腔和结节或 BALF 朗格汉斯细胞（OKT6 或抗 CD1a 抗体染色阳性）超过 5% 高度提示本病。

（5）治疗首先需戒烟，糖皮质激素有效。

6. 肺淋巴管平滑肌瘤病

（1）肺淋巴管平滑肌瘤病（PLAM）是一种临床罕见病，可散发，也可伴发于遗传疾病复合型结节性硬化病。散发的 PLAM 几乎只发生于育龄期妇女。

（2）病理学以肺泡壁、细支气管壁和血管壁的类平滑肌细胞（LAM 细胞，HMB-45$^+$）呈弥漫性或结节性增生，导致局限性肺气肿或薄壁囊腔形成，最终导致广泛的蜂窝肺为特征。

（3）目前尚无有效治疗方法，终末期 PLAM 可考虑肺移植。

> **ⓘ 提示**
>
> 　　不同 ILD 其临床表现不完全一样，多数隐匿起病。呼吸困难是最常见的症状，其次是咳嗽，爆裂音或 Velcro 啰音是常见体征，肺功能以限制性通气功能障碍和气体交换障碍为特征。

◦ 经 典 试 题 ◦

（研）1. 特发性肺纤维化的 HRCT 典型表现是

　　A. 双肺斑片状磨玻璃影

　　B. 双下肺和胸膜下分布为主的网状改变

    C. 病灶与周围正常组织形成鲜明对照的"地图状"改变

    D. 双肺节状阴影

（执）2. 女，48 岁。咳嗽、胸闷，无发热，CT 显示双侧肺门纵隔淋巴结肿大伴双侧网格状小结节，肺底有蜂窝状改变。支气管镜：支气管黏膜铺路石状改变。支气管肺泡液可有改变为

    A. 中性粒细胞增加

    B. 淋巴细胞比例增高且 CD4/CD8 比值增加

    C. 淋巴细胞比例增高且 CD4/CD8 比值减少

    D. 嗜酸性粒细胞增加

【答案与解析】

1. B

2. B。解析：结节病的胸部 CT 表现为双侧肺门淋巴结肿大，沿支气管血管束分布有网状微小结节，可融合成球。其他异常有磨玻璃样变、索条带影、蜂窝肺等。支气管镜检查可见支气管黏膜有弥散性小结节。支气管肺泡液检查主要显示淋巴细胞增加，CD4/CD8 的比值增加 >3.5。根据题干信息，考虑为结节病，故选 B。

第十章

肺血栓栓塞症

一、概述

肺血栓栓塞症（PTE）为来自静脉系统或右心的血栓阻塞肺动脉或其分支所致的疾病，为肺栓塞（PE）中最常见的类型。引起 PTE 的血栓主要来源于深静脉血栓形成（DVT）。

 提示

　　PTE 与 DVT 合称为静脉血栓栓塞症（VTE）。

二、危险因素

VTE 的危险因素，包括任何可导致静脉血液淤滞、静脉系统内皮损伤和血液高凝状态的因素，即 Virchow 三要素。具体分类如下。

1. 遗传性危险因素　蛋白 S 缺乏、抗凝血酶缺乏、纤维酶原缺乏等。
2. 获得性危险因素　①血管内皮损伤，如手术、骨折、创伤、吸烟等；②血液高凝状态，如恶性肿瘤、肥胖、妊娠、口服避孕药、高龄（是独立的危险因素）等；③静脉血流淤滞，如瘫痪、长途航空或乘车旅行、急性内科疾病等。

 提示

　　遗传性危险因素常引起反复发生的动、静脉血栓形成和栓塞。

三、病因和发病机制

1. 病因　引起 PTE 的栓子可以来源于下腔静脉径路、上腔静脉径路或右心腔，其中大部分来源于下肢深静脉。

（1）来自外周静脉：下肢深静脉血栓。

（2）右心血栓：右心房颤动形成附壁血栓，心内膜炎肺动脉瓣的赘生物。

（3）其他：癌栓、脂肪栓塞（长骨骨折）、气栓、羊水栓塞。

2. 发病机制

（1）血流动力学改变：①来自静脉系统或右心的栓子进入肺循环，造成肺动脉主干或其分支广泛栓塞，同时并发广泛肺细小动脉痉挛，使肺循环受阻，肺动脉压急剧升高而引起右心室扩张和右心功能不全；②室间隔左移，使左心室功能受抑制，导致心输出量下降；③主动脉内低血压和右心室压力升高，使冠状动脉灌注压下降，加之 PTE 时心肌耗氧增加，可致心肌缺血，诱发心绞痛。

（2）气体交换障碍：①栓塞部位肺血流减少，肺泡无效腔增大；肺内血流重新分布，通气／血流比例失调，右心房压力升高可引起未闭合的卵圆孔开放，产生心内右向左分流；肺顺应性降低、肺不张等。②以上因素可导致低氧血症和代偿性过度通气（低碳酸血症）或相对性肺泡低通气。

（3）肺梗死：约 15% 的患者出现肺梗死。一般只有在患有基础心肺疾病或病情严重影响到肺组织的多重氧供时才发生肺梗死。

（4）慢性血栓栓塞性肺动脉高压。

四、临床表现

1. 症状

（1）典型三联征：呼吸困难、胸痛（呈胸膜炎性、心绞痛样）、咯血（常为少量）。不明原因的呼吸困难及气促，尤以活动后明显，为 PTE 最多见的症状。

（2）晕厥：可为 PTE 的唯一或首发症状。

（3）烦躁不安、惊恐甚至濒死感，心悸、咳嗽等。

2. 体征

（1）呼吸急促（最常见的呼吸系统体征）、发绀，肺部哮鸣音和／或细湿啰音，或胸腔积液的相应体征。

（2）心动过速、颈静脉充盈或搏动、肺动脉瓣区第二心音亢进（$P_2 > A_2$）或分裂、三尖瓣区收缩期杂音。

（3）可伴发热，多为低热。

3. DVT 的症状与体征　患肢肿胀、疼痛或压痛、皮肤色素沉着、周径增粗（双侧相差 >1cm）；行走后易疲劳、肿胀加重。半数以上的下肢 DVT 患者无自觉症状和明显体征。

五、辅助检查

1. 血浆 D- 二聚体　敏感性高，特异性低。急性 PTE 时升高，若含量正常，可用于排除诊断。界值常为 $500\mu g/L$。

2. 动脉血气分析　常为低氧血症、低碳酸血症，$P_{(A-a)}O_2$ 增加，也可结果正常。

3. 心电图（ECG）　窦性心动过速（最常见）、$V_1 \sim V_2$ 甚或 V_4 的 T 波改变和 ST 段异常、$S_I Q_{III} T_{III}$ 征（Ⅰ导联 S 波加深、Ⅲ导联 Q/q 波及 T 波倒置）、肺型 P 波、右束支传导阻滞、电轴右偏及顺钟向转位等。

4. 胸部 X 线检查

（1）肺动脉阻塞征：区域性肺纹理变细、稀疏或消失，肺野透亮度增加。

（2）肺动脉高压征及右心扩大征：右下肺动脉干增宽或伴截断征，肺动脉段膨隆，右心室增大。

（3）继发改变：肺野局部片状影，常呈楔形，肺不张，患侧膈肌抬高，可合并胸腔积液。

5. 超声心动图 对提示 PTE 和除外其他心血管疾病以及进行急性 PTE 危险度分层有重要价值。检查符合下述 2 项指标时即可诊断右心室功能障碍：①右心室扩张；②右心室壁运动幅度减低；③吸气时下腔静脉不萎陷；④三尖瓣反流压差 >30mmHg。

> ⓘ 提示
>
> 下肢超声可作为诊断 DVT 的最简便检查。

6. CT 肺动脉造影（CTPA） 是 PTE 的一线确诊手段，能发现段以上肺动脉内的血栓。

（1）直接征象：①低密度充盈缺损，"轨道征"；②完全充盈缺损，远端血管不显影。

（2）间接征象：①肺野楔形密度增高影；②条带状高密度区或盘状肺不张；③中心肺动脉扩张及远端血管分支减少或消失。

7. 放射性核素肺通气/灌注（V/Q）显像 呈肺段分布的肺血流灌注缺损，并与通气显像不匹配。V/Q 显像对于远端肺栓塞诊断价值更高，且可用于肾功能不全和碘造影剂过敏患者。

8. 磁共振成像和磁共振肺动脉造影（MRI/MRPA） MRPA 可直接显示肺动脉内的栓子，具有确诊价值，但对肺段以下水平的肺动脉栓塞诊断价值有限。

9. 肺动脉造影 是一种有创性检查，是 PTE 诊断的金标准。

六、诊断和鉴别诊断

1. 诊断 对疑似患者进行辅助检查，确诊后明确有无 DVT，寻找发病诱因。

2. 临床分型

● 急性肺血栓栓塞症

（1）低危 PTE：血压正常，无右心室功能不全和心肌损伤。

（2）中危 PTE：血压正常，存在右心室功能不全和/或心肌损伤。

（3）高危 PTE：血压降低，存在右心室功能不全和/或心肌损伤。

● 慢性血栓栓塞性肺动脉高压：常表现为呼吸困难、乏力、运动耐量下降。

3. 鉴别诊断 PTE 需与冠状动脉粥样硬化性心脏病、肺炎、主动脉夹层、其他原因所致的晕厥及休克、特发性肺动脉高压等鉴别。

七、治疗和预防

1. 一般处理

（1）对疑诊或确诊 PTE 的患者，应严密监测呼吸、心率、血压、心电图及血气的变化。

（2）卧床休息、保持大便通畅（防止深静脉血栓脱落），止痛、镇静、吸氧等对症治疗。对出现右心功能不全并血压下降者，可应用多巴酚丁胺和多巴胺及去甲肾上腺素等。

2. 溶栓治疗

（1）适应证：主要为高危 PTE，部分中危 PTE 者若无禁忌证可考虑溶栓，低危 PTE 不宜溶栓。

（2）禁忌证：绝对禁忌证有活动性内出血和近期自发性颅内出血。对于致命性大面积 PTE，上述绝对禁忌证亦应被视为相对禁忌证。

（3）溶栓的时间窗：一般定为 14d 以内，但若近期有新发 PE 征象可适当延长。

（4）并发症：主要是出血。最严重的是颅内出血。

（5）常用药物：尿激酶（UK）、链激酶（SK）、重组组织型纤溶酶原激活剂（rt-PA）。溶栓治疗后，应每 2~4h 测定一次基础活化部分凝血酶时间（APTT），当其水平降至正常值的 2 倍（≤60s）时，即应启动规范的肝素治疗。

提示

溶栓应尽可能在 PTE 确诊的前提下慎重进行。对有明确溶栓指征的病例宜尽早开始溶栓。

3. 抗凝治疗

（1）为 PTE 和 DVT 的基本治疗方法，可有效地防止血栓再形成和复发。怀疑 PTE 时，若无禁忌证，应立即开始抗凝治疗。

（2）禁忌证：活动性出血、凝血功能障碍、未予控制的严重高血压等。对于确诊的 PTE，大部分禁忌证属相对禁忌证。

（3）治疗前准备：测定 APTT、凝血酶原时间（PT）及血常规（含血小板计数、血红蛋白）。

（4）常用药物

1）普通肝素：根据 APTT 调整剂量，尽快使 APTT 达到并维持于正常值的 1.5~2.5 倍。

2）低分子量肝素：按体重给药是有效的，不需要监测 APTT 和调整剂量。

3）华法林：由于华法林需要数天才能发挥全部作用，因此与肝素类药物需至少重叠应用 5d，当国际标准化比值（INR）达到 2.5（2.0~3.0），持续至少 24h，方可停用肝素，单用华法林抗凝治疗，根据 INR 调节其剂量，维持 INR 目标值一般为 2.0~3.0。

4）直接口服抗凝药物和其他抗凝药物。

4. **其他治疗** 包括肺动脉导管碎解和抽吸血栓、肺动脉血栓摘除术、放置腔静脉滤器等。

5. **预防** 早期识别危险因素并早期进行预防是防止 VTE 发生的关键。对存在发生 DVT-PTE 危险因素的患者,主要预防方法有机械预防(梯度加压弹力袜等),药物预防(低分子量肝素、华法林等)。

 知识拓展

> 肺血栓栓塞症的临床表现不具备特异性,诊断 PTE 的关键是提高意识。

◦ 经 典 试 题 ◦

(研)1. 男,50 岁。呼吸困难、胸痛 3d,查体:P 96 次 /min,BP 125/75mmHg,双肺呼吸音清,心律整,右下肢肿胀。超声提示右心室功能障碍,cTnT 0.2ng/ml,CT 肺动脉造影示右下、右上肺多发肺动脉充盈缺损。该患者首选的治疗是

    A. 重组组织型纤溶酶原激活物(rt-PA)

    B. 低分子量肝素

    C. 氯吡格雷

    D. 阿司匹林

(执)2. 女,34 岁。突发右下胸痛,少量咯血 2d。已婚,自然流产 2 次。查体:T 37.5℃,P 85 次 /min,右下肺叩诊呈浊音,呼吸音减弱,右下肢轻度肿胀。血常规:WBC 8.8×10⁹L,Hb 124g/L,PLT 64×10⁹/L。胸部 X 线片示右侧少量胸腔积液。该患者最可能的诊断是

    A. 肺结核   B. 肺炎旁胸腔积液

    C. 肺血管炎   D. 肺血栓栓塞症

    E. 支气管肺癌

【答案】

  1. B 2. D

第十一章

肺动脉高压与慢性肺源性心脏病

一、肺动脉高压

1. **概述** 肺动脉高压的血流动力学诊断标准为在海平面、静息状态下,右心导管测量平均肺动脉压(mPAP)≥25mmHg。

2. **分类**

(1)动脉性肺动脉高压(PAH):特发性肺动脉高压(IPAH)、遗传性肺动脉高压等。

(2)左心疾病所致肺动脉高压。

(3)肺部疾病和/或缺氧所致肺动脉高压。

(4)慢性血栓栓塞性肺动脉高压和其他肺动脉阻塞性疾病。

(5)未明和/或多因素所致肺动脉高压。

二、特发性肺动脉高压

1. **病因和发病机制**

病因不明,与遗传因素、自身免疫及肺血管内皮、平滑肌功能障碍等因素有关。肺血管内皮功能障碍:肺血管收缩和舒张由肺血管内皮分泌的收缩和舒张因子共同调控,前者主要为血栓素 A_2(TXA$_2$)和内皮素 1(ET-1),后者主要是前列环素和一氧化氮(NO)。由于上述因子表达的不平衡,导致肺血管平滑肌收缩,从而引起肺动脉高压。

2. **临床表现**

(1)症状:早期常无症状。随病情进展,可出现:①进行性加重的呼吸困难,最常见,多首发;②胸痛;③头晕或晕厥;④咯血;⑤疲乏、无力,可有雷诺现象、声音嘶哑。

(2)体征:与肺动脉高压和右心室负荷增加有关。

3. **辅助检查**

(1)胸部 X 线检查:①右下肺动脉干扩张,其横径≥15mm 或右下肺动脉横径与气管横径比值≥1.07,或动态观察右下肺动脉干增宽 >2mm;②肺动脉段明显突出或其高度≥3mm;③中心肺动脉扩张和外周分支纤细,形成"残根"征;④圆锥部显著凸出(右前斜位 45°)或其高度≥7mm;⑤右心室增大。

(2)超声心动图和多普勒超声检查:估测三尖瓣峰值流速 >3.4m/s 或肺动脉收缩压 >50mmHg 将被诊断为肺动脉高压。

提示

　　超声心动图是筛查肺动脉高压最重要的无创性检查方法。

　　（3）右心导管检查：是确定肺动脉高压的金标准检查，可直接测量肺动脉压力，并测定心排血量，计算肺血管阻力，确定有无左向右分流等，有助于制订治疗策略。

　　（4）其他：血液检查（血红蛋白、脑钠肽可增高）、肺功能测定、血气分析（多有轻、中度低氧血症，系由通气/血流比例失衡所致）、放射性核素肺通气/灌注显像、急性血管反应试验（可评价肺血管对短效血管扩张剂的反应性）。

　　4. 诊断　IPAH 属于排除性诊断。

　　（1）超声心动图估测肺动脉收缩压 >50mmHg，结合临床可诊断。

　　（2）确诊标准：右心导管检查测定平均肺动脉压≥25mmHg。

　　5. 治疗

　　（1）初始治疗：建议育龄期妇女避孕，接种流感及肺炎链球菌注射疫苗，康复训练，氧疗，心理支持等。

　　（2）支持治疗：①口服抗凝药，应用利尿药、氧疗、地高辛，纠正贫血；②应用血管扩张药：钙通道阻滞药（CCB）、前列环素、一氧化氮（NO）、内皮素受体拮抗药（如波生坦）、磷酸二酯酶-5 抑制剂等。

提示

　　急性血管反应试验结果阳性是应用 CCB 治疗的指征。

　　（3）肺或心肺移植。

　　（4）健康指导。

　　三、慢性肺源性心脏病

　　1. 流行病学

　　（1）患病率存在地区差异，北方高于南方，农村高于城市，随年龄增长而增加；吸烟者患病率增高。

　　（2）冬、春季节和气候骤然变化时，易出现急性发作。

　　2. 病因

　　（1）支气管、肺疾病：COPD（最多见）、支气管哮喘、肺结核等。

　　（2）胸廓运动障碍性疾病：胸廓畸形、脊柱畸形及神经肌肉疾病。

　　（3）肺血管疾病：特发性肺动脉高压、慢性栓塞性肺动脉高压和肺小动脉炎。

　　（4）其他：原发性肺泡通气不足及先天性口咽畸形、睡眠呼吸暂停低通气综合征等。

3. 发病机制

（1）肺动脉高压的产生

1）肺血管阻力增加的功能性因素：肺血管收缩在低氧性肺动脉高压的发生中起关键作用。缺氧、高碳酸血症和呼吸性酸中毒使肺血管收缩、痉挛，其中缺氧是肺动脉高压形成最重要的因素。

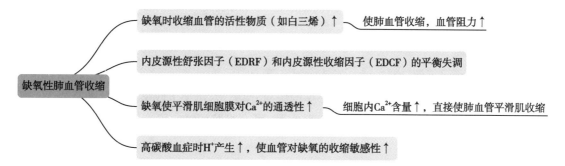

2）肺血管阻力增加的解剖学因素

● 长期反复发作的 COPD 及支气管周围炎，可累及邻近肺小动脉，引起血管炎，管壁增厚、管腔狭窄或纤维化，甚至完全闭塞，使肺血管阻力增加，产生肺动脉高压。

● 肺气肿时肺泡扩张压迫毛细血管，提高了肺循环阻力。

● 肺血管重构：慢性缺氧使肺血管收缩，管壁张力增高，管壁增生。

● 血栓形成：引起肺血管阻力增加，加重肺动脉高压。

3）血液黏稠度增加和血容量增多

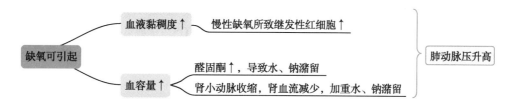

（2）心脏病变和心力衰竭

1）早期右心室尚能代偿，舒张末期压正常。

2）晚期右心室失代偿，舒张末期压升高，促使右心室扩大和右心衰竭。

（3）其他重要脏器的损害：如脑、肝、肾、胃肠及内分泌系统、血液系统等发生病理改变，引起多脏器的功能损害。

4. 临床表现

（1）肺、心功能代偿期

1）症状：咳嗽、咳痰、活动后心悸、呼吸困难、乏力和劳动耐力下降，少有胸痛、咯血。

2）体征：发绀，原发肺脏疾病体征，如肺气肿体征，干、湿啰音，$P_2>A_2$，三尖瓣区收缩期杂音或剑突下心脏搏动增强，颈静脉充盈、怒张。

（2）肺、心功能失代偿期

● 呼吸衰竭

1）症状：呼吸困难加重，夜间为甚，头痛、失眠、食欲下降，白天嗜睡，出现表情淡漠、神志恍惚、谵妄等肺性脑病的表现。

2）体征：发绀明显，球结膜充血、水肿，严重时可有视网膜血管扩张、视神经乳头水肿。腱反射减弱或消失，出现病理反射。因高碳酸血症可出现皮肤潮红、多汗等周围血管扩张的表现。

● 右心衰竭

1）症状：明显气促，心悸、食欲缺乏、腹胀、恶心等。

2）体征：发绀明显，颈静脉怒张，心率增快，心律失常，剑突下收缩期或舒张期杂音。肝大且有压痛，肝－颈静脉回流征阳性，下肢水肿，可有腹腔积液。可有肺水肿及全心衰竭的体征。

> ⓘ 提示
>
> 　　肺性脑病是慢性肺源性心脏病最常见和最严重的并发症。

5. 辅助检查

（1）X 线检查

1）原发胸、肺疾病及急性肺部感染的特征。

2）肺动脉高压征象。

（2）心电图：①额面平均电轴≥+90°；②V_1 R/S≥1；③重度顺钟向转位（V_5 R/S≤1）；④$R_{V1}+S_{V5}$≥1.05mV；⑤aVR R/S 或 R/Q≥1；⑥V_1~V_3 呈 QS、Qr 或 qr（酷似心肌梗死，应注意鉴别）；⑦肺型 P 波。具备上述 1 条即可诊断。

（3）超声心动图

1）右心室流出道内径≥30mm。

2）右心室内径≥20mm。

3）右心室前壁厚度≥5mm 或前壁搏动幅度增强。

4）左、右心室内径比值 <2。

5）右肺动脉内径≥18mm 或肺动脉干≥20mm。

6）右室流出道 / 左房内径 >1.4。

7）肺动脉瓣曲线出现肺动脉高压征象者。

（4）血气分析：可出现低氧血症、高碳酸血症，呼吸衰竭，发生肺性脑病可作为首选检查。

（5）血液化验：红细胞、血红蛋白可升高。全血黏度、血浆黏度可增加。可有肾功能或肝功能异常。

（6）必要时行痰病原学检查、肺功能检查。

6. **诊断**　患者有 COPD 或慢性支气管炎、肺气肿等病史，出现肺动脉高压、右心室肥大、右心功能不全的表现，胸部 X 线片、ECG 和超声心动图有相应征象，可诊断。

7. **鉴别诊断**

（1）冠状动脉粥样硬化性心脏病：多有典型心绞痛、心肌梗死病史或心电图表现；高血压、高血脂、糖尿病史则更有助于鉴别；胸部 X 线片、ECG、超声心动图、冠状动脉造影等可做出鉴别。

（2）风湿性心瓣膜病：有风湿热病史，多瓣膜受累；胸部 X 线片、ECG、超声心动图有特殊表现。

8. **治疗**　肺、心功能代偿期采取综合治疗措施，延缓基础支气管、肺疾病的进展。失代偿期的治疗原则为积极控制感染，通畅呼吸道，改善呼吸功能，纠正缺氧和二氧化碳潴留，控制呼吸衰竭和心力衰竭，防治并发症，具体如下。

（1）针对病因的治疗

1）控制感染：呼吸系统感染是慢性肺源性心脏病急性加重的主要原因，需积极控制感染。

2）控制呼吸衰竭：给予扩张支气管、祛痰等治疗，通畅呼吸道，改善通气功能。合理氧疗，必要时机械通气治疗。

3）控制心力衰竭：一般在积极控制感染、改善呼吸功能、纠正缺氧和二氧化碳潴留后，心力衰竭便能得到改善；无效或严重心力衰竭患者，可选用以下药物治疗。

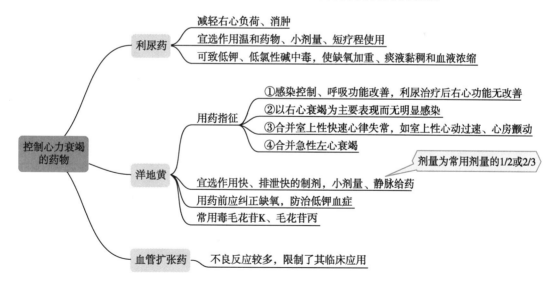

（2）并发症的防治：包括对肺性脑病、酸碱失衡及电解质紊乱、心律失常、休克、消化道出血、弥散性血管内凝血（DIC）、深静脉血栓形成的防治。

知识拓展

　　慢性肺源性心脏病主要由 COPD 等慢性支气管、肺和胸膜疾病所致。这些疾病出现低氧血症,诱发肺血管功能性收缩和肺血管重构,导致肺动脉高压,右心室肥厚、扩大,甚至发生右心衰竭。

● 经典试题 ●

（研）1. 慢性肺源性心脏病心力衰竭最重要的治疗是

　　A. 利尿药　　　　　　　　　　B. 血管扩张药

　　C. 控制感染,改善呼吸功能　　　D. 正性肌力药

（执）2. 下述各项不符合肺源性心脏病的体征是

　　A. 肺动脉瓣区第二心音亢进　　　B. 心脏浊音界向左扩大

　　C. 肝 - 颈静脉回流征阳性　　　　D. 剑突下心脏搏动增强

　　E. 颈静脉怒张

【答案与解析】

　　1. C。解析:呼吸系统感染是引起慢性肺源性心脏病急性加重致肺、心功能失代偿(包括呼吸衰竭和右心衰竭)的常见原因,故最重要的治疗是积极控制感染,改善呼吸功能。故选 C。

　　2. B。解析:心浊音界向左下扩大常见于左心室肥大或扩张,肺源性心脏病的主要病理改变之一是肺动脉高压,可引起右心室扩张。故选 B。

第十二章

胸 膜 疾 病

第一节 胸 腔 积 液

一、概述

1. 胸膜腔是位于肺和胸壁之间的一个潜在的腔隙。在正常情况下脏层胸膜和壁层胸膜表面上有一层很薄的液体,在呼吸运动时起润滑作用。任何因素使胸膜腔内液体形成过快或吸收过缓,即产生胸腔积液,简称胸水。

2. 胸腔积液的生成与吸收和胸膜的血供与淋巴管引流有关,与壁层、脏层胸膜内的胶体渗透压和流体静水压以及胸膜腔内压力有关。

二、病因和发病机制

1. 胸膜毛细血管内静水压增高　充血性心力衰竭、缩窄性心包炎等,产生漏出液。

2. 胸膜通透性增加　如胸膜炎症(肺结核、肺炎)、风湿性疾病(系统性红斑狼疮)、胸膜肿瘤(恶性肿瘤转移)、肺梗死、膈下炎症(肝脓肿、急性胰腺炎)等,产生渗出液。

3. 胸膜毛细血管内胶体渗透压降低　低蛋白血症、肝硬化、肾病综合征等,产生漏出液。

4. 壁层胸膜淋巴引流障碍　癌症淋巴管阻塞、发育性淋巴管引流异常等,产生渗出液。

5. 损伤　主动脉瘤破裂、食管破裂、胸导管破裂等,产生血胸、脓胸和乳糜胸。

6. 医源性　药物、放射治疗、消化内镜检查和治疗、骨髓移植、中心静脉置管穿破和腹膜透析等,都可引起渗出性或漏出性积液。

三、临床表现

1. 症状　胸腔积液 >500ml 时症状明显,可有呼吸困难(最常见)、胸痛、咳嗽。病因不同其症状有所差别(表 1-12-1)。

2. 体征　少量积液,可无体征或触及胸膜摩擦感及闻及胸膜摩擦音;量多时,患侧胸廓饱满,触觉语颤减弱,叩诊浊音、呼吸音减低或消失。可有气管、纵隔向健侧移位。可有原发病的体征。

表 1-12-1　不同病因所致胸腔积液的症状

名称	主要症状及特点
结核性胸膜炎	①多见于青年人 ②常有发热、干咳、胸痛,随胸腔积液量的增加胸痛可缓解,但可有胸闷气促
恶性胸腔积液	①多见于中年以上患者 ②一般无发热,胸部隐痛,伴消瘦、原发部位肿瘤的症状
炎症性胸腔积液	常伴咳嗽、咳痰、胸痛及发热
心力衰竭所致胸腔积液	有心功能不全的其他表现
肝脓肿所伴右侧胸腔积液	多有发热和肝区疼痛

四、辅助检查

1. 诊断性胸腔穿刺和胸腔积液检查

（1）积液的常规、细胞学和部分生化检查（表 1-12-2）

表 1-12-2　积液的常规、细胞学和部分生化检查

鉴别要点	漏出液	渗出液
原因	非炎症所致	炎症、肿瘤、化学或物理性刺激
外观	淡黄,浆液性	不定,可为血性、脓性、乳糜性等
透明度	透明或微浑	多浑浊
比重	<1.018	>1.018
凝固性	不自凝	能自凝
黏蛋白试验（Rivalta 试验）	（−）	（＋）
蛋白定量	<30g/L	>30g/L
葡萄糖定量	与血糖相近	常低于血糖水平
细胞计数	常 <100 × 10^6/L	常 >500 × 10^6/L
细胞分类	以淋巴细胞、间皮细胞为主	不同病因分别以中性粒细胞或淋巴细胞为主
细菌学检测	阴性	可找到病原菌
积液 / 血清总蛋白	<0.5	>0.5
乳酸脱氢酶（LDH）	<200U/L	>200U/L
积液 / 血清 LDH 比值	<0.6	>0.6

1）渗出液时中性粒细胞增多→急性炎症,淋巴细胞为主→结核或恶性肿瘤,嗜酸性粒细胞增多→结缔组织病或寄生虫感染,红细胞超过 5×10^9/L →结核或恶性肿瘤,红细胞超过 100×10^9/L →创伤、肿瘤或肺梗死,狼疮细胞→系统性红斑狼疮（SLE）。胸腔积液中恶性肿

瘤细胞常有核增大且大小不一、核畸变、核深染、核浆比例失常及异常有丝核分裂等特点,应注意鉴别。

2)结核、化脓性、恶性、类风湿关节炎(RA)性胸腔积液,葡萄糖可明显降低。

3)LDH>500U/L 常提示为恶性肿瘤或并发细菌感染。

提示

LDH 是反映胸膜炎症程度的指标,其值越高,表明炎症越明显。

(2)pH:pH 降低见于脓胸、食管破裂、RA 积液等;如 pH<7.0 者仅见于脓胸以及食管破裂所致胸腔积液。结核性和恶性积液也可降低。

(3)病原体:胸腔积液涂片查找细菌及培养,有助于病原诊断。结核性胸积液沉淀后作结核分枝杆菌培养,阳性率仅 20%,巧克力色胸腔积液应镜检阿米巴滋养体。

(4)其他酶

1)淀粉酶:升高可见于急性胰腺炎、恶性肿瘤等。淀粉酶同工酶测定有助于肿瘤的诊断,如唾液型淀粉酶升高而非食管破裂所致,则恶性肿瘤可能性极大。

2)腺苷脱氨酶(ADA):在淋巴细胞内含量较高。结核性胸膜炎时,ADA 多 >45U/L,其诊断的敏感度较高。HIV 合并结核患者 ADA 不升高。

(5)类脂

1)乳糜胸腔积液:呈乳状浑浊,甘油三酯含量高,多见于胸导管破裂。

2)假性乳糜胸的胸腔积液:呈淡黄或暗褐色,含有胆固醇结晶及大量退变细胞(淋巴细胞、红细胞),胆固醇高,多见于陈旧性结核性胸膜炎,也见于恶性、肝硬化和 RA 胸腔积液等。

(6)免疫学检查

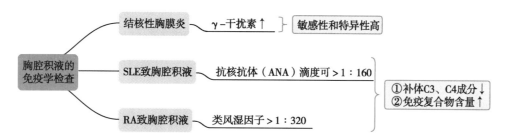

(7)肿瘤标志物:若胸腔积液癌胚抗原(CEA)升高,或胸腔积液/血清 CEA>1,常提示恶性胸腔积液。

2. 影像学检查

(1)X 线检查:胸腔积液量少时可见肋膈角变钝;量多时可见弧形上缘的积液影;平卧后积液散开,使整个肺野透亮度降低。大量积液时患侧胸部致密影,气管和纵隔推向健侧。

液气胸时有气液平面。包裹性积液不随体位改变而变动,边缘光滑饱满,多局限于叶间或肺与膈之间。

（2）CT 或 PET/CT 检查:有助于病因诊断。

（3）超声检查:探测胸腔积液的灵敏度高,定位准确。临床用于估计胸腔积液的深度和积液量,协助胸腔穿刺定位。

（4）胸膜针刺活检:经皮闭式胸膜针刺活检对胸腔积液病因诊断有重要意义。拟诊结核病时,活检标本除做病理检查外,必要时还可作结核分枝杆菌培养。

（5）胸腔镜或开胸活检:必要时检查。

（6）支气管镜:对咯血或疑有气道阻塞者可行此检查。

> ⓘ 提示
>
> 　　胸部 X 线检查是用于发现胸腔积液的首要影像学方法,其表现与积液量和是否有包裹或粘连有关。

五、诊断和鉴别诊断

1. 确定有无胸腔积液　根据症状、体征及胸部 X 线片、B 超等确定有无胸腔积液。

2. 区别漏出液和渗出液　诊断性胸腔穿刺判断积液性质。目前多根据 Light 标准,以下符合 1 项即为渗出液。

（1）胸腔积液中的蛋白定量 / 血清蛋白 >0.5。

（2）胸腔积液 LDH/ 血清 LDH>0.6。

（3）胸腔积液 LDH 水平 > 血清正常值高限的 2/3。

3. 寻找病因

（1）结核性胸膜炎:是我国渗出液最常见的病因。胸腔积液以淋巴细胞为主,间皮细胞 <5%,蛋白质多 >40g/L,ADA 及 γ– 干扰素增高,沉渣找结核分枝杆菌或培养可阳性。胸膜活检阳性率较高,PPD 皮试强阳性。

> ⓘ 提示
>
> 　　老年结核性胸膜炎患者可无发热,结核菌素试验亦常阴性,应予注意。

（2）恶性胸腔积液:常由肺癌、乳腺癌和淋巴瘤等直接侵犯或转移至胸膜所致。胸腔积液多呈血性、量大、增长迅速,CEA 或其他肿瘤标志物升高,LDH 多 >500U/L,胸腔积液脱落细胞检查、胸膜活检、胸部影像学、支气管镜及胸腔镜等检查,有助于进一步诊断和鉴别。

（3）脓胸:①胸腔内致病菌感染造成积脓所致;常见细菌为金黄色葡萄球菌、肺炎链球菌等,且多合并厌氧菌感染,少数可由结核分枝杆菌或真菌等所致;②急性脓胸表现为高热、突然胸痛等;慢性脓胸有胸膜增厚、胸廓塌陷、慢性消耗和杵状指(趾)等;③胸腔积液呈脓性、黏稠,白细胞计数明显升高,以中性粒细胞为主,葡萄糖和 pH 降低;涂片革兰氏染色找到细菌或脓液细菌培养阳性。

（4）血胸:指胸膜腔积血,积血主要来源于体循环、肺循环血管出血。可有不同程度的面色苍白、血压下降等低血容量性休克表现和呼吸急促、叩诊浊音等胸腔积液表现。胸部 X 线可见肋膈角变钝或抛物线影。胸膜腔穿刺抽出血液可诊断。

（5）漏出液

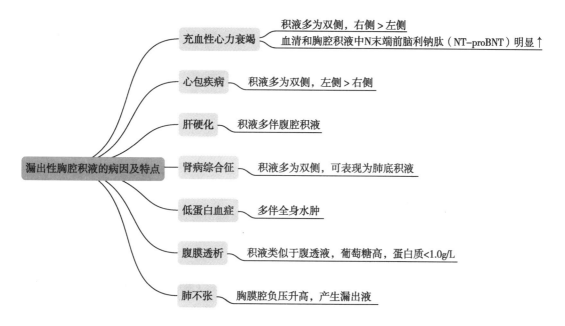

六、治疗

1. 结核性胸膜炎

（1）全身抗结核治疗。

（2）抽液治疗:胸腔穿刺放液、置管引流,首次抽液 <700ml,此后每次 <1 000ml,大量积液者每周抽液 2~3 次。

1）胸膜反应:是指胸膜腔穿刺抽液过程中,出现头晕、心悸、面色苍白、冷汗、脉细、四肢发凉等一系列反应。应立即停止穿刺抽液,取平卧位,注意保暖,密切观察病情。必要时皮下注射 1:1 000 肾上腺素,防止休克。

2）过快、过多抽液:引发复张后肺水肿或循环衰竭,表现为剧咳、气促、咳大量泡沫痰、双肺布满湿啰音、PaO_2 降低。应立即吸氧,酌情利尿和用糖皮质激素,控制液体入量,监测病情与酸碱平衡,有时需气管插管机械通气。

（3）糖皮质激素:对全身毒性症状严重、大量胸腔积液者,可在抗结核药物治疗的同时应用,待体温正常、中毒症状减轻、胸腔积液明显吸收后应逐渐停药。

（4）一般治疗：包括休息、营养支持和对症治疗。

2. 恶性胸腔积液

（1）积极治疗原发肿瘤，可在胸腔内注入化疗药物。

（2）由于胸腔积液增长快，需要反复抽液，但容易引起蛋白丢失。可选择化学性胸膜固定术，胸腔内注入生物免疫调节剂或胸腔内插管持续引流。

3. 类肺炎性胸腔积液　一般积液量少，经有效的抗生素治疗后可吸收，积液多者应胸腔穿刺抽液，胸腔积液 pH<7.2 应肋间插管引流。

4. 脓胸　原则是控制感染，引流胸腔积液及促使肺复张，恢复肺功能。对有支气管胸膜瘘者不宜冲洗胸腔。

5. 血胸　可行胸腔穿刺或闭式引流术，排除积血。

 提示

胸腔积液的病因治疗尤为重要。

第二节　气　　胸

一、概述

正常情况下胸膜腔内没有气体，为密闭腔隙，当气体进入胸膜腔造成积气时，称为气胸。气胸可分成自发性、外伤性和医源性三类。自发性气胸又可分为：①原发性，发生在无基础肺疾病的健康人；②继发性，常发生在有基础肺疾病的患者。

二、病因和发病机制

1. 病因　①肺泡与胸腔之间产生破口；②胸壁创伤产生与胸腔的交通；③胸腔内有产气的微生物。临床上主要见于前 2 种情况。

2. 发病机制

（1）气胸时，失去胸腔负压对肺的牵引作用，使肺失去膨胀能力，表现为肺容积缩小、肺活量减低、最大通气量降低的限制性通气功能障碍。由于肺容积缩小，初期血流量并不减少，因而通气 / 血流比率减少，导致动静脉分流，出现低氧血症。

（2）大量气胸时，由于吸引静脉血回心的负压消失，甚至胸膜腔内正压对血管和心脏的压迫，使心脏充盈减少，心搏出量降低，引起心率加快、血压降低，甚至休克。

（3）张力性气胸可引起纵隔移位，循环障碍，甚或窒息死亡。

三、临床类型

根据脏层胸膜破裂情况不同及其发生后对胸腔内压力的影响,自发性气胸分类如下。

1. 闭合性(单纯性)气胸 胸膜破口比较小,肺受压萎缩后破口自行关闭;胸膜腔内的压力接近或稍高于大气压;抽气后压力不上升(不继续漏气),残余气体可吸收。

2. 张力性(高压性)气胸 破口有单向活瓣或活塞作用,每次呼吸都有部分气体进入胸膜腔,但不能排出,胸膜腔内压力不断提高(常 >10cmH$_2$O);抽气后压力暂时降低,但又迅速复升。

3. 交通性(开放性)气胸 破口较大、持续开放,吸气和呼气时气体可自由进出胸膜腔;胸膜内压维持在大气压左右,抽气后压力最终维持不变(先呈负压,后复升至抽气前水平)。

> (i) **提示**
>
> 张力性气胸时肺被压缩,纵隔移位,对机体呼吸循环功能的影响最大,必须紧急抢救处理。

四、临床表现

1. 症状 ①可能有大笑、用力过猛、屏气、剧烈咳嗽等诱因;②多起病急,突发一侧胸痛、呈针刺样或刀割样,气促、胸闷、咳嗽;积气量大或原已有较严重的慢性肺疾病者,不能平卧,侧卧时需患侧在上;③张力性气胸时胸膜腔内压极度增高,可出现严重呼吸循环障碍,表现为表情紧张、胸闷、挣扎坐起、烦躁不安、休克、心律失常、意识不清、呼吸衰竭。

2. 体征 大量气胸时气管向健侧移位、胸廓膨隆、呼吸运动和语颤减弱、叩诊鼓音、听诊呼吸音减弱或消失。液气胸时有振水声。血气胸可致血压下降、失血性休克。

五、影像学检查

1. 胸部 X 线检查 气胸线(呈外凸弧形的细线条形阴影)之外透亮度增加,无肺纹理,线内为压缩的肺组织。大量气胸时肺脏呈圆球形阴影,纵隔向健侧移位。纵隔旁和心缘旁出现透亮带说明纵隔气肿。

2. 胸部 CT 检查 表现为胸膜腔内出现极低密度的气体影,伴肺组织不同程度的萎陷和压缩。

3. 气胸容量评估 可依据胸部 X 线片判断。故从侧胸壁与肺边缘的距离≥2cm 为大量气胸,<2cm 为小量气胸,见图 1-12-1b 处。如从肺尖气胸线至胸腔顶部估计气胸大小,

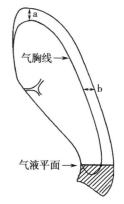

图 1-12-1 气胸容量测定法

距离≥3cm为大量气胸，<3cm为小量气胸，见图1-12-1a处。

六、诊断和鉴别诊断

1. 诊断　根据临床症状、体征及影像学表现，不难诊断。X线或CT显示气胸线是确诊依据。若病情十分危重无法搬动患者做X线检查时，应在患侧胸腔体征最明显处试验穿刺，如抽出气体，可诊断气胸。

2. 鉴别诊断

（1）哮喘和COPD：均可表现为气促和呼吸困难，哮喘有反复发作史，COPD的呼吸困难呈进行性加重，如果支气管扩张药、抗生素疗效不佳且症状加重，要考虑合并气胸。

（2）急性心肌梗死：常有高血压、心脏病史，体征、心电图、X线检查、心肌酶谱可以鉴别。

（3）肺血栓栓塞症：可有咯血、低热和晕厥，有深静脉血栓、长期卧床、骨折等病史，CT肺动脉造影可鉴别。

（4）肺大疱：肺大疱通常起病缓慢，呼吸困难并不严重；疱内有细小纹理，疱的周围没有气胸线。盲目穿刺抽气可能导致外伤性气胸。

七、并发症

脓气胸（感染）、血气胸（出血）、纵隔气肿与皮下气肿（肺泡破裂气体进入肺间质，沿血管鞘进入纵隔和皮下，形成气肿）。

八、治疗

目的是促进患侧肺复张、消除病因及减少复发。

1. 保守治疗

（1）适用于稳定型小量气胸，首次发生的症状较轻的闭合性气胸。老年自发性气胸患者并有肺基础疾病，不主张保守治疗。

（2）绝对卧床、吸氧促进气体吸收。酌情予镇静、镇痛等药。

2. 排气疗法

（1）胸腔穿刺抽气

1）适用于小量气胸（20%以下），呼吸困难较轻，心肺功能尚好的闭合性气胸患者。

2）常选择患侧胸部锁骨中线第2肋间为穿刺点，局限性气胸则要选择相应的穿刺部位。

3）一次抽气量不宜超过1 000ml，每日或隔日抽气1次。

4）张力性气胸病情危急，如无条件紧急插管引流，亦需立即胸腔穿刺排气。无抽气设备时，可用粗针头迅速刺入胸膜腔；亦可用粗注射针头，在其尾部扎上橡皮指套，指套末端剪一小裂缝，插入胸腔作临时排气。

（2）**胸腔闭式引流**

1）闭合性气胸一般状况差,张力性、交通性、反复发作的气胸可以使用。

2）插管部位一般多取锁骨中线外侧第 2 肋间,或腋前线第 4~5 肋间。

3）可行胸腔闭式水封瓶引流,胸膜腔压力保持在 -1~-2cmH$_2$O 或以下,导管在水面下 1~2cm。如未见气泡溢出 1~2d,患者气急症状消失,胸部 X 线片显示肺已全部复张时,可以拔除导管。

效果不佳者,可加用负压吸引装置,负压太大造成肺损伤,一般位置负压在 -10~ -20cmH$_2$O,闭式负压吸引宜连续。如无气泡冒出,表示肺已复张,停止负压吸引,观察 2~3d,经胸部 X 线片证实气胸未再复发后,即可拔除引流管。

3. **化学性胸膜固定术**　适用于不宜手术或拒绝手术的下列患者：①持续性或复发性气胸；②双侧气胸；③合并肺大疱；④肺功能不全,不能耐受手术者。

4. **支气管内封堵术**　采用微球囊或栓子堵塞支气管,导致远端肺不张,以达到肺大疱气漏处裂口闭合的目的。

5. **手术治疗**　经内科治疗无效的气胸为手术适应证。可开胸或经胸腔镜手术修补破口。

6. **并发症处理**

（1）脓气胸：应用抗生素,插管引流,胸腔内生理盐水冲洗,必要时手术。

（2）血气胸：出血多能自行停止。若出血不止,除抽气排液及适当输血外,应考虑开胸结扎出血的血管。

（3）纵隔气肿和皮下气肿：随胸腔内气体排出减压而自行吸收。吸入较高浓度的氧气有利于气肿消散。若纵隔气肿张力过高影响呼吸及循环,可作胸骨上窝切开排气。

> ⓘ **提示**
>
> 部分轻症气胸患者可经保守治疗治愈,但多数需作胸腔减压帮助患肺复张,少数需手术治疗。

───◦ 经 典 试 题 ◦───

（研）1. 女,45 岁。呼吸困难、胸痛 1 个月。胸部 B 超发现右侧中等量胸腔积液。化验：血性胸腔积液,比重 1.020,蛋白定量 35g/L,WBC 680×10^6/L,ADA 25U/L。最可能的诊断是

　　A. 结核性胸腔积液　　　　　　　　B. 癌性胸腔积液

　　C. 肺栓塞所致积液　　　　　　　　D. 肺炎旁胸腔积液

（执）2. 男,26 岁。发热、咳嗽 3d。胸部 X 线片示右下肺炎,右侧少量胸腔积液。血

WBC 14.5×10^9/L，N 0.85。给予静脉滴注头孢曲松抗感染 3d，体温无明显变化，查体示右肩胛线第 8 肋以下语颤减弱，叩诊呈实音。此时应采取的措施为

A. 继续目前治疗 　　　　　　　B. 胸腔穿刺抽液检查

C. 痰培养＋药敏 　　　　　　　D. 换用阿奇霉素

E. 换用喹诺酮类药物

（执）3. 男，28 岁。背部刀割伤 1h 急诊。查体：P 100 次 /min，R 25 次 /min，BP 90/60mmHg，面色略苍白，左侧脊柱旁可见长约 3cm 伤口，有空气进出声响，未见血液外溢，胸部 X 线片可见少量液气胸。最佳处理措施是

A. 气管插管，呼吸机支持 　　　B. 开腹探查

C. 吸氧 　　　　　　　　　　　D. 封闭伤口，胸腔闭式引流

E. 清创缝合

（研）（4~6 题共用题干）

男，21 岁。2h 前进行举重训练，在用力举起杠铃时突发左胸痛，随即出现进行性呼吸困难、出汗、心悸，急送校医院。查体：神清，烦躁不安，高枕右侧卧位。呼吸浅快，24~30 次 /min，血压 90/60mmHg，脉搏微弱，心率 120 次 /min，口唇发绀，颈静脉怒张。

4. 该患者应考虑的主要疾病是

A. 肺气肿 　　　　　　　　　　B. 气胸

C. 肺栓塞 　　　　　　　　　　D. 急性胸膜炎

5. 支持诊断的查体是

A. 气管左偏 　　　　　　　　　B. 左肺叩诊浊音，呼吸音减弱

C. 左侧呼吸音消失 　　　　　　D. 双肺过清音

6. 下列首选的辅助性检查是

A. 胸部 B 超 　　　　　　　　　B. 胸部 X 线片

C. 胸部 CT 　　　　　　　　　　D. 肺动脉造影

【答案与解析】

1. B。解析：癌性胸腔积液多为血性，CEA 升高，ADA 不高。根据题干信息，患者胸腔积液比重 >1.018，蛋白定量 >30g/L，WBC 计数 >500 × 10⁶/L，考虑为渗出性胸腔积液。结合患者为中年女性，主要症状为呼吸困难、胸痛，初步诊断为癌性胸腔积液。故选 B。

2. B　3. D　4. B　5. C　6. B

第十三章

睡眠呼吸暂停低通气综合征

一、概述

1. 睡眠呼吸疾病是以睡眠期呼吸节律异常及通气功能异常为主要表现的一组疾病，伴或不伴清醒期呼吸功能异常。

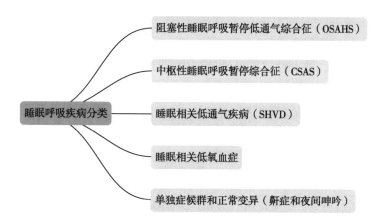

2. 主要危险因素 肥胖、年龄、性别、上气道解剖异常、遗传因素，长期大量饮酒和/或服用镇静、催眠或肌肉松弛类药物，长期吸烟可加重 OSAHS，其他易引起 OSAHS 的相关疾病（如甲状腺功能减退）。

二、定义和分型

1. 睡眠呼吸暂停 是指睡眠过程中口鼻气流消失或明显减弱（较基线幅度下降≥90%）持续时间≥10s。分型如下。

（1）中枢性睡眠呼吸暂停（CSA）：口鼻气流及胸腹部的呼吸运动同时消失，主要由呼吸中枢神经功能调节异常引起，呼吸中枢神经不能发出有效指令。

（2）阻塞性睡眠呼吸暂停（OSA）：口鼻气流消失但胸腹呼吸运动仍存在，常呈现矛盾运动；主要由于上气道阻塞引起呼吸暂停。

2. 低通气 是指睡眠过程中口鼻气流较基础水平降低≥30%伴动脉血氧饱和度（SaO_2）减低≥4%，持续时间≥10s；或口鼻气流较基础水平降低≥50%伴 SaO_2 减低≥3%，持续时间≥10s。睡眠呼吸暂停低通气指数（AHI）指每小时出现呼吸暂停和低通气的次数。

3. 微觉醒　非快速眼球运动（NREM）睡眠过程中持续 >3s 的脑电图频率改变，包括 θ 波，α 波频率 >16Hz 的脑电波（不包括纺锤波）。

三、临床表现

CSAS 患者除原发病表现外，主要表现为睡眠时反复出现呼吸暂停，以 CSA 为主。临床上最常见的是 OSAHS，其临床特点是睡眠时打鼾、他人目击的呼吸暂停和日间嗜睡，患者多伴发不同器官的损害，生活质量受到严重影响。

1. 夜间临床表现　①打鼾；②呼吸暂停；③夜间憋醒；④睡眠时多动不安；⑤夜尿增多；⑥睡眠行为异常。

2. 白天临床表现　①嗜睡；②疲倦乏力；③认知障碍；④头痛头晕；⑤性格变化；⑥性功能减退。

3. 并发症　OSAHS 可引起高血压、冠心病、心律失常（特别是以慢 - 快心律失常为主）、慢性肺源性心脏病、缺血性或出血性脑卒中、代谢综合征、心理异常和情绪障碍等。儿童患有 OSAHS 可致发育迟缓、智力降低。

4. 体征　肥胖多见，可见颈粗短、下颌短小、下颌后缩，鼻甲肥大和鼻息肉、鼻中隔偏曲，口咽部阻塞、软腭垂肥大下垂、扁桃体和腺样体肥大、舌体肥大等。

四、辅助检查

包括多导睡眠监测，血常规和血气分析，心电图及超声心动图检查，肺功能检查，胸部 X 线检查等。

五、诊断

1. 根据患者睡眠时打鼾伴呼吸暂停、白天嗜睡、肥胖、颈围粗、上气道狭窄及其他临床症状可初步考虑 OSAHS，进一步需行多导睡眠监测，若多导睡眠监测显示每夜至少 7h 的睡眠过程中呼吸暂停和 / 或低通气反复发作 >30 次，或 AHI≥5 次 /h，且以 OSA 为主，可确诊 OSAHS。

2. 美国睡眠医学会界定的诊断标准：AHI≥15 次 /h，伴或不伴临床症状（如白天嗜睡和疲劳）；或 AHI≥5 次 /h，伴临床症状可确诊。

六、治疗

1. 一般治疗　控制体重、侧位睡眠、抬高床头、戒烟酒等。

2. 病因治疗　纠正引起 OSAHS 或使其加重的基础疾病。

3. 无创气道正压通气治疗　是中至重度 OSAHS 患者的一线治疗，包括持续气道正压通气（首选鼻持续气道内正压通气）和双相气道正压通气治疗。

4. **口腔矫治器治疗**　下颌前移器目前临床应用较多,简单、温和、费用低。

5. **手术治疗**　仅适用于确实有手术可解除的上气道解剖结构异常患者。

知识拓展

　　睡眠呼吸暂停综合征的确诊需进行多导睡眠图检查,无创气道正压通气是治疗本病的主要方法。

第十四章

急性呼吸窘迫综合征

一、急性呼吸窘迫综合征

1. 概述 急性呼吸窘迫综合征（ARDS）是指各种肺内外致病因素所导致的急性弥漫性肺损伤和进而发展的急性呼吸衰竭。ARDS 为一动态发病过程。

（1）主要病理特征：是炎症反应导致的肺微血管内皮及肺泡上皮受损，肺微血管通透性增高，肺泡腔渗出富含蛋白质的液体，进而导致肺水肿及透明膜形成。

（2）主要病理生理改变：肺容积减少、肺顺应性降低和严重通气/血流比例失调。

（3）临床表现：为呼吸窘迫及难治性低氧血症，肺部影像学表现为双肺弥漫渗出性改变。

2. 病因

（1）直接肺损伤因素：严重肺感染、胃内容物吸入、肺挫伤、吸入性肺损伤、淹溺、肺血管炎等。

（2）间接肺损伤因素：脓毒症、严重的非胸部创伤、重症胰腺炎、大量输血、体外循环、弥散性血管内凝血（DIC）等。

3. 发病机制 尚未完全阐明。炎症细胞和炎症介质是启动早期炎症反应与维持炎症反应的两个主要因素，在 ARDS 的发生发展中起关键作用。严重全身疾病时，炎症介质大量产生，超过肝的清除能力，导致肺首先受累；表现为毛细血管内皮细胞、肺泡上皮损伤，非心源性肺水肿、肺泡内透明膜形成，损伤修复异常无序时可见异常重塑、肺间质纤维化。

4. 病理生理（表 1-14-1）

表 1-14-1 ARDS 的病理生理

病理分期	病理生理改变
渗出期	①弥漫性肺泡损伤，主要表现为肺毛细血管内皮细胞和肺泡上皮细胞损伤，Ⅰ型肺泡上皮细胞受损坏死，肺间质和肺泡腔内有富含蛋白质的水肿液及炎症细胞浸润，肺微血管充血、出血、微血栓形成 ②肺泡膜通透性↑和肺表面活性物质↓，引起肺间质和肺泡水肿、小气道陷闭、肺泡萎陷不张，导致肺顺应性↓、肺内分流↑，造成顽固性低氧血症和呼吸窘迫
增生期	①部分患者肺损伤进一步发展，出现早期纤维化，炎性渗出液和肺透明膜吸收消散而修复，肺泡渗出并机化形成 ②Ⅱ型肺泡上皮细胞沿肺泡基底膜增殖，合成分泌新的肺表面活性物质，并可分化为Ⅰ型肺泡上皮细胞
纤维化期	多数患者肺功能恢复，少数患者进入纤维化期，早期的肺泡炎性渗出水肿转化为肺间质纤维化，肺顺应性↓和无效腔↑，易发生气胸

5. 临床表现　ARDS 大多于原发病起病后 3d 内发生。除原发病的相应症状和体征外，可有以下表现。

（1）症状：呼吸深快、费力，呈进行性加重的呼吸困难；胸廓紧束、严重憋气，即呼吸窘迫；不能用通常的吸氧疗法改善，亦不能用其他原发心肺疾病解释；常伴烦躁、焦虑、出汗等。

（2）体征：①发绀；②早期肺部无异常或可有细湿啰音，后期可闻及水泡音，管状呼吸音。

6. 辅助检查

（1）胸部 X 线片：早期无异常，或呈轻度间质改变，可见边缘模糊的肺纹理增多，继之出现斑片状、大片状磨玻璃或实变浸润阴影，后期呈间质纤维化改变。

（2）动脉血气分析：$PaO_2 < 60mmHg$、$PaCO_2$ 降低、pH 升高；氧合指数（PaO_2/FiO_2）正常为 400~500mmHg，≤300mmHg 是诊断 ARDS 的必要条件。FiO_2 为吸入氧浓度。

（3）肺动脉楔压（PAWP）：是反映左心房压的较可靠指标，一般 <12mmHg。PAWP>18mmHg，支持左心衰竭。

（4）床旁呼吸功能监测：对 ARDS 疾病严重性评价和疗效判断有一定意义。

（5）心脏超声检查：若有条件，在诊断 ARDS 时应常规进行心脏超声检查。

> 提示
>
> PAWP>18mmHg 时，如果呼吸衰竭的临床表现不能完全用左心衰竭解释时，应考虑 ARDS 诊断。

7. 诊断　同时符合以下 4 项者，可诊断为 ARDS。

（1）明确诱因下 1 周内出现的急性或进展性呼吸困难。

（2）胸部 X 线平片 / 胸部 CT 显示双肺浸润影，不能完全用胸腔积液、肺叶 / 全肺不张和结节影解释。

（3）呼吸衰竭不能完全用心力衰竭和液体负荷过重解释。如果临床没有危险因素，需要用客观检查（如超声心动图）来评价心源性肺水肿。

（4）低氧血症：根据 PaO_2/FiO_2 确立 ARDS 诊断，并将其按严重程度分为轻度、中度和重度 3 种。所在地海拔超过 1 000m 时，需对 PaO_2/FiO_2 进行校正。

轻度：200mmHg<PaO_2/FiO_2≤300mmHg。

中度：100mmHg<PaO_2/FiO_2≤200mmHg。

重度：PaO_2/FiO_2≤100mmHg。

8. 鉴别诊断　心源性肺水肿：卧位呼吸困难加重，咳粉红色泡沫痰，肺底部湿啰音，强心、利尿等治疗有效。超声心动图有助于鉴别。

9. 治疗

（1）原发病治疗：是治疗的首要原则和基础。感染是 ARDS 的常见原因，也是 ARDS 的首位高危因素,治疗上宜选择广谱抗生素。

（2）氧疗:高浓度给氧,使 $PaO_2 \geqslant 60mmHg$ 或 $SaO_2 \geqslant 90\%$。轻症者可面罩给氧,但多数患者需机械通气。

（3）机械通气

1）多数认为一旦诊断为 ARDS,应尽早行机械通气。轻度 ARDS 患者可试用无创正压通气（NIPPV）,无效或病情加重时尽快气管插管行有创机械通气。ARDS 的机械通气推荐采用肺保护性通气策略,主要措施包括合适水平的 PEEP 和小潮气量。

2）应用呼气末正压（PEEP）的注意事项:①对血容量不足的患者,应补充足够的血容量以代偿回心血量的不足;同时不能过量,以免加重肺水肿。②从低水平开始,先用 $5cmH_2O$,逐渐增加至合适的水平,争取维持 $PaO_2>60mmHg$ 而 $FiO_2<0.6$。一般 PEEP 水平为 $8\sim18cmH_2O$。

3）小潮气量:ARDS 机械通气采用小潮气量,即 $6\sim8ml/kg$,旨在将吸气平台压控制在 $30\sim35cmH_2O$ 以下,防止肺泡过度扩张。为保证小潮气量,可允许一定程度的 CO_2 潴留和呼吸性酸中毒（pH $7.25\sim7.30$）,即允许性高碳酸血症。合并代谢性酸中毒时需适当补碱。

ⓘ 提示

ARDS 机械通气的关键在于复张萎陷的肺泡并使其维持开放状态,以增加肺容积和改善氧合,同时避免肺泡过度扩张和反复开闭所造成的损伤。

（4）液体管理:为减轻肺水肿,应合理限制液体入量,以可允许的较低循环容量来维持有效循环,保持肺脏处于相对"干"的状态。在血压稳定和保证脏器组织灌注前提下,液体出入量宜轻度负平衡,可使用利尿药促进水肿的消退。

（5）营养支持与监护:ARDS 时机体处于高代谢状态,提倡全胃肠营养,不仅可避免静脉营养的不足,而且能够保护胃肠黏膜,防止肠道菌群移位。ARDS 患者应入住 ICU,动态监测呼吸循环、水电解质、酸碱平衡及其他重要脏器的功能。

（6）其他:重症 ARDS 患者采用肺保护性机械通气时,保证人机同步。吸入一氧化氮和依前列醇可短期改善氧合。

二、多器官功能障碍综合征

多器官功能障碍综合征（MODS）是指机体在遭受严重感染、严重创伤、大面积烧伤等突然打击后,同时或先后出现 2 个或 2 个以上器官功能障碍,以致在无干预治疗的情况下不能维持内环境稳定的综合征。MODS 不包含慢性疾病终末期发生的多个器官功能障碍或衰竭。

知识拓展

　　ARDS 主要表现为急性呼吸衰竭、双肺弥漫渗出、$PaO_2/FiO_2 \leqslant 300mmHg$,机械通气是治疗的重要措施。

◦ **经 典 试 题** ◦

〔研〕1. 下列选项中,符合 ARDS 诊断标准的是

　　A. $PaO_2/FiO_2 \leqslant 200mmHg$, $PCWP \leqslant 18mmHg$

　　B. $PaO_2/FiO_2 \leqslant 300mmHg$, $PCWP \leqslant 18mmHg$

　　C. $PaO_2/FiO_2 \leqslant 200mmHg$, $PCWP \geqslant 18mmHg$

　　D. $PaO_2/FiO_2 \leqslant 300mmHg$, $PCWP \geqslant 18mmHg$

〔执〕2. 急性呼吸窘迫综合征患者接受气管插管机械通气治疗时,为改善氧合,最主要的措施是

　　A. 延长呼吸比　　　　　　　　　B. 增加吸氧浓度

　　C. 增加潮气量　　　　　　　　　D. 增加呼气末正压通气水平

　　E. 增加压力控制通气的预设压力水平

【答案与解析】

　　1. B

　　2. D。解析:ARDS 的机械通气推荐采用肺保护性通气策略,主要措施包括合适水平的 PEEP 和小潮气量。适当水平的 PEEP 可使萎陷的小气道和肺泡再开放,防止肺泡随呼吸周期反复开闭,使呼气末肺容量增加,并可减轻肺损伤和肺泡水肿,从而改善肺泡弥散功能和通气 / 血流比例,减少肺内分流,达到改善氧合和肺顺应性的目的。故选 D。

第十五章

呼吸衰竭与呼吸支持技术

一、概述

呼吸衰竭是指由各种原因引起的肺部通气和／或换气功能严重障碍,使静息状态下亦不能维持足够的气体交换,导致低氧血症伴（或不伴）高碳酸血症,进而引起一系列病理生理改变和相应临床表现的综合征。其标准为海平面、静息状态、呼吸空气的情况下,动脉血氧分压（PaO_2）<60mmHg,伴或不伴有二氧化碳分压（$PaCO_2$）>50mmHg。

二、病因（表 1-15-1）

表 1-15-1　呼吸衰竭的病因

分类	具体病因	机制
气道阻塞性病变	气管－支气管的炎症、痉挛、肿瘤、异物、纤维化瘢痕等均可致气道阻塞,如 COPD、哮喘急性加重时	导致肺通气不足或通气／血流比例失调→缺氧和／或 CO_2 潴留、呼吸衰竭
肺组织病变	累及肺泡和／或肺间质的病变,如肺炎、肺气肿、严重肺结核、弥漫性肺纤维化、肺水肿、硅沉着病等	可使有效弥散面积减少、肺顺应性降低、通气／血流比例失调→缺氧或合并 CO_2 潴留
肺血管疾病	肺栓塞、肺血管炎等	通气／血流比例失调
	部分静脉血未经氧合直接流入肺静脉	导致呼吸衰竭
心脏疾病	缺血性心脏疾病、严重心瓣膜疾病、心肌病、心包疾病、严重心律失常等	导致通气和换气功能障碍→导致缺氧和／或 CO_2 潴留
胸廓与胸膜病变	胸部外伤所致的连枷胸、严重的自发性或外伤性气胸、严重的脊柱畸形、大量胸腔积液、胸膜肥厚与粘连、强直性脊柱炎等	限制胸廓活动和肺扩张,导致通气不足及吸入气体分布不均→呼吸衰竭
神经肌肉疾病	脑血管疾病、颅脑外伤、脑炎及镇静催眠剂中毒	直接或间接抑制呼吸中枢
	脊髓颈段或高位胸段损伤（肿瘤或外伤）、脊髓灰质炎、多发性神经炎、重症肌无力、有机磷中毒、破伤风及严重钾代谢紊乱等	造成呼吸肌无力、疲劳、麻痹→肺通气不足

三、发病机制和病理生理

1. 低氧血症和高碳酸血症的发生机制

（1）通气不足：随肺泡通气量降低，肺泡内 O_2 分压降低、CO_2 分压升高，从而发生缺氧和 CO_2 潴留。

> (i) 提示
>
> 　　成人静息状态下，肺泡通气量至少为 4L/min 才能维持肺泡内正常 O_2、CO_2 分压。

（2）弥散障碍：CO_2 弥散能力是 O_2 的 20 倍，弥散障碍常以低氧血症为主，一般不影响 CO_2。

（3）通气/血流比例失调：通气过多为无效腔样通气，血流过多为肺动－静脉样分流或功能性分流。肺动－静脉瘘时，提高吸氧浓度并不能提高血氧分压。严重的肺内分流（ >30% ）时，提高吸入氧浓度，氧分压无改善。

> (i) 提示
>
> 　　正常成人静息状态下通气 4L/min，血流 5L/min，通气/血流比例 =0.8。

（4）氧耗量增加：氧耗量增加导致肺泡氧分压下降时，正常人过增加通气量来防止缺氧的发生。若氧耗量增加的患者同时伴通气功能障碍，则会出现严重的低氧血症。

2. 缺 O_2 和 CO_2 潴留的影响

（1）中枢神经系统

1）缺 O_2 和 CO_2 潴留：脑血管扩张、血流增加、血管通透性增加→脑水肿、颅内压增高。

2）CO_2 潴留：先兴奋后抑制。CO_2 潴留可引起头痛、头晕、烦躁不安、言语不清、精神错乱、扑翼样震颤、嗜睡、昏迷、抽搐和呼吸抑制等表现，这种由缺氧和 CO_2 潴留所致的神经精神障碍综合征称为肺性脑病，又称 CO_2 麻醉。

3）肺性脑病。

（2）心血管系统

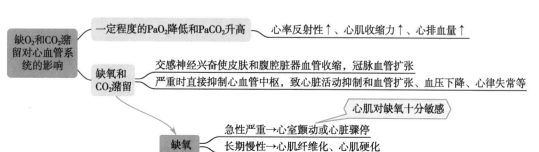

（3）呼吸系统

1）缺 O_2：$PaO_2<60mmHg$，能反射性兴奋呼吸中枢；$PaO_2<30mmHg$，呼吸抑制。

2）CO_2 潴留：急性 $PaCO_2$ 升高，呼吸加深加快；$PaCO_2>80mmHg$ 时，对呼吸中枢产生抑制和麻醉效应，此时呼吸运动主要靠低 PaO_2 对外周化学感受器的刺激作用来维持。因此对这种患者进行氧疗时，如吸入高浓度氧，由于解除了低氧对呼吸中枢的刺激作用，可造成呼吸抑制。

（4）酸碱平衡及电解质紊乱：缺 O_2 可引起代谢性酸中毒和低钾血症；CO_2 潴留可导致呼吸性酸中毒、代谢性碱中毒和低氯血症。

（5）肾功能：呼吸衰竭的患者常常合并肾功能不全，若及时治疗，随外呼吸功能的好转，肾功能可恢复。

（6）消化系统：呼吸衰竭的患者常合并消化道功能障碍，表现为消化不良、食欲缺乏、胃肠黏膜糜烂、坏死、溃疡和出血。缺氧可直接或间接损害肝细胞。

> **提示**
>
> 低氧血症对呼吸的影响远小于 CO_2 潴留。CO_2 是强有力的呼吸中枢兴奋剂。

四、分类

1. 根据动脉血气分析结果分

（1）Ⅰ型（低氧性）呼吸衰竭：主要是换气功能障碍（通气/血流比例失调、弥散功能损害、肺动－静脉分流）所致。血气分析特点：$PaO_2<60mmHg$，$PaCO_2$ 正常或下降。

（2）Ⅱ型（高碳酸血症）呼吸衰竭：主要是通气功能障碍所致，$PaO_2<60mmHg$。血气分析特点：伴 $PaCO_2>50mmHg$。

2. 根据病变部位分 中枢性和周围性呼吸衰竭。

3. 根据病程分

（1）急性呼吸衰竭：病情危重，需及时抢救。

（2）慢性呼吸衰竭：以 COPD 最常见。慢性呼吸衰竭急性加重时，其病理生理学改变和临床表现兼有慢性和急性呼吸衰竭的特点。

4. 根据发病机制分 可分为通气性呼吸衰竭和换气性呼吸衰竭，也可分为泵衰竭和肺衰竭。

五、诊断

临床表现结合动脉血气分析，综合判断并作出确切诊断。

> **ℹ 提示**
>
> 　　动脉血气分析的测定是确定诊断、判断病情轻重、呼吸衰竭和酸碱紊乱类型以及指导治疗的重要依据。

六、急性呼吸衰竭

1. 病因　ARDS、气管异物、中毒、张力性气胸、肺栓塞、急性颅内感染等。

2. 临床表现

（1）呼吸困难：最早出现，可见频率、节律、幅度改变，三凹征等。

（2）发绀：是缺氧的典型表现。贫血者则不明显或不出现发绀。发绀还受皮肤色素及心功能的影响。

（3）精神神经症状：精神错乱、躁狂、昏迷、抽搐等；合并急性 CO_2 潴留者可见嗜睡、淡漠、扑翼样震颤、呼吸骤停。

（4）循环系统表现：心动过速、心肌损害、周围循环衰竭、心律失常、血压下降、心搏停止。

（5）消化系统表现：上消化道出血、肝功能异常等。

（6）泌尿系统表现：肾功能不全、血尿、蛋白尿。

3. 诊断　除原发疾病、低氧血症及 CO_2 潴留所致的临床表现外，呼吸衰竭的诊断主要依靠血气分析。而结合肺功能、胸部影像学和纤维支气管镜等检查对于明确呼吸衰竭的原因至关重要。

4. 治疗

（1）保持呼吸道通畅：是最基本、最重要的治疗措施。

1）保持口腔清洁、防止误吸。

2）鼓励咳痰、翻身拍背；清除气道内分泌物及异物；必要时气管插管、切开。

3）有支气管痉挛时雾化吸入 β_2 受体激动剂、抗胆碱药或茶碱类药物等。

（2）氧疗：使 $PaO_2>60mmHg$ 或 $SaO_2>90\%$（不伴高碳酸血症时）。

1）Ⅰ型呼吸衰竭：较高浓度（>35%）给氧。

2）Ⅱ型呼吸衰竭：低浓度（<35%）持续给氧。

（3）增加通气

1）呼吸兴奋药：对于中枢抑制导致的低通气量效果好；常用尼可刹米和洛贝林。使用原则：①必须保持气道通畅，否则会促发呼吸肌疲劳，加重 CO_2 潴留；②脑缺氧、脑水肿未纠正而出现频繁抽搐者慎用；③患者的呼吸肌功能基本正常；④不可突然停药。主要适用于以中枢抑制为主、通气量不足引起的呼吸衰竭，不宜用于以肺换气功能障碍为主所致的呼吸衰竭。

> **ℹ 提示**
>
> 　　呼吸衰竭的总体治疗原则是呼吸支持,呼吸衰竭病因和诱因的治疗,一般支持治疗以及对其他重要脏器功能的监测与支持。

　　2)正压机械通气与体外膜式氧合机械通气:当机体出现严重的通气和/或换气功能障碍时,以人工辅助通气装置(有创或无创正压呼吸机)来改善通气和/或换气功能,即为正压机械通气。体外膜式氧合(ECMO)是体外生命支持技术中的一种。

　　(4)病因治疗:是治疗呼吸衰竭的根本所在。

　　(5)一般支持疗法

　　1)营养支持(常选高脂肪、低碳水化合物,因碳水化合物产生二氧化碳多加重呼吸负担)。

　　2)维持电解质和酸碱平衡。

　　3)消化道出血的防治。

　　4)加强液体管理。

　　(6)其他重要脏器功能的监测与支持:包括预防和治疗肺动脉高压、肺源性心脏病、肺性脑病、肾功能不全、消化道功能障碍和弥散性血管内凝血(DIC)等。

七、慢性呼吸衰竭

　　1. 病因　COPD、重症肺结核、肺间质纤维化、胸部手术、外伤等。

　　2. 临床表现　与急性呼吸衰竭大致相似,但以下几方面有所不同。

　　(1)呼吸困难:COPD所致的呼吸困难,表现为呼吸费力伴呼气延长,严重时为浅快呼吸。若并发CO_2潴留,发生CO_2麻醉时,可由呼吸过速转为浅慢呼吸或潮式呼吸。

　　(2)精神神经症状:慢性呼吸衰竭伴CO_2潴留时,随$PaCO_2$升高可表现为先兴奋后抑制现象。兴奋时切忌应用镇静或催眠药。

　　(3)循环系统表现:CO_2潴留使外周体表静脉充盈、皮肤充血、温暖多汗、血压升高、心排血量增多而致脉搏洪大;多数心率增快;因脑血管扩张产生搏动性头痛。

　　3. 诊断　慢性呼吸衰竭的血气分析诊断标准参见急性呼吸衰竭,但临床上Ⅱ型呼吸衰竭患者还常见于另一种情况,即吸氧治疗后,$PaO_2>60mmHg$,但$PaCO_2$仍高于正常水平。

　　4. 治疗　治疗原发病、保持气道通畅、氧疗等治疗原则与急性呼吸衰竭基本一致。

　　(1)氧疗

　　1)持续低流量吸氧。

　　2)注意事项:①慢性呼吸衰竭时呼吸的维持主要靠低氧血症对颈动脉窦、主动脉体的化学感受器的刺激作用,若持续吸入高浓度氧,解除低氧对外周化学感受器的刺激,可抑制患者呼吸、加重CO_2潴留;②吸入高浓度O_2解除低氧性肺血管收缩,可致肺内血流重新分布,加重通气/血流比例失调,使$PaCO_2$进一步升高。

（2）正压机械通气：根据病情选用无创或有创机械通气。COPD急性加重早期及时应用无创机械通气可防止呼吸功能不全加重，缓解呼吸肌疲劳，减少后期气管插管率，改善预后。

（3）抗感染治疗：选择有效抗生素，必要时联合用药。

提示

　　感染是COPD发生呼吸衰竭的重要原因，也是慢性呼吸衰竭急性加重的常见诱因。

（4）维持酸碱平衡：在纠正呼吸性酸中毒时，应注意同时纠正潜在的代谢性碱中毒，通常给予患者盐酸精氨酸和补充氯化钾。

（5）呼吸兴奋剂：阿米三嗪通过刺激颈动脉体和主动脉体的化学感受器兴奋呼吸中枢，增加通气量。

八、呼吸支持技术

呼吸支持技术主要包括氧气疗法、气道维护、正压机械通气和体外生命支持等技术。

1. 氧疗

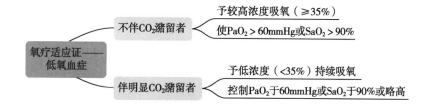

2. 人工气道的建立与管理

（1）目的：①解除气道梗阻；②及时清除呼吸道内分泌物；③防止误吸；④严重低氧血症和高碳酸血症时实行正压通气治疗。

（2）气管插管并发症

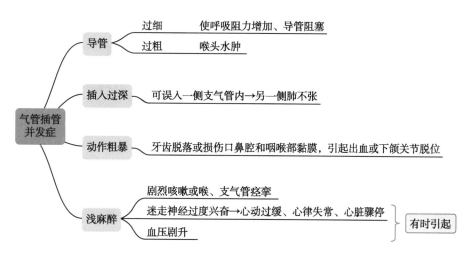

3. 正压机械通气

（1）目的：保证患者充分的通气和氧合，稳定的血流动力学，并尽量减少和防止肺损伤。

（2）适应证：①通气功能障碍为主的疾病：包括阻塞性通气功能障碍（如慢阻肺急性加重、哮喘急性发作等）和限制性通气功能障碍（如神经肌肉疾病、间质性肺疾病、胸廓畸形等）；②换气功能障碍为主的疾病：如 ARDS、重症肺炎等。

（3）常用的通气模式：控制通气（CMV）、辅助通气（AMV）、辅助 – 控制通气（A–CV）、同步间歇指令通气（SIMV）、压力支持通气（PSV）、持续气道正压通气（CPAP）、呼吸末正压（PEEP）、双相气道正压（BiPAP）等。

（4）并发症：①呼吸机相关性肺损伤：气压 – 容积伤、剪切伤和生物伤；②呼吸机相关性肺炎（VAP）；③血流动力学影响：胸腔内压力升高，心输出量减少，血压下降；④气管 – 食管瘘。

（5）无创机械通气：主要治疗阻塞性睡眠呼吸暂停低通气综合征（OSAHS），急、慢性呼吸衰竭，其在 COPD 急性加重早期、COPD 有创无创序贯通气、急性心源性肺水肿、免疫力低下患者、术后预防呼吸衰竭以及家庭康复等方面均有良好的治疗效果。具有双相气道正压（BiPAP）功能的无创呼吸机性能可靠、操作简单，临床应用较多。

 知识拓展

　　呼吸支持技术是救治呼吸衰竭的有效手段。

◦ 经 典 试 题 ◦

（执）1. 下述疾病最易出现Ⅱ型呼吸衰竭的是

　　A. 糖尿病酮症酸中毒　　　　　　　B. 慢性阻塞性肺疾病

　　C. 哮喘急性发作　　　　　　　　　D. 重症肺炎

　　E. 肺血栓栓塞

（研）2. 男，72 岁。慢性咳嗽、咳痰 20 年。活动后呼吸困难 3 年，加重 1 周。既往吸烟史 50 年。血气分析提示 PaO_2 50mmHg，$PaCO_2$ 68mmHg。出现呼吸衰竭最主要的机制是

　　A. 通气 / 血流比例失调　　　　　　B. 肺泡通气量下降

　　C. 弥散功能障碍　　　　　　　　　D. 肺内分流

【答案】

1. B　2. B

第十六章

烟草病学概要

一、概念

烟草病学是一门研究烟草使用对健康影响的医学学科,其学科框架主要包括烟草及吸烟行为、烟草依赖、吸烟及二手烟暴露的流行状况、吸烟对健康的危害、二手烟暴露对健康的危害、戒烟的健康益处、戒烟及烟草依赖的治疗等内容。

二、烟草烟雾的化学成分

烟草燃烧后产生的气体混合物称为烟草烟雾。吸烟者除了自己吸入烟草烟雾外,还会将烟雾向空气中播散,形成二手烟。吸入或接触二手烟称为二手烟暴露。烟草烟雾中含有7 000 余种化学成分,其中数百种为有害物质,包括 69 种已知致癌物(如苯并芘等稠环芳香烃类、N- 亚硝基胺类、芳香胺类、甲醛、1, 3- 丁二烯等)。

三、烟草依赖

1. **概念**　吸烟可以成瘾,称为烟草依赖,是造成吸烟者持久吸烟的重要原因。烟草依赖是一种慢性高复发性疾病,国际疾病分类(ICD-10)编码为 F17.2。

2. **诊断**　在过去 1 年内体验过或表现出下列 6 项中的至少 3 项,可作出诊断。

(1)强烈渴求吸烟。

(2)难以控制吸烟行为。

(3)当停止吸烟或减少吸烟量后,出现戒断症状。

(4)出现烟草耐受表现,即需要增加吸烟量才能获得过去吸较少量烟即可获得的吸烟感受。

(5)为吸烟而放弃或减少其他活动及喜好。

(6)不顾吸烟的危害而坚持吸烟。

3. **临床表现**

(1)躯体依赖:吸烟者在停止吸烟或减少吸烟量后,出现一系列难以忍受的戒断症状,包括吸烟渴求、焦虑、抑郁、不安、头痛、唾液腺分泌增加、注意力不集中、睡眠障碍等。

(2)心理依赖:又称精神依赖,俗称"心瘾",表现为主观上强烈渴求吸烟。

四、吸烟对健康的危害

充分证据说明,吸烟与二手烟暴露可导致多部位恶性肿瘤、多系统慢性疾病、生殖与发育异常,还与糖尿病、其他健康问题的发生密切相关。

五、戒烟的健康益处

吸烟者戒烟后可获得巨大的健康益处,包括延长寿命、降低吸烟相关疾病的发病及死亡风险、改善多种吸烟相关疾病的预后等。任何年龄戒烟均可获益,戒比不戒好,早戒比晚戒好。

六、戒烟治疗

研究证明可有效提高长期戒烟率的方法:包括戒烟劝诫、戒烟咨询、戒烟热线及戒烟药物治疗。目前推荐的一线戒烟药物包括尼古丁替代制剂、安非他酮和伐尼克兰。

医学生呼吸内科实习提要

1. 态度耐心细致　呼吸内科的患者多为老年人,交流上难度会稍微大些,尤其是部分外地老人,讲话可能带有较重口音,与患者交流需要更有耐心些;巡视、交待注意事项等也要更细致些。

2. 做好个人防护

(1) 戴口罩:许多呼吸内科疾病通过呼吸道传播,口罩是对医生必要的保护措施。临床患者病情常复杂、多变,一名患者可能合并有其他疾病,尤其当患者诊断未明时,医学生更要做好自身防护。比如:某患者咳大量脓痰,痰液静置后分3、4层,符合支气管扩张的临床特点,进一步检查该患者痰抗酸染色阳性,提示有结核感染。故实习时应正确戴好口罩。

(2) 戴手套:与其他科室一样,进行操作时应戴手套,必要时戴手术帽,一方面保护自己,同时也保护患者。

3. 主动学习　在呼吸内科重点学习的专科知识技能主要包括阅片、掌握血气分析报告和肺功能报告的意义、规范抽取动脉血气分析标本、了解呼吸机参数及调整等。

温 故 知 新

COPD
- 特征　持续存在的呼吸系统症状和气流受限
- 病因　吸烟（是重要发病因素）、职业粉尘和化学物质、空气污染、感染因素和其他
- 发病机制　炎症机制、蛋白酶–抗蛋白酶失衡机制、氧化应激机制和其他
- 表现
  - ① 慢性咳嗽、咳痰、气短或呼吸困难（标志性）、喘息和胸闷，体重下降、食欲减退等
  - ② 桶状胸、双侧语颤减弱、肺部过清音、呼吸音减弱
- 分期　急性加重期、稳定期
- 肺功能检查　吸入支气管扩张剂后$FEV_1/FVC < 70\%$ 〔是诊断COPD的必备条件〕
- 治疗
  - 慢性期：患者教育（戒烟最重要）、支气管舒张药、糖皮质激素、祛痰药、LTOT 〔细菌或病毒感染是病情加重最多见的原因〕
  - 急性期：支气管扩张药、低流量吸氧、抗生素、糖皮质激素、机械通气等

呼吸系统-1

支气管哮喘
- 特征　慢性气道炎症和气道高反应性，可逆性气流受限
- 典型表现
  - ① 伴哮鸣音的呼气性呼吸困难，夜间及凌晨多发
  - ② 发作时双肺广泛哮鸣音，呼气音延长；沉默肺提示病情危重
- 分期　急性发作期、慢性持续期、临床缓解期
- 可变气流受限的客观检查
  - 支气管舒张试验〕〔阳性提示存在可逆性的气道阻塞〕
  - 支气管激发试验〕〔阳性提示存在气道高反应性〕
  - 平均每日PEF昼夜变异率 > 10%或PEF周变异率 > 20%
- 治疗
  - 确定并减少危险因素接触〕〔最有效〕
  - 药物治疗
    - 解痉平喘药：SABA为治疗哮喘急性发作的首选药
    - 抗炎药：ICS为目前哮喘长期治疗的首选药
  - 免疫疗法及哮喘管理

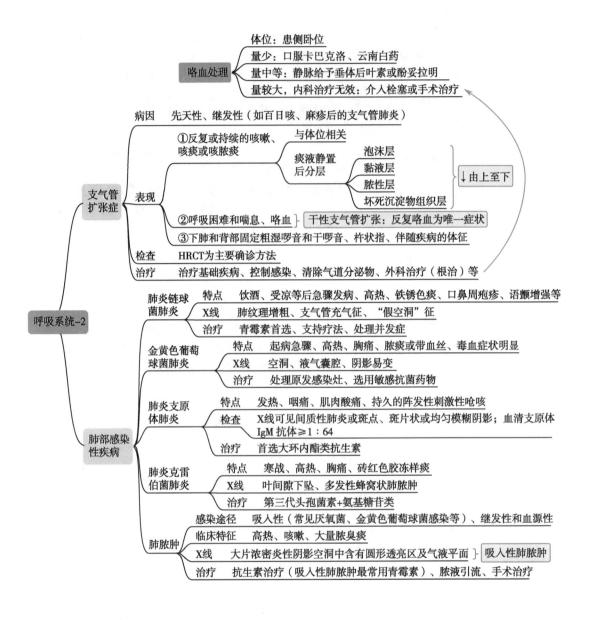

咯血处理
- 体位：患侧卧位
- 量少：口服卡巴克洛、云南白药
- 量中等：静脉给予垂体后叶素或酚妥拉明
- 量较大，内科治疗无效：介入栓塞或手术治疗

支气管扩张症
- 病因　先天性、继发性（如百日咳、麻疹后的支气管肺炎）
- 表现
  - ①反复或持续的咳嗽、咳痰或咳脓痰
    - 与体位相关
    - 痰液静置后分层
      - 泡沫层
      - 黏液层
      - 脓性层
      - 坏死沉淀物组织层
      - ↓由上至下
  - ②呼吸困难和喘息、咯血　干性支气管扩张：反复咯血为唯一症状
  - ③下肺和背部固定粗湿啰音和干啰音、杵状指、伴随疾病的体征
- 检查　HRCT为主要确诊方法
- 治疗　治疗基础疾病、控制感染、清除气道分泌物、外科治疗（根治）等

呼吸系统-2

肺部感染性疾病
- 肺炎链球菌肺炎
  - 特点　饮酒、受凉等后急骤发病、高热、铁锈色痰、口鼻周疱疹、语颤增强等
  - X线　肺纹理增粗、支气管充气征、"假空洞"征
  - 治疗　青霉素首选、支持疗法、处理并发症
- 金黄色葡萄球菌肺炎
  - 特点　起病急骤、高热、胸痛、脓痰或带血丝、毒血症状明显
  - X线　空洞、液气囊腔、阴影易变
  - 治疗　处理原发感染灶、选用敏感抗菌药物
- 肺炎支原体肺炎
  - 特点　发热、咽痛、肌肉酸痛、持久的阵发性刺激性呛咳
  - 检查　X线可见间质性肺炎或斑点、斑片状或均匀模糊阴影；血清支原体IgM抗体≥1：64
  - 治疗　首选大环内酯类抗生素
- 肺炎克雷伯菌肺炎
  - 特点　寒战、高热、胸痛、砖红色胶冻样痰
  - X线　叶间隙下坠、多发性蜂窝状肺脓肿
  - 治疗　第三代头孢菌素+氨基糖苷类
- 肺脓肿
  - 感染途径　吸入性（常见厌氧菌、金黄色葡萄球菌感染等）、继发性和血源性
  - 临床特征　高热、咳嗽、大量脓臭痰
  - X线　大片浓密炎性阴影空洞中含有圆形透亮区及气液平面　吸入性肺脓肿
  - 治疗　抗生素治疗（吸入性肺脓肿最常用青霉素）、脓液引流、手术治疗

感染　人型结核分枝杆菌——经飞沫传播最常见

传染源　排菌的结核病患者

表现
- ①午后低热、盗汗、咳嗽、咳痰、胸痛，痰中带血或咯血
- ②结核性风湿症者可见结节性红斑及环形红斑等

诊断　痰结核分枝杆菌培养阳性常作为结核病诊断的金标准

肺结核

分类
- 原发型肺结核　X线可见"哑铃样"阴影（原发灶、引流淋巴管炎、肿大的肺门淋巴结）
- 血行播散型肺结核
  - 分类　急性、亚急性、慢性
  - X线　肺尖至肺底呈大小、密度和分布三均匀的粟粒状结节阴影 — 急性
- 继发型肺结核
  - 浸润性肺结核　多为肺尖、锁骨下小片状或斑点状阴影
  - 结核球　可见透亮区和钙化，卫星灶
  - 纤维空洞性肺结核　纤维厚壁空洞、肺门抬高和肺纹理呈垂柳样
    （主要X线表现）
- 菌阴肺结核：3次痰涂片及1次培养均阴性
- 空洞性肺结核、干酪性肺炎、结核性胸膜炎、其他肺外结核

治疗
- 药物治疗
  - 原则：早期、联用、适量、规律、全程
  - 常用：INH、RFP、SM、PZA、EMB、PAS
- 其他　咯血治疗（大咯血用垂体后叶素、支气管动脉栓塞法）、糖皮质激素、外科手术

呼吸系统–3

肺癌

病因　可能与吸烟（最重要）、空气污染、职业致癌因子等有关

解剖学分型　中央型、周围型肺癌（腺癌多见）

组织分型　小细胞肺癌、非小细胞肺癌（鳞癌、腺癌、大细胞癌等）

表现　原发肿瘤表现、肿瘤局部扩展表现、远处转移表现、副癌综合征

治疗　采取多学科综合治疗模式，非小细胞肺癌早期以手术为主，小细胞肺癌对放化疗敏感

肺动脉高压与慢性肺源性心脏病

肺动脉高压：在海平面、静息状态下，右心导管测量平均肺动脉压（mPAP）≥25mmHg

慢性肺源性心脏病
- 病因　支气管、肺疾病中以COPD最多见
- 肺动脉高压形成机制　缺氧是最重要的因素
- 表现　主要为肺动脉压增高、右心室增大或右心功能不全的征象
- 检查　心电图、胸部X线片、超声心动图等
- 治疗原则
  - 代偿期：综合治疗，延缓基础支气管、肺疾病的进展
  - 失代偿期：控制感染，通畅呼吸道，改善呼吸功能，纠正缺O_2和CO_2潴留，控制呼吸衰竭和心力衰竭，防治并发症

呼吸系统-4

- 间质性肺疾病
  - 特发性肺间质纤维化
    - 特征性病理改变　普通型间质性肺炎（UIP）─┤ 诊断金标准
    - 特点　50岁后发病，隐匿性进行性加重的呼吸困难，肺底部Velcro啰音
    - 检查　胸部HRCT可见网格和蜂窝改变，以胸膜下、基底部分布为主
    - 治疗　肺移植最有效
  - 结节病
    - 概述　累及全身，主要侵犯肺和淋巴系统，其次是眼部和皮肤
    - 表现　急性、亚急性/慢性结节病
    - X线　双侧肺门淋巴结肿大最常见
    - 治疗　有明显症状者应用糖皮质激素，不能耐受或无效者用免疫抑制剂
- 肺血栓栓塞症
  - 栓子来源　主要来自下肢深静脉
  - 典型三联征　呼吸困难、胸痛（胸膜炎样、心绞痛样）、咯血
  - 检查　CTPA是一线确诊手段；肺动脉造影是诊断的金标准
  - 治疗　一般处理、抗凝治疗、溶栓治疗（常用UK、SK、rt-PA）等
- 胸膜疾病
  - 胸腔积液
    - 诊断　根据表现、胸部X线片、B超、胸腔穿刺（可判断积液性质）等诊断
    - 结核性胸膜炎的治疗　全身抗结核、抽液治疗、糖皮质激素（注意指征）和一般治疗
  - 气胸
    - 分类　闭合性、交通性和张力性气胸
    - 检查　胸部X线片是诊断气胸的重要方法，可见气胸线
    - 张力性气胸病情危急，需立即胸腔穿刺排气
    - 治疗　保守治疗、排气疗法、化学性胸膜固定术、支气管内封堵术、手术治疗等
- 急性呼吸窘迫综合征
  - 病因　严重肺感染、淹溺、脓毒症、重症胰腺炎等
  - 特点　呼吸窘迫、难治性低氧血症
  - 影像学检查　双肺弥漫渗出性病变
  - 诊断　氧合指数≤300mmHg是诊断的必要条件
  - 治疗　原发病治疗、氧疗、机械通气（采取合适水平PEEP和小潮气量）、液体管理、营养支持与监护等
- 呼吸衰竭
  - 主要发生机制　Ⅰ型呼吸衰竭：换气障碍；Ⅱ型呼吸衰竭：肺通气不足
  - 诊断　主要依据临床表现结合动脉血气分析
  - 治疗原则　治疗原发病、保持呼吸道通畅、氧疗、一般支持治疗、其他重要脏器功能的监测与支持等

第二篇　心血管系统疾病

第一章

总　论

一、心脏的解剖和生理

1. 心脏分为左、右心房和左、右心室四个腔。通过对心房、心室、主动脉压力和容积曲线的认识有助于理解整个收缩舒张过程。

2. 心脏传导系统包括窦房结、房室结、房室束和浦肯野纤维。窦房结是心脏正常的起搏点,自律性最高。心肌动作电位分为除极过程和复极过程。

3. 冠状动脉是供应心脏本身血液的血管,分为左、右冠状动脉。

二、心血管疾病的诊断

1. 症状　常见的有发绀、呼吸困难、胸闷、胸痛、心悸、水肿、晕厥,多数症状也见于一些其他系统的疾病,需仔细鉴别。

2. 体征　体征对诊断心血管病多数具特异性,尤其有助于诊断心脏瓣膜病、先天性心脏病、心包炎、心力衰竭和心律失常。

3. 辅助检查

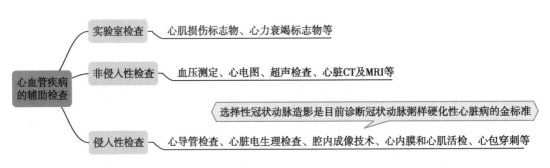

心血管疾病的辅助检查
- 实验室检查 —— 心肌损伤标志物、心力衰竭标志物等
- 非侵入性检查 —— 血压测定、心电图、超声检查、心脏CT及MRI等
- 侵入性检查 —— 选择性冠状动脉造影是目前诊断冠状动脉粥样硬化性心脏病的金标准 —— 心导管检查、心脏电生理检查、腔内成像技术、心内膜和心肌活检、心包穿刺等

三、治疗

心血管疾病的治疗包括药物治疗、介入治疗、外科治疗和其他治疗。

 知识拓展

高血压、吸烟、高胆固醇血症、肥胖和糖尿病等是我国心血管病的主要危险因素。

第二章

心力衰竭

第一节 心力衰竭总论

一、概念

心力衰竭（HF）简称心衰，是各种心脏结构或功能性疾病导致心室充盈和/或射血功能受损，心排血量不能满足机体组织代谢需要，以肺循环和/或体循环淤血，器官、组织血液灌注不足为临床表现的一组综合征，主要表现为呼吸困难、体力活动受限和体液潴留。伴有临床症状的心功能不全称之为心力衰竭。

二、类型

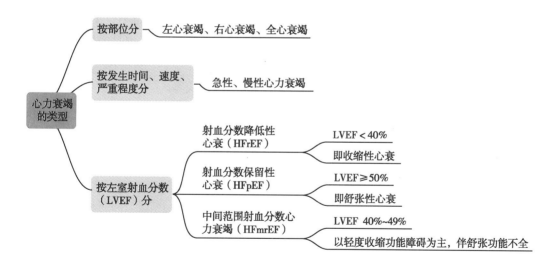

三、病因

1. 基本病因

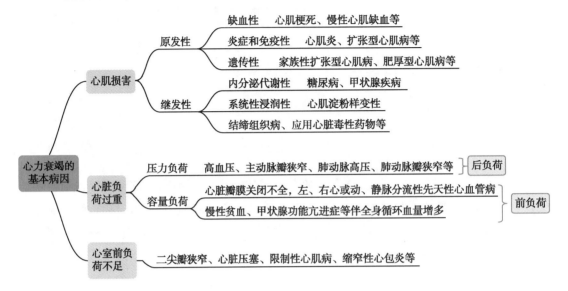

2. 诱因

（1）感染：呼吸道感染是最常见、最重要的诱因，感染性心内膜炎也不少见。

（2）心律失常：心房颤动是器质性心脏病最常见的心律失常之一，也是诱发心力衰竭最重要的因素。

（3）血容量增加：钠盐摄入过多，静脉液体输入过多、过快等。

（4）过度体力消耗或情绪激动：如妊娠后期及分娩过程、暴怒。

（5）治疗不当：不恰当地停用利尿药物或降血压药等。

（6）原有心脏病变加重或并发其他疾病：如冠状动脉粥样硬化性心脏病（简称冠心病）发生心肌梗死，合并甲状腺功能亢进或贫血等。

四、病理生理

1. 代偿机制

（1）Frank–Starling 机制：使心脏前负荷增加，心室舒张末期容积增加，可提高心排血量和心脏做功量。

（2）神经体液机制

1）交感神经兴奋性增强，使去甲肾上腺素（NE）大量产生，兴奋 β_1 受体可提高心脏排血量，同时兴奋 α_1 受体提高外周阻力，保证重要脏器的灌注，均使心肌耗氧增加；NE 还可促使心肌细胞凋亡、参与心室重塑，促心律失常作用。

2）肾素–血管紧张素–醛固酮系统（RAAS）系统激活，与交感系统互相促进、收缩外周血管保证重要脏器血供,醛固酮分泌促进水、钠潴留,维持血容量;RAAS 激活促进心脏和血管重塑,加重心肌损伤和心功能恶化。

3）其他体液因子的改变:精氨酸加压素（AVP）的效应有一定的代偿作用,而长期 AVP 增加将使心衰进一步恶化。利钠肽类中,C 型利钠肽（CNP）主要位于血管系统内,生理作用尚不明确,可能参与或协同 RAAS 的调节作用。心力衰竭时心室壁张力增加,脑钠肽（BNP）及心钠肽（ANP）分泌明显增加,其增高的程度与心衰的严重程度呈正相关,可作为评定心衰进程和判断预后的指标。

另外,内皮素、一氧化氮、缓激肽以及一些细胞因子、炎症介质等均参与慢性心力衰竭的病理生理过程。

（3）**心室重塑**:在心脏功能受损,心腔扩大、心肌肥厚的代偿过程中,心肌细胞胞外基质、胶原纤维网等均发生相应变化,即心室重塑,是心力衰竭发生发展的基本病理机制。

2. 舒张功能不全的机制

（1）主动舒张功能障碍:能量供应不足时心肌细胞内的钙离子不能被泵入内质网或细胞外,维拉帕米可以促进心肌主动舒张。

（2）顺应性减退及充盈障碍:主要见于心室肥厚如高血压及肥厚型心肌病。

第二节　慢性心力衰竭

一、流行病学

1. 慢性心力衰竭（CHF）是心血管疾病的终末期表现和最主要的死因。
2. 冠心病（首位）、高血压是我国慢性心力衰竭的最主要病因。

二、临床表现

1. 左心衰竭　以肺循环淤血和心排血量降低为主要表现。

（1）不同程度的呼吸困难（表 2-2-1）

表 2-2-1　左心衰竭时不同程度的呼吸困难

类型	特点
劳力性呼吸困难	是左心衰竭最早出现的症状;因运动导致回心血量增加,左心房压力升高,加重肺淤血
端坐呼吸	肺淤血达一定程度时,平卧使回心血量增多且横膈上抬,呼吸更为困难
夜间阵发性呼吸困难	患者入睡后突然因憋气而惊醒,被迫取坐位,多于端坐休息后缓解
急性肺水肿	是左心衰竭呼吸困难最严重的形式,重者可有哮鸣音,称为"心源性哮喘"

（2）咳嗽、咳痰和咯血：咳嗽、咳痰是肺泡和支气管黏膜淤血所致，特点是白色浆液性泡沫状痰，偶可见痰中带血丝。急性左心衰竭发作时可出现粉红色泡沫样痰。

> ⓘ 提示
>
> 　　长期慢性肺淤血肺静脉压力升高，导致肺循环和支气管血液循环之间在支气管黏膜下形成侧支，此种血管一旦破裂可引起大咯血。

（3）器官、组织缺血缺氧表现：体力下降、乏力、疲倦、头晕、心悸（代偿性心率增快）等。

（4）泌尿系统症状：严重左心衰竭时血液再分配导致少尿；长期慢性肾血流量减少可出现血尿素氮、肌酐增高，并可有肾功能不全的症状。

（5）体征

1）肺部湿啰音：可随病情加重，从肺底直至全肺。侧卧位时下垂的一侧啰音较多。

> ⓘ 提示
>
> 　　劳力性呼吸困难——肺底少许湿啰音；夜间阵发性呼吸困难——两肺较多湿啰音，可伴哮鸣音及干啰音；急性肺水肿——两肺满布湿啰音，可伴哮鸣音；间质性肺水肿——呼吸音减低，可无干、湿啰音。

2）心脏体征：除基础心脏病的固有体征外，一般有心脏扩大及相对性二尖瓣关闭不全的反流性杂音、P_2亢进及第三心音或第四心音奔马律。

2. 右心衰竭　以体循环淤血为主要表现。

（1）消化系统症状：食欲减退、腹胀、恶心、呕吐、便秘、上腹痛等由长期胃肠道淤血所致；右上腹饱胀、肝区疼痛由肝淤血肿大，肝包膜被牵拉所致。

（2）劳力性呼吸困难：继发于左心衰的右心衰呼吸困难业已存在。单纯性右心衰为分流性先天性心脏病或肺部疾病所致，也均有明显的呼吸困难。

（3）体征

1）水肿：对称性凹陷性水肿，首先出现在足、踝、胫骨前，从下向上发展。也可表现为胸腔积液，一般双侧多见，常以右侧为甚。

2）颈静脉征：颈静脉搏动增强、充盈、怒张是右心衰竭时的主要体征，肝 – 颈静脉回流征阳性更具特征性。

3）肝大：肝淤血肿大常伴压痛，持续慢性右心衰可致心源性肝硬化。

4）心脏体征：除基础心脏病的相应体征外，可因右心室显著扩大而出现三尖瓣关闭不全的反流性杂音。

3. 全心衰竭

（1）右心衰竭继发于左心衰竭者，右心射血减少，肺淤血的症状反而减轻。

（2）扩张型心肌病导致的左、右心同时衰竭,肺淤血的症状也不严重。

三、分期与分级

1. 分期(表2-2-2)

表2-2-2 心力衰竭分期

分期	别称	特点 [患者存在心衰高危因素（如高血压、冠心病等）]	
		心脏结构或功能异常	心衰的症状和 / 或体征
A 期	前心衰阶段	尚无	尚无
B 期	前临床心衰阶段	已有心脏结构改变（如左心室肥厚）	无
C 期	临床心衰阶段	已有心脏结构改变	既往或目前有
D 期	难治性终末期心衰阶段	经积极内科治疗,休息时仍有症状,常伴心源性恶病质,须反复长期住院	

2. 分级
（1）NYHA 心功能分级(表2-2-3)

表2-2-3 NYHA 心功能分级

分级	表现	
	体力活动情况	心力衰竭症状（呼吸困难、乏力等）
Ⅰ级	日常活动不受限	一般无
Ⅱ级	轻度受限	一般活动（爬楼）下出现
Ⅲ级	明显受限	低于平时一般活动（穿衣、刷牙）出现
Ⅳ级	不能从事任何体力活动	休息时存在,活动后加重

（2）Killip 心功能分级(表2-2-4):用于评估急性心肌梗死心力衰竭的情况。

表2-2-4 Killip 心功能分级

分级	表现	
	心力衰竭情况	肺部啰音
Ⅰ级	无	无
Ⅱ级	左心衰竭	<50% 肺野
Ⅲ级	急性肺水肿	全肺大、小、干、湿啰音
Ⅳ级	心源性休克等不同程度或阶段的血流动力学变化	

（3）6min 步行试验:要求患者在平直走廊里尽快行走,测定 6min 步行距离,如果 <150m 为重度心衰, 150~450m 为中度心衰, >450m 为轻度心衰。

四、辅助检查

1. 实验室检查

（1）利钠肽检查：是心衰诊断、患者管理、临床事件风险评估中的重要指标，临床上常用BNP及NT-proBNP。

> **提示**
>
> 未经治疗者若利钠肽水平正常可基本排除心衰诊断，已接受治疗者利钠肽水平高则提示预后差。

（2）肌钙蛋白：心衰患者检测肌钙蛋白的目的是明确是否存在急性冠状动脉综合征。

（3）常规检查：包括血常规、尿常规、肝肾功能、血糖、血脂、电解质和甲状腺功能等。

2. 心电图　无特异性心电图表现，但能帮助判断心肌缺血、既往心肌梗死、传导阻滞等。

3. 影像学检查

（1）X线检查：是确诊左心衰竭肺水肿的主要依据，有助于心衰与肺部疾病的鉴别。

1）肺淤血：Kerley B 线是在肺野外侧清晰可见的水平线状影，是肺小叶间隔内积液的表现，是慢性肺淤血的特征性表现。

2）急性肺泡性肺水肿：肺门呈蝴蝶状，肺野可见大片融合的阴影。

（2）超声心动图：可以评估心功能和判断病因，是诊断心力衰竭最主要的仪器检查。

1）收缩功能：以 LVEF 作为心力衰竭的诊断指标。

2）舒张功能：舒张早期充盈最大值为 E 峰（反映心室主动舒张的能力），舒张晚期充盈最大值为 A 峰（反映左心房收缩促进血液进入左心室）；正常人 E/A≥1.2；舒张功能不全时 E 峰减小、A 峰增大，E/A 比值降低。

（3）心脏磁共振（CMR）：是评价心室容积、室壁运动的金标准。

（4）冠状动脉造影（CAG）：适用于拟诊冠心病或有心肌缺血症状、心电图或负荷试验有心肌缺血表现者，可明确病因。

（5）放射性核素检查：能相对准确地评价心脏大小和 LVEF，可通过记录放射活性–时间曲线计算左心室最大充盈速率以反映心脏舒张功能。

4. 床旁右心漂浮导管检查　可计算心脏指数（CI）及肺毛细血管楔压（PCWP），直接反映左心功能，正常时 CI>2.5L/（min·m²），PCWP<12mmHg。

5. 心–肺运动试验　仅适用于慢性稳定性心衰患者，在评估心功能并判断心脏移植的可行性方面切实有效。

五、诊断和鉴别诊断

1. 诊断　心力衰竭完整的诊断包括病因学诊断、心功能评价及预后评估。心力衰竭的典型症状和体征,静息时心脏结构和功能改变的客观证据(心脏扩大、超声检查心功能异常、血浆脑钠肽升高等)可确诊。

2. 鉴别诊断　应与支气管哮喘、心包积液、缩窄性心包炎、肝硬化腹腔积液伴下肢水肿等疾病相鉴别。

六、治疗

1. 一般治疗　患者教育(避免精神刺激等)、病因治疗、消除诱因(控制感染等)、合理休息与活动(急性期或病情不稳定者应卧床休息、病情稳定者可主动运动)、体重管理(可帮助指导调整治疗方案)、饮食管理(减少钠盐摄入)。

2. 药物治疗

(1)利尿药(表2-2-5):适用于有液体潴留的心力衰竭患者。轻中度选用噻嗪类(氢氯噻嗪),重度选用袢利尿药(呋塞米),通常从小剂量开始,逐渐加量,注意关注尿量及电解质,见尿补钾。

表2-2-5　慢性心衰的药物治疗——利尿药

名称	代表药	作用机制	特点
袢利尿药	呋塞米(速尿)	作用于髓袢升支粗段,排钠排钾	①为强效利尿药,用于轻度心力衰竭时,控制体重下降0.5~1kg/d 直至干重,重度患者可静脉应用 ②可致低钾血症
噻嗪类利尿药	氢氯噻嗪	作用于肾远曲小管近端和髓袢升支远端,抑制钠的重吸收,因 Na^+-K^+ 交换同时降低钾的重吸收	①轻度心力衰竭首选此药,常与保钾利尿药合用 ②可致低钾血症、高尿酸血症,影响糖、脂代谢
保钾利尿药	螺内酯(安体舒通)、氨苯蝶啶、阿米洛利	作用于肾远曲小管远端,通过拮抗醛固酮或直接抑制 Na^+-K^+ 交换而具有保钾作用	利尿作用弱,常与袢利尿药或噻嗪类利尿药合用
AVP 受体拮抗药	托伐普坦	通过结合 V_2 受体减少水的重吸收,不增加排钠	治疗伴低钠血症的心力衰竭

(2)RAAS 抑制剂

1)血管紧张素转换酶抑制剂(ACEI)(表2-2-6)

表 2-2-6 慢性心衰的药物治疗——ACEI

项目	说明
代表药	卡托普利、依那普利等
作用机制	①抑制 ACE 以减少血管紧张素Ⅱ（ATⅡ）生成而抑制 RAAS ②抑制缓激肽降解而增强缓激肽活性及缓激肽介导的前列腺素生成，发挥扩血管作用，改善血流动力学 ③降低心衰患者神经 - 体液代偿机制的不利影响，改善心室重塑
副作用	低血压、肾功能一过性恶化、高血钾、干咳和血管性水肿等
禁忌证	①有血管性水肿和无尿性肾衰竭、妊娠期妇女及 ACEI 过敏者禁用 ②低血压、双侧肾动脉狭窄、血肌酐明显升高（>265μmol/L）、高血钾（>5.5mmol/L）者慎用
用药原则	以小剂量起始，逐渐加量，监测肾功能与血钾，长期维持
注意事项	非甾体抗炎药会阻断 ACEI 的疗效并加重其副作用，应避免使用

2）血管紧张素受体拮抗药（ARB）（表 2-2-7）

表 2-2-7 慢性心衰的药物治疗——ARB

项目	说明
代表药	缬沙坦、氯沙坦、坎地沙坦等
作用机制	ARB 可阻断经 ACE 和非 ACE 途径产生的 ATⅡ 与 AT_1 受体结合，阻断 RAS 的效应，但无抑制缓激肽降解作用，故干咳和血管性水肿少见
适应证	当 ACEI 引起干咳、血管性水肿时，不能耐受者可改用 ARB

> （i）提示
>
> 心衰患者首选 ACEI，可缓解症状，延缓心衰进展，降低死亡率。ACEI 与 ARB 联用可增加不良反应，因此不主张联合应用。

3）血管紧张素受体脑啡肽酶抑制剂（ARNI）：推荐用于射血分数降低性心力衰竭患者。

4）醛固酮受体拮抗药：螺内酯等药物作为保钾利尿药，能阻断醛固酮效应，抑制心血管重塑，改善心衰的远期预后。须注意监测血钾，近期有肾功能不全、血肌酐升高或高钾血症者不宜使用。依普利酮是一种选择性醛固酮受体拮抗药，可显著降低轻度心衰患者心血管事件的发生风险、降低心血管病死亡率，尤其适用于老龄、糖尿病和肾功能不全患者。

5）肾素抑制剂：血浆肾素活性是动脉粥样硬化、糖尿病和心力衰竭等患者发生心血管事件和预测死亡率的独立危险因素。阿利吉仑为直接肾素抑制剂，目前不推荐用于 ACEI/ARB 的替代治疗。

（3）β 受体拮抗药（表 2-2-8）

表 2-2-8 慢性心衰的药物治疗——β 受体拮抗药

项目	说明
代表药	美托洛尔、比索洛尔、卡维地洛等
作用特点	β 受体拮抗药可抑制交感神经激活对心力衰竭代偿的不利作用,能减轻症状、改善预后、降低死亡率和住院率
适应证	所有病情稳定并无禁忌证的心功能不全患者
禁忌证	支气管痉挛性疾病、严重心动过缓、二度及二度以上房室传导阻滞、严重周围血管疾病(如雷诺病)和重度急性心力衰竭
用药原则	尽早使用,小剂量开始,逐渐递增,长期维持

突然停用 β 受体拮抗药可致临床症状恶化,应予避免。对慢性心衰急性失代偿患者,应根据实际临床情况,在血压允许的范围内尽可能地继续 β 受体拮抗药治疗。

（4）洋地黄类药物（表 2-2-9）

表 2-2-9 慢性心衰的药物治疗——洋地黄类药物

项目	说明
代表药	地高辛(最常用),毛花苷丙、毒毛花苷 K(适用于急性心力衰竭或慢性心衰加重时)
药理作用	①正性肌力作用:抑制 Na^+-K^+-ATP 酶,促进心肌细胞 Ca^{2+}-Na^+ 交换,升高细胞内 Ca^{2+} 浓度而增强心肌收缩力 ②电生理作用:一般治疗剂量下,可抑制心脏传导系统,对房室交界区的抑制最为明显 ③迷走神经兴奋作用:可对抗心衰时交感神经兴奋的不利影响,但不足以取代 β 受体拮抗药的作用 ④对肾脏作用:作用于肾小管细胞,减少钠的重吸收并抑制肾素分泌
适应证	伴快速心房颤动/心房扑动的收缩性心力衰竭是应用的最佳指征,包括扩张型心肌病、二尖瓣或主动脉瓣病变、陈旧性心肌梗死及高血压性心脏病所致慢性心力衰竭
禁忌证	存在流出道梗阻(如肥厚型心肌病)、风湿性心脏病单纯二尖瓣狭窄伴窦性心律的肺水肿、严重窦性心动过缓或房室传导阻滞患者在未植入起搏器前
慎用指征	①肺源性心脏病常伴低氧血症,与心肌梗死、缺血性心肌病均易发生洋地黄中毒,应慎用 ②应用其他可能抑制窦房结或房室结功能或可能影响地高辛血药浓度的药物(如胺碘酮或 β 受体拮抗药)时须慎用或减量
洋地黄中毒的表现	①心律失常:以室性期前收缩常见,多表现为二联律,非阵发性交界区心动过速,房性期前收缩,心房颤动及房室传导阻滞等 ②胃肠道症状:厌食、恶心、呕吐 ③神经系统症状:视物模糊、黄视、绿视、定向力障碍、意识障碍等
洋地黄中毒的治疗	①立即停药 ②对快速型心律失常者,如血钾浓度低可静脉补钾,如血钾不低可用利多卡因或苯妥英钠,禁用电复律(易致心室颤动) ③有传导阻滞及缓慢型心律失常者可予阿托品静脉注射,不宜应用异丙肾上腺素(易诱发室性心律失常)

在利尿药、ACE/ARB 和 β 受体拮抗药治疗过程中仍持续有心衰症状的患者可考虑加用地高辛。但对代谢异常引起的高排血量心衰如贫血性心脏病、甲状腺功能亢进以及心肌炎、心肌病等病因所致心衰,洋地黄治疗效果欠佳。

> ⓘ 提示
>
> 快速房性心律失常伴传导阻滞是洋地黄中毒的特征性表现。

(5)非洋地黄类正性肌力药物(表 2-2-10)

表 2-2-10　慢性心衰的药物治疗——非洋地黄类正性肌力药物

名称	作用机制	应用
多巴胺	①较小剂量:激动多巴胺受体,降低外周阻力,扩张肾血管、冠脉和脑血管 ②中等剂量:激动 β$_1$ 和 β$_2$ 受体,使心肌收缩力增强,血管扩张,特别是肾小动脉扩张,心率加快不明显,显著改善心力衰竭的血流动力学异常 ③大剂量:兴奋 α 受体,产生缩血管作用,增加左心室后负荷	静脉短期用于慢性心衰加重时
多巴酚丁胺	扩血管作用不如多巴胺明显,加快心率效应比多巴胺小	静脉短期用于慢性心衰加重时
米力农、氨力农等	为磷酸二酯酶抑制剂,通过抑制磷酸二酯酶活性,促进 Ca^{2+} 通道膜蛋白磷酸化,增加 Ca^{2+} 的内流,增强心肌收缩力	仅对心脏术后急性收缩性心力衰竭、难治性心力衰竭及心脏移植前的终末期心力衰竭的患者短期应用

(6)伊伐布雷定:为选择性特异性窦房结 I$_f$ 电流抑制剂,可改善左心室功能及生活质量。

(7)扩血管药物:不推荐,仅在伴有心绞痛或高血压的患者可考虑联合治疗,对存在心脏流出道或瓣膜狭窄的患者应禁用。

3. 非药物治疗

(1)心脏再同步化治疗(CRT):可改善心衰症状、运动耐量,提高生活质量,减少住院率并明显降低死亡率。

1)Ⅰ类适应证:已接受最佳药物治疗仍持续存在心力衰竭症状的窦性心律患者、NYHA 分级 Ⅱ～Ⅳ级、LVEF≤35%、QRS 波呈左束支传导阻滞图形、QRS 间期 >130ms。对有高度房室传导阻滞和心室起搏指征的射血分数减低的心衰患者,均推荐使用 CRT,包括心房颤动患者。

2)完全性左束支传导阻滞是 CRT 有反应的最重要预测指标。

（2）植入型心律转复除颤器（ICD）：可用于 LVEF≤35%，优化药物治疗 3 个月以上 NYHA 仍为 Ⅱ 级或 Ⅲ 级患者的一级预防，或用于 HFrEF 心脏停搏幸存者或伴血流动力学不稳定持续性室性心律失常患者的二级预防。

（3）左室辅助装置（LVAD）：适用于严重心脏事件后或准备行心脏移植术患者的短期过渡治疗和急性心衰的辅助性治疗。

（4）心脏移植：是治疗顽固性心力衰竭的最终治疗方法。

4. HFpEF 的治疗

（1）寻找并治疗基础病因：如治疗冠心病、控制血压等。

（2）降低肺静脉压：限制钠盐摄入，应用利尿药；肺淤血明显者可小剂量应用静脉扩张药（硝酸盐制剂）。

（3）β 受体拮抗药：一般治疗目标为维持基础心率 50~60 次 /min。

（4）钙通道阻滞药：主要用于肥厚型心肌病。

（5）ACEI/ARB：适用于高血压性心脏病及冠心病。

（6）尽量维持窦性心律，保持房室顺序传导。无收缩功能障碍时禁用正性肌力药物。

第三节　急性心力衰竭

一、病因和发病机制

1. 急性左心衰竭　急性发作或加重的心肌收缩力明显降低、心脏负荷加重，造成急性心排血量骤降、肺循环压力突然升高、周围循环阻力增加，出现急性肺淤血、肺水肿并可伴组织器官灌注不足和心源性休克的临床综合征。包括慢性心衰急性失代偿、急性冠脉综合征、高血压急症、急性心瓣膜功能障碍、急性重症心肌炎、围生期心肌病和严重心律失常。

2. 急性右心衰竭　右心室心肌收缩力急剧下降或右心室的前后负荷突然加重，引起右心排血量急剧减低的临床综合征，常由右心室梗死、急性大面积肺栓塞、右心瓣膜病所致。

二、临床表现

1. 呼吸困难　突发严重呼吸困难，呼吸频率常达 30~50 次 /min，强迫坐位、发绀、大汗、烦躁，同时频繁咳嗽，咳粉红色泡沫痰。极重者神志模糊。

2. 体征　一过性血压升高后持续下降直至休克，两肺布满湿啰音和哮鸣音，心尖部第一心音减弱，率快，可闻及舒张早期第三心音奔马律，肺动脉瓣第二心音亢进。

心源性休克表现为持续性低血压，收缩压 <90mmHg，PCWP≥18mmHg，CI≤2.2L/（min·m²），伴皮肤湿冷、发绀，意识障碍等组织低灌注状态。

3. 胸部 X 线片　早期间质水肿时，上肺静脉充盈、肺门血管影模糊、小叶间隔增厚；肺水肿时表现为蝶形肺门；严重肺水肿时为弥漫满肺的大片阴影。

三、诊断

根据典型症状与体征，不难确诊。疑似患者可行 BNP/NT-proBNP 检测鉴别。

四、治疗

1. 一般处理

（1）体位：取坐位或半卧位，两腿下垂，使下肢静脉回流减少。

（2）吸氧：高流量给氧，严重者采用无创呼吸机持续气道正压通气（CPAP）或双相气道正压（BiPAP）给氧，可加大肺泡内压，提高氧合能力、减少渗出。

（3）其他：静脉通道开放，留置导尿管，心电监护及经皮血氧饱和度监测，出入量管理等。

2. 药物治疗

（1）镇静：静脉注射 3~5mg 吗啡，能减轻烦躁不安和呼吸困难，舒张小血管，从而减轻心脏负荷。

（2）快速利尿：使用呋塞米；还可扩张静脉，缓解肺水肿。

（3）氨茶碱：解除支气管痉挛，并可增强心肌收缩、扩张外周血管。

（4）洋地黄类药物：毛花苷丙静脉给药用于有快速心室率的心房颤动并心室扩大伴左心室收缩功能不全者。

> ⓘ 提示
>
> 　　急性左心衰竭时的缺氧和严重呼吸困难是致命的威胁，必须尽快缓解。

（5）血管扩张药：如硝普钠、硝酸甘油、人重组脑钠肽等。须密切监测血压变化，小剂量慢速给药并合用正性肌力药物。

（6）正性肌力药：如 β 受体激动药、磷酸二酯酶抑制剂、左西孟旦。

（7）血管收缩剂：去甲肾上腺素、肾上腺素等对外周动脉有显著缩血管作用的药物，多用于正性肌力药无明显改善的心源性休克。收缩外周血管重分配血流但以增加左室后负荷为代价提高血压，保证重要脏器灌注。

3. 非药物治疗

（1）机械通气：适用于合并严重呼吸衰竭经常规治疗无效者及心肺复苏患者。

（2）连续性肾脏替代治疗（CRRT）：用于高容量负荷且对利尿药抵抗、低钠血症且出现相应临床症状、肾功能严重受损且药物不能控制时。

（3）主动脉内球囊反搏（IABP）：可用于冠心病急性左心衰竭患者。

（4）体外膜式氧合（ECMO）：可作为心脏移植过渡治疗。

（5）可植入式电动左心室辅助泵 Impella：可用于高危冠心病患者和急性心肌梗死

患者。

4. 病因治疗 根据条件适时对诱因及基本病因进行治疗。

 知识拓展

急性心力衰竭需要紧急救治，死亡率较高。

经 典 试 题

（研）1. 慢性心力衰竭的胸部 X 线片特征是

　　A. 肺下部肺纹理增多　　　　　　　B. 肺上部有云絮状阴影

　　C. 肺门蝴蝶影　　　　　　　　　　D. 出现 Kerley B 线

（执）2. 属于左心衰竭临床表现的是

　　A. 下肢水肿　　　　　　　　　　　B. 夜间阵发性呼吸困难

　　C. 眼睑水肿　　　　　　　　　　　D. 颈静脉怒张

　　E. 活动后胸痛

（研）（3~4 题共用题干）

　　女，75 岁。半年来稍活动后心悸、气短，1 个月来夜间不能平卧，双下肢水肿来院。5 年前患前壁心肌梗死，有高血压史 16 年，糖尿病史 12 年。查体：T 37.3℃，P 88 次/min，BP 135/60mmHg，半卧位，颈静脉怒张，双肺底可闻及湿啰音，心界向左下扩大，心率 120 次/min，心律不整，A_2=P_2，脉短绌，腹壁厚，肝触诊不满意，双下肢凹陷性水肿（++）。

　　3. 该患者目前选用的治疗药物中，不恰当的是

　　A. 洋地黄制剂　　　　　　　　　　B. 噻嗪类利尿药

　　C. β 受体拮抗药　　　　　　　　　D. 硝酸酯类制剂

　　4. 针对患者心律不整应首选的药物是

　　A. 地高辛　　　　　　　　　　　　B. 普罗帕酮

　　C. 胺碘酮　　　　　　　　　　　　D. 维拉帕米

（执）（5~6 题共用备选答案）

　　A. 立即使用抗心律失常药　　　　　B. 使用快速作用的强心药

　　C. 有效控制感染　　　　　　　　　D. 纠正酸碱失衡

　　E. 使用利尿药

　　5. 肺源性心脏病发生心力衰竭时首选治疗是

　　6. 经上述治疗仍不能控制的心力衰竭再选用

【答案与解析】

　1. D　2. B

3. C。解析:患者为老年女性,活动后心悸、气短,夜间不能平卧,双肺底湿啰音,心界向左下扩大,应考虑左心衰竭。颈静脉怒张,双下肢凹陷性水肿,应考虑右心衰竭。故诊断为全心衰竭、NYHA Ⅳ级。对于 NYHA Ⅳ级的心力衰竭患者不宜使用 β 受体拮抗药,需待病情稳定后,在严密监护下应用。故选 C。

4. A。解析:患者心律不整,脉搏短绌(脉率 < 心率),考虑为心房颤动。心房颤动合并心功能不全者治疗首选洋地黄制剂(地高辛)。故选 A。

5. C。解析:肺源性心脏病并发心力衰竭的治疗原则是治肺为主,治心为辅,首选的治疗是治疗肺部原发疾病,一般通过控制呼吸道感染、氧疗、纠正低氧和二氧化碳潴留后,心力衰竭症状可减轻或消失。故选 C。

6. E。解析:经上述治疗无效者,可酌情选用利尿药,利尿药可以减少循环血容量,减少右心前负荷,纠正右心功能衰竭。强心药在右心衰竭中需要慎重应用,因为肺源性心脏病缺氧使心脏对洋地黄的敏感性增高,易致中毒。故选 E。

第三章

心 律 失 常

一、分类

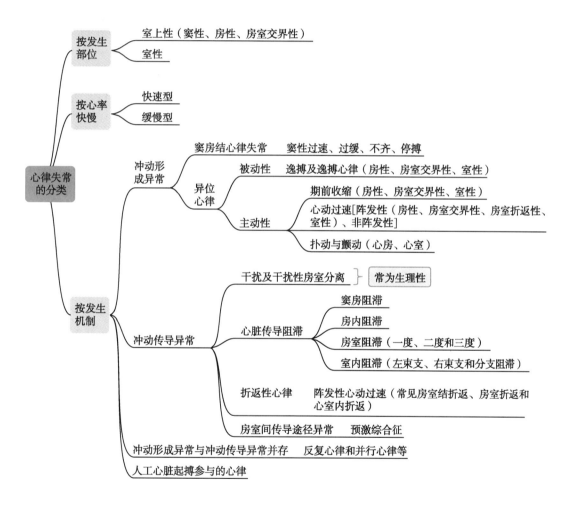

二、发生机制

1. **冲动形成异常** 包括自律性异常（见于心肌缺血、药物、电解质紊乱、儿茶酚胺增多等）和触发活动（见于局部儿茶酚胺浓度增高、低血钾、高血钙、洋地黄中毒等）。

2. **冲动的传导异常** 包括折返激动、传导阻滞和异常传导等。折返是发生快速型心律失常的最常见机制。传导障碍由非生理性不应期所致者，称为病理性传导阻滞。异常传导主要是传导途径异常，房室旁道是最常见的异常途径。

三、窦性心律失常

1. 窦性心动过速（图 2-3-1）

（1）原因：生理性见于健康人、吸烟、饮茶或咖啡、饮酒、体力活动及情绪激动时；病理性见于发热、贫血、休克、心肌缺血及应用肾上腺素、阿托品等药物时。

（2）符合窦性心律，心率 >100 次 /min，缓慢发作和终止。

（3）治疗主要针对病因、去除诱发因素，必要时单用或联合应用 β 受体拮抗药、非二氢吡啶类钙通道阻滞药（如地尔硫䓬）；如上述药物无效或不能耐受，可选用伊伐布雷定。药物无效而症状显著者可考虑导管消融。

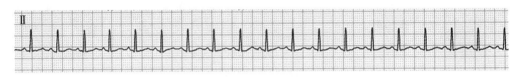

图 2-3-1　窦性心动过速

注：II 导联的 P 波正向，间期 0.13s，心率 115 次 /min。

2. 窦性心动过缓（图 2-3-2）

（1）原因：常见于健康青年人、运动员及睡眠状态。

（2）符合窦性心律，心率 <60 次 /min，常伴有窦性心律不齐，PP 间期差异 >0.12s。

（3）无症状者通常无需治疗。如出现心排血量不足症状，可应用阿托品或异丙肾上腺素等药物，但长期应用易发生严重副作用，故应考虑心脏起搏治疗。

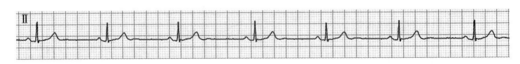

图 2-3-2　窦性心动过缓

注：II 导联的 P 波正向，PR 间期 0.18s，心率 48 次 / min。

3. 窦性停搏（图 2-3-3）

（1）病因：多见于窦房结变性与纤维化、急性下壁心肌梗死、应用洋地黄类药物、乙酰胆碱等。

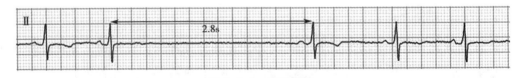

图 2-3-3　窦性停搏

注：II 导联中第 2 个与第 3 个 P 波间歇长达 2.8s。

（2）窦房结不发出冲动,在较长时间内无 P 波发出,或 P 波与 QRS 波均不出现,长的 PP 间期与基本的窦性 PP 间期无倍数关系。长时间的窦性停搏后,下位的潜在起搏点（如房室交界处或心室）可发出单个逸搏或逸搏性心律控制心室。

4. 窦房传导阻滞（简称窦房阻滞）

（1）二度窦房阻滞

1）莫氏 I 型（图 2-3-4）：即文氏阻滞,表现为 PP 间期逐渐缩短,直到出现一个长 PP 间期；该长 PP 间期 < 基本 PP 间期的 2 倍（不完全代偿）。

2）莫氏 II 型：突然脱漏若干个 P 波,长 PP 间期是正常 PP 间期的整倍数。

（2）三度窦房传导阻滞：同窦性停搏鉴别困难。

（3）窦房阻滞可能产生逸搏心律。

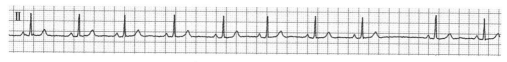

图 2-3-4　二度 I 型窦房阻滞

注：II 导联可见窦性 PP 间期逐渐缩短,直至出现一次长 PP 间期,长的 PP 间期（1.47s）短于基本 PP 间期（0.95s）的两倍。

5. 病态窦房结综合征（简称病窦综合征）

（1）临床表现：可见与心动过缓有关的心、脑等脏器供血不足的症状,如发作性头晕、黑矇、晕厥等；如有心动过速发作,可见心悸、心绞痛等症状。

（2）心电图主要表现：持续而显著的窦性心动过缓（<50 次 /min）；窦性停搏或窦性静止与窦房阻滞；窦房阻滞与房室阻滞并存；心动过缓 - 心动过速综合征（简称慢 - 快综合征）。其他改变,如房室交界区性逸搏心律等。

（3）治疗：若无心动过缓的相关症状,仅定期观察；有症状者,应接受起搏器治疗。

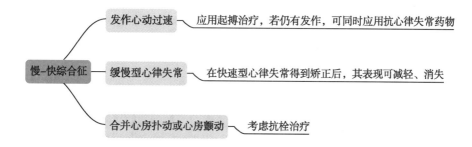

四、房性心律失常

1. 房性期前收缩（图 2-3-5）

（1）异位起搏点：可位于窦房结以外心房的任何部位。

（2）临床表现：心悸（主要）、胸闷、乏力,自觉有停跳感。可见于正常人。在各种器质性心脏病患者中,房性期前收缩发生率明显增加,并常可引起其他快速型房性心律失常。

（3）心电图表现:①P波提前发生,与窦性P波形态不同;②PR间期>0.12s;③QRS波群呈室上性,部分可有室内差异性传导;④多为不完全代偿间歇。如发生在舒张早期,适逢房室结尚未脱离前次搏动的不应期,可产生传导中断,无QRS波发生(被称为阻滞的或未下传的房性期前收缩)或缓慢传导(下传的PR间期延长)现象。

（4）治疗:一般不需要治疗。症状明显或触发室上性心动过速时,去除诱因,可给β受体拮抗药、非二氢吡啶类钙通道阻滞药(如维拉帕米)、普罗帕酮和胺碘酮等。

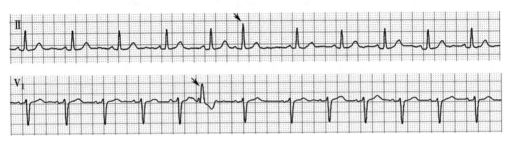

图2-3-5 房性期前收缩

注:Ⅱ导联箭头处为房性期前收缩;V₁导联箭头处为房性期前收缩伴室内差异性传导。

2. **房性心动过速(简称房速)**

（1）临床表现:心悸、头晕、胸痛、憋气、乏力等,也可无症状。合并器质性心脏病者,可表现为晕厥、心肌缺血或肺水肿等。症状发作可呈短暂、间歇或持续发生。当房室传导比例发生变动时,听诊心律不恒定,第一心音强度变化。

（2）心电图特征

● 局灶性房性心动过速(图2-3-6)

1）心房率常为150~200次/min,P波形态不同于窦性P波,有时可以倒置。

2）P波之间仍然有等电线(房扑时等电线消失)。

3）房率加快时可出现二度房室传导阻滞,2:1房室传导者常见,但心动过速不受影响。

4）刺激迷走神经不能终止心动过速,仅加重房室阻滞。

5）发作开始时心率逐渐加速。

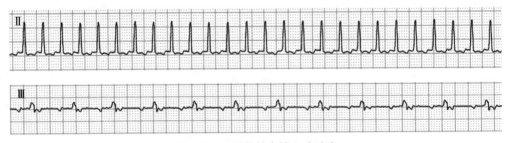

图2-3-6 局灶性房性心动过速

注:Ⅱ导联心房率187次/min,房室间呈1:1传导;Ⅲ导联心房率167次/min,房室间呈2:1传导。

● 多源性（紊乱性）房性心动过速

1）心房率 100~130 次 /min。

2）常有 3 种或 3 种以上不同形态的 P 波，PR 间期各不相同。

3）大多数 P 波能下传心室，但部分 P 波因过早发生而受阻，心室率不规则。

（3）治疗：病因及诱因治疗，控制心室率（应用洋地黄、非二氢吡啶类钙通道阻滞药、β受体拮抗药），转复窦性心律。

3. 心房扑动（简称房扑）（图 2-3-7）

（1）原因：健康者少见，患者多伴有器质性心脏病。

（2）临床表现：心室率不快时，可无症状；房扑伴极快心室率时，可诱发心绞痛与充血性心力衰竭。房扑相对不稳定，可恢复窦性心律或转变为心房颤动。患者可产生心房血栓，进而引起体循环栓塞。查体可见快速的颈静脉扑动。当房室传导比例变化时，第一心音强度亦变化。有时能听到心房音。

（3）心电图特征：①窦性 P 波消失，心房率 250~350 次 /min；规律的锯齿状扑动波（F 波），等电线消失；②心室率规则或不规则，取决于房室传导阻滞比例是否恒定，房扑波多以 2∶1 及 4∶1 交替下传；③QRS 波形态正常，当出现室内差异传导、原先有束支阻滞或经房室旁路下传时，QRS 波增宽、形态异常。

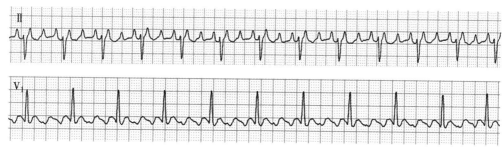

图 2-3-7　心房扑动

注：Ⅱ、V₁ 导联均可见快速规则的锯齿状扑动波（F 波），频率 300 次 /min，RR 间期规则，房室传导比例为 3∶1。

（4）治疗：控制心室率（洋地黄、钙通道阻滞药、β受体拮抗药），转复房扑并预防复发［ⅠA 类、ⅠC 和Ⅲ类（伊布利特、多非利特和胺碘酮）抗心律失常药］，非药物治疗，抗凝。

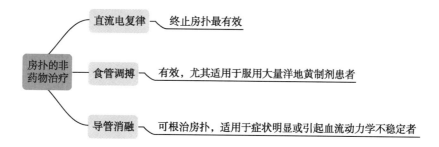

4. **心房颤动**（简称房颤）（图 2-3-8）

（1）病因

1）常发生于器质性心脏病患者，<u>多见于高血压性心脏病、冠心病、风湿性心脏病二尖瓣狭窄、心肌病及甲状腺功能亢进症</u>，缩窄性心包炎、慢性肺源性心脏病、预激综合征和老龄也可引起房颤。

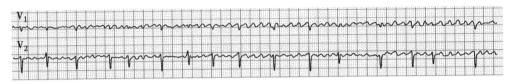

图 2-3-8 心房颤动

注：心房颤动波（f 波）频率约 375 次 / min，平均心室率约 102 次 / min。

2）部分房颤<u>见于正常人</u>，可在情绪激动、外科手术、运动或大量饮酒时发生；无结构性心脏病的中青年发生的房颤，称为<u>孤立性房颤或特发性房颤</u>。

（2）分类（表 2-3-1）

表 2-3-1 房颤的分类

分类	临床特点
首诊房颤	首次确诊（首次发作或首次发现）
阵发性房颤	持续时间 ≤7d（常 ≤48h），能自行终止
持续性房颤	持续时间 >7d，非自限性
长期持续性房颤	持续时间 ≥1 年，患者有转复愿望
永久性房颤	持续时间 >1 年，不能终止或终止后又复发

（3）临床表现

1）房颤时心房有效收缩消失，心排血量减少达 25% 或更多。

2）心室率不快时可无症状，心室率 >150 次 /min 时可发生心绞痛、充血性心力衰竭。

3）发生体循环栓塞的危险性大，尤以脑栓塞危害最大。栓子来自左心房，多在左心耳部，因心房失去收缩力、血流淤滞所致。二尖瓣狭窄或二尖瓣脱垂合并房颤时，脑栓塞的发生率更高。

4）查体可有 <u>S_1 强弱不等、心律绝对不齐、脉搏短绌</u>。

5）一旦房颤患者心律规则，可能是转变为房性心动过速或房扑、恢复窦性心律、发生房室交界区性心动过速或室性心动过速。心室律规则且慢（30~60 次 /min）时考虑发生完全性房室传导阻滞。房颤患者并发房室交界区性与室性心动过速或完全性房室传导阻滞，最常见原因为洋地黄中毒。

> **提示**
>
> 心室律(率)紊乱、心功能受损和心房附壁血栓形成是房颤患者的主要病理生理特点。

（4）心电图特征

1）P 波消失，代以小而不规则的基线波动 f 波（350~600 次 /min），其形态与振幅均变化不定。

2）心室率极不规则。

3）QRS 波形态一般正常。心室率过快，发生室内差异性传导时 QRS 增宽变形。

（5）治疗

1）治疗病因和诱因。

2）抗凝

适应证：对合并瓣膜病患者，应用华法林抗凝。对于非瓣膜病患者，需使用 CHADS₂ 或 CHA₂DS₂-VASc 评分系统（表 2-3-2）进行血栓栓塞的危险分层。房颤患者抗凝治疗前需同时进行出血风险评估，临床常用 HAS-BLED 评分系统。

表 2-3-2　非瓣膜病性心房颤动脑卒中危险 CHA₂DS₂-VASc 评分

危险因素	积分
充血性心力衰竭 / 左心室功能障碍（C）	1
高血压（H）	1
年龄≥75 岁（A）	2
糖尿病（D）	1
脑卒中 /TIA/ 血栓栓塞病史（S）	2
血管病变（V）	1
年龄 65~74 岁（A）	1
性别（女性，Sc）	1

注：TIA= 短暂性脑缺血发作；血管疾病包括既往心肌梗死、外周动脉疾病、主动脉斑块。

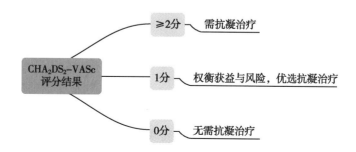

方法:①华法林,使凝血酶原时间国际标准化比值(INR)维持在 2~3;房颤持续 >24h,复律前应抗凝 3 周,成功复律后继续抗凝 3~4 周;或行食管超声心动图除外心房血栓后再行复律,复律成功后仍需华法林有效抗凝治疗 4 周。②紧急复律可选用普通肝素或低分子量肝素抗凝。③新型口服抗凝药物(NOACs)如达比加群酯、利伐沙班等目前主要用于非瓣膜性房颤的抗凝治疗,不需常规凝血指标监测,安全性较好。

经皮左心耳封堵术是预防脑卒中和体循环栓塞事件的策略之一。

3)转复并维持窦性心律:①药物复律,有器质性心脏病的患者首选胺碘酮。②电复律,药物无效时可用,如患者发作开始时已呈现急性心力衰竭或血压下降明显,宜紧急施行电复律。③导管消融治疗,对症状明显、药物治疗无效的阵发性房颤可作为一线治疗;病史较短、药物治疗无效且无明显器质性心脏病的症状性持续性房颤以及存在心衰和/或 LVEF 减少的症状性房颤患者,亦可应用。④外科迷宫手术。

4)控制心室率:①药物有洋地黄、钙通道阻滞药、β 受体拮抗药等。②对房颤伴快速心室率、药物治疗无效者,可施行房室结消融或改良术,并同时安置永久起搏器。对心室率较慢的房颤患者,最长 RR 间期 >5s 或症状显著者,亦应考虑起搏器治疗。

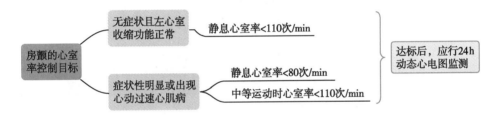

五、房室交界区性心律失常

1. 房室交界区性期前收缩

(1)冲动起源于房室交界区,前向传导产生提前发生的 QRS 波、逆向传导产生逆行 P波(可在 QRS 波之前、之中、之后)。

(2)QRS 波形态正常,发生室内差异性传导时形态可有变化。

(3)通常无需治疗。

2. 房室交界区性逸搏与心律

(1)房室交界区性逸搏的频率常为 40~60 次/min。房室交界区性逸搏连续发生形成的节律即为房室交界区性心律。

(2)房室交界区性逸搏与心律,与迷走神经张力增高、显著的窦性心动过缓或房室阻滞有关,同时也是防止心室停搏的保护性机制。

(3)一般无需治疗。必要时可起搏治疗。

3. 非阵发性房室交界区性心动过速

(1)发生机制与房室交界区组织自律性增高或触发活动有关,最多见于洋地黄中毒。

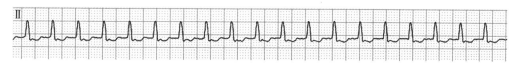

（2）心动过速缓慢开始与终止,故称为非阵发性;心率 70~150 次 /min 或更快,心律常规则、QRS 波正常。自主神经系统张力变化可影响心率快慢。如心房活动由窦房结或异位心房起搏点控制,可发生房室分离。洋地黄过量引起者,经常合并房室交界区文氏型传导阻滞,使心室律变得不规则。

（3）治疗主要针对基本病因。

4. 阵发性室上性心动过速

（1）概述:狭义的阵发性室上性心动过速特指房室结折返性心动过速（AVNRT）和房室折返性心动过速（AVRT）,其共同的发生机制为折返,两者的心电图表现均为室上性 QRS 波群和规则 RR 间期,少部分为宽 QRS 波群。AVNRT 是最常见的阵发性室上性心动过速类型。

（2）AVNRT 的临床表现

1）临床表现:心动过速突发突止,可有心悸、晕厥、头晕、心绞痛、心力衰竭与休克;S₁强度恒定、心律绝对规则。

2）心电图表现:①心率 150~250 次 /min,节律规则;②QRS 波形态与时限均正常,发生室内差异性传导或束支阻滞时 QRS 波形态异常;③P 波为逆行性（Ⅱ、Ⅲ、aVF 导联倒置）,常埋藏于 QRS 波内或位于其终末部分,P 波就与 QRS 波保持固定关系;④起始突然,通常由一个房性期前收缩触发,其下传的 PR 间期显著延长,随之引起心动过速发作（图 2-3-9）。

图 2-3-9　房室结折返性心动过速

注:Ⅱ导联示连续快速、规则的 QRS 波群,其形态和时限均正常,频率 154 次 /min,未见明确 P 波。

（3）AVNRT 的治疗

1）物理方法:如患者心功能与血压正常,可通过刺激单侧颈动脉窦、Valsalva 动作、冷水洗脸、咽刺激诱导恶心等刺激迷走神经的方法来缓解。

2）药物治疗:是最常用和有效的方法。首选腺苷,无效时可应用维拉帕米;其他可选药物包括 β 受体拮抗药等,伴心功能不全时可用洋地黄。

3）电生理治疗:食管心房调搏术能有效中止心动过速发作。急性发作患者药物治疗无效,或出现严重心绞痛、低血压、充血性心力衰竭症状时应立即电复律。

4）预防复发:导管消融术为根治方法,应优先使用。不宜应用且又发作频繁和症状显著者,可考虑洋地黄、长效钙通道阻滞药、长效 β 受体拮抗药预防发作。

5. 预激综合征

（1）发病机制

1）解剖基础是在正常的房室传导组织之外,还存在一些异常肌束,即旁道。房室旁道

（Kent束）最常见。旁道具有前向（房室传导）或逆向传导（室房传导）的电生理特性。

2）一般由Kent束引起的心室预激并伴有快速型心律失常者称为典型预激综合征，又称为WPW综合征。房室折返性心动过速是预激综合征最常伴发的快速型心律失常。

（2）临床表现：心室预激本身无症状，但是易发生心动过速，大多数是房室折返性心动过速，主要表现为阵发性心悸。过高频率的心动过速（特别是持续发作心房颤动），可导致充血性心力衰竭、低血压或恶化为心室颤动和猝死。

（3）典型心电图表现：①窦性心搏的PR间期<0.12s；②某些导联QRS波时限>0.12s，QRS波起始部分粗钝（δ波），终末部分正常；③ST-T波呈继发性改变，与QRS波群主波方向相反。

（4）治疗：如果心动过速发作频繁伴明显症状者，需要治疗，方法包括药物和导管消融术。

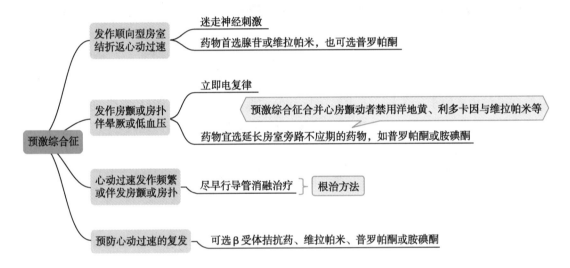

六、室性心律失常

1. 室性期前收缩（图2-3-10）

（1）概述：室性期前收缩是最多见的心律失常，见于正常人（发生机会随年龄增长而增加）与各种心脏病患者。

（2）临床表现：一般表现为心悸、心跳或"停跳"感，可伴头晕、乏力、胸闷等。严重器质性心脏疾病者，长时间频发室性期前收缩可产生心绞痛、低血压或心衰等。听诊时，室性期前收缩后出现较长的停歇，且室性期前收缩的第二心音强度减弱，仅能听到第一心音。桡动脉搏动减弱或消失。

（3）心电图表现：①提前出现的宽大畸形QRS波，时限>0.12s；②ST段、T波方向与QRS主波方向相反；③室性期前收缩与其前方的窦性搏动之间期（配对间期）恒定，后可出现完全性代偿间歇。

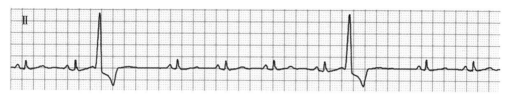

图 2-3-10　室性期前收缩

注:Ⅱ导联第 3、8 个 QRS 波群提前发生,明显增宽畸形,其前无 P 波,其后有完全性代偿间歇。

(4)类型(图 2-3-11)

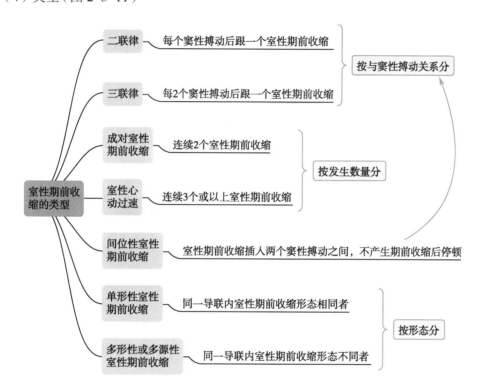

(5)治疗

1)无器质性心脏病者:①无明显症状或症状轻微者无需治疗;②有症状者,应缓解症状,避免吸烟、咖啡、应激等诱因,药物宜选 β 受体拮抗药、非二氢吡啶类钙通道阻滞药和普罗帕酮等;③二尖瓣脱垂患者发生室性期前收缩,仍遵循上述原则,可首先给予 β 受体拮抗药。

2)器质性心脏病

● 器质性心脏病合并心功能不全者:原则上只处理心脏本身疾病。若症状明显,可选用 β 受体拮抗药、非二氢吡啶类钙通道阻滞药和胺碘酮等。

● 急性心肌缺血或梗死合并室性期前收缩:首选再灌注治疗,不主张预防性应用抗心律失常药物。如实施再灌注治疗前已出现频发室性期前收缩、多源性室性期前收缩,可应用 β 受体拮抗药,并纠正诱因。避免使用ⅠA 类抗心律失常药物,因其药物本身具有致心律失常作用,可能使总死亡率和猝死的风险增加。

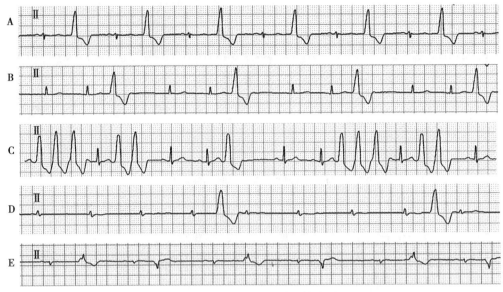

图 2-3-11 室性期前收缩的类型

注：A. 二联律；B. 三联律；C. 室性心动过速、成对室性期前收缩：第 1、2、3 个 QRS 波群连续出现，为室性心动过速，第 5、6 次心搏为成对室性期前收缩；D. 间位性室性期前收缩：第 5、10 个 QRS 波群提前发生，其后无代偿间；E. 多形性室性期前收缩：第 2、4 个 QRS 波群形态不一，为多形性室性期前收缩。

3）导管消融治疗：少部分起源于右心室流出道或左心室后间隔的频发室性期前收缩，若患者症状明显，抗心律失常药物疗效不佳，或不能耐受药物治疗，且无明显器质性心脏病，可考虑经导管射频消融治疗。

2. 室性心动过速（简称室速）

（1）病因：室速常发生于各种器质性心脏病患者，<u>最常见为冠心病</u>。

（2）临床表现

1）<u>非持续性室速（发作 <30s、能自行终止）</u>：常无症状。

2）<u>持续性室速（发作 >30s、需药物或电复律终止）</u>：可出现低血压、少尿、气喘、晕厥、心绞痛。部分多形性室速、尖端扭转型室速发作后很快蜕变为心室颤动，导致心源性晕厥、心搏骤停和猝死。

3）听诊：心律可轻度不规则，第一、二心音分裂，收缩期血压随心搏变化。

（3）心电图表现：①节律规则或略不规则；②连续 3 个或以上宽大畸形的 QRS 波；<u>③心室率常为 100~250 次 /min</u>；④心房独立活动与 QRS 波无固定关系，形成室房分离；⑤偶可见心室激动逆传夺获心房。

<u>心室夺获</u>表现为在 P 波之后，提前发生一次正常的 QRS 波；部分夺获产生室性融合波，其 QRS 波形态介于窦性和异位心室搏动。<u>心室夺获与室性融合波的存在对确立室性心动过速诊断提供重要依据</u>。

（4）治疗

1）一般原则：无器质性心脏病患者发生非持续性室速，如无症状或血流动力学影响，处理原则与室性期前收缩相同；有器质性心脏病或有明确诱因者应首先给予针对性治疗；持续性室速发作，均应治疗。

2）终止室速发作

● 无显著血流动力学障碍：可选用利多卡因、β受体拮抗药或胺碘酮静脉注射。

● 已发生低血压休克、心绞痛、充血性心力衰竭或脑血流灌注不足等：<u>立即电复律</u>。复律成功后可静脉应用胺碘酮、利多卡因等，以防复发。

> **ⓘ 提示**
>
> 洋地黄中毒引起的室速不宜用电复律，应给予药物治疗。

3）预防复发：寻找和治疗诱发及维持室速的可逆性病变。急性心肌缺血合并室速者，首选冠脉血运重建，也可用β受体拮抗药预防室性心律失常。如果室速频繁发作，且不能被电复律有效控制，可静脉应用胺碘酮。经完全血运重建和最佳药物治疗后，仍反复发作室速或电风暴者，可植入心律转复除颤器（ICD）。

ICD植入治疗亦可应用于持续性多形性室速及遗传性心律失常综合征患者。药物治疗后仍反复发作单形性室速或ICD植入后反复电击的患者可考虑导管消融治疗。

（5）特殊类型的室性心动过速

1）尖端扭转性室速（图2-3-12）：是多形性室速的一种特殊类型，可进展为心室颤动和猝死。努力寻找和去除导致QT间期延长的获得性病因，停用明确或可能诱发的药物。<u>治疗上首先给予静脉注射镁盐</u>。不宜应用ⅠA类或Ⅲ类药物（可使QT间期更长）。先天性长QT间期综合征治疗应选用β受体拮抗药。药物治疗无效者，可考虑左颈胸交感神经切断术或植入ICD治疗。

2）加速性心室自主节律：发作短暂或间歇，患者一般无症状，亦不影响预后。通常无需抗心律失常治疗。

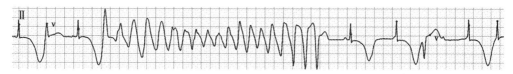

图2-3-12　尖端扭转性室速

注：监测导联第2、4个QRS波群为室性期前收缩，R波骑跨于前一T波之上（R-on-T现象），QT间期延长，达0.64s，第2个室性期前收缩引发尖端扭转性室速，QRS波群主波方向围绕等电位线连续扭转。

3. 心室扑动（简称室扑）与心室颤动（简称室颤）

（1）病因：常见于缺血性心脏病。抗心律失常药物，特别是引起QT间期延长与尖端扭转的药物,严重缺氧、缺血、预激综合征合并房颤与极快的心室率、电击伤等亦可引起。

（2）临床症状:意识丧失、抽搐、呼吸停顿甚至死亡、听诊心音消失、脉搏触不到、血压亦无法测到。

（3）心电图表现

1）心室扑动（图2-3-13）:呈正弦波图形,波幅大而规则,QRS波呈单形性,频率150~300次/min。

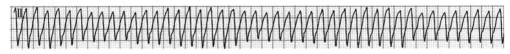

图 2-3-13　心室扑动

注:Ⅱ导联呈连续的波动,形似正弦波,频率250次/min,无法分辨QRS波群、ST段及T波。

2）心室颤动（图2-3-14）:波形振幅与频率均极不规则,无法识别QRS波、ST段和T波,持续时间短。

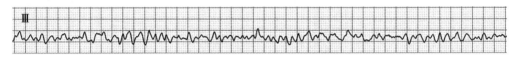

图 2-3-14　心室颤动

Ⅲ导联呈形态、振幅各异的不规则波动,频率约300次/min,QRS-T波群消失。

> **ⓘ 提示**
>
> 室扑与室颤为致死性心律失常。

七、心脏传导阻滞

1. 房室阻滞（图2-3-15）

（1）病因:部分健康的成年人、儿童及运动员可发生一度或二度Ⅰ型房室阻滞;其他病变包括冠心病急性心肌梗死、心肌炎、心肌病、主动脉瓣狭窄伴钙化、先天性心血管病、原发性高血压、心脏手术损伤;也可见于电解质紊乱（如高钾血症）、药物中毒（如洋地黄）、黏液性水肿及心脏浸润性病变（如淀粉样变、结节病或硬皮病）等。

（2）临床特点（表2-3-3）

1）二度Ⅰ型房室阻滞,是最常见的二度房室阻滞类型,很少发展为三度房室阻滞,最常见的房室传导比例为3:2和5:4。

2）二度房室阻滞中,连续两个或者两个以上的P波不能下传心室者常称为高度房室阻滞。

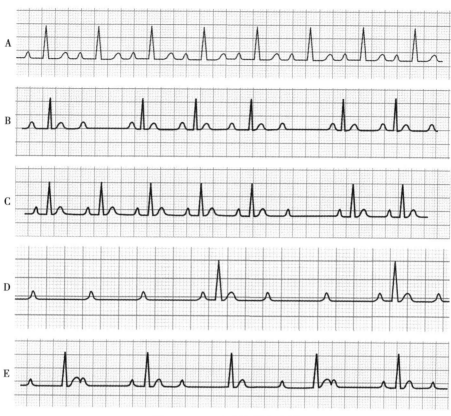

图 2-3-15　房室阻滞心电图

注：A. 一度房室阻滞；B. 二度Ⅰ型房室阻滞；C. 二度Ⅱ型房室阻滞；D. 高度房室阻滞；E. 三度房室阻滞。

表 2-3-3　房室阻滞的临床特点

鉴别点	一度房室阻滞	二度Ⅰ型房室 阻滞（文氏阻滞）	二度Ⅱ型 房室阻滞	三度（完全性） 房室阻滞
症状	常无	心悸、心搏脱漏	心悸、心搏脱漏	疲倦、乏力、晕厥、眩晕、心绞痛、心力衰竭，严重时有 Adams-Stokes 综合征甚至猝死
听诊	S$_1$ 变弱	S$_1$ 强度逐渐减弱，心搏脱漏	S$_1$ 强度恒定，心搏脱漏	S$_1$ 强度经常变化，第二心音可呈正常或反常分裂，或可闻及响亮亢进的第一心音（大炮音）
心电图特征	PR 间期 >0.20s，QRS 波群形态与时限多正常	①P 波规律出现；②PR 间期逐渐延长，直到 P 波下传受阻,脱漏1个 QRS 波群	PR 间期恒定，部分 P 波后无 QRS 波群	①P 波与 QRS 波群各自成节律、互不相关；②心房率快于心室率；③心室起搏点通常在阻滞部位稍下方

续表

鉴别点	一度房室阻滞	二度Ⅰ型房室阻滞（文氏阻滞）	二度Ⅱ型房室阻滞	三度（完全性）房室阻滞
阻滞部位	QRS波群正常→几乎均为房室结，极少为希氏束	QRS波群正常→房室结	①QRS波群正常→可能为房室结②QRS波群增宽、形态异常→希氏束浦肯野系统	①希氏束及其附近，心室率40~60次/min，QRS波群正常，心律稳定；②室内传导系统远端，心室率<40次/min、QRS畸形宽大、心室律不稳定
治疗	心室率不太慢者可不治疗		①症状明显、心室率缓慢者，及早给予起搏治疗②阿托品静脉注射用于房室结阻滞③异丙肾上腺素静脉滴注用于任何部位的阻滞	

3）异丙肾上腺素慎用于急性心肌梗死。长期药物治疗效果不佳且不良反应大，故仅适用于无心脏起搏条件的应急情况。最终需起搏器治疗。

2. 室内阻滞

（1）病因

1）右束支阻滞：见于风湿性心脏病、高血压、冠心病和肺源性心脏病等；亦可见于正常人。

2）左束支阻滞：见于充血性心力衰竭、急性心肌梗死、急性感染、高血压性心脏病、风湿性心脏病、冠心病与梅毒性心脏病等。

ℹ️ 提示

右束支阻滞和左前分支阻滞较多见；完全性三分支阻滞的临床表现与完全性房室传导阻滞相同。

（2）心电图特征

1）右束支阻滞（图2-3-16）：①V₁、V₂导联呈rsR′（M型）；V₅、V₆导联呈qRS或RS，S波变宽；②QRS时限≥0.12s（<0.12s为不完全性阻滞）；③T波与QRS主波方向相反。

2）左束支阻滞（图2-3-17）：①V₅、V₆导联R波增宽，顶部有切迹或粗钝，其前无q波，T波与QRS主波方向相反；②V₁、V₂呈QS或rS，S波宽大；③QRS时限≥0.12s（<0.12s为不完全性阻滞）。

3）左前分支阻滞：①额面平均QRS电轴左偏达-45°~-90°；②Ⅰ、aVL导联呈qR；Ⅱ、Ⅲ、aVF导联呈rS；③QRS时限<0.12s。

4）左后分支阻滞：①额面平均QRS电轴右偏达+90°~+120°（或+80°~+140°）。

②Ⅰ导联呈 rS；Ⅱ、Ⅲ、aVF 导联呈 qR，且 $R_{Ⅲ}>R_{Ⅱ}$。③QRS 时限 <0.12s。

　　5）双分支阻滞与三分支阻滞。

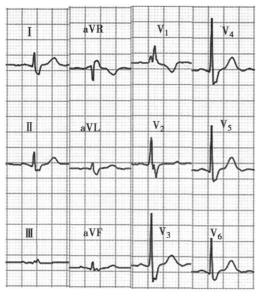

图 2-3-16　完全性右束支阻滞

注：窦性心律，QRS 波群时限 0.16s。V_1 导联呈 rsR′，V_5、V_6 导联呈 RS，S 波宽阔。

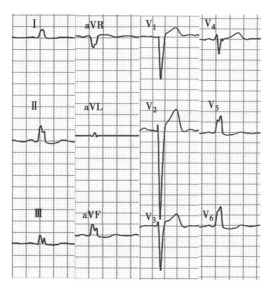

图 2-3-17　完全性左束支阻滞

注：窦性心律，QRS 波群时限 0.14s。V_5、V_6 导联呈 R 波宽大，顶部有切迹，V_1 导联呈 QS 形。

八、抗心律失常药物分类（表 2-3-4）

表 2-3-4　抗心律失常药物分类

分类	作用机制	举例
I 类	阻滞快速钠通道	
I A 类	减慢动作电位 0 相上升速度（V_{max}），延长动作电位时程	奎尼丁、普鲁卡因胺
I B 类	不减慢 V_{max}，缩短动作电位时程	利多卡因、苯妥英钠、美西律
I C 类	减慢 V_{max}，轻微延长动作电位时程	普罗帕酮
II 类	阻断 β 受体	普萘洛尔、美托洛尔
III 类	阻滞钾通道，延长复极	胺碘酮
IV 类	阻滞慢钙通道	维拉帕米

九、心律失常的介入治疗和手术治疗

1. 心脏电复律　主要介绍电除颤与电复律。

（1）机制：将一定强度的电流通过心脏，使全部或大部分心肌在瞬间除极，然后心脏自律性最高的起搏点重新主导心脏节律，通常是窦房结。

（2）种类：根据电复律时是否识别 R 波，分类如下。

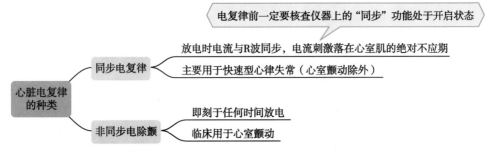

（3）适应证：①各种严重的甚至危及生命的恶性心律失常；②各种持续时间较长的快速型心律失常。总的原则是，对于任何快速型的心律失常，如导致血流动力学障碍或心绞痛发作加重，药物治疗无效者，均应考虑电复律或电除颤。

（4）能量选择（表 2-3-5）

表 2-3-5　经胸壁体外电复律常用能量选择（单向波复律）

心律失常	能量 /J	心律失常	能量 /J
心房颤动	100~200	室性心动过速	100~200
心房扑动	50~100	心室颤动	200~360 或 200（双向波）
室上性心动过速	100~150		

2. 植入型心律转复除颤器(ICD) 是一种终止致命性心律失常的多功能、多程控参数的电子装置。ICD 显著降低心脏性猝死(SCD)高危患者的死亡率,是预防 SCD 最有效的方法。

3. 起搏治疗 起搏治疗的主要目的就是通过不同的起搏方式纠正心率和心律的异常,或左、右心室的协同收缩,提高患者的生存质量,减少病死率。

4. 导管射频消融(RFCA) 治疗快速型心律失常。

 知识拓展

心律失常的治疗原则为在重视消除病因或诱因的基础上恢复心脏节律或控制心室率。抗心律失常药物、心脏电复律、心脏起搏和导管射频消融是主要治疗方法。

经 典 试 题

(研)1. 慢性心房颤动应用洋地黄的主要目的是

A. 控制心室率
B. 转复房颤律
C. 预防室性心律失常
D. 为实施电转复做准备

(执)2. 最有助于诊断室性心动过速的心电图特点是

A. T 波和主波方向相反
B. 心室夺获
C. QRS 波群宽大畸形
D. QRS 波群呈束支传导阻滞图形
E. PR 间期延长

(研)3. 男,48 岁。因偶发心悸,24h 动态心电图检查发现,平均心率62 次 /min,房性期前收缩 58 次 /24h,ST 段无异常。应采取的最佳处理是

A. 美托洛尔口服
B. 普罗帕酮口服
C. 钾镁盐类口服
D. 临床观察

(执)4. 男,59 岁。突发持续性胸痛 3h,黑矇 1 次,高血压病史 5 年,间断服用降压药物。查体:BP 85/50mmHg,心率 35 次 /min,心律齐,心电图示 II、III、aVF 导联 ST 段抬高0.3mV,三度房室传导阻滞。在置入临时起搏器以前,提高该患者心率的药物治疗措施是

A. 肾上腺素静脉注射
B. 多巴酚丁胺静脉滴注
C. 阿托品静脉注射
D. 去甲肾上腺素静脉滴注
E. 异丙肾上腺素静脉滴注

【答案】
1. A 2. B 3. D 4. C

第四章

动脉粥样硬化和冠状动脉硬化性心脏病

一、动脉粥样硬化（图2-4-1）

1. 主要危险因素

（1）年龄：多见于40岁之后。

（2）性别：雌激素有抗动脉粥样硬化作用,女性绝经后发病率增加。

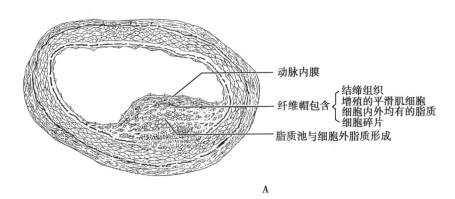

A

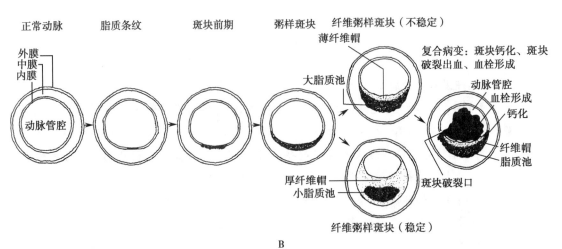

B

图 2-4-1 动脉粥样硬化

注：A.动脉粥样硬化斑块结构示意图：显示粥样斑块的纤维帽和它所覆盖的脂质池；B.动脉粥样硬化进展过程血管横切面结构示意图：图中深黑色代表血栓、钙化,淡黑色代表脂质条纹、脂质核和脂质池,细黑点代表纤维帽。

（3）血脂：动脉粥样硬化常见于高胆固醇血症。总胆固醇（TC）、甘油三酯（TG）、低密度脂蛋白胆固醇（LDL-C）、极低密度脂蛋白胆固醇（VLDL-C）、载脂蛋白 B（apoB）增高；高密度脂蛋白胆固醇（HDL-C）、载脂蛋白 A（apoA）降低都被认为是危险因素。脂蛋白（a）[Lp（a）]增高可能是独立的危险因素。

> **提示**
>
> 　　脂质代谢异常是动脉粥样硬化最重要的危险因素。LDL-C 的致动脉粥样硬化作用目前最肯定。

（4）高血压、糖尿病和糖耐量异常、吸烟、肥胖、家族史。

（5）其他的危险因素：①A 型性格；②长期口服避孕药；③饮食习惯，高热量、高动物脂肪、高胆固醇、高糖饮食易患冠心病。

2. **发病机制**　是多因素共同作用的结果。主要包括脂质浸润学说、内皮损伤 - 反应学说、血小板聚集和血栓形成假说、平滑肌细胞克隆学说等。

3. **分类**　冠状动脉粥样硬化性心脏病指冠状动脉（冠脉）发生粥样硬化引起管腔狭窄或闭塞，导致心肌缺血缺氧或坏死而引起的心脏病，简称冠心病（CHD），也称缺血性心脏病。冠心病是动脉粥样硬化导致器官病变的最常见类型，严重危害人类健康。

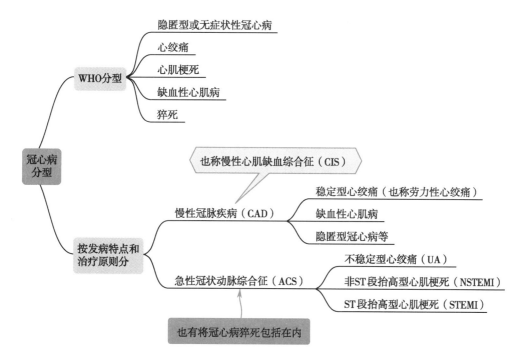

4. **防治**　首先应积极预防动脉粥样硬化的发生。如已发生应积极治疗，防止病变发展并争取逆转。及时治疗并发症。

（1）一般措施

1）积极控制有关危险因素。

2）合理膳食：①膳食总热量不能过高，以维持正常体重为度；②超重或肥胖者，应减少每天饮食的总热量，减少胆固醇摄入，并限制酒及含糖食物的摄入；③合并高血压或心衰者应同时限盐。

3）适当的体力劳动和体育锻炼。

4）合理安排工作和生活。

5）提倡戒烟限酒。

（2）药物治疗

1）调整血脂药物：HMG-CoA 还原酶抑制剂（他汀类药物）、贝特类、胆固醇吸收抑制剂依折麦布和前蛋白转化酶枯草溶菌素 9（PCSK9）抑制剂等。

2）抗血小板药物：用于预防动脉血栓形成和栓塞。可选阿司匹林、氯吡格雷等口服药；阿昔单抗、替罗非班等静脉药物。

3）溶栓药物和抗凝药物：对动脉内形成血栓导致管腔狭窄或阻塞者，可用溶栓药物，包括链激酶、阿替普酶等。抗凝药物包括普通肝素、低分子量肝素、华法林以及新型口服抗凝药。

4）改善心脏重构和预后的药物：如 ACEI 或 ARB 等。

5）针对缺血症状的相应治疗：如心绞痛时应用血管扩张剂（硝酸酯类等）及 β 受体拮抗药等。

（3）介入和外科手术治疗：目前应用最多的是经皮腔内球囊扩张术和支架植入术。

二、稳定型心绞痛

1. 发病机制

（1）正常的冠状动脉在剧烈运动或缺氧时可以扩张，发生动脉粥样硬化而狭窄或部分闭塞的冠状动脉不但平时血流少，而且扩张能力降低，即血流供应不足且固定。

（2）当心肌耗氧量增加（运动、激动等）时，狭窄的冠状动脉造成心肌血液供应不足，发生心绞痛。

2. 临床表现

（1）症状：主要是发作性胸痛，疼痛特点如下。

1）诱因：体力劳动、情绪激动、饱食、寒冷、吸烟、休克等；疼痛多发生于劳力或激动的当时，而不是在劳累之后。

2）部位：主要在胸骨体之后，可波及心前区；手掌大小范围，也可横贯前胸，界限不清；可放射到左肩、左臂内侧达无名指和小指，或至颈、咽或下颌部。

3）性质：压迫、发闷或紧缩性，可有烧灼感、偶伴濒死感；发作时患者被迫停止正在进行的活动，直至症状缓解。

4）持续时间：多为 3~5min，一般不超过半小时。

5）缓解方式：停止原来的活动或舌下含服硝酸甘油等硝酸酯类可缓解。

（2）体征：发作时常见心率增快、血压升高、表情焦虑、皮肤冷或出汗，有时出现第四或第三心音奔马律。可有暂时性心尖部收缩期杂音（乳头肌缺血、功能失调引起二尖瓣关闭不全所致）。

3. 辅助检查

（1）实验室检查：血糖、血脂检查；胸痛明显者需查血清心肌损伤标志物；血常规；必要时查甲状腺功能。

（2）心电图检查

1）静息心电图：约半数患者在正常范围。

2）心绞痛发作时心电图：①心肌缺血可导致 ST 段移位，心内膜下最容易发生缺血，常见 ST 段压低≥0.1mV；②有时可见 T 波倒置。在平时有 T 波持续倒置的患者，发作时可变为直立。

3）心电图负荷试验：最常用的是运动负荷试验，增加心脏负担以激发心肌缺血。

运动负荷试验阳性：运动中出现典型心绞痛、心电图改变主要以 ST 段水平型或下斜型压低≥0.1mV（J 点后 0.06~0.08s）持续 2min。

立即停止运动的情况：运动中出现心绞痛、步态不稳、出现室性心动过速（接连 3 个以上室性期前收缩）或血压下降。

禁忌证：心肌梗死急性期、不稳定型心绞痛、明显心力衰竭、严重心律失常或急性疾病者。

> **ⓘ 提示**
>
> 单纯运动心电图阳性或阴性结果不能作为诊断或排除冠心病的依据。

（3）心电图连续动态监测：Holter 检查可连续记录并自动分析 24h（或更长时间）的心电图。胸痛发作时相应时间的缺血性 ST-T 改变有助于确定心绞痛的诊断，也可检出无痛性心肌缺血。

（4）多层螺旋 CT 冠状动脉成像（CTA）：冠状动脉 CTA 有较高阴性预测价值。

（5）超声心动图：可探测坏死区或缺血区心室壁的运动异常、评价负荷状态下的心肌灌注情况。还有助于鉴别诊断。

（6）放射性核素检查

1）核素心肌显像及负荷试验：近年来有用 ^{99m}Tc-MIBI 取代 ^{201}Tl（铊）作心肌显像，可见灌注缺损心肌缺血区。

2）放射性核素心腔造影：应用 ^{99m}Tc 行体内红细胞标记。可测定左心室射血分数及显示心肌缺血区室壁局部运动障碍。

3）正电子发射断层心肌显像（PET）：可判断心肌的血流灌注情况，了解心肌的代谢情况，进而评估心肌的活力。

（7）冠脉造影（CAG）：目前仍是诊断冠心病的金标准。一般认为管腔直径减少70%~75%或以上会严重影响血供。

4. 诊断

（1）根据典型心绞痛的发作特点，结合年龄和存在的冠心病危险因素，除外其他疾病所致的心绞痛，一般可建立诊断。

（2）加拿大心血管学会（CCS）把心绞痛严重度分四级，见表2-4-1。

表 2-4-1　稳定型心绞痛的严重度分级

CCS 分级	一般体力活动（如步行或上楼）情况	引发心绞痛情况
Ⅰ级	不受限	强、快或持续用力时
Ⅱ级	轻度受限。一般情况下平地步行 200m 以上或登楼一层以上受限	快步、饭后、寒冷或刮风中、精神应激或醒后数小时内
Ⅲ级	明显受限	一般情况下平地步行 200m 内或登楼一层
Ⅳ级	—	轻微活动或休息时

5. 鉴别诊断　需与急性冠状动脉综合征、其他原因导致的心绞痛、肋间神经痛和肋软骨炎、心脏神经症（胸痛常为短暂刺痛或持久隐痛，部位多在左胸乳房下心尖部附近或经常变动、轻度体力活动反觉舒适等）、食管病变、消化性溃疡等鉴别。

6. 治疗

● 发作时治疗

（1）休息：发作时立刻休息。

（2）药物治疗：较重的发作，可使用作用较快的硝酸酯制剂。舌下含服起效最快，反复发作也可以静脉使用，但要注意耐药可能。

1）硝酸酯类药物的药理作用：除扩张冠脉、降低阻力、增加冠脉循环的血流量外，还通过对周围血管的扩张作用，减少静脉回流心脏的血量，降低心室容量、心腔内压、心排血量和血压，减低心脏前后负荷和心肌的需氧，从而缓解心绞痛。

2）硝酸甘油、硝酸异山梨酯均可舌下含化。延迟见效或完全无效时提示患者并非患冠心病或为严重的冠心病。

● 缓解期治疗

（1）调整生活方式：宜尽量避免各种诱发因素。清淡饮食，一次进食不应过饱；戒烟限酒；调整日常生活与工作量；减轻精神负担；保持适当的体力活动，但以不致发生疼痛症状为度；一般无需卧床休息。

（2）药物治疗

1）改善缺血、减轻症状的主要药物（表2-4-2）

表 2-4-2　心绞痛缓解期——改善缺血、减轻症状的主要药物

名称	药理作用	举例
β 受体拮抗药	能抑制心脏 β 肾上腺素能受体,减慢心率、减弱心肌收缩力、降低血压,从而降低心肌耗氧量以减少心绞痛发作和增加运动耐量	美托洛尔、比索洛尔
硝酸酯类药	为非内皮依赖性血管扩张剂,能减少心肌需氧和改善心肌灌注,从而减低心绞痛发作的频率和程度	二硝酸异山梨酯、单硝酸异山梨酯
钙通道阻滞药	抑制心肌收缩,减少心肌氧耗;扩张冠脉,解除冠脉痉挛,改善心内膜下心肌供血;扩张周围血管,降低动脉压,减轻心脏负荷;改善心肌的微循环	①硝苯地平、氨氯地平,同时有高血压者更适用②维拉帕米、地尔硫䓬,左室功能不全者不建议用,与 β 受体拮抗药合用需谨慎

有严重心动过缓和高度房室传导阻滞、窦房结功能紊乱、有明显的支气管痉挛或支气管哮喘的患者禁用 β 受体拮抗药。外周血管疾病及严重抑郁是应用 β 受体拮抗药的相对禁忌证。慢性肺心病的患者可小心使用高度选择性的 $β_1$ 受体拮抗药。

> ⓘ 提示
>
> 　曲美他嗪、尼可地尔、盐酸伊伐布雷定等其他药物主要用于 β 受体拮抗药或钙通道阻滞药有禁忌或不耐受,或不能控制症状时。

2)预防心肌梗死,改善预后的药物(表 2-4-3)

表 2-4-3　心绞痛缓解期——预防心肌梗死,改善预后的药物

名称		作用机制	应用
抗血小板治疗	阿司匹林	不可逆抑制环氧化酶(COX),阻断血栓素 A_2(TXA₂)合成,达到抗血小板聚集作用	阿司匹林是抗血小板治疗的基石,患者无禁忌都应使用
	吲哚布芬	可逆性抑制 COX-1,阻断 TXA_2 合成,达到抗血小板聚集作用	有胃肠道出血或消化道溃疡病史等阿司匹林不耐受患者的替代治疗
	氯吡格雷	为 P_2Y_{12} 受体拮抗药,抑制 ADP 诱导的血小板活化	主要用于支架植入以后及阿司匹林有禁忌证者。稳定型冠心病患者主要应用氯吡格雷
他汀类		有效降低 TC 和 LDL-C,延缓斑块进展和稳定斑块	明确诊断的冠心病患者均应使用,并将 LDL-C 降至 1.8mmol/L 以下水平

续表

名称	作用机制	应用
ACEI 或 ARB	可使冠心病患者的心血管死亡、非致死性心肌梗死等相对危险性显著降低	稳定型心绞痛患者合并高血压、糖尿病、心力衰竭或左心室收缩功能不全的高危患者建议使用 ACEI。不能耐受者可使用 ARB
β 受体拮抗药	降低心肌耗氧量,减少心绞痛发作	对心肌梗死后的稳定型心绞痛患者,可能减少心血管事件的发生

ℹ️ **提示**

他汀类药物为首选降脂药物,应用时注意监测转氨酶及肌酸激酶等生化指标,及时发现可能引起的肝脏损害和肌病。

（3）血管重建治疗

1）经皮冠状动脉介入治疗（PCI）：包括经皮球囊冠状动脉成形术、冠状动脉支架植入术和斑块旋磨术等。与内科保守疗法相比,PCI 术能使患者的生活质量提高（活动耐量增加）,但是心肌梗死的发生和死亡率无显著差异。

2）冠状动脉旁路移植术（CABG）：对全身情况能耐受开胸手术者,左主干合并 2 支以上冠脉病变（尤其是病变复杂程度评分,如 SYNTAX 评分较高者）,或多支血管病变合并糖尿病者,CABG 应为首选。

三、不稳定型心绞痛和非 ST 段抬高型心肌梗死

1. 概述　急性冠状动脉综合征（ACS）是一组由急性心肌缺血引起的临床综合征。不稳定型心绞痛（UA）/ 非 ST 段抬高型心肌梗死（NSTEMI）合称为非 ST 段抬高型急性冠脉综合征（NSTEACS）。UA 的分类见表 2-4-4。

表 2-4-4　UA 的分类

分类	临床表现
静息型心绞痛	发作于休息时,持续时间通常 >20min
初发型心绞痛	通常在首发症状 1~2 个月内、很轻的体力活动可诱发（程度至少达 CCS Ⅲ 级）
恶化型心绞痛	在相对稳定的劳力性心绞痛基础上心绞痛逐渐增强（疼痛更剧烈、时间更长或更频繁,按 CCS 分级至少增加 Ⅰ 级水平,程度至少 CCS Ⅲ 级）

少部分 UA 患者心绞痛发作有明显的诱发因素,如感染、甲状腺功能亢进、心律失常、低血压、贫血和低氧血症,称为继发性 UA。变异型心绞痛特征为静息心绞痛,表现为一过性

ST 段动态改变,是 UA 的一种特殊类型,其发病机制为冠状动脉痉挛。

2. 发病机制　在冠状动脉粥样硬化的基础上,发生斑块破裂或糜烂、溃疡,并发血栓形成、冠状动脉痉挛收缩、微血管栓塞等导致急性或亚急性的心肌供氧减少和缺血加重。NSTEMI 常因心肌严重的持续性缺血导致心肌坏死。

提示

血小板激活在 ACS 发病过程中起非常重要的作用。

3. 临床表现

(1)症状:UA 患者胸部不适的部位及性质与典型的稳定型心绞痛相似,通常程度更重,持续时间更长,可达数十分钟,胸痛可在休息时发生。常规休息或舌下含服硝酸甘油只能暂时甚至不能完全缓解症状。但症状不典型者也不少见,尤其是老年女性和糖尿病患者。

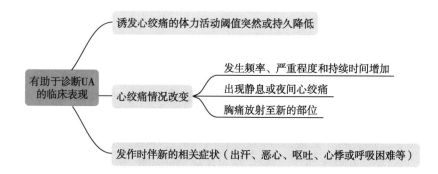

(2)体征:无特异性。发作时可出现脸色苍白、皮肤湿冷,一过性的第三心音或第四心音,以及由二尖瓣反流引起的一过性收缩期杂音。

4. 辅助检查

(1)心电图

1)大多数患者胸痛发作时有一过性 ST 段抬高或压低和 T 波(低平或倒置)改变,其中 ST 段的动态改变(≥0.1mV 的抬高或压低)是严重冠状动脉疾病的表现,可能会发生急性心肌梗死或猝死。U 波倒置不常见。

2)ECG 变化持续 12h 以上,则提示可能为 NSTEMI。

(2)心肌标志物检查:在症状发生后 24h 内,肌钙蛋白(cTn)的峰值超过正常对照值的 99 个百分位需考虑 NSTEMI 的诊断。临床上 UA 的诊断主要依靠临床表现以及发作时心电图 ST-T 的动态改变,如 cTn 阳性,相比 cTn 阴性的患者其预后较差。

(3)连续心电监护。

(4)冠状动脉造影及其他侵入性检查。

5. 诊断

（1）根据典型的心绞痛症状、典型的缺血性心电图改变（新发或一过性 ST 段压低 ≥0.1mV，或 T 波倒置≥0.2mV）以及心肌损伤标志物（cTnT、cTnI 或 CK–MB）测定，可作出 UA/NSTEMI 诊断。

（2）不稳定型心绞痛患者死亡或非致死性心肌梗死的短期危险分层：具有以下至少 1 条者为"高危"患者。

1）缺血性症状在 48h 内恶化。

2）长时间（>20min）静息性胸痛。

3）缺血引起的肺水肿，新出现二尖瓣关闭不全杂音或原杂音加重，S_3 或新出现啰音或原啰音加重，低血压、心动过速，年龄 >75 岁。

4）ECG：静息心绞痛伴一过性 ST 段改变（>0.05mV），新出现的束支传导阻滞或持续性心动过速。

5）心肌标志物明显增高（cTnT>0.1μg/L）。

（3）鉴别诊断：与 STEMI 等鉴别。

6. 治疗

（1）一般治疗：卧床休息，镇静、抗焦虑，必要时吸氧疗，处理可能引起心肌耗氧量增加的疾病（如感染）等。

（2）抗心肌缺血药物：主要目的是减少心肌耗氧量（减慢心率或减弱左心室收缩力）或扩张冠状动脉，缓解心绞痛发作。

1）硝酸酯类药物：可扩张静脉，降低心脏前负荷，并降低左心室舒张末压、降低心肌耗氧量，改善左心室局部和整体功能。此外，还可扩张冠状动脉，缓解心肌缺血。

心绞痛发作时，可舌下含服硝酸甘油，每次 0.5mg，必要时每间隔 3~5min 可连用 3 次，若仍无效，可静脉应用硝酸甘油或硝酸异山梨酯。目前建议静脉应用硝酸甘油，在症状消失 12~24h 后改用口服制剂。

2）β 受体拮抗药：主要作用于心肌 $β_1$ 受体而降低心肌耗氧量，减少心肌缺血反复发作，减少心肌梗死的发生，对改善近、远期预后有重要作用。

应尽早用于无禁忌证的 UA/NSTEMI 患者。建议使用选择性 $β_1$ 受体拮抗药，如美托洛尔、比索洛尔等。在已服用 β 受体拮抗药仍发生 UA 的患者，除非存在禁忌证，否则无需停药。

3）钙通道阻滞药：可有效减轻心绞痛症状，可作为治疗持续性心肌缺血的次选药物。对于血管痉挛性心绞痛（即变异型心绞痛），可作为首选药。

（3）抗血小板治疗

1）COX 抑制剂：如无禁忌证均应使用阿司匹林，对于阿司匹林不耐受者，可考虑使用吲哚布芬替代。

2）P_2Y_{12} 受体拮抗药：如氯吡格雷、替格瑞洛。除非有极高出血风险等禁忌证，

UA/NSTEMI 患者均建议在阿司匹林基础上，联合应用一种 P_2Y_{12} 受体拮抗药，并维持至少 12 个月。

3）血小板糖蛋白Ⅱb/Ⅲa 受体（GPⅡb/Ⅲa）拮抗药（GPI）：可抑制血小板聚集，如阿昔单抗、替罗非班（安全性更好）。推荐 GPI 应用于接受 PCI 的 UA/NSTEMI 患者和选用保守治疗策略的中高危 UA/NSTEMI 患者。

4）环核苷酸磷酸二酯酶抑制剂：西洛他唑仅作为阿司匹林不耐受患者的替代药物。双嘧达莫目前不推荐使用。

（4）抗凝治疗：除非有禁忌，所有患者均应在抗血小板治疗基础上常规接受抗凝治疗。常用药物包括普通肝素、低分子量肝素、磺达肝癸钠、比伐卢定（是直接抗凝血酶药物）。

（5）调脂治疗：UA/NSTEMI 患者均应尽早（24h 内）开始使用他汀类药物。

（6）ACEI 或 ARB：对 UA/NSTEMI 患者，长期应用 ACEI 能降低心血管事件发生率，无禁忌证者应在 24h 内口服 ACEI，不能耐受 ACEI 者可用 ARB 替代。

（7）血运重建治疗：包括 PCI 和 CABG。PCI 逐渐成为 UA/NSTEMI 患者血运重建的主要方式。药物洗脱支架（DES）的应用拓宽了 PCI 的应用范围。CABG 最大的受益者是病变严重、有多支血管病变的症状严重和左心室功能不全的患者。

> **提示**
>
> UA/NSTEMI 是具有潜在危险的严重疾病，其主要治疗目的为即刻缓解缺血和预防严重不良反应后果（即死亡或心肌梗死或再梗死）。

7. 二级预防 采用 ABCDE 方案：①抗血小板、抗心绞痛治疗和 ACEI；②β 受体拮抗药预防心律失常、减轻心脏负荷等，控制血压；③控制血脂和戒烟；④控制饮食和糖尿病治疗；⑤健康教育和运动。

四、急性 ST 段抬高型心肌梗死

1. 病因和发病机制

（1）STEMI 的基本病因是冠状动脉粥样硬化基础上一支或多支血管管腔急性闭塞，若持续时间达到 20~30min 或以上，即可发生急性心肌梗死（AMI）。绝大多数 STEMI 是由于不稳定的粥样斑块溃破，继而出血和管腔内血栓形成，而使管腔闭塞。

（2）促使斑块溃破出血和血栓形成的诱因：晨起 6 时至 12 时交感神经活动增加、饱餐后、剧烈运动、严重心律失常、情绪过分激动、急性失血、休克、脱水、用力排便等。

2. 病理

（1）冠状动脉病变：绝大多数 STEMI 患者冠脉内可见在粥样斑块的基础上有血栓形成，使管腔闭塞，但是由冠脉痉挛引起管腔闭塞者中，个别可无严重粥样硬化病变。

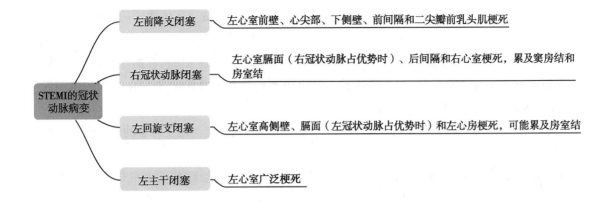

> ℹ **提示**
>
> 　　梗死的发生与原来冠脉受粥样硬化病变累及的血管数及其所造成管腔狭窄程度之间未必呈平行关系。

（2）心肌病变（表 2-4-5）

表 2-4-5　STEMI 的心肌病变

冠脉闭塞后时间	表现
20~30min	受其供血的心肌有少数坏死
1~2h	绝大部分心肌呈凝固性坏死,心肌间质充血、水肿,伴多量炎症细胞浸润
更长时间	①坏死的心肌纤维逐渐溶解,形成肌溶灶,肉芽组织形成 ②继发性病理变化:坏死心壁向外膨出,产生心脏破裂或心室壁瘤;坏死组织逐渐纤维化,在 6~8 周形成瘢痕愈合,称为陈旧性心肌梗死

3. 临床表现

（1）先兆：50%~81.2% 的患者在发病前数日有乏力、胸部不适、活动时心悸、气急、烦躁、心绞痛等前驱症状。其中以初发型心绞痛或恶化型心绞痛为最突出。ECG 可示 ST 段一过性明显抬高（变异型心绞痛）或压低,T 波倒置或增高（"假性正常化"）。

（2）症状

1）疼痛：最先出现。疼痛部位和性质类似于心绞痛,多无明显诱因,程度较重、持续时间较长,可达数小时或数天,休息和含服硝酸甘油片多不能缓解。患者常烦躁不安、出汗、恐惧或有濒死感,少数无明显疼痛,一开始即表现为休克或急性心衰,在老年人和糖尿病患者多见。部分患者的疼痛：位于上腹部,或疼痛放射至下颌、颈部、背部上方。

2）全身症状：发热、心动过速、白细胞增高和血沉增快等。一般在疼痛发生后 24~48h出现,一般在 38℃左右。

3）胃肠道症状：可有频繁的恶心、呕吐和上腹胀痛,肠胀气,呃逆。

4）心律失常：见于75%~95%的患者。起病24h内最常见,可伴乏力、头晕、晕厥等,以室性心律失常最多,尤其是室性期前收缩,如室性期前收缩频发(>5次/min),成对出现或呈短阵室性心动过速,多源性或落在前一心搏的易损期时(R–on–T),常为心室颤动的先兆。房室传导阻滞和束支传导阻滞也较常见。

提示

室颤是STEMI早期,特别是入院前主要的死因。

5）心力衰竭：主要是急性左心衰竭,发生率约32%~48%。严重者可有右心衰竭表现。右心室MI者可一开始即出现右心衰竭表现,伴血压下降。

6）低血压和休克：疼痛中血压下降常见,未必是休克,要根据疼痛缓解后的情况综合判断。休克发生率约20%,主要是心源性,为心肌广泛坏死、心排血量急剧下降所致,神经反射引起的周围血管扩张属次要,有些患者尚有血容量不足的因素参与。

（3）体征

1）心脏体征：①心脏浊音界可正常、轻中度增大；②心率多增快,可减慢；③S_1减弱,可出现第三（少见）或第四心音奔马律；④10%~20%患者在起病第2~3d出现心包摩擦音（反应性纤维性心包炎所致）；⑤心尖区粗糙的收缩期杂音或伴收缩中晚期喀喇音,为二尖瓣乳头肌功能失调或断裂所致；⑥胸骨左缘3~4肋间新出现粗糙的收缩期杂音伴震颤,见于室间隔穿孔；⑦心律失常。

2）血压：除极早期血压可增高外,几乎都有血压降低。起病前有高血压,血压可降至正常,且可能不再恢复到起病前的水平。

3）与心律失常、休克或心力衰竭相关的其他体征。

4. 并发症（表2-4-6）

表2-4-6　STEMI的并发症

名称	发生情况	表现
乳头肌功能失调或断裂	可高达50%	①二尖瓣乳头肌缺血、坏死,造成二尖瓣脱垂并关闭不全,心尖区收缩中晚期喀喇音和吹风样收缩期杂音,S_1可不减弱,可引起心力衰竭 ②乳头肌整体断裂极少见,多发生在二尖瓣后乳头肌,见于下壁MI,心力衰竭明显
心脏破裂	少见,起病1周内常见	多为心室游离壁破裂,引起猝死。偶为心室间隔破裂造成穿孔,在胸骨左缘第3~4肋间出现响亮的收缩期杂音,常伴震颤,可引起心力衰竭和休克。亚急性者可存活数个月
栓塞	1%~6%,起病后1~2周出现	左心室附壁血栓脱落引起脑、肾、脾或四肢等动脉栓塞。下肢静脉血栓形成部分脱落产生肺动脉栓塞

续表

名称	发生情况	表现
心室壁瘤	5%~20%	主要见于左心室,左侧心界扩大,心脏搏动范围较广,可有收缩期杂音、心音减弱。心电图 ST 段持续抬高。超声心动图等可见局部心缘突出,搏动减弱或有反常搏动
心肌梗死后综合征	约 1%~5%,数周至数个月内出现	心包炎、胸膜炎或肺炎,有发热、胸痛等症状,发病机制可能为自身免疫反应所致

5. 辅助检查

（1）心电图:常有进行性改变。

1）特征性改变:病理性 Q 波、ST 段弓背向上抬高、T 波倒置。

2）超急性期改变:可无异常或 T 波异常高大、不对称。

3）急性期（图 2-4-2）:ST 弓背向上抬高,与直立的 T 波形成单相曲线;出现病理性 Q 波同时 R 波减低。

4）亚急性期:Q 波持续存在、ST 段开始回落、T 波平坦或倒置。

5）慢性期:Q 波持续存在、ST 段恢复、T 波锐角对称倒置（ V 形）。T 波倒置可永久存在,或逐渐恢复。

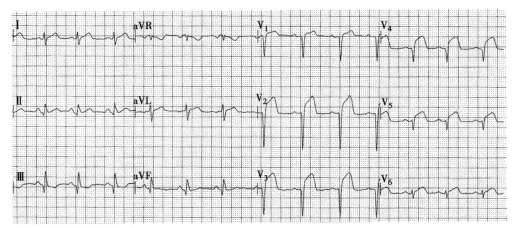

图 2-4-2　急性前壁心肌梗死的心电图

注:V_1~V_5 导联 QRS 波群呈 QS 型,ST 段明显抬高。

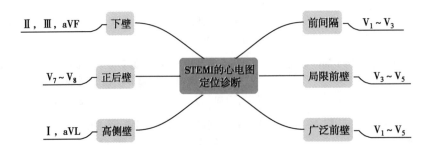

（2）心肌坏死标志物（表 2-4-7）：cTnT、cTnI 含量的增高是诊断 MI 的敏感指标。肌酸激酶同工酶虽不如 cTnT、cTnI 敏感，但对早期（<4h）AMI 的诊断有较重要价值，其增高的程度能较准确地反映梗死的范围，其高峰出现时间是否提前有助于判断溶栓治疗是否成功。

表 2-4-7 心肌坏死标志物

名称	起病后开始升高的时间	达峰时间	恢复正常
肌红蛋白	2h 内	12h 内	24~48h 内
CK–MB	4h 内	16~24h	3~4d
cTnI	3~4h 后	11~24h	7~10d
cTnT	3~4h 后	24~48h	10~14d

（3）血液检查：起病 24~48h 后白细胞可增高，中性粒细胞增多，嗜酸性粒细胞减少或消失；红细胞沉降率（ESR）增快；C 反应蛋白（CRP）增高，均可持续 1~3 周。起病数小时至 2d 内血中游离脂肪酸增高。

（4）反射性核素检查、超声心动图。

6. 诊断　依据典型的临床表现、特征性的 ECG 改变及血清心肌标志物检测等，不难诊断。

7. 鉴别诊断

（1）心绞痛和 AMI 的鉴别要点（表 2-4-8）

表 2-4-8 心绞痛和 AMI 的鉴别要点

	鉴别点	心绞痛	急性心肌梗死
疼痛	部位	中下段胸骨后	相同,可更低或在上腹部
	性质	压榨性或窒息性	相似,程度更剧烈
	诱因	劳力、情绪激动、受寒、饱食等	不常有
	时限	短,1~5min 或 15min 以内	长,数小时或 1~2d
	频率	频繁	不频繁
	硝酸甘油疗效	显著缓解	作用差或无效
气喘或肺水肿		少	有
血压		升高或无显著改变	可降低,甚至发生休克
心包摩擦音		无	可有
发热		无	常有
血白细胞增多		无	常有
血沉增快		无	常有
心肌坏死标志物升高		无	有
心电图		无变化或暂时性 ST 段和 T 波变化	有特征性和动态性变化

（2）其他：需与主动脉夹层、急性肺动脉栓塞、急腹症、急性心包炎相鉴别。

8. 治疗

（1）一般治疗：急性期卧床休息，保持环境安静，进行心电图、呼吸、血压监测，吸氧，建立静脉通道。

（2）解除疼痛：在再灌注治疗前可选用吗啡或哌替啶、硝酸酯类药物、β受体拮抗药尽快解除疼痛。大多数 AMI 患者有应用硝酸酯类药物指征，而在下壁 MI、可疑右室 MI 或明显低血压的患者（收缩压 <90mmHg），不适合使用。

> **(i) 提示**
>
> 心肌再灌注治疗开通梗死相关血管、恢复缺血心肌的供血是解除疼痛最有效的方法。

（3）抗血小板治疗：各种类型的 ACS 均需要联合应用包括阿司匹林和 P_2Y_{12} 受体拮抗药在内的口服抗血小板药物，负荷剂量后给予维持剂量。静脉应用 GP Ⅱb/Ⅲa 受体拮抗药主要用于接受直接 PCI 的患者，术中使用。

（4）抗凝治疗：除非有禁忌，所有 STEMI 患者均应在抗血小板治疗基础上常规联合抗凝治疗。

（5）再灌注心肌治疗：起病 3~6h，最多在 12h 内，开通闭塞的冠状动脉，使得心肌得到再灌注，挽救濒临坏死的心肌或缩小心肌梗死的范围，减轻梗死后心肌重塑，是 STEMI 最重要的治疗措施之一。

1）PCI：包括直接 PCI、补救性 PCI 和溶栓治疗再通者的 PCI。若患者在救护车上或无 PCI 能力的医院，但预计 120min 内可转运至有 PCI 条件的医院并完成 PCI，则首选直接 PCI 策略，力争在 90min 内完成再灌注；或患者在可行 PCI 的医院，则应力争在 60min 内完成再灌注。

2）溶栓疗法（表 2-4-9）：如果预计直接 PCI 时 >120min，则首选溶栓策略，力争在 10min 给予患者溶栓药物。

表 2-4-9 STEMI 患者的溶栓疗法

项目	说明
适应证	①2 个或 2 个以上相邻导联 ST 段升高，或病史提示 AMI 伴左束支传导阻滞，起病 <12h，年龄 <75 岁 ②ST 段显著抬高，年龄 >75 岁者需慎重考虑 ③STEMI，发病时间已达 12~24h，但仍有进行性缺血性胸痛、广泛 ST 段抬高者
禁忌证	①既往发生过出血性脑卒中，6 个月内发生过缺血性脑卒中或脑血管事件 ②中枢神经系统受损、颅内肿瘤或畸形 ③近期（2~4 周）有活动性内脏出血

续表

项目	说明
禁忌证	④未排除主动脉夹层 ⑤入院时严重且未控制的高血压（>180/110mmHg）或慢性严重高血压病史 ⑥正在使用治疗剂量的抗凝药或有出血倾向 ⑦近期（2~4周）头部外伤、创伤性心肺复苏或>10min的心肺复苏 ⑧近期（<3周）外科大手术 ⑨近期（<2周）行不能压迫部位的大血管穿刺
溶栓药物	尿激酶、链激酶、重组组织型纤溶酶原激活物（rt-PA）
溶栓再通的判断标准	①冠状动脉造影观察血管TIMI分级达到2、3级（直接判断）；②抬高的ST段于2h内回降>50%；③胸痛2h内基本消失；④2h内出现再灌注性心律失常；⑤血清CK-MB峰值提前出现（14h内）

3）紧急冠状动脉旁路移植术：介入治疗失败或溶栓治疗无效有手术指征者，宜争取6~8h内施行紧急CABG术，但死亡率明显高于择期CABG术。

再灌注损伤：急性缺血心肌再灌注时，可出现再灌注损伤，常表现为再灌注性心律失常。最常见的为一过性非阵发性室性心动过速，对此不必行特殊处理。

（6）ACEI或ARB：除非有禁忌证，应全部选用。如患者不能耐受ACEI，可考虑给予ARB。

> **提示**
>
> 　　ACEI有助于改善恢复期心肌的重构，减少AMI的病死率和充血性心力衰竭的发生。

（7）调脂治疗：常用他汀类药物。

（8）抗心律失常治疗（表2-4-10）。

表2-4-10　STEMI患者抗心律失常治疗

名称	处理
室颤或持续多形性室速	非同步直流电除颤或同步直流电复律
单形性室速	药物治疗，不满意时用同步直流电复律
室性期前收缩或室速	应用利多卡因，如室性心律失常反复可用胺碘酮
缓慢型心律失常	阿托品
二度或三度房室传导阻滞，伴血流动力学障碍	用人工心脏起搏器作临时起搏治疗，待传导阻滞消失后撤除
室上性快速心律失常	维拉帕米、地尔硫䓬、美托洛尔、洋地黄制剂或胺碘酮等药物治疗，不能控制时可考虑同步直流电复律

（9）抗休克治疗：根据休克纯属心源性，抑或尚有周围血管舒缩障碍或血容量不足等因素存在，而<u>分别处理</u>。措施包括补充血容量、应用升压药、应用血管扩张剂等。

（10）抗心力衰竭治疗：急性左心衰竭以应用吗啡（或哌替啶）和利尿药为主。<u>梗死发生后 24h 内宜尽量避免使用洋地黄制剂</u>。

（11）右心室心肌梗死的处理：右心室心肌梗死引起右心衰竭伴低血压，而无左心衰竭的表现时，宜扩张血容量。如输液 1~2L 低血压仍未能纠正者可用正性肌力药如多巴酚丁胺。<u>不宜用利尿药</u>。伴房室传导阻滞者可予以临时起搏。

（12）其他治疗：钙通道阻滞药、极化液疗法（氯化钾 + 胰岛素 + 葡萄糖溶液）。

（13）康复和出院后的治疗。

（14）预防：在正常人群中预防动脉粥样硬化和冠心病属<u>一级预防</u>，<u>二级预防</u>可参考本节 UA/NSTEMI 的 ABCDE 方案。

> **ⓘ 提示**
>
> 预后与梗死范围的大小、侧支循环产生的情况以及治疗是否及时有关。死亡多在第 1 周内，尤其是在数小时内，发生严重心律失常、休克或心衰者，病死率尤高。

◦ 经 典 试 题 ◦

（研）1. 稳定型心绞痛的发病机制有

  A. 冠状动脉内斑块形成   B. 冠状动脉内血栓形成

  C. 冠状动脉痉挛   D. 冠状循环小动脉病变

（研）2. 男，65 岁。6 年前曾患心肌梗死，现欲评估患者心功能情况，可选用的检查有

  A. 动态心电图   B. 超声心动图

  C. 放射性核素心肌显像   D. 冠脉造影

（执）3. 男，54 岁。1 年前日常活动后出现胸骨后疼痛，每天 2~3 次，近 2 个月发作次数增多，每天 5~6 次，轻微活动也能诱发，发作时心电图 ST 段呈一过性水平压低。应诊断为

  A. 稳定型心绞痛   B. 变异型心绞痛

  C. 心内膜下心肌梗死   D. 中间综合征

  E. 不稳定型心绞痛

（执）4. 男，50 岁。劳累时胸痛 2 年，每于上 3 层楼梯时症状发作，含服硝酸甘油 1~3min 可缓解。既往高血压病史 5 年，糖尿病病史 4 年。可改善该患者预后的治疗措施是

  A. 冠状动脉支架植入术   B. 皮下注射低分子量肝素

  C. 长期口服营养心肌类药物 D. 冠状动脉旁路移植术

  E. 长期口服他汀类药物

【答案与解析】

1. ACD。解析：当冠状动脉供血与心肌需求之间发生不平衡,供血不能满足需求时,即可发生心绞痛。冠状动脉硬化、冠状动脉内粥样硬化斑块形成,导致管腔狭窄;冠状动脉痉挛、冠状循环的小动脉病变等都能造成冠脉供血减少。冠状动脉内血栓形成是不稳定型心绞痛发生的主要机制。故选 ACD。

2. ABC。解析：①动态心电图可连续记录 24~72h 电信号,提高非持续性心律失常及短暂心肌缺血的检出率;②二维超声心动图是各种心脏超声检查技术中最重要和最基本的方法,它能实时显示心脏结构和运动状态;③放射性核素心肌显像可判断心肌细胞功能和活性。冠脉造影是冠状动脉粥样硬化性心脏病的诊断标准,为侵入性检查,不宜用于评估该患者的心脏功能。故选 ABC。

3. E

4. E。解析：根据老年患者劳累时胸痛,含服硝酸甘油可缓解,考虑为稳定型心绞痛。长期口服他汀类药物,能有效降低血清胆固醇、低密度脂蛋白,延缓粥样斑块进展,预防心肌梗死,改善预后。故选 E。

第五章

高　血　压

第一节　原发性高血压

一、概念和分类

1. 定义　高血压是指<u>未使用降压药物的情况下诊室收缩压≥140mmHg 和 / 或舒张压≥90mmHg</u>。

2. <u>血压分类</u>（表 2-5-1）

表 2-5-1　血压分类

分类	收缩压 /mmHg		舒张压 /mmHg
正常血压	<120	和	<80
正常高值血压	120~139	和 / 或	80~89
高血压	≥140	和 / 或	≥90
1 级（轻度）	140~159	和 / 或	90~99
2 级（中度）	160~179	和 / 或	100~109
3 级（重度）	≥180	和 / 或	≥110
单纯收缩期高血压	≥140	和	<90

注：当收缩压和舒张压分属于不同分级时，以较高级别作为标准。以上标准适用于任何年龄的成年男性和女性。

二、流行病学

1. 高血压患病率和发病率在不同国家、地区或种族之间有差别，工业化国家较发展中国家高，美国黑种人约为白种人的 2 倍。高血压患病率、发病率及血压水平随年龄增长而升高。高血压在老年人较为常见，尤以单纯收缩期高血压为多。

2. <u>我国高血压患病率和流行存在地区、城乡和民族差别</u>，随年龄增长而升高。北方 > 南方，沿海 > 内地，城市 > 农村，高原少数民族患病率高。男、女性高血压总体患病率差别不大。

三、病因

1. 原发性高血压的病因为多因素,尤其是遗传与环境因素相互作用的结果。高血压是多因素、多环节、多阶段和个体差异性较大的疾病。

2. 与高血压发病有关的因素

（1）遗传因素:高血压具有明显的家族聚集性。可能存在主要基因显性遗传和多基因关联遗传两种方式。

（2）环境因素

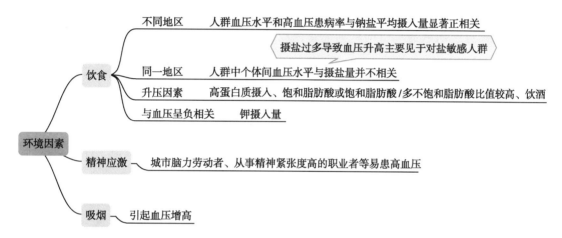

（3）其他因素:体重增加(腹型肥胖易发生高血压)、药物影响(口服避孕药、麻黄碱、肾上腺皮质激素等)、睡眠呼吸暂停低通气综合征(SAHS)可引起血压升高。

3. 我国人群高血压的特点　①高钠、低钾膳食是我国大多数高血压患者发病的主要危险因素之一,超重和肥胖将成为又一重要危险因素;②在高血压与心血管风险方面,我国人群监测数据显示高血压是首位危险因素;③我国人群叶酸普遍缺乏,导致血浆同型半胱氨酸水平增高,与高血压发病呈正相关,尤其增加高血压引起脑卒中的风险。

四、发病机制

1. 神经机制　交感神经活动亢进,血浆儿茶酚胺浓度升高,阻力小动脉收缩增强而导致血压增高。

2. 激素机制　RAAS 激活,产生的血管紧张素Ⅱ(ATⅡ)使小动脉收缩、刺激醛固酮(水钠潴留、增加血容量)分泌、去甲肾上腺素分泌等。

3. 肾脏机制　各种原因引起肾性水、钠潴留,增加心排血量,通过全身血流自身调节使外周血管阻力和血压升高,启动压力－利尿钠机制再将潴留的水、钠排泄出去。也可能通过排钠激素分泌释放增加,在排泄水、钠的同时使外周血管阻力增高而使血压增高。现代高盐饮食的生活方式加上遗传性或获得性肾脏排钠能力的下降是许多高血压患者的基本病理生理异常。

4. **血管机制** 大动脉和小动脉结构与功能的变化,即血管重构在高血压发病中发挥重要作用。

5. **胰岛素抵抗(IR)** 多数认为IR造成继发性高胰岛素血症,后者使肾脏水钠重吸收增强,交感神经系统活性亢进,动脉弹性减退,从而使血压升高。在一定意义上,IR所致交感活性亢进使机体产热增加,是对肥胖的一种负反馈调节,这种调节以血压升高和血脂代谢障碍为代价。

五、病理

1. **血管** 全身小动脉病变则主要是壁/腔比值增加和管腔内径缩小,导致重要靶器官如心、脑、肾组织缺血。目前认为血管内皮功能障碍是高血压最早期和最重要的血管损害。

2. **心脏** 长期压力负荷增高,刺激心肌细胞肥大和间质纤维化,引起左心室肥厚、扩大,称为高血压性心脏病。最终可导致左心衰竭。

3. **肾脏**

（1）长期高血压可使肾小球囊内压升高,肾小球纤维化、肾动脉硬化,导致肾实质缺血、肾单位不断减少。

（2）恶性高血压时,入球小动脉、小叶间动脉发生增殖性内膜炎及纤维素样坏死,在短期内出现肾衰竭。

4. **脑** 高血压的脑血管病变部位,特别容易发生在大脑中动脉的豆纹动脉、基底动脉的旁正中动脉和小脑齿状核动脉。脑血管意外是高血压最常见的并发症。

（1）长期高血压可使脑血管缺血与变性,形成微动脉瘤,一旦破裂可发生脑出血。

（2）高血压可促使脑动脉粥样硬化,粥样斑块破裂可并发脑血栓形成。

（3）脑小动脉闭塞性病变,可导致腔隙性脑梗死。

5. **视网膜** 小动脉痉挛、硬化,视网膜渗出、出血、视神经乳头水肿。眼底检查有助于对高血压严重程度的了解,目前采用Keith-Wagener眼底分级法。

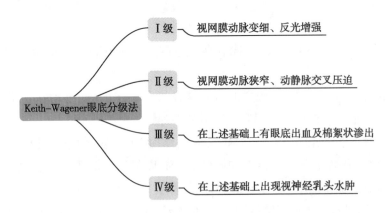

> **ℹ 提示**
>
> 　　心脏和血管是高血压损害的主要靶器官,早期可无明显病理改变。长期高血压引起的心脏改变主要是左心室肥厚和扩大。

六、临床表现

大多数缺乏特殊临床表现。

1. 症状　多起病隐匿,有的有头痛、头晕、心悸、后颈部疼痛、视物模糊、鼻出血等。典型的高血压头痛在血压下降后即可消失。还可出现受累器官的症状,如胸闷、气短、心绞痛等。

2. 体征　颈部、背部两侧肋脊角、上腹部脐两侧、腰部肋脊处的血管杂音,较常见。心脏听诊可有主动脉瓣区第二心音亢进、收缩期杂音或收缩早期喀喇音。有些体征常提示继发性高血压可能,例如腰部肿块提示多囊肾或嗜铬细胞瘤。

七、并发症

脑血管病(包括脑出血、脑血栓形成、腔隙性脑梗死、短暂性脑缺血发作)、心力衰竭和冠心病、慢性肾衰竭、主动脉夹层。

八、辅助检查(表 2-5-2)

表 2-5-2　原发性高血压的辅助检查

类别	内容
基本项目	血液生化(钠、钾、空腹血糖、总胆固醇、甘油三酯、高密度脂蛋白胆固醇、低密度脂蛋白胆固醇和尿酸、肌酐);全血细胞计数、血红蛋白和血细胞比容;尿液分析(蛋白、糖和尿沉渣镜检);心电图
推荐项目	24h 动态血压监测、超声心动图、颈动脉超声、餐后 2h 血糖、血同型半胱氨酸、尿白蛋白定量、尿蛋白定量、眼底、胸部 X 线检查、脉搏波传导速度以及踝臂血压指数等
选择项目	①对疑为继发性高血压者,根据需要选择检查项目如血浆肾素活性、血和尿醛固酮、血和尿皮质醇、血肾上腺素及去甲肾上腺素等 ②对有并发症者进行相应的心、脑和肾检查

目前认为动态血压监测的正常参考范围:24h 平均血压 <130/80mmHg,白天均值 <135/85mmHg,夜间均值 <120/70mmHg。动态血压监测可诊断白大衣高血压,发现隐蔽性高血压,检查是否存在顽固性高血压,评估血压升高程度、短时变异和昼夜节律以及治疗效果等。

九、诊断

1. 高血压诊断主要根据诊室测量的血压值,测量安静休息坐位时上臂肱动脉部位血压,一般需非同日测量三次血压值收缩压均≥140mmHg 和 / 或舒张压均≥90mmHg 可诊断高血压。患者既往有高血压史,正在使用降压药物,血压虽然正常,也诊断为高血压。

2. 心血管危险分层（表 2-5-3 ）

表 2-5-3　高血压患者心血管危险分层

其他危险因素和病史	高血压		
	1 级	2 级	3 级
无	低危	中危	高危
1~2 个其他危险因素	中危	中危	很高危
≥3 个其他危险因素或靶器官损害	高危	高危	很高危
临床并发症或合并糖尿病	很高危	很高危	很高危

3. 用于分层的其他心血管危险因素、靶器官损害和并发症,即影响高血压患者心血管预后的重要因素,见表 2-5-4。

表 2-5-4　影响高血压患者心血管预后的重要因素

心血管危险因素	靶器官损害	临床疾病
①高血压（1~3 级） ②男性 >55 岁 ,女性 >65 岁 ③吸烟 ④糖耐量受损和 / 或空腹血糖受损 ⑤血脂异常（ TC≥5.7mmol/L 或 LDL-C>3.3mmol/L 或 HDL-C<1.0mmol/L ） ⑥早发心血管病家族史（一级亲属发病年龄男性 <55 岁,女性 <65 岁 ） ⑦腹型肥胖（ 腰围男性≥90cm,女性≥85cm; 或 BMI≥28kg/m^2 ） ⑧血同型半胱氨酸≥10μmol/L	①左心室肥厚 ②颈动脉超声:动脉粥样硬化斑块或内膜中层厚度≥0.9cm ③颈 – 股动脉脉搏波传导速度≥12m/s ④踝 / 臂血压指数 <0.9 ⑤肾小球滤过率降低或血肌酐轻度升高 ⑥尿微量白蛋白 30~300mg/24h 或白蛋白 / 肌酐≥30mg/g	①脑血管病 ②心脏疾病 ③肾脏疾病 ④周围血管疾病 ⑤视网膜病变 ⑥糖尿病

十、特殊类型高血压

1. 老年高血压

（1）特点:收缩压增高、舒张压下降,脉压增加,血压波动大,易出现体位性低血压、餐后低血压,血压昼夜节律异常、白大衣高血压和假性高血压相对常见。

（2）老年收缩期高血压患者,降压至 <150/90mmHg,如能耐受可 <140/90mmHg。80 岁

以上高龄老年人降压目标值为 <150/90mmHg。

（3）强调收缩压达标,避免过度降低血压、过快降压。

2. 儿童青少年高血压

（1）轻、中度血压升高,常无症状,与肥胖密切相关。左心室肥厚是最常见的靶器官受累。

（2）血压明显升高者,多以肾性高血压为首位病因。

（3）治疗上首先改善生活方式,无效、出现靶器官损害等采用药物治疗,如 ACEI/ARB、CCB。

3. 顽固性（难治性）高血压

（1）顽固性高血压是指尽管使用了三种以上合适剂量降压药联合治疗（一般应该包括利尿药）,血压仍未能达到目标水平;包括使用四种或四种以上降压药物血压达标者。

（2）常见原因: 假性难治性高血压、胰岛素抵抗、未有效改善生活方式、降压治疗方案不合理、容量负荷大、其他药物干扰降压作用、继发性高血压。

（3）处理: 在对上述可能原因评估的基础上,进行有效生活方式干预,合理制订降压方案,除外继发性高血压,增加患者依从性,大多数患者血压可得到控制。

4. 高血压急症和亚急症

（1）高血压急症:指原发性或继发性高血压患者在某些诱因作用下,血压突然和明显升高（一般 >180/120mmHg）,伴进行性靶器官功能不全。包括 高血压脑病、颅内出血、脑梗死、ACS、急性心力衰竭、主动脉夹层、子痫、急性肾小球肾炎、胶原血管病所致肾危象、嗜铬细胞瘤危象及围术期严重高血压等。

高血压脑病: 急剧上升的过高的血压突破了脑血流调节机制,脑灌注增加导致脑水肿和颅内压增高,表现为头痛、头晕、意识障碍、抽搐、昏迷。血压控制后迅速缓解。

（2）高血压亚急症: 指血压明显升高但不伴严重临床症状及进行性靶器官损害。

 提示

　　区别高血压急症、亚急症的标准是有无新近发生的急性进行性靶器官损害。

（3）恶性高血压: 病情急骤进展,舒张压持续≥130mmHg,并有头痛,视物模糊,眼底出血、渗出和视神经乳头水肿,肾脏损害突出,持续蛋白尿、血尿与管型尿。中青年多见。肾小动脉纤维素样坏死是特征。

（4）治疗

1）原则:高血压急症需静脉给药,情况允许时开始口服降压药。高血压亚急症需要在24~48h 内降低血压,可使用快速起效的口服降压药。控制性降压:一般 1h 内平均动脉压降低幅度不超过治疗前水平的 25%,随后 2~6h 内控制在 160/110mmHg,若可耐受、情况稳定,随后 24~48h 逐步降至正常范围。合理使用降压药,高血压急症避免使用利血平、强力的利尿药。

2）降压药选择（表 2-5-5）

表 2-5-5 高血压急症和亚急症的降压药选择

名称	药理作用	不良反应	临床应用
硝普钠	直接扩张动脉和静脉，降低前、后负荷	恶心、呕吐、肌肉颤动；长期或大剂量使用可能导致硫氰酸中毒	各种高血压急症
硝酸甘油	扩张静脉，选择性扩张冠状动脉与大动脉，降低动脉压作用不及硝普钠	心动过速、面部潮红、头痛和呕吐等	高血压急症伴急性心力衰竭或 ACS
尼卡地平	为二氢吡啶类钙通道阻滞药，降压同时改善脑血流量	心动过速、面部潮红等	高血压急症合并急性脑血管病或其他高血压急症
拉贝洛尔	兼有 α 受体拮抗作用的 β 受体拮抗药，减慢心率、降低外周血管阻力	头晕、直立性低血压、心脏传导阻滞等	高血压急症合并妊娠或肾功能不全

5. 高血压合并其他临床情况

（1）心肌梗死和心力衰竭患者合并高血压：首先考虑 ACEI 或 ARB 和 β 受体拮抗药。

（2）慢性肾功能不全合并高血压：首先考虑 ACEI 或 ARB，在早、中期能延缓肾功能恶化，但在低血容量或病情晚期（肌酐清除率 <30ml/min 或血肌酐超过 265μmol/L）有可能使肾功能恶化。

（3）糖尿病合并高血压：在改善生活方式的基础上常要 2 种以上降压药物联合治疗。ACEI 或 ARB 能有效减轻和延缓糖尿病肾病的进展。

十一、治疗

1. 治疗目的 最终目的是降低长期心血管疾病发病和死亡的危险。

2. 降压药物治疗对象 ①高血压 2 级或以上患者；②高血压合并糖尿病，或已有心、脑、肾靶器官损害或并发症患者；③凡血压持续升高，改善生活方式后血压仍未获得有效控制者。

3. 血压控制目标 尽早将血压降低到目标水平，但并非越快越好。

（1）一般控制血压 <140/90mmHg。

（2）糖尿病、慢性肾脏病、心力衰竭或病情稳定的冠心病合并高血压患者，控制血压 <130/80mmHg。

（3）老年收缩期高血压患者，控制收缩压 <150mmHg，如能够耐受可降至 <140mmHg。

4. 多重心血管危险因素协同控制 降压治疗应同时兼顾其他心血管危险因素控制。

5.具体措施

（1）治疗性生活方式干预：适用于所有患者,包括控制体重(尽可能控制 BMI<24kg/m²)、增强运动、每人每天摄盐量 <6g、戒烟戒酒、补充钾盐(吃新鲜水果和蔬菜)、减少脂肪摄入、减轻精神压力,必要时补充叶酸制剂。

（2）降压药物治疗

1）用药原则：小剂量,优先选择长效制剂(每天服用 1 次,提高依从性,更有效预防心脑血管并发症),联合用药,个体化。

> ⓘ **提示**
>
> 当血压超过目标血压 20/10mmHg 或 ≥160/100mmHg 或高危及以上,初始就可采用小剂量两种药物联合治疗或用固定复方制剂。

2）利尿药

● 种类：噻嗪类、袢利尿药和保钾利尿药。

● 降压作用：①主要通过排钠,减少细胞外容量,降低外周血管阻力而降压；②起效较平稳、缓慢,持续时间相对较长,作用持久。

● 应用：用于轻、中度高血压,对单纯收缩期高血压、盐敏感性高血压、合并肥胖或糖尿病、更年期女性、合并心力衰竭和老年人高血压有较强降压效应。可增强其他降压药的疗效。

● 不良反应：低钾血症和影响血脂、血糖、血尿酸代谢,乏力、尿量增多等,痛风患者禁用。保钾利尿药可引起高血钾,不宜与 ACEI、ARB 合用,肾功能不全者慎用。袢利尿药主要用于合并肾功能不全的高血压患者。

3）β 受体拮抗药

● 种类：选择性(β₁)、非选择性(β₁ 与 β₂)和兼有 α 受体拮抗三类。

● 降压作用：①通过抑制中枢和周围 RAAS,抑制心肌收缩力和减慢心率而降压；②起效较强、迅速,降压作用持续时间因药物而异。

● 应用：用于不同程度高血压,尤其是心率较快的中、青年患者或合并心绞痛和慢性心力衰竭者,对老年高血压疗效相对较差。

● 不良反应：心动过缓、乏力、四肢发冷。急性心力衰竭、病态窦房结综合征、房室传导阻滞患者禁用。增加胰岛素抵抗,还可能掩盖和延长低血糖反应,使用时应注意。

4）钙通道阻滞药（CCB）

● 种类：二氢吡啶类(如硝苯地平)和非二氢吡啶类(如维拉帕米),短效和长效(如氨氯地平)。

● 降压作用：①主要通过阻滞电压依赖 L 型钙通道减少细胞外 Ca²⁺ 进入血管平滑肌细胞内,减弱兴奋 – 收缩偶联,降低阻力血管的收缩反应。还能减轻 AT Ⅱ 和 α₁ 受体的缩血管效应,减少肾小管钠重吸收。②起效迅速,疗效和幅度相对较强,疗效的个体差异性较小,与其他类型降压药合用能明显增强降压作用。对血脂、血糖等无明显影响,服药依从性较好。

- 应用:对老年患者有较好降压疗效;高钠摄入和非甾体抗炎药物不影响降压疗效;对嗜酒患者有显著降压作用;可用于合并糖尿病、冠心病或外周血管病患者;长期治疗还有抗动脉粥样硬化作用。

- 不良反应:心率增快、面部潮红、头痛、下肢水肿等。非二氢吡啶类不宜用于心力衰竭、窦房结功能低下或心脏传导阻滞患者。

5)ACEI

- 降压作用:①抑制循环和组织ACE,减少ATⅡ产生;抑制激肽酶使缓激肽降解减少。②起效缓慢,3~4周时达最大作用,低盐饮食或与利尿药合用可使起效迅速和作用增强。

- 应用:ACEI可改善胰岛素抵抗和减少尿蛋白,对肥胖、糖尿病和心脏、肾脏靶器官受损的高血压患者有较好疗效,特别适用于伴心力衰竭、心肌梗死、房颤、蛋白尿、糖耐量减退或糖尿病肾病的高血压患者。

- 不良反应:主要是刺激性干咳(可能与体内缓激肽增多有关)和血管性水肿。双侧肾动脉狭窄、高钾血症、妊娠时禁用。血肌酐≥256μmol/L(3mg/dl)者使用时需谨慎。

6)ARB

- 降压作用:①主要通过阻滞组织ATⅡ受体亚型AT_1,更充分有效地阻断ATⅡ的血管收缩、水钠潴留与重构作用;②起效缓慢,但持久而平稳。低盐饮食或与利尿药合用能明显增强疗效。多数ARB随剂量增大降压作用增强。

- 应用:一般不引起刺激性干咳,治疗依从性高。治疗对象和禁忌证与ACEI相同。

7)其他:交感神经抑制剂(如利血平、可乐定)、直接血管扩张剂(如肼屈嗪);α_1受体拮抗药(如哌唑嗪),可用于复方制剂或联合治疗。

(3)降压治疗方案:目前认为,2级高血压患者在开始时就可以采用两种降压药物联合治疗,联合治疗有利于血压较快达到目标值,也利于减少不良反应。高血压患者需要长期降压治疗。

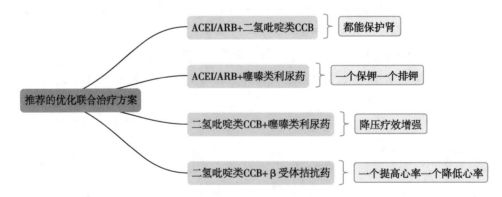

第二节　继发性高血压

一、肾实质性高血压

1. 包括急、慢性肾小球肾炎,糖尿病肾病,慢性肾盂肾炎,多囊肾和肾移植后等多种肾脏病变引起的高血压,是最常见的继发性高血压。

2. 有时肾实质性高血压与原发性高血压伴肾脏损害需行肾穿刺组织学检查,以确立诊断。

3. 治疗时严格限制钠盐(<3g/d),联合使用药物降压(<130/80mmHg),降压方案中一般应包括 ACEI 或 ARB。

二、肾血管性高血压

1. 常见病因有多发性大动脉炎、肾动脉纤维肌性发育不良和动脉粥样硬化。

2. 表现为进展迅速或突然加重的高血压,上腹部或背部肋脊角处可闻及血管杂音。

3. 肾动脉造影可明确诊断和狭窄部位。

4. 治疗包括介入手术、外科手术、药物治疗。双侧肾动脉狭窄、肾功能已受损或非狭窄侧肾功能较差患者禁用 ACEI 或 ARB,因为这类药物解除了缺血肾脏出球小动脉的收缩作用,使肾小球内囊压力下降,肾功能恶化。

三、嗜铬细胞瘤

1. 间断或持续分泌儿茶酚胺类物质,典型发作表现为阵发性血压升高伴心动过速、头痛、出汗、面色苍白。

2. 血压增高时测定血或尿儿茶酚胺或其代谢产物,若显著增高可提示嗜铬细胞瘤。

3. 大多为良性,约 10% 嗜铬细胞瘤为恶性,手术切除效果好。

四、原发性醛固酮增多症

1. 本症是肾上腺皮质增生或肿瘤分泌过多醛固酮所致,特征为长期高血压伴低血钾。

2. 肾上腺皮质腺瘤或癌肿所致者行手术切除,肾上腺皮质增生者一般需使用降压药物,选择螺内酯和长效钙通道阻滞药。

五、库欣综合征

1. 本症主要是由促肾上腺皮质激素分泌过多引起糖皮质激素过多所致。

2. 多表现为高血压,伴向心性肥胖、满月脸、水牛背、皮肤紫纹、多毛、血糖高等。

3. 治疗主要采用手术、放射和药物方法根治病变,降压治疗可用利尿药或合用其他降压药物。

六、主动脉缩窄

1. 多为先天性,少数是多发性大动脉炎所致。

2. 表现为上臂血压增高,下肢血压正常或降低。在肩胛间区、胸骨旁、腋部有侧支循环的动脉搏动和杂音,胸部听诊有血管杂音。

3. 主动脉造影可确诊。

4. 治疗主要用介入扩张支架植入、外科手术。

◦ 经 典 试 题 ◦

(研)1. 关于高血压病患者的降压治疗,下列说法正确的是

　　A. 血压控制越低越好,减少靶器官损害

　　B. 尽量应用单种药物,降低药物不良反应

　　C. 血压控制达标后,药物需立即调整减量

　　D. 有并发症患者,药物及治疗方案应个体化

(研)2. 有关高血压急症治疗原则,不正确的是

　　A. 使用静脉制剂快速降压

　　B. 60min 内降压幅度不超过 25%

　　C. 2~6h 内将血压降至正常水平

　　D. 无临床症状及靶器官损害证据者,可采取口服降压药治疗

(研)3. 男,72 岁。患有高血压 20 年,糖尿病 15 年,近 2 年活动能力明显下降,上 2 层楼即感气喘。查体:双肺底可闻及湿啰音,心率 78 次 /min,下肢无水肿。HbA1c 为 7.8%,NT-proBNP 885pg/ml,估算的肾小球滤过率 48ml/(min·1.73m^2)。该患者血压控制的目标值为

　　A. 150/90mmHg　　　　　　　　　B. 140/90mmHg

　　C. 130/90mmHg　　　　　　　　　D. 130/80mmHg

(执)4. 女,71 岁。2 型糖尿病病史 10 年。查体:BP 140/95mmHg,心率 65 次 /min。实验室检查:血 Cr 160μmol/L,血 K$^+$ 4.2mmol/L,尿蛋白(+)。该患者降压药应首选

　　A. 利尿药　　　　　　　　　　　B. α 受体拮抗药

　　C. 血管紧张素转换酶抑制剂　　　D. β 受体拮抗药

　　E. 钙通道阻滞药

(研)5. 男,56 岁。一个月 3 次夜间睡觉中因突发心前区疼痛而惊醒,伴出汗,咽部发紧,呼吸不畅,持续 10min 自行缓解,白天活动正常,既往发现血压升高 1 年,未治疗,吸烟 20 年。查体:P 60 次 /min,BP 160/180mmHg,双肺正常,心律整齐,心音正常,双下肢水肿,

首选降压治疗药物是

    A. 血管紧张素转换酶抑制剂

    B. 血管紧张素Ⅱ受体拮抗剂

    C. 钙通道阻滞药

    D. β受体拮抗药

【答案】

  1. D 2. C 3. D 4. C 5. C

第六章

心 肌 疾 病

一、心肌病

1. 概念　心肌病是指除心脏瓣膜病、冠心病、高血压心脏病、先天性心脏病等以外的一组异质性心肌疾病,可导致心肌机械和/或心电功能障碍,常表现为心室肥厚或扩张。

2. 分类　遗传性心肌病(肥厚型心肌病、线粒体肌病、离子通道病等),混合性心肌病(扩张型、限制型心肌病),获得性心肌病(感染性心肌病、围生期心肌病等)。

二、扩张型心肌病(DCM)

1. 病因　多数 DCM 病例的原因不清,部分有家族遗传性。可能的病因包括感染(病毒最常见)、非感染的炎症(结节病等)、中毒(包括酒精等)、内分泌和代谢紊乱(化疗药物、硒缺乏致克山病)、遗传(主要为常染色体显性遗传)和其他(围生期心肌病、神经肌肉疾病伴发 DCM)。

2. 病理　心腔扩大为主,心室扩张、室壁变薄,纤维瘢痕形成,常伴附壁血栓。瓣膜、冠状动脉多无改变。组织学为非特异性心肌细胞肥大、变性、不同程度的纤维化。

3. 临床表现

(1)症状:起病隐匿,早期可无症状。主要表现为活动时呼吸困难和活动耐量下降,多与进行性加重的心力衰竭有关,常表现为呼吸困难等左心功能不全症状,逐渐出现水肿和肝肿大等右心功能不全症状。合并心律失常、栓塞的相应表现。

(2)体征:心界扩大,听诊心音减弱,可闻及 S_3 或 S_4 、奔马律。肺部可闻及湿啰音,急性左心衰时可遍布两肺或伴哮鸣音。颈静脉怒张、肝大及外周水肿等右心衰竭的体征。长期肝淤血可致肝硬化、胆汁淤积和黄疸。可有皮肤湿冷。

4. 辅助检查

(1)胸部 X 线片:心影通常增大,心胸比 >0.5,有肺淤血、肺水肿及肺动脉压力增高的表现。有时可见胸腔积液。

(2)心电图:可见各种心律失常。常见 ST 段压低、T 波倒置,严重左心室纤维化可见病理性 Q 波。QRS 波增宽常提示预后不良。

(3)超声心动图:是诊断及评估 DCM 最常用的检查手段。心脏四腔增大,以左心室增大为主;弥漫性室壁运动减弱,心肌收缩力下降,左心室射血分数显著降低;相对性二尖瓣或三尖瓣关闭不全。

（4）其他：①心脏磁共振（CMR），对于心肌病诊断、鉴别诊断及预后评估均有很高价值；②心肌核素显像，可除外冠状动脉疾病引起的缺血性心肌病；③冠状动脉 CT 检查（CTA）；④血液和血清学检查；⑤冠状动脉造影和心导管检查；⑥心内膜心肌活检（EMB），有助于明确诊断、帮助决定尽早心脏移植还是先用心室辅助泵。

5. 诊断　对于有慢性心力衰竭临床表现，超声心动图示心腔扩大与心脏收缩功能减低，即应考虑 DCM。

6. 治疗

（1）病因及加重诱因的治疗：寻找病因并治疗，如控制感染、严格限酒或戒酒、治疗相应内分泌疾病或自身免疫病、改善营养失衡等。

（2）针对心力衰竭的药物治疗：①早期尚未出现心力衰竭表现时，应进行药物干预治疗，包括 β 受体拮抗药、ACEI 或 ARB，可减缓心室重构及心肌损伤，延缓病变发展；②随病程进展出现心力衰竭表现时，按慢性心力衰竭治疗指南进行治疗。ACEI、β 受体拮抗药和盐皮质激素受体拮抗药（MRA）对改善预后有明确的疗效。

（3）心力衰竭的心脏同步化治疗（CRT）：对部分心力衰竭的患者有显著疗效，需在药物治疗的基础上选用。

（4）心力衰竭其他治疗：严重心力衰竭内科治疗无效的病例可考虑心脏移植。也有试行左心室成形术者，但疗效尚不确定。

（5）抗凝治疗：对于有房颤或已有附壁血栓形成、有血栓栓塞病史的患者，需长期服用华法林等抗凝治疗。

（6）心律失常和心脏性猝死的防治：房颤的治疗可参考心律失常章节。植入型心律转复除颤器（ICD）预防心脏猝死，需注意适应证。

> **ⓘ 提示**
>
> 扩张型心肌病（DCM）是一类以左心室或双心室扩大伴收缩功能障碍为特征的心肌病。临床表现为心脏扩大、心力衰竭、心律失常、血栓栓塞及猝死。较常见，预后差。

三、肥厚型心肌病

1. 概述

（1）定义：肥厚型心肌病（HCM）是一种遗传性心肌病，以心室非对称性肥厚为解剖特点。根据左心室流出道有无梗阻，分为梗阻性 HCM 和非梗阻性 HCM。

（2）病因：HCM 为常染色体显性遗传。

（3）病理：心室肥厚，尤其是室间隔肥厚，部分患者为心尖部肥厚。组织学特点为心肌细胞排列紊乱、小血管病变、瘢痕形成。

2. 临床表现

（1）症状：<u>劳力性呼吸困难和乏力最常见</u>，劳力性胸痛、心房颤动（是最常见的心律失常）、晕厥（与室性快速型心律失常有关），<u>常为青少年和运动员猝死的主要原因。</u>

（2）体征：心脏轻度增大，可闻及 S_4，流出道梗阻患者在<u>胸骨左缘第 3~4 肋间可闻及粗糙的喷射性收缩期杂音</u>，心尖部也常听到收缩期杂音。

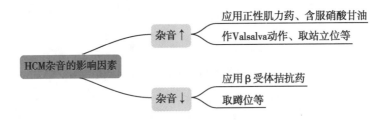

3. 辅助检查

（1）心电图：变化多端。主要表现为 QRS 波左心室高电压、倒置 T 波和异常 q 波。少数可见深而不宽的病理性 Q 波。可伴各种心律失常。

（2）超声心动图：<u>是临床最主要的诊断手段。心室不对称肥厚而无心室腔增大为其特征。舒张期室间隔厚度达 15mm</u>，有流出道梗阻者可见室间隔流出道部分向左心室内突出、二尖瓣前叶收缩期前移（SAM）、左心室顺应性降低致舒张功能障碍等。

 提示

室间隔厚度未达标不能完全除外 HCM 诊断。

（3）普通胸部 X 线检查：心影可正常或左心室增大。

（4）其他：①心脏磁共振（CMR）；②冠状动脉造影和心导管检查；③心内膜心肌活检（EMB）。

4. 诊断 根据病史及体格检查，超声心动图舒张期室间隔的厚度达 15mm。如有阳性家族史（猝死、心肌肥厚等）更有助于诊断。基因检查有助于明确遗传异常。

5. 鉴别诊断 需与运动员心肌肥厚、高血压性心脏病、先天性心脏病等相鉴别。

6. 治疗

（1）药物治疗：是基础治疗。

1）减轻左心室流出道梗阻：<u>β 受体拮抗药是梗阻性 HCM 的一线治疗用药，不能耐受β 受体拮抗药者可用非二氢吡啶类钙通道阻滞药</u>。丙吡胺是候选药物。

2）充血性心力衰竭的处理：包括 ACEI/ARB、β 受体拮抗药、利尿药、螺内酯甚至地高辛。

3）房颤：胺碘酮能减少阵发性房颤发作，对持续性房颤可予 β 受体拮抗药控制心室率。除非禁忌，<u>一般需考虑口服抗凝药治疗</u>。

（2）手术治疗：对于药物治疗无效、心功能不全（NYHA Ⅲ~Ⅳ级）患者，若存在严重流出道梗阻（静息或运动时流出道压力阶差 >50mmHg），需考虑行室间隔切除术。

（3）酒精室间隔消融术：其适应证大致同室间隔切除术。

（4）起搏治疗：对于药物治疗效果差而又不太适合手术或消融的患者可选择双腔起搏。

四、限制型心肌病（RCM）

1. 概述

（1）RCM 是以心室壁僵硬度增加、舒张功能降低、充盈受限而产生临床右心衰症状为特征的一类心肌病。患者心房明显扩张，但早期左心室不扩张，收缩功能多正常，室壁不增厚或仅轻度增厚。随病情进展左心室收缩功能受损加重，心腔可以扩张。

（2）病因：RCM 为混合性心肌病，约一半为特发性，另一半为病因清楚的特殊类型（淀粉样变最多见）。

（3）病理：主要为心肌纤维化、炎症细胞浸润、心内膜面瘢痕形成。

2. 临床表现　活动耐量下降、乏力、呼吸困难；肝大、腹腔积液、水肿；右心衰较重为本病临床特点。查体可见颈静脉怒张，可闻及奔马律，血压低，肝大，移动性浊音阳性、下肢水肿。

3. 辅助检查

（1）BNP：明显增高。

（2）心电图：心肌淀粉样变患者常为低电压。QRS 波异常和 ST-T 改变在 RCM 较缩窄性心包炎明显。

（3）超声心动图：双心房扩大，心室肥厚。心肌淀粉样变特点为心肌呈磨玻璃样改变。心包增厚和室间隔抖动征见于缩窄性心包炎。

（4）其他：X 线片、CTA、CMR、心导管检查和 EMB。

4. 诊断　根据症状表现，心电图、超声心动图等辅助检查可考虑 RCM。鉴别诊断应除外缩窄性心包炎。

5. 治疗　原发性 RCM 无特异性治疗手段，主要为避免加重心力衰竭的诱因。对继发性 RCM，针对病因治疗。

五、心肌炎

1. 病因　病毒感染是最常见的病因，其中柯萨奇 B 组病毒是最常见的致病原因。

2. 临床表现　取决于病变的广泛程度与部位。

（1）症状：①多数发病 1~3 周前有前驱症状，如发热、肌肉酸痛、全身倦怠感，或恶心、呕吐等消化道症状；②随后可见胸痛、心悸、呼吸困难、水肿，甚至晕厥、猝死；③临床诊断的病毒性心肌炎绝大部分是以心律失常为主诉或首见症状，少数可因此发生晕厥或阿-斯综合征。

（2）体征：①心律失常，以房性与室性期前收缩、房室传导阻滞最常见；②心率增快与体温不相称；③可闻及 S_3、S_4 或奔马律，部分可于心尖部闻及收缩期吹风样杂音；④可有颈静脉怒张、肺部湿啰音、肝大等心衰体征，心源性休克体征。

3. 辅助检查（表 2-6-1）

表 2-6-1 心肌炎的辅助检查

项目	临床意义
心电图	常见 ST 段轻度移位和 T 波倒置，可见各型心律失常
胸部 X 线检查	可见心影扩大，有心包积液时可呈烧瓶样改变
超声心动图	可正常，也可显示左心室增大，室壁运动减低，左心室收缩功能减低，附壁血栓等。合并心包炎者可有心包积液
心脏磁共振	对心肌炎诊断有较大价值
病毒血清学检测	仅对病因有提示作用，不能作为诊断依据
心肌损伤标志物	可有心肌肌酸激酶同工酶（CK-MB）及肌钙蛋白（T 或 I）增高
非特异性炎症指标	血沉加快、C 反应蛋白升高等
心内膜心肌活检	可确诊，还有助于病情及预后的判断。主要用于病情急重、治疗反应差、原因不明的患者

4. 诊断和鉴别诊断

（1）病毒性心肌炎的诊断主要为临床诊断。确诊依赖于活检。

（2）应注意排除甲状腺功能亢进症、二尖瓣脱垂综合征及影响心功能的其他疾病如结缔组织病等引起的心肌炎。

5. 治疗

（1）病毒性心肌炎尚无特异性治疗，应以针对左心功能不全的支持治疗为主。避免劳累，适当休息。出现心力衰竭时酌情使用利尿药、血管扩张剂、ACEI 等。

（2）对快速型心律失常者，可采用抗心律失常药物。高度房室传导阻滞或窦房结功能损害而出现晕厥或明显低血压时，可考虑临时心脏起搏器。

（3）病毒性心肌炎确诊后，给予特异性抗病毒治疗。

（4）促进心肌代谢的药物如腺苷三磷酸、辅酶 A、环腺苷酸等。

 知识拓展

　　心脏超声是心肌病最常用的检查方法。心肌炎病情多数自限，也可能进展成心肌病。

○ 经 典 试 题 ○

（执）1. 男，20 岁。踢球时突然一过性意识丧失，后自行恢复。发作时无四肢抽搐和口吐白沫。超声心动图示舒张期室间隔与后壁厚度之比为 1.7，SAM 现象阳性。该患者意识丧失最可能的原因是

    A. 血管迷走性晕厥   B. 体位性低血压

    C. 梗阻性肥厚型心肌病   D. 限制型心肌病

    E. 分离（转换）障碍

（研）（2~4 题共用题干）

男，56 岁。3 年来进行性加重劳累后心悸、气短，多次出现夜间睡眠中呼吸困难，需坐起后缓解。半年来感腹胀、食欲下降、尿少、下肢水肿。既往无高血压、糖尿病、高脂血症。查体：P 88 次 /min，BP 130/70mmHg，半卧位，颈静脉怒张，双肺底可闻及湿啰音，心前区搏动弥散，心界向两侧扩大，心率 110 次 /min，心律不整，心音强弱不等，$P_2>A_2$，心尖部可闻及 3/6 级收缩期吹风样杂音，肝肋下 2.0cm，肝 - 颈静脉回流征（+），下肢水肿（++）。

    2. 该患者最可能的诊断是

    A. 扩张型心肌病   B. 心瓣膜病

    C. 心包积液   D. 冠状动脉粥样硬化性心脏病

    3. 为明确诊断，最有价值的检查是

    A. 动态心电图   B. 超声心动图

    C. 胸部 X 线片   D. 冠状动脉 CT

    4. 该患者心律不整最可能的类型是

    A. 心房颤动   B. 窦性心律不齐

    C. 阵发性心动过速   D. 频发期前收缩

【答案】

1. C   2. A   3. B   4. A

第七章

先天性心血管病

一、概述

先天性心血管病简称先心病,是指心脏及大血管在胎儿期发育异常引起的、在出生时病变即已存在的疾病。

二、房间隔缺损

1. 概述　房间隔缺损(ASD)是最常见的成人先天性心脏病,有家族遗传倾向。

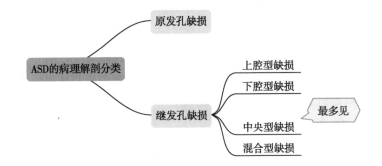

2. 病理生理

(1)房间隔缺损时导致心房水平的左向右分流,其对血流动力学的影响主要取决于分流量的多少。

(2)持续的肺血流量↑导致肺淤血,使右心容量负荷↑,肺血管顺应性↓,从功能性肺动脉高压发展为器质性肺动脉高压,右心系统压力随之持续↑直至超过左心系统的压力,使原来的左向右分流逆转为右向左分流而出现青紫。

3. 临床表现

(1)症状:可有劳力性气促、心律失常、右心衰竭等;重度肺动脉高压时有发绀,形成艾森门格综合征。

(2)体征:典型为胸骨左缘第2~3肋间2~3级收缩期喷射性杂音;P_2亢进呈固定分裂。

4. 诊断　典型的心脏听诊、心电图、X线表现可提示 ASD 存在,超声心动图可确诊。

5. 治疗　包括介入治疗、手术治疗。

三、室间隔缺损

1. 概述　室间隔缺损（VSD）常见，可单独存在，亦可与其他畸形合并发生。

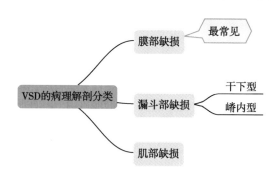

2. 病理生理　室间隔缺损导致心室水平的左向右分流，其血流动力学效应为：①肺循环血量↑；②左室容量负荷↑；③体循环血量↓；④晚期可形成艾森门格综合征。

3. 临床表现（表 2-7-1）

表 2-7-1　室间隔缺损的临床表现

程度	症状	体征
小型 VSD	常无	胸骨左缘第 3~4 肋间 4 级以上全收缩期杂音伴震颤，P_2 可轻度分裂
中型 VSD	可有劳力性呼吸困难	除小型 VSD 体征外，心尖区可闻及舒张中期反流性杂音，P_2 可轻度亢进
大型 VSD	青紫、呼吸困难、负荷能力下降	胸骨左缘收缩期杂音常减弱至 3 级左右，P_2 亢进，有时可闻及因继发性肺动脉瓣关闭不全而致的舒张期杂音

4. 诊断　典型室间隔缺损根据临床表现及超声心动图即可确诊。

5. 治疗　介入治疗、室间隔缺损修补术（伴明显肺动脉压增高，肺血管阻力 >7Wood 单位者不宜手术）。

四、动脉导管未闭

1. 概述　动脉导管连接肺动脉总干与降主动脉，出生后一般在数月内因废用而关闭，如 1 岁后仍未关闭，即为动脉导管未闭（PDA）。

2. 病理生理　由于存在左向右分流，肺循环血流量增多，致使左心负荷加重，左心随之增大。

3. 临床表现

（1）中等分流量：常有乏力、劳累后心悸、气喘胸闷等，于胸骨左缘第 2 肋间及左锁骨下方可闻及连续性机械样杂音，常伴有震颤，传导范围广泛。

（2）大量分流：常伴继发性严重肺动脉高压导致右向左分流，多有青紫，临床症状严重。

4. 诊断 根据典型杂音、X线及超声心动图表现，大部分可作出正确诊断。

5. 治疗 大多数认为动脉导管未闭一经诊断就须治疗，可行介入治疗、外科结扎术或切断缝合术。

五、卵圆孔未闭

1. 概述 卵圆孔是心脏房间隔在胚胎时期的一个生理性通道，正常情况下在出生后5~7个月左右融合，若未能融合则形成卵圆孔未闭（PFO）。PFO与不明原因脑卒中之间有密切联系。

2. 治疗 PFO合并不明原因脑卒中、一过性脑缺血发作或偏头痛等，应给予治疗，包括药物治疗（抗凝剂或抗血小板制剂）、经导管封堵PFO、外科手术关闭PFO。

六、肺动脉瓣狭窄

1. 概述 先天性肺动脉瓣狭窄发病率较高，按病理解剖特点可分为瓣膜型、瓣下型和瓣上型。

2. 病理生理 主要为右心室的排血受阻，右室压力↑，右室代偿性肥厚，最终右室扩大导致衰竭。

3. 治疗 介入治疗（首选）、手术治疗，效果均良好。

七、二叶主动脉瓣

1. 概述 随年龄增长，二叶瓣可导致主动脉瓣狭窄及主动脉瓣关闭不全，引起相应的血流动力学变化。超声心动图是诊断二叶主动脉瓣最直接、最可靠的检查方法。

2. 治疗 介入治疗、手术治疗。

八、先天性主动脉缩窄

1. 概述 先天性主动脉缩窄是指局限性主动脉管腔狭窄，为先天性心脏大血管畸形。

2. 诊断 典型的上下肢血压的显著差别及胸部杂音可提示本病，超声心动图检查可确诊。

3. 治疗 介入治疗、手术治疗。

九、法洛四联症

1. 概述 先天性法洛四联症是联合的先天性心血管畸形，包括肺动脉狭窄、室间隔缺损、主动脉右位（主动脉骑跨于缺损的室间隔上）、右心室肥大四种异常，是最常见的发绀型先天性心脏病。

2. 病理生理 由于室间隔大缺损，左、右心室压力相等，相当于一个心室向体循环及肺循环排血,右心室压力增高,但因肺动脉狭窄,肺动脉压力不高甚至降低,大量右心室血流经骑跨的主动脉进入体循环,使动脉血氧饱和度明显降低,出现青紫并继发红细胞增多症。

3. 临床表现

(1)症状:自幼出现的进行性青紫和呼吸困难,易疲乏,劳累后常取蹲踞位休息;严重缺氧时可引起晕厥;可发生心功能不全。

(2)体征:青紫,常伴杵状指(趾)。胸骨左缘常可闻及收缩期喷射性杂音,P_2减弱甚至消失。

(3)常见并发症:脑血管意外(如脑梗死)、感染性心内膜炎、肺部感染。

4. 辅助检查

(1)心电图:可见电轴右偏、右心室肥厚。

(2)X线检查:右心室肥厚表现,肺动脉段凹陷,形成木靴状外形,肺血管纹理减少。

(3)超声心动图:可显示右心室肥厚、室间隔缺损及主动脉骑跨等。

5. 治疗　介入治疗、手术治疗。

十、成人先天性心脏病的介入治疗

成人先天性心脏病的介入治疗方式,主要包括:①应用球囊扩张或支架解除瓣膜或血管的狭窄;②应用封堵装置堵闭缺损或异常通道。

 知识拓展

随着外科手术和经导管介入治疗技术的发展,能存活至成人期的先天性心脏病患者近年来显著增加。

第八章

心脏瓣膜病

一、二尖瓣狭窄

1. 病因

（1）主要是风湿热，以女性居多；部分患者无急性风湿热病史，但多有反复链球菌感染所致的扁桃体炎或咽峡炎史。

（2）少见于先天性发育异常、瓣环钙化（老年性退行性改变及结缔组织病所致）。有人认为病毒（特别是 Coxsackie 病毒）可引起包括二尖瓣狭窄在内的慢性心瓣膜病。

2. 病理生理

（1）正常人二尖瓣口面积 $4\sim6cm^2$；瓣口面积减小到 $1.5\sim2.0cm^2$ 时为轻度狭窄，$1.0\sim1.5cm^2$ 为中度狭窄；$<1.0cm^2$ 时为重度狭窄。

（2）二尖瓣狭窄→左心房压力↑→肺静脉压↑、肺毛细血管压↑→肺动脉压↑（引起肺小动脉痉挛→硬化，加重肺动脉高压）→右心室肥厚扩张、右心衰竭。

3. 临床表现

（1）症状

1）呼吸困难：可见劳力性呼吸困难、静息时呼吸困难、夜间阵发性呼吸困难、端坐呼吸。

2）咳嗽：多见于夜间睡眠或劳动后，为干咳无痰或泡沫痰，感染时咳黏液样或脓痰。可能与支气管黏膜淤血水肿易患支气管炎或扩大的左心房压迫左主支气管有关。

3）咯血：①大咯血，严重二尖瓣狭窄时支气管静脉破裂所致，早期多见；②痰中带血或血痰，与支气管炎、肺部感染、肺充血或肺毛细血管破裂有关；③咳胶冻状暗红色痰，见于肺梗死，为二尖瓣狭窄合并心力衰竭的晚期并发症；④粉红色泡沫痰，为急性肺水肿的特征，由毛细血管破裂所致。

4）血栓栓塞：为严重并发症。发生栓塞者约 80% 有心房颤动。

5）其他：左心房显著扩大、左肺动脉扩张压迫左喉返神经→声音嘶哑；压迫食管→吞咽困难；右心室衰竭→消化道淤血症状；可有胸痛。

 提示

呼吸困难为二尖瓣狭窄最常见、最早期的症状。

（2）体征

1）心脏杂音：①心尖部舒张中晚期低调的隆隆样杂音，呈递增型、局限，左侧卧位明显，运动或用力呼气可使其增强，常有舒张期震颤；房颤时杂音可不典型。②严重肺动脉高压致相对性肺动脉瓣关闭不全时，可于胸骨左缘第 2 肋间闻及递减型高调叹气样舒张早期杂音（Graham-steell 杂音）。③右心室扩张可致相对性三尖瓣关闭不全，可于胸骨左缘第 4、5 肋间闻及全收缩期吹风样杂音。

2）心音：瓣叶柔顺有弹性时可闻及心尖部 S_1 亢进，呈拍击样，及开瓣音。可有 P_2 亢进或分裂。

3）严重体征："二尖瓣面容"，双颧绀红，剑突下可扪及收缩期抬举样搏动，右心衰竭的体征。

4. 辅助检查

（1）X 线检查：左心房、右心室增大，心脏呈"梨形"；上肺纹理增多、Kerley B 线、中下肺野内中带蝶翼状阴影等肺淤血表现。

（2）心电图："二尖瓣型 P 波"（P 波 >0.12s，伴切迹），右心室肥厚表现，电轴右偏。晚期常见房颤。

（3）超声心动图

1）M 型超声心动图示二尖瓣前叶呈"城墙样"改变（EF 斜率降低，A 峰消失），后叶与前叶同向运动，瓣叶回声增强。

2）二维超声可观察瓣叶的活动度、厚度、有无钙化及是否合并其他瓣膜的病变等。

3）经食管超声利于左心耳及左心房附壁血栓的检出。

4）连续波或脉冲波多普勒能较准确地判断二尖瓣狭窄的严重程度。

> ⓘ 提示
>
> 超声心动图是确诊二尖瓣狭窄最敏感、可靠的方法。

5. 并发症

（1）心房颤动：为二尖瓣狭窄最常见的心律失常，也是相对早期的常见并发症，可能为患者就诊的首发症状。

（2）急性肺水肿：见于重度二尖瓣狭窄。

（3）血栓栓塞：以脑栓塞最常见，四肢、脾、肾和肠系膜等动脉亦可栓塞，栓子多来源于扩大的左心房伴房颤者；右心房来源的栓子可造成肺栓塞。

（4）右心衰竭：为晚期并发症。右心衰竭时肺淤血减轻，呼吸困难可有所减轻，发生肺水肿和大咯血的危险减少，但心排量减少。

（5）感染性心内膜炎：较少见。

（6）肺部感染：常见。

6. 治疗

（1）一般治疗：推荐预防性抗风湿热治疗（应用苄星青霉素）；避免重体力活动；预防感染性心内膜炎。窦性心律的二尖瓣狭窄患者，不宜使用地高辛。

（2）处理并发症

1）大量咯血：取坐位，应用镇静剂、静脉使用利尿药。

2）急性肺水肿：与急性左心衰竭所致的肺水肿处理原则相似。注意：①多用扩张小静脉，减少回心血量的硝酸酯类，不用扩张小动脉、减低后负荷的血管扩张药物；②仅在房颤伴快速心室率时可静脉注射毛花苷丙，以减慢心室率。

> ⓘ **提示**
>
> 正性肌力药物对二尖瓣狭窄的肺水肿无益。

3）房颤的处理（表 2-8-1）

表 2-8-1　二尖瓣狭窄房颤的处理

名称	处理
急性快速性房颤	应立即控制心室率。①先静脉注射洋地黄类药物如毛花苷丙注射液（西地兰）；②如效果不满意，可静脉注射地尔硫䓬或艾司洛尔；③出现肺水肿、休克、心绞痛或晕厥等血流动力学不稳定时，立即电复律
慢性房颤	争取介入或手术解决狭窄。①在此基础上对房颤病史 <1 年，左房内径 <60mm，且无窦房结或房室结功能障碍者，可考虑电复律或药物复律；②如不宜复律、复律失败或复律后复发，可口服 β 受体拮抗药、地高辛或非二氢吡啶类钙通道阻滞药

4）预防栓塞：若无禁忌，应长期口服华法林抗凝，达到 INR 2.5~3.0。

（3）手术或介入治疗

1）经皮球囊二尖瓣成形术：适用于单纯的二尖瓣狭窄患者；中、重度二尖瓣狭窄出现症状或肺动脉高压时，如其瓣叶活动度尚好、无钙化，且无左心房内血栓形成，则可用此法干预。

2）二尖瓣分离术：①直视术，适用于瓣叶严重钙化，病变累及腱索和乳头肌、左心房内有血栓者；②闭式术，其适应证同经皮球囊二尖瓣分离术。

3）人工瓣置换术：适用于瓣叶和瓣下结构严重钙化、畸形，不宜做成形术或分离术者；及二尖瓣狭窄合并明显二尖瓣关闭不全者。手术应在有症状而无严重肺动脉高压时考虑。严重肺动脉高压增加手术风险。

二、二尖瓣关闭不全

1. 病因

（1）以前认为二尖瓣关闭不全的原因主要为风湿热，目前发现其占全部二尖瓣关闭不全的百分数逐渐在减少。

（2）非风湿性单纯性二尖瓣关闭不全的病因，以腱索断裂最常见，其次是感染性心内膜炎、二尖瓣黏液样变性、缺血性心脏病等。

2. 病理生理　二尖瓣关闭不全的主要病理生理变化是左心室每搏喷出的血流一部分反流入左心房，使前向血流减少，同时使左心房负荷和左心室舒张期负荷增加，从而引起一系列血流动力学变化，如下。

（1）急性期：总的心搏量来不及代偿，使前向心搏量及心排血量明显减少，左心室舒张末压急剧上升。

（2）慢性期，通过 Frank-Starling 机制代偿，早期可无症状；随病程延长，左心房、左心室内径扩大。当失代偿时，每搏量和射血分数下降，肺静脉和肺毛细血管楔压增高，继而发生肺淤血、左心衰竭。晚期出现肺动脉高压，导致右心室肥厚、右心衰竭，终致全心衰竭。

3. 临床表现

（1）急性

1）轻者仅有轻微劳力性呼吸困难，重者很快发生急性左心衰竭、肺水肿、心源性休克。

2）心尖搏动呈高动力型、为抬举样搏动；P_2 分裂；S_4 可闻及（左心房强有力收缩导致）。心尖区闻及 >3/6 级的收缩期粗糙的吹风样杂音，累及腱索、乳头肌时可出现乐音性杂音。急性肺水肿时双肺可闻及干、湿啰音。

（2）慢性

1）轻者可没有症状，重者由于心排血量不足，导致乏力、活动耐力下降、程度不等的呼吸困难，晚期可见腹胀、食欲缺乏、肝脏淤血肿大等右心衰竭的表现。在右心衰竭出现后，左心衰竭的症状反而有所减轻。合并冠状动脉疾病者可有心绞痛表现。

2）心界向左下扩大，心尖搏动为高动力型、可向左下移位；右心衰竭时可见颈静脉怒张、肝－颈静脉回流征阳性、肝大等。S_1 减弱、S_2 分裂、可有低调 S_3；心尖部≥3/6 级的全收缩期吹风样杂音，向左腋下和左肩胛部（前叶损害为主）、或心底部（后叶损害为主）传导，可伴收缩期震颤；二尖瓣脱垂时可先后闻及喀喇音、收缩期杂音，腱索断裂时杂音可似海鸥鸣或乐音性。严重反流致相对性二尖瓣狭窄，可闻及心尖区短促的舒张中期隆隆样杂音。

（3）急、慢性二尖瓣关闭不全的主要鉴别（表 2-8-2）

表 2-8-2　急、慢性二尖瓣关闭不全的主要鉴别

鉴别点	慢性二尖瓣关闭不全	急性二尖瓣关闭不全
瓣膜受损到症状出现的时间	可为数十年	立即
症状	可无	可轻微
左心室	扩大	正常
左心房	扩大	正常
左心室充盈	正常或增高	增高

续表

鉴别点	慢性二尖瓣关闭不全	急性二尖瓣关闭不全
心排血量	正常或降低	降低
心电图	重者左心室肥厚和劳损,可伴房颤,窦性心律时可见二尖瓣 P 波	常正常,有时可见窦性心动过速
胸部 X 线检查	重者左心房、左心室明显扩大,可见肺淤血、肺水肿,右心室增大,二尖瓣环钙化影	心影正常或左心房轻度增大,伴肺淤血或肺水肿征

4. 辅助检查

（1）X 线检查、心电图：见表 2-8-2。

（2）超声心动图：M 型超声心动图及二维超声心动图不能确定二尖瓣关闭不全。脉冲多普勒超声可确诊二尖瓣反流。彩色多普勒血流显像诊断二尖瓣关闭不全的敏感性可达100%,并可对二尖瓣反流进行半定量及定量诊断。定量诊断标准见表 2-8-3。

表 2-8-3　二尖瓣关闭不全的定量诊断标准

程度	射流面积 /cm²	每搏反流量 /ml	反流分数 /%
轻度	<4	<30	<30
中度	4~8	30~59	30~49
重度	>8	≥60	≥50

5. 并发症　心房颤动、感染性心内膜炎、血栓栓塞、心力衰竭。

6. 治疗

（1）急性：①内科治疗可选用动脉扩张剂,如硝普钠减轻前后负荷；如已有低血压则不宜使用,可行主动脉内球囊反搏（IABP）。②在药物控制症状的基础上,紧急或择期手术治疗。

（2）慢性

1）无症状、心功能正常者不用治疗,需定期随访；有症状者合理运动,对症处理房颤、心力衰竭等。

2）手术适应证：①重度二尖瓣关闭不全伴 NYHA 心功能分级Ⅲ或Ⅳ级；②NYHA 心功能分级Ⅱ级伴心脏大,左心室收缩末期容量指数（LVESVI）>30ml/m²；③重度二尖瓣关闭不全,LVEF 减低,左心室收缩及舒张末期内径增大,LVESVI 高达 60ml/m²,虽无症状也应考虑手术治疗。常用人工瓣膜置换术、二尖瓣修补术。

三、主动脉瓣狭窄

1. 病因　先天性病变（畸形）、退行性病变（老年性主动脉瓣钙化）、炎症性病变（主要为风湿热,常伴关闭不全和二尖瓣受累)。单纯性主动脉瓣狭窄多为先天性或退行性变,极少数为炎症性,且男性多见。

2. 病理生理 ①正常人主动脉瓣口面积 $3\sim4cm^2$,瓣口面积 $\leq1cm^2$ 时开始出现左心室收缩压升高,出现临床症状;②主动脉瓣狭窄→左心室后负荷增加、向心性肥厚→左心室舒张期末压升高→左心房肥厚→晚期左心衰竭;③主动脉瓣狭窄→心肌耗氧增加、冠状动脉灌注减少及脑供血不足→心肌缺血缺氧和心绞痛发作、脑缺血症状(头晕、黑矇及晕厥等)。

3. 临床表现

(1)症状

1)呼吸困难:劳力性呼吸困难为晚期患者常见的首发症状,随病情发展可出现阵发性夜间呼吸困难、端坐呼吸乃至急性肺水肿。

2)心绞痛:心绞痛是重度主动脉瓣狭窄患者最早出现、最常见的症状。

3)晕厥:见于 15%~30% 有症状的患者,部分仅表现为黑矇,可为首发症状。晕厥多发生于劳力当时,少数在休息时发生。

> **提示**
>
> 呼吸困难、心绞痛和晕厥是典型主动脉瓣狭窄的常见三联征。

(2)体征

1)胸骨右缘第 1~2 肋间、>3/6 级的收缩期粗糙、响亮的喷射性杂音,呈递增-递减型,向颈部传导。心搏量增加,则杂音增强。

2)第一心音正常。如主动脉瓣严重狭窄或钙化,左心室射血时间明显延长,则主动脉瓣第二心音成分减弱或消失。由于左心室射血时间延长,第二心音中主动脉瓣成分延迟,严重狭窄者可呈逆分裂。

3)心界正常或轻度向左扩大,心尖区收缩期抬举样搏动。收缩压降低、脉压减小、脉搏细弱。严重主动脉瓣狭窄时,触诊颈动脉搏动明显延迟。

4. 辅助检查

(1)心电图:轻者心电图正常,中度狭窄者可出现 QRS 波群电压增高伴轻度 ST-T 改变,严重者可出现左心室肥厚伴劳损和左心房增大的表现。

(2)超声心动图:可确诊。主动脉狭窄程度评估,见表 2-8-4。

表 2-8-4 主动脉狭窄程度评估

狭窄程度	射流速度/(m/s)	平均压力阶差/mmHg	瓣口面积/cm²
轻度	<3	<25	>1.5
中度	3~4	25~40	1.0~1.5
重度	>4	>40	<1.0

（3）X线检查：心影一般不大，左心缘下 1/3 处可稍向外膨出；左心房可轻度增大，多见升主动脉扩张。有时可见主动脉瓣膜钙化。

5. 并发症　心律失常（房颤、房室传导阻滞、室性心律失常）、心力衰竭、心脏性猝死（多见于有症状者）、感染性心内膜炎（不常见）、体循环栓塞（少见）和胃肠道出血。

6. 治疗

（1）内科治疗：主要是预防感染性心内膜炎。

1）无症状者无需治疗，应定期随访。

2）轻度狭窄者体力活动不受限制，中度及重度狭窄者避免剧烈体力活动，均应定期复查。一旦出现症状，即需手术治疗。心力衰竭患者等待手术过程中，可慎用利尿药。出现房颤，应尽早电转复。主动脉瓣狭窄者不宜用 ACEI 及 β 受体拮抗药。

（2）人工瓣膜置换术：为治疗成人主动脉瓣狭窄的主要方法，适用于重度狭窄伴心绞痛、心力衰竭或晕厥者。无症状者伴进行性心脏增大和/或左心室功能进行性减退，活动时血压下降，也应考虑手术。

（3）经皮主动脉瓣球囊成形术：主要治疗高龄、有心力衰竭等手术高危患者。

（4）直视下主动脉瓣分离术：适用于儿童和青少年的非钙化性先天性主动脉瓣严重狭窄者，甚至包括无症状者。

（5）经皮主动脉瓣置换术：目前还不是首选方法。

四、主动脉瓣关闭不全

1. 病因

（1）急性主动脉瓣关闭不全的主要病因：①感染性心内膜炎；②胸部创伤；③主动脉夹层血肿；④人工瓣膜撕裂等。

（2）慢性主动脉瓣关闭不全

1）主动脉瓣本身病变：①风湿性心脏病；②先天性畸形，如二叶式主动脉瓣等；③感染性心内膜炎，为单纯主动脉瓣关闭不全的常见病因；④退行性主动脉瓣病变；⑤主动脉瓣黏液样变性。

2）主动脉根部扩张：引起瓣环扩大，瓣叶舒张期不能对合，为相对关闭不全。包括：①Marfan 综合征；②梅毒性主动脉炎；③其他：高血压性主动脉环扩张、特发性升主动脉扩张、主动脉夹层形成、强直性脊柱炎、银屑病性关节炎等。

2. 病理生理

（1）急性：舒张期主动脉血流反流入左心室→左心室舒张末压迅速↑→左心房压↑→肺淤血、肺水肿；收缩期前向射血量↓→血压常明显↓，心源性休克。

（2）慢性：舒张期主动脉血流大量反流入左心室→左心室舒张末压↑→左心室离心性扩张→左心室舒张末压增加不明显，左心房和肺静脉压保持正常（代偿）→左心功能不全（失代偿）。左心室心肌肥厚使心肌耗氧量↑，同时主动脉反流致舒张压↓而使冠状动脉灌流↓,引起心肌缺血,也加速心功能恶化。

3. 临床表现

（1）急性

1）症状：轻者无症状,严重者出现急性肺水肿表现,烦躁不安,神志模糊甚至昏迷。

2）体征：①重者出现面色灰暗,唇甲发绀,脉搏细数,血压下降等休克征象；②S_1减弱或消失,可有P_2亢进、S_3和S_4,主动脉瓣听诊区舒张期杂音柔和、短促、低音调；③周围血管征不明显,心尖搏动多正常；④可闻及肺部哮鸣音,或肺底细小水泡音,严重者满肺水泡音。

（2）慢性

1）症状：可在较长时间无症状,随病情进展,出现心悸、头部强烈搏动感（与心搏量增加相关）,头晕或眩晕（改变体位可见）,胸痛,心力衰竭的症状（不同程度的呼吸困难）。

2）体征：①面色苍白,头随心搏摆动。心尖搏动向左下移位,心界向左下扩大。心底部、胸骨柄切迹、颈动脉可触及收缩期震颤。颈动脉搏动明显增强。②S_1减弱,A_2减弱或消失,心尖区常可闻及S_3。③周围血管征,如点头征、水冲脉、股动脉枪击音（Traube征）和双期杂音（Duroziez双重音）、毛细血管搏动征。④主动脉瓣区舒张早期叹气样杂音,呈高调递减型,坐位前倾、呼气末时明显,向心尖区传导；严重主动脉瓣关闭不全,在主动脉瓣区常有收缩中期杂音；反流明显者,常在心尖部闻及舒张期柔和低调的隆隆样杂音（Austin-Flint杂音）。

 提示

主动脉瓣狭窄时动脉收缩压增高,舒张压降低,脉压增宽,可出现周围血管征。

4. 辅助检查

（1）X线检查：急性者心影多正常或左心房稍大,可见肺淤血、肺水肿；慢性者可见左心室明显增大,向左下增大,心腰加深,升主动脉结扩张,呈"靴形"心。

（2）超声心动图：可确诊。主动脉反流严重程度判断,见表2-8-5。

表2-8-5 主动脉反流严重程度判断

反流程度	射流宽度	每搏反流量/ml	反流分数/%
轻度	<左心室流出道的25%	<30	<30
中度	左心室流出道的25%~65%	30~59	30~49
重度	>左心室流出道的65%	≥60	≥50

（3）心电图：急性者常见窦性心动过速和非特异性ST-T改变；慢性者常见左心室肥厚劳损伴电轴左偏,可有心律失常。

5. 并发症 感染性心内膜炎,室性心律失常,心力衰竭,心脏性猝死（少见）。

6. 治疗

（1）急性：内科治疗是术前的过渡，包括吸氧、镇静、静脉应用多巴胺或多巴酚丁胺，或硝普钠、呋塞米等；应尽早手术。

 提示

人工瓣膜置换术或主动脉瓣修复术为治疗急性主动脉瓣关闭不全的根本措施。

（2）慢性

1）内科治疗：无症状且左心室功能正常者不需要治疗，但要随访；轻、中、重度主动脉瓣关闭不全定期随访的内容包括临床症状，超声检查左心室大小和左心室射血分数。预防感染性心内膜炎，左心室功能降低者限制体力活动，左心室扩大但收缩功能正常者可应用血管扩张剂（如肼屈嗪、ACEI）。

2）手术治疗：原发性者，主要采用主动脉瓣置换术；继发性者，可采用主动脉瓣成形术；部分病例（如创伤、感染性心内膜炎所致瓣叶穿孔）可行瓣膜修复术。适应证：①有症状和左心室功能不全者；②无症状伴左心室功能不全者，经系列无创检查显示持续或进行性左心室收缩末容量增加或静息射血分数降低者；③症状明显，即使左心室功能正常者。

知识拓展

外科手术是治疗瓣膜病的重要方法，瓣膜病手术治疗应注意选择手术时机。

○ 经 典 试 题 ○

（执）1. 符合二尖瓣关闭不全的典型表现是

    A. 右心房增大   B. S_1 增强

    C. 心尖部全收缩期吹风样杂音   D. P_2 降低

    E. 右心室增大

（执）2. 男，62岁。劳累时气短进行性加重3年，既往无高血压、糖尿病病史，无吸烟史。查体：血压110/70mmHg，双肺呼吸音清，心率79次/min，律齐，胸骨右缘第2肋间可闻及4/6级收缩期喷射样杂音，向颈部传导。超声心电图提示LVEF 60%。该患者气短的最可能原因是

    A. 肺动脉高压   B. 肺血栓栓塞

    C. 主动脉瓣狭窄   D. 主动脉瓣关闭不全

    E. 肺动脉瓣关闭不全

〔研〕（3~5 题共用题干）

女，28 岁。来院查体，既往有反复扁桃体炎史。查体：T 36.2℃，P 78 次 /min，R 16 次 /min，BP 120/70mmHg。双侧扁桃体Ⅱ度肿大。双肺（－），心尖搏动位于左侧第五肋间锁骨中线上，心律平整，心尖部可闻及舒张期隆隆样杂音，左侧卧时杂音更加明显。

3. 该患者存在的器质性病变是

A. 二尖瓣狭窄　　　　　　　　　B. 肺动脉瓣狭窄

C. 三尖瓣狭窄　　　　　　　　　D. 主动脉瓣狭窄

4. 该患者听诊还可能出现的体征是

A. 心尖部第一心音减弱　　　　　B. 心尖部第一心音增强

C. 心底部第二心音减弱　　　　　D. 心底部第二心音逆分裂

5. 现患者突然心悸，查体：P 85 次 /min，血压 110/70mmHg，心率 102 次 /min，心律不整，现在患者杂音可能的改变是

A. 无改变　　　　　　　　　　　B. 舒张早期增强

C. 舒张晚期减弱　　　　　　　　D. 舒张早期减弱

〔研〕（6~8 题共用题干）

男，70 岁。3 个月前出现活动后胸闷伴头晕，曾晕厥 1 次，近 1 周来上一层楼即感心前区绞痛，2h 前因再次感胸痛伴短暂晕厥来院。既往糖尿病史 12 年，吸烟 35 年。入院查体：P 82 次 /min，BP 100/85mmHg，神清，颈静脉无怒张，双肺（－），心尖搏动呈抬举状，心界向左下扩大，心律整，S_1 低钝，胸骨右缘第二肋间可闻及 3~6 级收缩期吹风样杂音，粗糙，呈喷射状，向颈部放散，$A_2 < P_2$，下肢不肿。

6. 导致患者出现上述临床表现最可能的心脏疾病是

A. 梗阻性肥厚型心肌病　　　　　B. 主动脉瓣狭窄

C. 不稳定型心绞痛　　　　　　　D. 病态窦房结综合征

7. 对明确诊断意义最大的无创性检查是

A. 常规体表心电图　　　　　　　B. 24h 动态心电图

C. 冠状动脉 CT　　　　　　　　D. 超声心动图

8. 为缓解胸痛、晕厥症状，应选用的最佳治疗方法是

A. 长期口服硝酸酯类药物　　　　B. 应用大剂量 β 受体拮抗药

C. 冠状动脉介入治疗　　　　　　D. 心脏瓣膜置换术

【答案】

1. C　2. C　3. A　4. B　5. C　6. B　7. D　8. D

第九章

心 包 疾 病

一、急性心包炎

1. **病因** 病毒感染（最常见）、细菌感染、自身免疫病、主动脉夹层、胸壁外伤及心脏手术后等。有些患者经检查仍无法明确病因，称为特发性急性心包炎或急性非特异性心包炎。

2. **病理**

（1）急性期心包内尚无明显的液体聚集，为纤维蛋白性心包炎；随病情进展，积液增加，转变为渗出性心包炎。短时间内液体大量积聚可引起心脏压塞。

（2）积液可于数周至数月内吸收，可伴随发生心包壁层和脏层的粘连、增厚，严重者心包腔闭塞，形成缩窄性心包炎。此外，炎症还可扩散至心外膜下心肌、纵隔、横膈和胸膜等。

3. **临床表现**

（1）纤维蛋白性心包炎（早期）

1）胸骨后、心前区疼痛：性质尖锐，于咳嗽、深呼吸、变动体位或吞咽时加重；可放射到颈部、左肩、左臂、上腹部。

2）心包摩擦音：是急性心包炎最具诊断价值的体征。呈抓刮样粗糙的高频音，多位于心前区，以胸骨左缘第3~4肋间、胸骨下端、剑突区较明显，身体前倾、深吸气、加压听诊器胸件时摩擦音增强。

（2）渗出性心包炎

1）症状：呼吸困难为主要表现。呼吸困难是心包积液时最突出的症状，可能与支气管、肺、大血管受压引起肺淤血有关，可呈端坐呼吸，身体前倾、呼吸浅速、面色苍白，可有发绀。压迫气管、食管而产生干咳、声音嘶哑及吞咽困难。可有上腹部疼痛、肝大、全身水肿、胸腔积液或腹腔积液，重症者可出现休克。

2）体征：心尖搏动减弱，心脏叩诊浊音界扩大，摩擦音消失，心音低而遥远。积液量大时可于左肩胛骨下叩诊浊音、听诊闻及支气管呼吸音，即心包积液征（Ewart征）和心包叩击音；大量心包积液时脉压减小，有体循环淤血表现（颈静脉怒张、肝大、腹腔积液、下肢水肿等）。

（3）心脏压塞

1）症状：心排血量显著下降，可造成急性循环衰竭和休克。

2）体征：窦性心动过速、血压下降、脉压变小和静脉压明显升高。亚急性或慢性心脏压塞时，产生体循环静脉淤血征象，表现为颈静脉怒张，Kussmaul 征，即吸气时颈静脉充盈更明显。可见奇脉，表现为吸气时桡动脉搏动减弱或消失、呼气时恢复，或收缩压较吸气前降低≥10mmHg。

> **ⓘ 提示**
>
> 心脏压塞见于心包积液迅速或积液量达一定程度时，临床特征为 Beck 三联征，即低血压、心音低弱、颈静脉怒张。

4. 辅助检查

（1）X 线检查：积液多时可见肺野清晰，心影向两侧增大（烧瓶状），心脏搏动减弱或消失。

（2）心电图：急性心包炎时 ST 段弓背向下抬高（但 aVR、V_1 的 ST 段压低），一至数日后 ST 段恢复，T 波低平或倒置（可于数周至数个月后恢复正常，也可长期存在）；常有窦性心动过速；心包积液时肢体导联 QRS 低电压（<0.5mV），大量渗液时可见 P 波、QRS 波、T 波电交替。

（3）超声心动图：为确诊依据。简单易行，迅速可靠。

（4）心包穿刺：主要指征为心脏压塞。对积液性质和病因诊断也有帮助，可对心包积液进行常规、生化、病原学（细菌、真菌等）细胞学相关检查。在大量心包积液导致心脏压塞时，行心包治疗性穿刺抽液减压缓解症状，或针对病因向心包腔内注入药物进行治疗。

5. 诊断　根据急性起病、典型胸痛、心包摩擦音、心浊音界扩大、心音遥远、特征性的心电图表现等诊断。超声心动图可明确诊断并判断积液量。

6. 鉴别诊断（表 2-9-1）

表 2-9-1　常见急性心包炎的鉴别诊断

鉴别要点	特发性	结核性	化脓性	肿瘤性	心脏损伤后综合征
病史	上呼吸道感染史，起病急，常反复发作	伴原发结核表现	伴原发感染病灶或败血症表现	转移性肿瘤多见	有手术、心肌梗死等心脏损伤史，可反复发作
发热	持续发热	无	高热	常无	常有
胸痛	常剧烈	常无	常有	常无	常有
心包摩擦音	明显，出现早	有	常有	少见	少见
白细胞计数	正常或↑	正常或轻度↑	明显↑	正常或轻度↑	正常或轻度↑

续表

鉴别要点	特发性	结核性	化脓性	肿瘤性	心脏损伤后综合征
血培养	阴性	阴性	阳性	阴性	阴性
心包积液量	较少	常大量	较多	大量	一般中量
性质	草黄色或血性	多血性	脓性	多血性	常见浆液性
细胞分类	淋巴细胞较多	淋巴细胞较多	中性粒细胞较多	淋巴细胞较多	淋巴细胞较多
细菌	无	有时找到结核分枝杆菌	化脓性细菌	无	无
治疗	非甾体抗炎药	抗结核药	抗生素及心包切开	原发病治疗及心包穿刺	糖皮质激素

7. 治疗　包括病因治疗、解除心脏压塞及对症支持治疗。

（1）卧床休息。

（2）镇痛：非甾体抗炎药（阿司匹林、布洛芬、吲哚美辛）、秋水仙碱,必要时应用吗啡类药物。

（3）其他药物治疗积液吸收效果不佳者,可用糖皮质激素。

（4）心脏压塞：心包穿刺引流是最简单、有效的手段。对伴休克患者,需紧急扩容、升压治疗。对血流动力学稳定的心包积液患者,应设法明确病因,针对原发病进行治疗同时应注意血流动力学情况。

（5）心包切除术。

二、缩窄性心包炎

1. 病因　我国以结核性心包炎最常见,其次为非特异性心包炎、化脓性或由创伤性心包炎演变而来。放射性心包炎和心脏直视手术后引起者逐渐增多。自身免疫性疾病、恶性肿瘤、尿毒症、药物等病因少见。

2. 病理　心包腔内渗出物机化和瘢痕形成,致心脏舒张期充盈受限,严重影响心排血量。

3. 临床表现

（1）症状：常有心包炎等病史,部分起病隐匿,主要有心悸、劳力性呼吸困难、疲乏、活动耐量下降、肝大、腹腔积液、下肢水肿等与心输出量下降和体循环淤血有关的症状表现。

（2）体征：常见心率较快、脉压变小,奇脉不常见;心尖搏动减弱或消失,心音轻而远,通常无杂音,部分患者在胸骨左缘第 3~4 肋闻及心包叩击音;可有 Kussmaul 征;晚期可见肌肉萎缩、恶病质和严重水肿等。

4. 辅助检查

（1）X线检查：多数心影轻度增大呈三角形或球形，左右心缘变直，主动脉弓小或难以辨认，上腔静脉常扩张。部分心影大小正常，可有心包钙化。

（2）心电图：常见心动过速、QRS低电压、T波低平或倒置。

（3）超声心动图：是最常用的无创检测手段。

（4）心脏CT和MRI：对慢性缩窄性心包炎的诊断价值优于超声心动图。

（5）右心导管检查：当非侵入性检查手段不能明确诊断时或拟行心包切除术前可行右心导管检查。

5. 治疗　慢性缩窄性心包炎行心包切除术。对近期诊断且病情稳定者，除非出现心源性恶病质、心源性肝硬化、心肌萎缩等并发症，可尝试抗炎治疗2~3个月。对结核性心包炎推荐抗结核治疗，术后继续抗结核治疗1年。

 知识拓展

心包疾病的治疗主要针对病因、缓解症状、解除填塞与缩窄，必要时需外科干预。

◦ 经 典 试 题 ◦

〔执〕1. 男，24岁。发热伴心前区锐痛3d。3d前出现发热，体温38℃左右，伴心前区锐痛，休息后未减轻。既往体健。查体：BP 100/60mmHg，双肺呼吸音清，心率107次/min，胸骨左缘第3肋间可闻及粗糙的双相性搔刮样声音。该患者疼痛最可能的病因是

　　A. 肺癌　　　　　　　　　　　　B. 气胸

　　C. 主动脉夹层　　　　　　　　　D. 急性心包炎

　　E. 急性心肌梗死

〔研〕（2~4题共用题干）

　　男，60岁。3个月来自觉乏力，1个月来出现渐进性呼吸困难、气短、腹胀、尿少、下肢水肿，体重无明显变化，无胸痛、发热等。既往有慢性支气管炎病史30年，饮酒史20年。查体：T 36.5℃，P 102次/min，BP 90/80mmHg，轻度贫血貌，颈静脉怒张，双肺（－），心界明显向两侧扩大，心音低，肝肋下3.0cm，双下肢水肿（++），深吸气时脉搏消失。

　　2. 根据患者病史及体检，导致目前临床表现的最可能原因是

　　A. 心脏压塞　　　　　　　　　　B. 呼吸衰竭

　　C. 肝脏衰竭　　　　　　　　　　D. 全心衰竭

　　3. 应首先考虑的疾病诊断是

　　A. 渗出性心包炎　　　　　　　　B. 酒精性心肌病

C. 扩张型心肌病 　　　　　　　　D. COPD

4. 为明确诊断,应选用最简便而又有价值的检查是

A. 动态心电图 　　　　　　　　　B. 胸部 CT 检查

C. 胸部 X 线片 　　　　　　　　　D. 超声心动图

【答案】

1. D　2. A　3. A　4. D

第十章

感染性心内膜炎

一、分型

1. 按病程分类 急性、亚急性感染性心内膜炎,两者的特征见表 2-10-1。

表 2-10-1 急性、亚急性自体瓣膜心内膜炎的特征

特征	急性自体瓣膜心内膜炎	亚急性自体瓣膜心内膜炎
主要病原体	金黄色葡萄球菌	草绿色链球菌
中毒症状	重	轻
病情进展	迅速,数天至数周	缓慢,数周至数月
感染迁移	多见	少见

2. 按瓣膜材质分类 自体、人工瓣膜心内膜炎。

二、自体瓣膜心内膜炎

1. 病因 急性者主要由金黄色葡萄球菌引起,亚急性者大多由草绿色链球菌导致。

2. 临床表现

(1)发热:是感染性心内膜炎最常见的症状,部分老年或心、肾衰竭重症患者可无发热。

1)亚急性者起病隐匿,可有乏力、食欲缺乏、体重减轻等非特异性表现。可有弛张热,部分热型不典型。常见头痛、背痛、肌肉关节痛。

2)急性者呈暴发性败血症过程,有高热寒战。突发心力衰竭者较常见。

(2)心脏杂音:多有心脏杂音,可为原有杂音强度和性质的改变,或出现新的杂音。

(3)周围体征:多为非特异性,不多见。

(4)感染的非特异性症状:①贫血,多见于亚急性者,多为轻、中度贫血,晚期有重度贫血。②脾大,病程 >6 周者多见,急性者少见。

(5)动脉栓塞:脑、心脏、脾、肾、肠系膜和四肢为临床所见的体循环动脉栓塞部位。脑栓塞的发生率为 15%~20%。在有左向右分流的先天性心血管病或右心内膜炎时,肺栓塞常见。

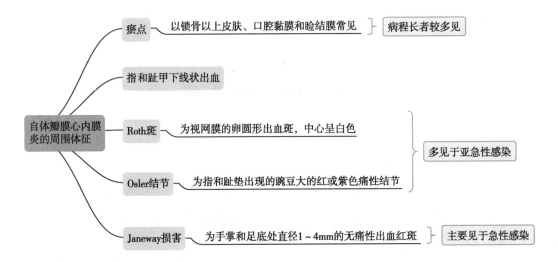

3. 并发症

（1）心脏：心力衰竭（最常见，多为主动脉瓣受损）、心肌脓肿（急性者常见）、急性心肌梗死、化脓性心包炎（不多见，主要发生于急性者）和心肌炎。

（2）迁移性脓肿：急性者多见，亚急性者少见，多发生于肝、脾、骨髓和神经系统。

（3）细菌性动脉瘤：亚急性者多见。

（4）神经系统：脑栓塞、脑细菌性动脉瘤、脑出血、中毒性脑病、脑脓肿和化脓性脑膜炎，后三种主要见于急性者，尤其是金黄色葡萄球菌性心内膜炎。

（5）肾动脉栓塞、肾梗死（急性者多见）；局灶性和弥漫性肾小球肾炎（亚急性者常见）；肾脓肿。

4. 辅助检查

（1）血液检查：亚急性者正细胞正色素性贫血常见，白细胞总数正常或轻度增加，分类计数轻度核左移；急性者常有血白细胞计数增高和明显核左移。均有血沉增快。

（2）尿液检查：可见血尿、蛋白尿。

（3）免疫学检查：可有高丙种球蛋白血症、循环免疫复合物、RF 阳性（亚急性者可见）、补体降低，上述异常在感染治愈后消失。

（4）血培养

1）亚急性患者未经治疗，应在第 1d 间隔 1h 采血 1 次，共 3 次；如次日未见细菌生长，重复采血 3 次后开始抗生素治疗；已用过抗生素者，停药 2~7d 后采血。

2）急性患者应在入院后 3h 内，每隔 1h 采血 1 次，共 3 个标本后开始治疗。

3）每次取静脉血 10~20ml 作需氧和厌氧培养，至少应培养 3 周，并周期性作革兰氏染色涂片和次代培养。必要时培养基需补充特殊营养或采用特殊培养技术。血培养有一定阴性率。

> **ⓘ 提示**
>
> 　　血培养是诊断菌血症和感染性心内膜炎的最重要方法。本病的菌血症为持续性，无需在体温升高时采血。

（5）超声心动图

1）可发现赘生物、瓣周并发症等支持心内膜炎的证据，可帮助明确诊断。经胸超声心动图可检出 50%~75% 的赘生物；经食管超声心动图可检出 <5mm 的赘生物，敏感性高达 95% 以上。未发现赘生物时不能排除感染性心内膜炎。

2）感染治愈后，赘生物可长期存在；除非发现原赘生物增大或有新生赘生物，否则难以诊断复发或再次感染。

5. 诊断　采用 Duke 诊断标准：满足 2 项主要标准，或 1 项主要标准 +3 项次要标准，或 5 项次要标准可确诊。满足 1 项主要标准 +1 项次要标准，或 3 项次要标准为疑诊。

● 主要标准

（1）血培养阳性。

（2）影像学阳性证据

1）超声心动图异常：赘生物；脓肿、假性动脉瘤、心脏内瘘；瓣膜穿孔或动脉瘤；新发生的人工瓣膜部分裂开。

2）通过 ^{18}F–FDG PET/CT（仅在假体植入 >3 个月时）或放射标记的白细胞 SPECT/CT 检测出人工瓣膜植入部位周围组织异常活性。

3）由心脏 CT 确定的瓣周病灶。

● 次要标准

（1）易患因素：心脏本身存在易患因素，或静脉药物成瘾者。

（2）发热：体温 >38℃。

（3）血管征象（包括仅通过影像学发现的）：主要动脉栓塞、感染性肺梗死、细菌性动脉瘤、颅内出血、结膜出血以及 Janeway 损害。

（4）免疫性征象：肾小球肾炎、Osler 结节、Roth 斑以及类风湿因子阳性。

（5）致病微生物感染证据：不符合主要标准的血培养阳性，或与 IE 一致的活动性致病微生物感染的血清学证据。

6. 治疗

（1）抗微生物药物治疗：最重要。原则为早期用药、足量用药、静脉给药为主；病原微生物不明时，急性者选用针对金黄色葡萄球菌、链球菌和革兰氏阴性杆菌均有效的广谱抗生素，亚急性者选用针对大多数链球菌（包括肠球菌）的抗生素；已分离出病原微生物时，应根据药敏试验结果选择抗微生物药物。

● 经验治疗

1）抗生素选用的基本原则：杀菌剂；联合应用；大剂量；静脉给药；长疗程（一般 4~6 周，人工瓣膜心内膜炎需 6~8 周或更长）。

2）自体瓣膜感染性心内膜炎：轻症者用青霉素、阿莫西林或氨苄西林联合庆大霉素。青霉素过敏者，可用头孢曲松。

3）人工瓣膜感染性心内膜炎：未确诊且病情稳定者停用所有抗生素，复查血培养。病原体可能为葡萄球菌属者，宜用万古霉素＋庆大霉素＋利福平。万古霉素无效、不耐受或耐药株感染者，可用达托霉素。

● 已知致病微生物时的治疗（表 2–10–2）

表 2–10–2　已知致病微生物时的治疗

致病菌	药物选择
葡萄球菌	①获知药敏结果前：宜首选耐酶青霉素类（苯唑西林、氯唑西林等）＋氨基糖苷类 ②甲氧西林敏感葡萄球菌（MSS）：首选苯唑西林，对青霉素类过敏者可选头孢唑林；β–内酰胺类过敏者，可用万古霉素＋利福平 ③耐甲氧西林葡萄球菌（MRS）：首选万古霉素＋利福平，万古霉素无效不耐受或耐药株感染者，可用达托霉素 ④耐甲氧西林金黄色葡萄球菌：选用万古霉素或达托霉素
链球菌	①敏感菌株：首选青霉素 ②相对耐药菌株：适当加大青霉素剂量，或选用头孢曲松＋庆大霉素 ③耐药菌株：选用万古霉素/替考拉宁＋庆大霉素
肠球菌	①选用青霉素＋阿莫西林/氨苄西林＋氨基糖苷类 ②青霉素类过敏或高度耐药：选用万古霉素/替考拉宁＋氨基糖苷类 ③耐青霉素和万古霉素：可选达托霉素或利奈唑烷
需氧革兰氏阴性杆菌	哌拉西林＋庆大霉素/妥布霉素，或头孢他啶＋氨基糖苷类

（2）外科治疗：对存在心力衰竭并发症、感染难以控制及预防栓塞事件的患者应及时考虑手术治疗。

三、人工瓣膜心内膜炎（PVE）

PVE 是感染性心内膜炎最严重的形式。葡萄球菌和肠球菌是经导管人工瓣膜心内膜炎最常见的病原菌。

1. 早期 PVE　于瓣膜置换术后 1 年内发生，主要致病菌是葡萄球菌、革兰氏阴性杆菌和真菌。

2. 晚期 PVE　于瓣膜置换术后 1 年后发生，主要致病菌是葡萄球菌、链球菌和肠球菌。

3. 诊治　PVE 诊断较为困难，有合并症的 PVE 和葡萄球菌感染是不良预后的最强预测因素。抗生素疗程为 6~8 周或更长,任一用药方案均应加庆大霉素和利福平。手术需要去除所有的感染异物,有瓣膜再置换术适应证者应尽早手术。

────○ 经 典 试 题 ○────

(研)1. 风湿性瓣膜病患者并发亚急性心内膜炎的主要病原体是

    A. A 群溶血性链球菌　　　　　　　B. 草绿色链球菌

    C. 金黄色葡萄球菌　　　　　　　　D. 肺炎链球菌

(执)2. 女,43 岁。近 1 个月来发热,乏力,气短。有先天性心脏病史。查体:T 37.2℃,双肺呼吸音清,心率 100 次 /min,律齐,胸骨左缘第 3 肋间可闻及响亮粗糙的收缩期杂音。实验室检查:血 WBC 13.4×10^9/L, N 0.89, Hb 104g/L,尿常规沉渣镜检示 RBC 5 个 /HP。多次血培养为草绿色链球菌该患者需首先考虑的诊断是

    A. 急性肾小球肾炎　　　　　　　　B. 急性心包炎

    C. 风湿热　　　　　　　　　　　　D. 感染性心内膜炎

    E. 急性心肌炎

【答案】

1. B　2. D

第十一章

心搏骤停和心脏猝死

一、病因

绝大多数心脏性猝死发生于有器质性心脏病的患者,西方国家心脏性猝死中约 80% 由冠心病及其并发症引起。各种心肌病是冠心病易患年龄前(<35 岁)心脏性猝死的主要原因,如梗阻性肥厚型心肌病、致心律失常型右心室心肌病、长 QT 间期综合征、Brugada 综合征等。

二、病理生理

1. 冠状动脉血管事件、心肌损伤、心肌代谢异常和 / 或自主神经张力改变等因素相互作用,引起致命性快速型心律失常,导致心脏猝死。

2. 窦房结和 / 或房室结功能异常,引起严重缓慢型心律失常和心脏停搏,也可导致心脏猝死。

3. 无脉性电活动,过去称电 – 机械分离(EMD),是引起心脏性猝死的相对少见的原因。

4. 非心律失常性心脏性猝死所占比例较少。

三、临床表现

1. 前驱期 猝死前数天至数个月,可有胸痛、气促、疲乏、心悸等。亦可无前驱表现。

2. 终末事件期 典型表现有严重胸痛、急性呼吸困难、突发心悸或眩晕等。

3. 心搏骤停 意识丧失、呼吸断续或停止、皮肤苍白或发绀、瞳孔散大、大小便失禁等。

4. 生物学死亡 心搏骤停发生后,大部分患者在 4~6min 内开始产生不可逆脑损害,随后经数分钟过渡到生物学死亡。心搏骤停发生后立即实施心肺复苏和尽早除颤,是避免发生生物学死亡的关键。心脏复苏成功后死亡的最常见原因是中枢神经系统的损伤。

四、处理

心搏骤停抢救成功的关键是尽早进行心肺复苏(CPR)和尽早进行复律治疗,心肺复苏又分初级心肺复苏和高级心肺复苏。

1. 识别心搏骤停 首先要判断患者的反应,快速检查是否没有呼吸或不能正常呼吸并同时判断有无脉搏（5~10s内完成）。确立心搏骤停诊断后，应立即开始初级心肺复苏。

2. 呼救。

3. 初级心肺复苏　即基础生命活动的支持（BLS），一旦确立心搏骤停的诊断，应立即进行。主要复苏措施及程序为人工胸外按压（C）、开通气道（A）和人工呼吸（B），其中人工胸外按压最重要。

（1）胸外按压

1）部位：胸骨下半部，双乳头连线中点。

2）方法：患者仰卧平躺于硬质平面，施救者跪在其旁。施救者用一只手掌根部放在胸部正中双乳头之间的胸骨上，另一手平行重叠压在手背上，保证手掌根部横轴与胸骨长轴方向一致，以手掌根部为着力点，不要按压剑突。施救者身体稍微前倾，使肩、肘、腕位于同一轴线，与患者身体平面垂直，按压时肘关节伸直，依靠上身重力垂直向下按压，每次按压后让胸廓完全回弹，放松时双手不要离开胸壁，按压和放松的时间大致相等。

3）按压频率：100~120次/min。

4）按压幅度：成人为5~6cm；儿童约5cm，婴儿约4cm。

室颤是非创伤心搏骤停患者最常见的心律失常，CPR的关键起始措施是胸外按压和早期除颤。如果具备自动体外除颤仪（AED），应该联合应用CPR和AED。尽可能缩短电击前后的胸外按压中断，每次电击后要立即进行胸外按压。

> **提示**
>
> 尽可能减少中断胸外按压的次数和时间，若不得不中断，则应把中断时间控制在10s以内。

（2）开通气道

1）患者无呼吸或呈异常呼吸，先使患者取仰卧位，行30次心脏按压后，再开通气道。

2）仰头抬颏法：适用于无颈部创伤者，将一手置于患者前额用力加压，使头后仰，另一手的示、中两指抬起下颏，使下颌尖、耳垂的连线与地面呈垂直状态，以通畅气道。注意清除口中的异物和呕吐物，取下松动的义齿。

（3）人工呼吸

1）开放气道后，先进行2次人工呼吸，每次持续吹气>1s，保证足够的潮气量使胸廓起伏。2次人工通气后应立即胸外按压。

2）气管内插管是建立人工通气的最好方法。当情况不允许时，可采用口对口、口对鼻或口对通气防护装置呼吸。术者用置于患者前额的一手拇指与示指捏住患者鼻孔，吸一口气，用口唇把患者的口全罩住，缓慢吹气，每次吹气持续>1s，确保呼吸时有胸廓起伏。

提示

施救者实施人工呼吸前,正常吸气即可,无需深吸气。

3)按压和通气的比例为30:2,交替进行。对于儿童与婴儿CPR时,若有2名以上施救者在场,按压和通气比例应为15:2。

4. 高级心肺复苏

（1）气管插管、呼吸机辅助呼吸。

（2）电除颤、复律和起搏治疗

1）终止室颤最有效的方法是电除颤,采用双相波电除颤时,首次能量一般为120J或150J;如用单相波电除颤,首次能量应选择360J。

2）一次除颤后立即实施胸外按压和人工通气,5个周期的CPR后(约2min),再评估患者自主循环是否恢复或有无明显循环恢复征象(如咳嗽、讲话、肢体明显的自主运动等),必要时再次除颤。

3）对有症状的心动过缓患者考虑起搏治疗。症状严重,尤其是当高度房室传导阻滞发生在希氏束以下时,应立即施行起搏治疗。

（3）药物治疗

1）肾上腺素是CPR的首选药物。可用于电击无效的室颤及无脉室速、心脏停搏或无脉性电生理活动。血管升压素也可作为一线药物,但不推荐与肾上腺素联合使用。严重低血压可给予去甲肾上腺素、多巴胺、多巴酚丁胺。

2）复苏过程中产生的代谢性酸中毒通过改善通气常能缓解,不应过分积极补充碳酸氢盐纠正。

3）给予2次除颤CPR肾上腺素之后仍然是室颤/无脉室速,应考虑给予抗心律失常药,如胺碘酮、利多卡因。硫酸镁仅适用于尖端扭转型室速。

4）严重心动过缓可给予阿托品。

5）寻找并纠正可逆性病因。

5. 复苏后处理　心肺复苏后的处理原则和措施包括维持有效的循环和呼吸功能,特别是脑灌注,预防再次心搏骤停,维持水、电解质和酸碱平衡,防治脑水肿、急性肾衰竭和继发感染等,其中重点是脑复苏。

防治脑缺氧和脑水肿,亦称脑复苏,主要措施包括:①降温,低温治疗是保护神经系统和心脏功能的最重要治疗策略;②脱水,应用渗透性利尿药;③防治抽搐,可应用冬眠药物;④高压氧治疗;⑤促进早期脑血流灌注。

 知识拓展

恶性室性心律失常(室速、室颤)是发生心脏性猝死最常见的机制。

○ 经 典 试 题 ○

（研）1. 在冠心病易患年龄之前（<35 岁），导致心脏猝死的病因有

    A. Brugada 综合征   B. 梗阻性肥厚型心肌病

    C. 长 QT 间期综合征   D. X 综合征

（执）2. 发现有人晕倒时，确认所处环境安全后应立即采取的措施是

    A. 进行胸外按压   B. 行人工呼吸

    C. 报警   D. 大声呼叫救援

    E. 判断意识是否清楚

【答案】

1. ABC 2. E

第十二章

主动脉疾病和周围血管疾病

一、主动脉夹层

1. 概述　主动脉夹层又称主动脉夹层动脉瘤,是指主动脉内膜撕裂后,腔内的血液通过内膜破口进入动脉壁中层形成夹层血肿,并沿血管长轴方向扩展,形成动脉真、假腔病理改变的严重主动脉疾病。主动脉夹层常急性起病,突发剧烈疼痛、高血压、心脏表现以及其他脏器或肢体缺血症状等,如不及时诊治,48h内死亡率高达50%。

2. 病因　①高血压(最重要)、动脉粥样硬化和增龄是危险因素;②先天性因素,包括Marfan综合征等;③医源性损伤。

3. 临床表现

(1)疼痛:是最主要和常见的表现,多数有突发前胸或胸背部持续性、撕裂样或刀割样剧痛,难以忍受,可放射到肩背部,或沿肩胛间区向胸、腹部及下肢等处放射。

(2)血压变化

1)高血压:多见,两上肢或上下肢血压相差较大。

2)低血压:见于心脏压塞、血胸或冠状动脉血受阻引起心肌梗死时。

(3)心血管系统:主动脉瓣关闭不全和心力衰竭、心肌梗死和心脏压塞。

(4)脏器或肢体缺血:包括神经系统、四肢、肾、肠及肝缺血的相应症状。

(5)夹层动脉瘤破裂:可引起胸腔积液、休克及呕血、咯血等。

> ⓘ 提示
>
> 突发剧烈刀割样、撕裂样胸痛是主动脉夹层最常见且特征性的症状。

4. 辅助检查　确诊主动脉夹层的主要手段为计算机断层扫描血管造影(CTA)、磁共振血管造影(MRA)及数字减影血管造影(DSA)。

5. 治疗　①即刻处理,严密监测血流动力学,绝对卧床休息,镇静止痛;②药物治疗常用硝普钠、β受体拮抗药或钙通道阻滞药;③介入治疗和开胸手术治疗。

二、闭塞性周围动脉粥样硬化

1. 概述　周围动脉病(PAD)包括主动脉和肢体供血动脉的狭窄和阻塞性病变,一般是指由于动脉粥样硬化致下肢或上肢动脉血供受阻,从而产生肢体缺血症状与体征。

2. 危险因素　年龄(>60岁)、性别(男性多于女性)、血脂异常、高血压等可引起冠状动脉粥样硬化性的危险因素;肌纤维发育不良。

3. 病理生理　主要是肢体的血供调节功能减退,致血供调节失常和微血栓形成。

4. 临床表现

(1)症状:主要是间歇性跛行和静息痛;运动后出现局部疼痛、紧束、麻木或无力,停止后即缓解为其特点。疼痛部位常与病变血管相关。

(2)体征

1)狭窄远端的动脉搏动减弱或消失,狭窄处可有收缩期杂音,远端侧支循环形成不良可为连续性杂音。

2)患肢皮肤温度减低、营养不良,皮肤苍白、发亮,毛发稀疏、趾甲增厚,严重时有水肿、溃疡和坏疽。

提示

肢体自高位下垂到肤色转红时间 >10s 和表浅静脉充盈时间 >15s,提示动脉狭窄、侧支形成不良。

---

5. 辅助检查

(1)踝肱指数(ABI)测定:最简单和常用。正常值≥1.0,<0.9为异常,<0.5为严重狭窄。

(2)节段性血压测量:节段间有压力阶差则提示其间有动脉狭窄存在。

(3)运动平板负荷试验:有利于定量评价病情及治疗干预的效果。

(4)多普勒超声显像。

(5)磁共振血管造影和CT血管造影:可确诊。

(6)动脉造影:可直观显示血管病变及侧支循环状态。

6. 诊断和鉴别诊断

(1)诊断:依据患者有危险因素、典型表现及辅助检查,可诊断。

(2)Fontaine分期(表2-12-1)

表2-12-1　Fontaine分期

分期	表现
Ⅰ期(无症状期)	患肢怕冷、皮温稍低、易疲乏或轻度麻木
Ⅱ期	Ⅱa期:轻度间歇性跛行,较多发生小腿肌痛 Ⅱb期:中、重度间歇性跛行
Ⅲ期	静息痛
Ⅳ期	溃疡坏死,皮温低,色泽暗紫

（3）鉴别诊断：需与血栓闭塞性脉管炎、多发性大动脉炎等鉴别。

7. 治疗

（1）内科治疗：控制高血压、血脂异常等危险因素，鼓励步行锻炼，抗血小板治疗（阿司匹林、氯吡格雷），严重肢体缺血者可应用前列腺素，急性血栓时应用溶栓剂等。

（2）血运重建：导管介入治疗和外科手术治疗。

三、深静脉血栓形成

1. 发病机制　静脉壁损伤、静脉血流淤滞（如久坐不动）、血液高凝状态（如妊娠、产后、术后、创伤）。

2. 临床表现

（1）患肢肿胀、疼痛，活动后加重，抬高患肢可减轻。血栓远端肢体或全肢体肿胀是主要特点。

1）中央型深静脉血栓形成：髂、股深静脉血栓形成后腿部水肿，局部皮肤发白，可伴全身症状。

2）周围型深静脉血栓形成：血栓发生在小腿肌肉静脉丛，可见血栓部位压痛，Homans征、Neuhof征阳性，偶见腓肠肌局部疼痛及压痛、发热、肿胀等。

（2）血栓栓塞后综合征：静脉功能不全、浅静脉曲张、色素沉着、溃疡、肿胀等。

（3）部分患者可没有局部症状，而以肺栓塞为首发症状。

3. 诊断　结合临床表现诊断一般不困难，可应用 D- 二聚体测定、超声检查（首选）、深静脉造影（诊断的金标准）等。

4. 治疗原则　卧床、抬高患肢；抗凝（肝素、华法林）；溶栓治疗等。

───────── ◦ 经 典 试 题 ◦ ─────────

〔执〕男，76岁。左下肢跛行3年，加重1个月。既往高血压病史8年，冠心病病史5年，曾行冠状动脉支架置入术。查体：BP 150/90mmHg，左足苍白，左足及左下肢皮温明显降低，左足背动脉、腘动脉搏动消失，左股动脉可触及搏动。最可能的诊断是左下肢

  A. 急性动脉栓塞   B. 动脉硬化性闭塞症

  C. 血栓闭塞性脉管炎   D. 深静脉血栓形成

  E. 血栓性浅静脉炎

〔执〕2. 女，62岁。发现右侧乳房肿块3个月，诊断为乳腺癌。发现血脂异常3年，未诊治。右乳腺癌改良根治术后第4天，感左小腿疼痛，左脚不能着地踏平。查体：T 37.2℃，P 86次/min，BP 120/80mmHg，伤口局部无异常渗出。左小腿肿胀最可能的原因是

A. 血栓性浅静脉炎
B. 急性动脉栓塞
C. 血栓闭塞性脉管炎
D. 大隐静脉曲张
E. 深静脉血栓形成

【答案】

1. B　2. E

第十三章

心血管神经症

一、概述

心血管神经症是指以心血管疾病的有关症状为主要表现的临床综合征。大多发生于中、青年;女性多于男性,多见于更年期妇女。临床上无器质性心脏病的证据。

二、病因

心血管神经症的病因可能与神经类型、环境因素、遗传因素和性格有关。

三、临床表现

1. 心悸　常在紧张或疲劳时加重。
2. 呼吸困难　患者常感觉空气不够要打开窗户或要求吸氧,不少患者可因过度换气出现呼吸性碱中毒。
3. 心前区痛　疼痛部位不固定、呈局限性、静息状态下发作、针刺样痛。
4. 自主神经功能紊乱症状　失眠、焦虑、食欲缺乏、头晕、手足发冷、双手震颤、尿频、大便次数增多或便秘等。
5. 体征　通常缺乏有重要病理意义的阳性体征。

> (i) 提示
>
> 心血管神经症的主诉较多,而且多变,症状之间缺乏内在联系。

四、诊断与鉴别诊断

若患者症状多而体征少,且无特异性,无器质性心脏病的证据,可考虑诊断。本病应与心绞痛、甲状腺功能亢进症、心肌炎等相鉴别。

五、治疗

心血管神经症以心理治疗为主,药物治疗为辅。

第十四章

肿瘤心脏病学

一、概述

心血管疾病和肿瘤是目前我国居民死亡的主要原因。心血管疾病是最常见的肿瘤治疗相关疾病之一,严重威胁患者生命。

二、肿瘤治疗相关的心功能不全

1. 概述 心功能不全是肿瘤治疗最常见和最严重的并发症。
2. 临床表现 可表现为急性、慢性或迟发性心功能不全的症状和体征。
3. 辅助检查 超声心动图(是最常用的评价心功能的检查手段)、心脏磁共振、心肌标志物检查和心内膜心肌活检。
4. 诊断 在接受抗肿瘤治疗后,新出现充血性心力衰竭相关的症状和体征,左室射血分数(LVEF)下降幅度 >10%,且 <50%,或原有心力衰竭症状加重,LVEF 进一步降低,可诊断。
5. 早期监测方案 在患者接受心脏毒性化疗药和 / 或胸部放疗之前,应进行心血管疾病风险基线评估,早期识别高危患者。致心脏毒性的基线危险因素包括心血管疾病史、心血管疾病高危因素、致心脏毒性治疗既往史和其他危险因素。
6. 治疗 若治疗期间患者 LVEF 明显下降,下降幅度 >10%,但 LVEF 仍 >50%,应在治疗过程中监测 LVEF;若 LVEF 下降幅度 >10%,且 LVEF<50%,无禁忌时推荐使用 β 受体拮抗药联合 ACEI/ARB,来避免进一步的心功能下降。

三、肿瘤治疗相关的冠状动脉疾病

1. 概述 冠状动脉疾病与肿瘤具有共同的危险因素,如吸烟、肥胖、高血压及糖尿病等。
2. 发病机制
(1)化疗药物可通过损伤血管内皮、诱导冠脉痉挛及血栓形成,导致心肌缺血甚至心肌梗死。
(2)放射治疗引起冠状动脉粥样硬化或非粥样硬化性疾病,造成斑块破裂、血栓形成和血管痉挛。
3. 治疗
(1)肿瘤治疗中出现心肌缺血症状,应停用化疗药物,立即开始抗心肌缺血治疗。
(2)对肿瘤治疗相关的血管痉挛,可选择硝酸酯类药物和 / 或钙通道阻滞药。
(3)对稳定型心绞痛患者应首先给予最积极的药物治疗,同时纠正肿瘤相关的其他可致心肌缺血的并发症,如贫血、低氧血症、感染等,尽量避免经皮冠状动脉介入治疗。

（4）心绞痛症状严重且药物治疗难以缓解,或出现急性冠脉综合征时,应考虑行血运重建治疗。

四、肿瘤治疗相关的心律失常

1. 肿瘤患者治疗过程中可出现快速型/缓慢型心律失常、室性/室上性心律失常和传导阻滞等多种类型的心律失常。QT 间期延长可诱发尖端扭转型室速,是肿瘤患者易出现的危害最大的心律失常。

2. 心房颤动是抗肿瘤治疗患者最常见的室上性心律失常。接受抗肿瘤治疗的患者,在治疗开始前应常规行 12 导联心电图检查以记录基线数据,并抽血检查电解质情况。尽量避免多种致 QT 间期延长的药物合用。

五、肿瘤治疗相关的血栓性疾病和周围血管疾病

1. 静脉血栓性疾病　静脉血栓是肿瘤患者严重并发症之一,也是肿瘤患者外科手术后最常见的死因之一。深静脉血栓和肺血栓栓塞的预防需综合考虑肿瘤患者的出血风险和预期寿命,做周期性评估。

2. 动脉血栓性疾病　肿瘤患者的动脉血栓事件发生率较低,但预后往往较差。

3. 外周血管疾病　对肿瘤患者外周血管疾病的风险评估很重要,评估内容包括危险因素、临床检查及踝肱指数测量。

六、肿瘤治疗相关的其他心血管疾病

1. 肿瘤治疗相关的心脏瓣膜病　主要由放射治疗引起。主要累及左心瓣膜,超声心动图是最佳的评估检查方法。

2. 肿瘤治疗相关的高血压　在开始肿瘤治疗前和治疗过程中应监测患者血压,特别是接受 VEGF 抑制剂治疗的患者。

3. 肿瘤治疗相关的心包疾病　蒽环类、环磷酰胺及阿糖胞苷等化疗药物与急性心包炎有关,放射治疗也可引起急性心包炎,尤其是对霍奇金淋巴瘤、乳腺癌、肺癌的放射治疗。

医学生心内科实习提要

1. 扎实基础,练好基本功　入科前熟练掌握高血压、心力衰竭、心脏瓣膜病、冠心病等心内科常见疾病的基本知识并做好复习,包括病因、发病机制、临床表现、诊断与治疗;在临床实习过程中做好理论与实践的衔接,对于不懂的问题要虚心、及时地请教带教老师。

2. 熟悉急诊处理　对如高血压急症、急性肺水肿、心搏骤停、心脏压塞等急性突发

情况,要跟随带教老师认真学习,熟悉紧急情况的处理流程。

　　3. 主动学习　在心内科重点学习的专科知识技能主要包括规范掌握有关心电图、血压测量、心脏体格检查的操作,能够大致分析心电图、熟悉常见疾病的诊治思路、熟悉常用心电监测等。

○ 温 故 知 新 ○

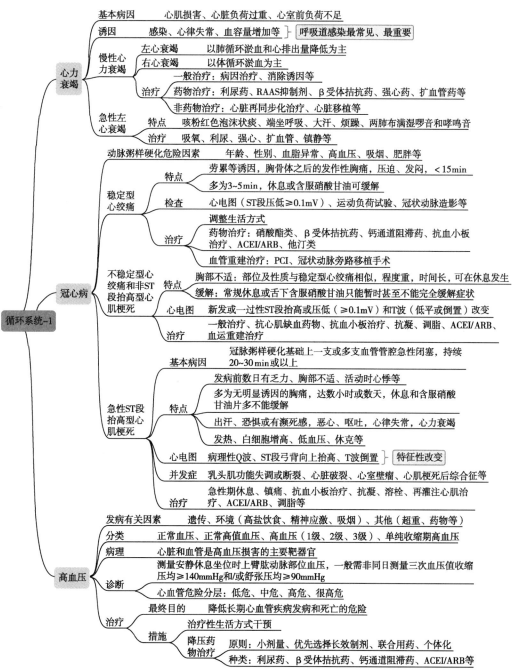

窦性心律失常
- 窦性心动过速：心率 >100次/min ┐
- 窦性心动过缓：心率 <60次/min ┘ **窦性心律**
- 病态窦房结综合征：窦性停搏与窦房阻滞；交界区逸搏心律等

房性心律失常
- 房性期前收缩：P波提前发生、PR间期 >0.12s、多为不完全代偿间歇、一般不需治疗
- 心房扑动：窦性P波消失，心房率250～350次/min、F波、等电线消失，直流电复律（最有效）
- 心房颤动
  - P波消失，代之f波（350～600次/min），形态与振幅均不定，心室率极不规则，QRS波形态一般正常
  - S_1强弱不等、心律绝对不齐、脉搏短绌
  - 病因和诱因治疗，抗凝，转复并维持窦性心律，控制心室率

房室交界区性心律失常
- 阵发性室上性心动过速
  - 心率150～250次/min，节律规则，逆行P波，QRS形态一般正常
  - 突发突止、S_1强度恒定、心律绝对规则
  - 刺激迷走神经、腺苷注射、导管消融术（根治）等可终止发作
- 预激综合征：存在房室旁道、窦性心搏的PR间期 <0.12s、δ波等

室性心律失常
- 室性期前收缩：提前出现的宽大畸形QRS波，ST段、T波方向与QRS主波方向相反，完全性代偿间歇
- 室性心动过速
  - 节律规则或略不规则，心室率100～250次/min，室房分离、心室夺获、室性融合波
  - 发生低血压休克、心绞痛、充血性心力衰竭或脑血流灌注不足等，立即电复律
- 心室颤动：波形振幅与频率均极不规则，无法识别QRS波、ST段和T波，持续时间短

房室阻滞
- 一度房室阻滞：PR间期 >0.20s，QRS波形态与时限多正常
- 二度Ⅰ型房室阻滞：PR间期进行性延长，直到P波下传受阻，脱漏1个QRS波
- 二度Ⅱ型房室阻滞：PR间期恒定不变，部分P波后无QRS波
- 三度房室阻滞：心房心室完全独立，心房率快于心室率，心室起搏点常位于阻滞部位稍下方

（以上归属：**心律失常**）

循环系统-2

心脏骤停
- 表现：意识丧失、呼吸停止或断续、颈/股动脉搏动消失、皮肤苍白或发绀
- 处理关键
  - 尽早心肺复苏（CPR）
    - 初级心肺复苏
      - 程序：C—A—B
      - 要点
        - C：胸骨下半部、100～120次/min、按压幅度5～6cm
        - A：常用仰头抬颏法
        - B：按压、通气比为30:2
    - 高级心肺复苏
  - 尽早复律治疗

第十四章　肿瘤心脏病学

扩张型心肌病
- 特点：心脏扩大、心力衰竭、心律失常、血栓栓塞及猝死
- 超声心动图
  - 首选检查
  - 心腔均增大，以左心室增大为主；弥漫性室壁运动减弱，心肌收缩力下降，射血分数显著降低

肥厚型心肌病
- 病因：常染色体显性遗传
- 特点
  - 常为青少年和运动猝死的主要原因
  - 劳力性呼吸困难、乏力、胸骨左缘第3~4肋间粗糙的喷射性收缩期杂音
- 超声心动图：为最主要检查，心室不对称肥厚而无心室腔增大，舒张期室间隔厚度达15mm
- 治疗：药物治疗、手术治疗等
  - β受体拮抗药是梗阻性HCM的一线用药

限制型心肌病：右心衰较重，心肌淀粉样变特点为心肌磨玻璃样改变

心肌炎
- 病因：柯萨奇B组病毒感染多见
- 特点：多数发病1~3周前有前驱症状，随后胸痛、心悸、呼吸困难、水肿、心律失常、心衰等
- 确诊：心内膜心肌活检

二尖瓣狭窄
- 特点：呼吸困难、咳嗽、咳粉红色泡沫痰、二尖瓣面容、心尖部舒张中晚期隆隆样杂音、梨形心、可有Graham-Steell杂音
- 并发症：心房颤动、急性肺水肿、血栓栓塞、右心衰竭等
- 治疗：预防性抗风湿热治疗、处理并发症、手术或介入治疗（如经皮球囊二尖瓣成形术）

二尖瓣关闭不全
- 特点：风湿热、腱索断裂可引起，心尖部收缩期吹风样杂音，可伴震颤
- 超声心动图：是诊断最精确的无创方法
- 治疗：内科治疗、人工瓣膜置换术、二尖瓣修补术等

主动脉瓣狭窄
- 病因：先天性、退行性、炎症性（风湿热最多见）
- 特点：呼吸困难、心绞痛、晕厥；胸骨右缘第1~2肋间收缩期粗糙、响亮的喷射性杂音，向颈部传导
- 治疗：内科治疗、人工瓣膜置换术等

主动脉瓣关闭不全
- 特点：直立性头晕、周围血管征、可有Austin-Flint杂音、急性肺水肿表现；主动脉瓣区舒张早期叹气样杂音，呈高调递减型
- 并发症：感染性心内膜炎，室性心律失常，心力衰竭等
- 治疗：内科治疗、主动脉瓣置换术、成形术、修复术等

急性心包炎
- 纤维蛋白性心包炎：心前区疼痛、心包摩擦音（呈抓刮样粗糙的高频音）
- 渗出性心包炎：呼吸困难（最突出）、心音低而遥远、Ewart征、心包叩击音
- 心脏压塞：休克、脉压变小、颈静脉怒张、Kussmaul征、奇脉
  - 心包穿刺引流最简单、有效
- 检查：超声心动图、心包穿刺、心电图（心包积液时肢体导联QRS低电压）

缩窄性心包炎
- 病因：结核性心包炎最常见
- 特点：心包炎病史，心输出量下降和体循环淤血有关的表现

感染性心内膜炎
- 分型
  - 急性：金黄色葡萄球菌，感染迁移多见，病情重
  - 亚急性者：草绿色链球菌，迁移少见，进展缓慢
- 特点：发热、多有心脏杂音、周围体征（瘀点、Roth斑等）、贫血、脾大、动脉栓塞等
- 并发症：心力衰竭、迁移性脓肿、细菌性动脉瘤、脑栓塞、肾动脉栓塞等
- 治疗
  - 抗微生物药物治疗　原则：早期、足量、静脉用药等
  - 外科治疗

心肌疾病 / 心脏瓣膜病 / 心包疾病 / 感染性心内膜炎

循环系统-3

217

第三篇　消化系统疾病

第一章

总　论

一、常见疾病相关的消化生理、生化功能

1. 生理性食管抗反流防御机制　包括食管－胃抗反流屏障、食管清除作用和食管黏膜屏障。

2. 肠黏膜屏障　由机械屏障、化学屏障、免疫屏障、生物屏障与肠蠕动共同构成。

3. 胰腺的生理功能

（1）胰腺腺泡细胞在各种生理刺激下，通过提高胞内 Ca^{2+} 浓度促使酶原颗粒释放，最后进入十二指肠，在肠激酶作用下被激活。

（2）胰蛋白酶原活化为胰蛋白酶在多种胰酶级联激活中最为关键。

（3）胰腺间质细胞产生的酶特异性抑制物（α－抗胰蛋白酶、$α_2$－巨球蛋白等）可使在胰腺内提前活化的胰蛋白酶迅速失活，避免发生自身消化。

二、消化系统重要诊疗技术

1. 内镜　胃肠内镜检查不仅能直视黏膜病变，可对各种出血病变进行止血治疗，还能取活检。胃镜是食管、胃、十二指肠疾病最常用和最准确的检查方法，肠镜主要用于观察从肛门到回盲瓣的所有结直肠病变。其他还有胶囊内镜、小肠镜、经内镜逆行胆胰管造影术（ERCP）和超声内镜（EUS）。

2. 乙型肝炎病毒感染的诊断　包括 HBV 的 5 项血清免疫标志（HBsAg、HBsAb、HBeAg、HBeAb、HBcAb）检测、血清病毒检测和组织病毒学检测。

3. 幽门螺杆菌（Hp）检测

（1）非侵入性方法：常用 $^{13}C-$ 或 $^{14}C-$ 尿素呼气试验（是 Hp 检测的重要方法之一）。

（2）侵入性方法：包括快速尿素酶试验、胃黏膜组织切片染色镜检及细菌培养等。

4. 肝功能评估

（1）评估内容：包括肝脏的合成功能、肝细胞损伤酶学及胆红素代谢水平。

（2）Child-Pugh 评分（表 3-1-1）：可帮助分级评价肝功能，便于临床诊治决策。肝功能 A 级（5~6 分）、B 级（7~9 分）、C 级（10~15 分）。

5. 影像学检查　包括超声、CT 和 MRI。

表 3-1-1 肝功能 Child–Pugh 评分

观测指标	分数		
	1分	2分	3分
肝性脑病 / 期	无	I ~II	III ~IV
腹腔积液	无	少	多
胆红素 /（μmol/L）	<34	34~51	>51
清蛋白 /（g/L）	>35	28~35	<28
PT 延长时间 /s	<4	4~6	>6

注：PT 为凝血酶原时间。

知识拓展

　　诊断消化疾病需要结合临床病史、实验室以及内镜或影像学检查，通过全面分析方能确诊。

第二章

胃食管反流病

一、概述

根据是否导致食管黏膜糜烂、溃疡,将胃食管反流病(GERD)分为反流性食管炎(RE)和非糜烂性反流病(NERD)。

二、病因和发病机制

1. **抗反流屏障结构与功能异常** 贲门失弛症术后、食管裂孔疝、腹内压增高(如妊娠、肥胖)及长期胃内压增高(如胃排空延迟、胃扩张等),均可使食管下括约肌(LES)结构受损;某些激素、食物、药物等因素均可引起 LES 功能异常或一过性松弛延长。在上述情况下,当食管黏膜受到反流物损伤时,可导致 GERD。

> ⓘ **提示**
>
> 一过性 LES 松弛在无吞咽动作时发生,是食管反流的主要病因。

2. **食管清除作用降低** 常见于干燥综合征等食管蠕动异常、唾液分泌减少的疾病。食管裂孔疝时,不仅改变 LES 结构,还降低食管对反流物的清除作用,从而导致 GERD。

3. **食管黏膜屏障功能降低** 长期饮酒、吸烟可使食管黏膜抵御反流物损害的屏障功能降低。

三、临床表现

1. **典型症状** 烧心(胸骨后或剑突下烧灼感)和反流,常于餐后 1h 出现,卧位、弯腰、腹压增加时可加重。

2. **非典型症状** ①胸骨后疼痛,严重时表现为剧烈刺痛,可放射至心前区、后背、肩部、颈部、耳后;②吞咽困难或胸骨后异物感。

3. **食管外症状** 咽喉炎、咳嗽、哮喘、牙蚀症、癔球症等。

4. **并发症** 上消化道出血、食管狭窄、Barrett 食管(癌前病变,为鳞状上皮被柱状上皮取代)。

提示

反流和烧心是 GERD 最常见和典型的症状。

四、辅助检查

1. 胃镜　是诊断 RE 最准确的方法。胃镜下 RE 分级见表 3-2-1。

表 3-2-1　胃镜下 RE 分级

分级	表现
A 级	一个及以上食管黏膜破损,长径 <5mm
B 级	一个及以上食管黏膜破损,长径 >5mm,没有融合性病变
C 级	食管黏膜破损有融合,但小于食管周径的 75%
D 级	食管黏膜破损有融合,至少累及食管周径的 75%

2. 24h 食管 pH 监测　可明确食管是否存在过度酸、碱反流。

3. 食管钡剂造影　有助于排除食管癌等其他食管疾病。

五、诊断

对有典型反流和烧心症状的患者,可拟诊为 GERD,用质子泵抑制剂(PPI)试验性治疗(如奥美拉唑每次 20mg,每天 2 次,连用 7~14d),症状明显缓解,初步诊断为 GERD。

1. RE 诊断　①有反流和 / 或烧心症状;②胃镜下发现 RE。

2. NERD 诊断　①有反流和 / 或烧心症状;②胃镜检查阴性;③24h 食管 pH 监测表明食管存在过度酸、碱反流;④PPI 治疗有效。

六、治疗

1. 一般治疗　①睡眠时头高脚低位,睡前 2h 内不宜进食以减少反流;②餐后不立即卧床;③避免高脂肪、巧克力、咖啡、浓茶等降低 LES 压力的食物;④减少便秘、肥胖等引起腹内压增高的因素;⑤慎用硝酸甘油、钙通道阻滞药等降低 LES 压力的药物及引起胃排空延迟的药物;⑥禁酒及戒烟。

2. 药物治疗(表 3-2-2)

(1)难治性 GERD:是指采用标准剂量 PPI 治疗 8 周后,反流和 / 或烧心等症状无明显改善。根据患者具体原因调整治疗方案。

(2)维持治疗:①按需治疗,NERD 和轻度食管炎可采用。②长期治疗,用于停药后症状很快复发且持续、重度食管炎、食管狭窄、Barrett 食管患者;PPI 和 H_2RA 均可用于维持治疗,PPI 为首选药物。

表 3-2-2　GERD 的药物治疗

名称	药理作用	举例	临床应用
PPI	抑制 H⁺、K⁺-ATP 酶,抑酸作用强	奥美拉唑	是治疗 GERD 的首选药
组胺 H₂ 受体拮抗药(H₂RA)	抑制胃酸分泌较 PPI 弱	法莫替丁、雷尼替丁	用于轻、中症患者
促胃肠动力药	增加 LES 压力、改善食管蠕动功能、促进胃排空	多潘立酮、莫沙必利	用于轻症患者或作为抑酸药的辅助用药
抗酸药	中和胃酸	氢氧化铝	用于症状轻、间歇发作的患者临时缓解症状

3. 抗反流手术治疗　目前最常用的是腹腔镜胃底折叠术。持续存在与反流相关的慢性咳嗽、咽喉炎及哮喘,且 PPI 疗效欠佳者,可考虑行抗反流手术。

4. 并发症治疗

(1)食管狭窄:极少数严重瘢痕狭窄需行手术治疗,绝大部分狭窄可行内镜下食管扩张术。术后应予以 PPI 长期维持治疗,部分年轻患者也可考虑行抗反流手术。

(2)Barrett 食管:可用 PPI 维持治疗,定期随访。如发现重度异型增生或早期食管癌,应及时行内镜或手术治疗。

(3)上消化道出血:积极处理。

─◦ 经 典 试 题 ◦─

(研)1. 胃食管反流病的食管外症状是

　　A. 胸痛　　　　　　　　　　　B. 咳嗽

　　C. 吞咽困难　　　　　　　　　D. 烧心

(执)2. 男,31 岁。反酸伴上腹胀 2 个月,胸骨后烧灼样痛 3d。最适当的处理措施是

　　A. 口服阿司匹林,胸痛时舌下含硝酸甘油

　　B. 冠状动脉造影

　　C. 食管 24h pH 监测

　　D. 多潘立酮及枸橼酸铋钾口服

　　E. 口服奥美拉唑

【答案】

1. B　2. E

第三章

食 管 癌

一、概述

1. 病理

（1）大体病理（表3-3-1）

表 3-3-1　食管癌的大体病理

分类	病理改变	分型
早期食管癌	病灶局限于黏膜、黏膜下浅层	充血型（多为原位癌）、斑块型（最多见，分化较好）、糜烂型（分化较差）、乳头型（主要为早期浸润癌，分化一般较好）
中晚期食管癌	累及食管全周，突入腔内或穿透管壁侵犯邻近器官	髓质型、蕈伞型、溃疡型、缩窄型

（2）组织病理：食管癌最多为鳞癌，部分是腺癌（多为Barrett食管恶变）。

2. 转移方式　直接蔓延、淋巴转移（主要）、血行转移（晚期可转移致肝、肺、骨等）。

二、病因

食管癌的发生主要与亚硝胺类化合物和真菌毒素、慢性理化刺激（长期吸烟和饮酒、喜食粗糙和过烫食物等）及炎症、营养因素（缺乏部分维生素及微量元素等）及遗传因素相关。

三、临床表现

1. 早期　胸骨后不适、烧灼感、针刺或牵拉样痛；食物通过缓慢、滞留或轻度哽噎感。也可无症状。

2. 中晚期

（1）症状：进行性吞咽困难，为典型症状；咽下疼痛；食物反流；声嘶、呛咳（压迫喉返神经），呃逆（侵犯膈神经），黄疸、疼痛、肺炎、肺脓肿、大出血等转移症状。晚期患者呈恶病质状态。

（2）体征：晚期可见贫血、消瘦、营养不良、脱水或恶病质、浅表淋巴结肿大或肝大等。

四、诊断

对于有食物通过缓慢、轻度哽噎感或咽下困难者,应及时做相关检查确诊。

1. 胃镜 是食管癌诊断的首选方法。

2. 食管钡剂造影 ①黏膜皱襞破坏,代之以杂乱不规则影像;②管腔局限性狭窄,病变处食管僵硬,近段食管扩张;③不规则充盈缺损或龛影。不宜行胃镜检查时,可选此法。

3. 其他 CT、EUS、PET-CT。

五、鉴别诊断(表 3-3-2)

表 3-3-2 食管癌的鉴别诊断

疾病名称	临床特点
贲门失弛症	可有间歇性咽下困难等,一般无进行性消瘦;食管钡剂造影见贲门梗阻呈漏斗或鸟嘴状,边缘光滑,食管下段扩张明显
胃食管反流病	胃镜黏膜活检未见肿瘤细胞
食管良性狭窄	有 RE 或食管相关手术病史,食管钡剂造影见食管狭窄、黏膜消失,无钡影残缺征,胃镜检查可确诊
癔球症	女性多见,主要为咽部异物感,进食时消失,常由精神因素诱发,多无器质性病变

六、治疗

1. 早期食管癌 在内镜下切除常可达到根治效果,包括内镜下黏膜切除术(EMR)、多环套扎黏膜切除术(MBM)、内镜黏膜下剥离术(ESD)及内镜下非切除治疗。

2. 中晚期食管癌 可采取手术、放疗、化疗及内镜治疗或多种方式联合应用。

(1)有梗阻症状者:可通过内镜下单纯扩张、支架置放及癌肿消融术来解除梗阻。

(2)放疗:主要适用于上段食管癌及有手术禁忌者,也可用于术前或术后放疗。

(3)化疗:常用于不能手术或放疗的晚期患者,也可用于术前或术后化疗。多采用联合化疗方案。

◦ 经 典 试 题 ◦

(执)男,59 岁。吞咽困难半年余,进行性加重,现只能进流食,并出现胸痛及咳嗽。该患者食管 X 线钡剂造影检查最不可能出现的影像是

A. 食管造影时气道内出现造影剂

B. 食管下段呈鸟嘴状改变,边缘光滑

C. 局部食管腔扩张

D. 部分食管腔明显狭窄

E. 食管管壁僵硬,蠕动中断

【答案】

B

第四章

胃　炎

第一节　急性胃炎

一、概述

急性胃炎指各种病因引起的胃黏膜急性炎症，包括急性糜烂出血性胃炎、急性幽门螺杆菌（Hp）胃炎和除 Hp 以外的其他急性感染性胃炎。本节主要阐述急性糜烂出血性胃炎。

二、病因和发病机制

1. 药物　①非甾体抗炎药（NSAIDs）为环氧合酶（COX）抑制剂，如阿司匹林可非特异性抑制 COX-2，从而减轻炎症反应，还抑制 COX-1，使前列腺素 E 不足，黏膜修复障碍，出现糜烂、出血，胃窦多见；②抗肿瘤化疗药物；③口服铁剂、氯化钾。
2. 应激　如严重创伤、手术、休克、败血症等，使胃黏膜微循环障碍、胃酸分泌增加，黏膜屏障功能损坏，引起糜烂、出血、溃疡。
3. 酒精　可致胃黏膜糜烂、出血。
4. 创伤和物理因素　大剂量放射线照射等均可导致胃黏膜糜烂甚至溃疡。

三、临床表现

常有上腹部疼痛、胀满、恶心、呕吐和食欲缺乏等；重症者可有呕血、黑便、酸中毒或休克。

 提示

　　应激所致急性胃炎常表现为呕血和 / 或黑便。

四、诊断

胃镜发现糜烂及出血病灶可确诊；必要时行病理组织学检查。

五、治疗

去除病因，治疗原发疾病和创伤，停用 NSAIDs。应用抑酸药（PPI 或 H_2RA）、胃黏膜保护剂（铋剂或硫糖铝）。

第二节　慢性胃炎

一、概述

慢性胃炎是指由多种病因引起的慢性胃黏膜炎症病变,Hp 感染是最常见的病因。

1. 分类(表 3-4-1)　慢性胃炎的分类方法很多,根据病理组织学改变和病变在胃的分布部位,结合可能病因,将慢性胃炎分成非萎缩性(又称浅表性)、萎缩性和特殊类型三大类。

表 3-4-1　慢性胃炎的分类

分类	特点	胃镜表现
慢性非萎缩性(浅表性)胃炎	不伴胃黏膜萎缩性改变	黏膜呈红白相间(红为主)或红斑状,粗糙不平,不见腺体萎缩,可伴糜烂
慢性萎缩性胃炎	胃黏膜萎缩性改变,常伴肠上皮化生,又可分为多灶萎缩性胃炎和自身免疫性胃炎两大类	黏膜呈颗粒状或小结节,不平,色泽灰白或苍白,黏膜血管显露,皱襞变细小,可伴糜烂
特殊类型	种类很多、临床少见	—

2. 慢性萎缩性胃炎的分型(表 3-4-2)

表 3-4-2　慢性萎缩性胃炎的分型

鉴别要点	自身免疫性胃炎	多灶萎缩性胃炎
又称	A 型胃炎	B 型胃炎
主要累及部位	胃体	胃窦
病因	自身免疫异常	多由 Hp 感染引起的慢性非萎缩性胃炎引起
贫血	常有恶性贫血	无
血清维生素 B_{12}	下降	正常
内因子抗体	常阳性	无
壁细胞抗体	常阳性	部分阳性
胃酸	下降	正常或偏低
血清促胃液素	升高	正常或偏低

二、病因和发病机制

1. Hp 感染　Hp 定居于黏液层与胃窦黏膜上皮细胞表面。Hp 及毒力、宿主个体差异和胃内微生态环境等多因素决定了胃炎的转归。

（1）Hp 产生的尿素酶分解尿素，产生的氨可中和胃酸，形成有利于 Hp 定居和繁殖的局部微环境，使感染慢性化。

（2）Hp 产生的氨及空泡毒素导致细胞损伤；促进上皮细胞释放炎症介质；菌体细胞壁 Lewis X、Lewis Y 抗原引起自身免疫反应；多种机制使炎症反应迁延或加重。

2. 十二指肠液－胃反流　长期反流，可导致胃窦部慢性炎症。

3. 自身免疫　体内产生针对壁细胞或内因子的抗体，壁细胞总数减少导致泌酸腺萎缩、胃酸分泌减少；内因子减少可致维生素 B_{12}（Vit B_{12}）吸收不良，出现恶性贫血。

4. 药物和毒物　如 NSAIDs、酒精，均可引起胃黏膜损伤。

5. 年龄因素和其他　老年人胃黏膜可出现退行性改变，且 Hp 感染率较高，使胃黏膜修复再生功能降低。

三、胃镜及组织学病理

1. 炎症　以淋巴细胞、浆细胞为主的慢性炎症细胞浸润，基于炎症细胞浸润的深度分为轻、中、重度。炎症的活动性是指中性粒细胞出现，存在于固有膜、小凹上皮和腺管上皮之间，严重者形成小凹脓肿。

2. 萎缩　病变扩展至腺体深部，腺体破坏、数量减少，固有层纤维化。根据是否伴化生，可分为非化生性萎缩及化生性萎缩。以胃角为中心，波及胃窦及胃体的多灶萎缩发展为胃癌的风险增加。

3. 化生　长期慢性炎症使胃黏膜表层上皮和腺体为杯状细胞和幽门腺细胞所取代。其分布范围越广，发生胃癌的危险性越高。

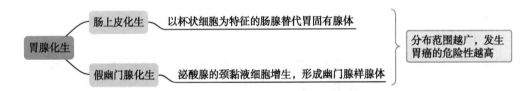

4. 异型增生　又称不典型增生。WHO 推荐使用术语是上皮内瘤变，低级别上皮内瘤变包括轻度和中度异型增生，高级别上皮内瘤变包括重度异型增生和原位癌。

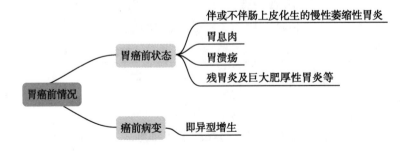

四、临床表现

1. 大多数无明显症状。可表现为中上腹不适、饱胀、钝痛、烧灼痛等,也可呈食欲缺乏、嗳气、泛酸、恶心等消化不良症状。体征多不明显,有时上腹轻压痛。

2. 恶性贫血者常有全身衰弱、疲软,可出现厌食、体重减轻、贫血,一般消化道症状较少。NSAIDs/阿司匹林所致者多数患者症状不明显,或仅有轻微上腹不适或隐痛。危重病应激者可以突然呕血和/或黑便为首发症状。

五、辅助检查

1. 胃镜及活检　是慢性胃炎诊断的关键。
2. Hp 检测　包括非侵入性方法和侵入性方法。
3. 血液检查　血清抗壁细胞抗体、内因子抗体阳性,维生素 B_{12} 水平降低。

六、诊断

根据临床表现,胃镜可确诊,结合实验室检查有助于病因诊断。

七、治疗

1. 病因治疗
（1）Hp 相关胃炎:具有杀灭和抑制 Hp 作用的药物见表 3-4-3,但单独应用均不能有效根除 Hp;目前推荐四联方案治疗,即 1 种 PPI+2 种抗生素 +1 种铋剂,疗程 10~14d。

表 3-4-3　具有杀灭和抑制 Hp 作用的药物

类别	常用药物
抗生素	克拉霉素、阿莫西林、甲硝唑、替硝唑、喹诺酮类抗生素、呋喃唑酮、四环素等
PPI	埃索美拉唑、奥美拉唑、兰索拉唑、泮托拉唑、雷贝拉唑、艾普拉唑等
铋剂	枸橼酸铋钾、果胶铋等

（2）十二指肠液反流:胃黏膜保护剂、改善胃肠动力等药物。
（3）胃黏膜营养因子缺乏:恶性贫血者需终生注射维生素 B_{12}。
2. 对症治疗　可用药物抑制或中和胃酸、促动力剂或酶制剂缓解动力不足或消化酶不足引起的腹胀等症状、黏膜保护剂缓解腹痛与反酸等症状。
3. 癌前情况处理
（1）根除 Hp,并适量补充复合维生素和含硒药物及某些中药等。
（2）对药物不能逆转的局灶高级别上皮内瘤变,可在胃镜下行黏膜下剥离术,并定期随访。
4. 患者教育　避免导致母-婴传播的不良喂食习惯,并提倡分餐制减少感染 Hp 的机会。同时食物应多样化,避免偏食,补充多种营养物质;不吃霉变食物;少吃熏制、腌制、富含硝酸盐和亚硝酸盐的食物，多吃新鲜食品；避免过于粗糙、浓烈、辛辣食物及大量长期饮酒、吸烟；保持良好心理状态及充足睡眠。

> （i）提示
>
> 重度萎缩性胃炎患者发生胃癌的危险性增加，需注意干预和随访。

第三节　特殊类型的胃炎或胃病

一、腐蚀性胃炎

1. 病因　吞服强酸、强碱、砷、磷、氯化汞等所致。强酸常在口唇、咽部黏膜引起烧灼痂；强碱导致黏膜透明肿胀。
2. 治疗　禁食，给予肠外营养，密切监护；可放置鼻胃管，清洗或稀释腐蚀剂，引流胃液，防止食管完全狭窄及梗阻；不清楚腐蚀剂，可饮用牛奶或蛋清稀释；对有喉头水肿、呼吸困难者，可考虑气管切开。必要时手术等。

二、感染性胃炎

1. 细菌感染　化脓性炎症多由葡萄球菌、α-溶血链球菌或大肠埃希菌引起，胃手术及化疗常为诱因。表现为突发上腹痛、恶心呕吐、呕吐物呈脓样、含有坏死黏膜、胃扩张、有明显压痛和局部肌紧张、发热，常伴败血症，可致化脓性腹膜炎。
2. 病毒感染　巨细胞病毒可发生于胃或十二指肠。组织切片中可见受染细胞体积增大 3~4 倍，胞核内可见嗜酸性包涵体，酷似猫头鹰眼，颇具特征性。

三、嗜酸性粒细胞性胃炎

胃壁炎症以嗜酸性粒细胞浸润和外周血嗜酸性粒细胞增多为特征，不伴有肉芽肿或血管炎症性病变。本病常呈自限性，治疗可用糖皮质激素。

四、淋巴细胞性胃炎

特征为胃黏膜表面及小凹内淋巴细胞密集浸润。淋巴细胞性胃炎可能为伴发 Hp 感染的胃 MALT 淋巴瘤的癌前疾病。

五、巨大肥厚性胃炎

属增生性胃病，即慢性肥厚性胃炎。诊断本病时，应注意除外胃黏膜的癌性浸润和淋巴瘤。

◦ 经 典 试 题 ◦

（研）1. 自身免疫性慢性萎缩性胃炎发生巨幼细胞贫血的主要机制是

    A. 内因子分泌减少　　　　　　　B. 内因子抗体使其功能减退

    C. 胃吸收维生素 B_{12} 减少　　　　D. 回肠吸收维生素 B_{12} 减少

（研）2. 下列属于慢性胃炎发病原因的有

    A. Hp 感染　　　　　　　　　　B. 自身免疫

    C. 精神刺激　　　　　　　　　　D. 十二指肠液反流入胃

（执）3. 女,55 岁。上腹不适、食欲减退 3 年。胃镜及胃黏膜活组织病理检查:慢性萎缩性胃炎,重度肠上皮化生。最适合的随访检查方法是

    A. 胃镜　　　　　　　　　　　　B. 血清肿瘤标志物

    C. 腹部 B 超　　　　　　　　　　D. 腹部 CT

    E. 上消化道 X 线钡剂造影

【答案】

  1. ABD　2. ABD　3. A

第五章

消化性溃疡

一、概述

1. **概念** 消化性溃疡（PU）指胃肠黏膜发生的炎性缺损，常与胃液的胃酸和消化作用有关，病变穿透黏膜肌层或达更深层次。消化性溃疡常发生于胃、十二指肠，可发生于食管 – 胃吻合口、胃 – 空肠吻合口或附近，含有胃黏膜的 Meckel 憩室等。

2. **分类**（表 3-5-1）

表 3-5-1 消化性溃疡的分类

鉴别要点	胃溃疡（GU）	十二指肠溃疡（DU）
发病情况	少	多
年龄	中老年人多见	青壮年多见
主要发病机制	胃黏膜屏障破坏	高胃酸分泌
好发部位	胃角、胃窦小弯侧	球部，前壁或后壁多见
疼痛特点	餐后痛：进食→疼痛→缓解	夜间痛、饥饿痛：疼痛→进食→缓解

二、病因和发病机制

1. **胃酸和胃蛋白酶** 胃蛋白酶活性依赖于胃液的 pH：pH 为 2~3 时，胃蛋白酶原易被激活；pH>4 时，胃蛋白酶失活。致病因素引起胃酸、胃蛋白酶对胃黏膜的侵袭作用与黏膜屏障的防御能力间失去平衡。GU 以黏膜屏障防御功能降低为主要机制，DU 以高胃酸分泌起主导作用。

2. **幽门螺杆菌** 是 PU 的重要致病因素。

3. **药物** 长期服用 NSAIDs（是最常见的致病药物）、糖皮质激素、氯吡格雷、双膦酸盐、西罗莫司等药物的患者易于发生 PU。

4. **黏膜防御与修复异常** 防御功能受损，修复能力下降，都对溃疡的发生和转归产生影响。

5. **遗传易感性** 部分患者有明显的家族史。

6. **其他** 大量饮酒、长期吸烟、应激等是 PU 的常见诱因。胃石症可引起胃溃疡，放疗可引起 GU 或 DU。

三、病理

多数活动性溃疡直径 <10mm,边缘光整,周围黏膜常有充血水肿,表面覆以渗出物形成的白苔或黄苔,底部由肉芽组织构成。溃疡深者可累及胃、十二指肠壁肌层或浆膜层,累及血管时可致大出血,侵及浆膜层时易引起穿孔;溃疡愈合后产生瘢痕。

四、临床表现

1. 症状

（1）典型症状:上腹痛,性质可有钝痛、灼痛、胀痛、剧痛等,呈慢性病程、周期性发作（秋冬、冬春交际时多发）、节律性上腹痛、腹痛可被抑酸剂或抗酸剂缓解。

（2）消化不良:部分患者可见反酸、嗳气、腹胀、恶心等。

> ⓘ **提示**
>
> 疼痛加剧、部位固定、向背部放射、抗酸药无效提示后壁穿孔;突发上腹痛、迅速遍及全腹,常提示前壁穿孔。

2. 体征 发作时剑突下、上腹部或右上腹部可有局限性压痛,缓解后可无明显体征。

3. 特殊溃疡（表 3-5-2）

表 3-5-2 PU 中的特殊溃疡

类别	溃疡特点	其他
球后溃疡	多位于十二指肠降段 的初始部及乳头附近,多在后内侧壁	疼痛可向右上腹及背部放射
复合溃疡	GU、DU 同时存在	幽门狭窄、梗阻机会大
巨大溃疡	溃疡直径 >2cm,易穿透	多见 NSAIDs 服用史、老年人
幽门管溃疡	胃远端,与十二指肠交界处	餐后痛,易出现并发症
老年人溃疡	GU 多位于胃体上部,溃疡常较大	多不典型,疼痛多无规律,消瘦、贫血多见,需与胃癌鉴别
难治性溃疡	经正规抗溃疡治疗而溃疡仍未愈合	——

难治性溃疡的可能原因:①病因尚未去除;②穿透性溃疡;③特殊病因,如克罗恩病、促胃液素瘤、放疗术后等;④某些疾病或药物影响抗溃疡药物的效果;⑤误诊;⑥不良诱因存在,包括吸烟、酗酒及精神应激等。

五、辅助检查

1. 胃镜检查 是 PU 诊断的首选方法和金标准。

2. X 线钡剂造影　不能接受胃镜检查者,可行上消化道钡剂造影,溃疡的钡剂直接征象为龛影、黏膜聚集,间接征象为局部压痛、胃大弯侧痉挛性切迹、狭窄、十二指肠球部激惹及球部畸形等,但难以区分良恶性。

3. Hp 检测　有 PU 病史者,无论溃疡处于活动还是瘢痕期,均应考虑 Hp 检测。

4. CT　可诊断穿透性溃疡或穿孔、幽门梗阻。

5. 血常规、粪便隐血　可了解溃疡有无活动出血。

六、诊断

分析典型症状、服药史等病史,胃镜可确诊。

七、鉴别诊断

1. 良、恶性溃疡的鉴别(表 3-5-3)

表 3-5-3　良、恶性溃疡的鉴别

鉴别要点	良性溃疡	恶性溃疡
病史	较长	较短
进展	较慢	较快
上腹痛	规则	不规则
影像学	圆形或椭圆形,直径 <2cm,边缘规则,皱襞连续	形态不规则,直径 >2cm,边缘不规则,皱襞中断或结节状
龛影	腔外龛影	腔内龛影
内镜	边缘光滑清晰,黏膜充血水肿,表面白苔、黄苔,基底平整	肿块,基底不平,表面不光滑,覆盖污秽状苔

2. 促胃液素瘤(卓-艾综合征)　部位不典型(十二指肠降段、横段、空肠近端)、多发溃疡,易出现溃疡并发症,高胃酸分泌,血促胃液素升高,对抗溃疡药物效果差。

3. 功能性消化不良、胆石症、慢性胆囊炎等　临床表现、内镜或 X 线检查等可鉴别。

八、并发症(表 3-5-4)

表 3-5-4　消化性溃疡的并发症

名称	特点
出血	黑便、咖啡样呕吐物、大便隐血(+)
穿孔	持续性剧烈腹痛、板状腹、休克,X 线检查示膈下游离气体
幽门梗阻	腹胀、呕吐宿食、低氯低钾性碱中毒、体重下降,查体可见胃蠕动波、闻及振水声
癌变	消瘦、疼痛规律改变、药物治疗无效;DU 一般不癌变

提示

消化性溃疡是上消化道出血中最常见的病因。

九、治疗

1. 一般治疗　避免劳累和精神紧张,戒烟酒,减少饮用浓茶、浓咖啡等,停用 NSAIDs。如确有必要服用 NSAIDs 和其他药物,建议和食物一起或餐后服用,或遵医嘱加用保护胃黏膜的药物。

2. 药物治疗

（1）抑制胃酸分泌

1）H_2RA:是治疗 PU 的主要药物之一,长期使用不良反应少,如法莫替丁、尼扎替丁、雷尼替丁。

2）PPI（首选）:可在 2~3d 内控制溃疡症状;如奥美拉唑、兰索拉唑、泮托拉唑、雷贝拉唑等。

（2）根除 Hp:推荐四联疗法。根除 Hp 可显著降低溃疡的复发率。对有并发症和经常复发的 PU 患者,一般在治疗至少 4 周后复检 Hp。

（3）保护胃黏膜

1）铋剂:在酸性溶液中呈胶体状,与溃疡基底面的蛋白形成蛋白 – 铋复合物,覆于溃疡表面阻隔胃酸、胃蛋白酶对黏膜的侵袭损害;可包裹 Hp 菌体,干扰 Hp 代谢,发挥杀菌作用。服药后常见舌苔和粪便变黑;肾功能不良者忌用（通过肾排泄）。

2）弱碱性抗酸剂:常用铝碳酸镁、硫糖铝、氢氧化铝凝胶等;可中和胃酸,起效较快,可短暂缓解疼痛,但很难治愈溃疡。

（4）治疗疗程:一般抗酸药物的疗程为 4~6 周;GU 的 PPI 疗程为 6~8 周,DU 为 4 周。

（5）维持治疗:对多次复发的溃疡,应去除常见诱因、进一步查找其他病因,并给予维持治疗,疗程因人而异。

3. 内镜治疗

（1）消化道出血:根据溃疡出血病灶的内镜下特点选择治疗策略。

（2）幽门梗阻:首选内镜下治疗,常用内镜下可变气囊扩张术。

4. 外科治疗　手术指征:①并发消化道大出血经药物、胃镜及血管介入治疗无效;②急性穿孔、慢性穿透溃疡;③瘢痕性幽门梗阻,内镜治疗无效;④GU 疑有癌变。

 知识拓展

根除 Hp 和抑制胃酸分泌是消化性溃疡治疗的主要策略。

◦ 经 典 试 题 ◦

（研）1. 幽门管溃疡的临床特点是
    A. 空腹疼痛   B. 易发生幽门梗阻
    C. 不易有出血并发症   D. 不易有穿孔并发症

（研）2. 临床上服用下列药物时, 不影响对幽门螺杆菌病原检测的是
    A. 奥美拉唑   B. 枸橼酸铋钾
    C. 米索前列醇   D. 呋喃唑酮

（执）3. 确诊胃十二指肠溃疡首选的检查是
    A. 上消化道造影   B. 腹部超声
    C. 胃镜   D. 腹部增强 CT
    E. 内镜超声

（执）4. 男, 35 岁。反复上腹痛 3 年, 疼痛向背部放射, 多在空腹及夜间出现。既往体健。日常工作紧张。查体: T 36.5℃, P 80 次/min, R 18 次/min, BP 120/80mmHg。双肺呼吸音清, 未闻及干湿啰音, 心律齐。腹软, 无压痛。最可能的诊断是
    A. 胃癌   B. 十二指肠溃疡
    C. 胰腺癌   D. 胃溃疡
    E. 食管溃疡

【答案】

1. B

2. C。解析: 根除 Hp 多采用四联治疗, 即 1 种 PPI+2 种抗生素 +1 种铋剂, 疗程 10~14d, 奥美拉唑、枸橼酸铋钾、呋喃唑酮均为基本用药。米索前列醇属于胃黏膜保护药。故选 C。

3. C   4. B

第六章

胃　癌

一、概述

胃癌是指源于胃黏膜上皮细胞的恶性肿瘤,绝大多数是腺癌;占胃部恶性肿瘤的 95% 以上。

二、病因和发病机制

胃癌的发生与 Hp 感染、不良环境与不健康饮食、遗传、癌前变化(胃癌前情况)等多种因素相关。

三、病理

1. 大体病理(表 3-6-1)

表 3-6-1　胃癌的大体病理

分期	病灶层次
早期胃癌	局限且不超过黏膜下层,病理呈高级别上皮内瘤变或腺癌
进展期胃癌	
中期	侵及肌层
晚期	侵及浆膜或浆膜外

2. 组织类型　腺癌(最多见)、腺鳞癌、印戒细胞癌、鳞癌等。按癌细胞分化程度可分为高、中、低分化。

3. 转移途径　直接蔓延、淋巴转移(左锁骨上淋巴结→ Virchow 淋巴结)、血行播散(最常转移至肝)、种植转移(卵巢→ Krukenberg 瘤、直肠周围→结节状肿块)。

四、临床表现

1. 症状

(1)早期多无症状;进展期最常见的是体重减轻和上腹痛,另有贫血、食欲缺乏、厌食、乏力。

(2)发生并发症或转移的症状:吞咽困难(贲门癌累及食管下段);恶心呕吐(并发幽门梗阻);呕血或黑便、贫血(溃疡型胃癌出血);右上腹痛、黄疸和 / 或发热(转移至肝脏);呼吸困难(累及胸膜产生胸腔积液);背部放射性疼痛(侵及胰腺);咳嗽、呃逆、咯血(转移至肺)。

2. 体征 早期无体征;进展期可扪及痛性肿块,Virchow 淋巴结肿大、质硬、不活动,腹腔积液、脾大等。

五、诊断

1. 胃镜+黏膜活检 是最可靠的诊断手段。

2. X线检查 钡剂造影可见不规则龛影或充盈缺损。CT 提高了胃癌临床分期的精确度,其与 PET-CT 检查均有助于肿瘤转移的判断。

3. 实验室检查 缺铁性贫血常见,粪便隐血阳性等。

六、治疗

1. 内镜治疗(表 3-6-2) 适用于早期胃癌无淋巴转移。

表 3-6-2 胃癌的内镜治疗

名称	适应证
内镜下黏膜切除术(EMR)	①超声内镜证实的无淋巴结转移的黏膜内胃癌;②不伴有溃疡且 <2cm 的Ⅱa 病灶、<1cm 的Ⅱb 或Ⅱc 病灶等
内镜黏膜下剥离术(ESD)	①无溃疡的任何大小的黏膜内肠型胃癌;②<3cm 的伴有溃疡的黏膜内肠型胃癌;③直径 <3cm 的黏膜下层肠型胃癌,而浸润深度 <500μm

2. 手术治疗 进展期胃癌如无远处转移,尽可能根治性切除;伴有远处转移者或伴有梗阻者,则可行姑息性手术。外科手术切除加区域淋巴结清扫是目前治疗进展期胃癌的主要手段。

3. 化疗 早期胃癌且不伴任何转移灶者,术后一般不需要化疗。术前化疗即新辅助化疗使肿瘤缩小,增加手术根治及治愈机会。

4. 预防 具有胃癌高风险因素患者,根除 Hp 有助于预防胃癌发生;随访高危人群;建立良好的生活习惯,积极治疗癌前疾病等。

───────○ 经 典 试 题 ○───────

(执)胃癌最常见的病理类型是

    A. 鳞状细胞癌   B. 小细胞癌

    C. 未分化癌   D. 印戒细胞癌

    E. 腺癌

【答案】

E

第七章

肠结核和结核性腹膜炎

第一节 肠 结 核

一、概述

肠结核是结核分枝杆菌引起的肠道慢性特异性感染,常继发于肺结核。

二、病因和发病机制

1. 多数由人型结核分枝杆菌(TB)引起。少数因饮用未经消毒的带菌牛奶或乳制品而发生牛型结核分枝杆菌肠结核。

2. 感染途径　经口感染(开放性肺结核患者吞咽含有结核分枝杆菌的痰而引起)、血行播散(如粟粒型肺结核)、腹(盆)腔结核病灶直接蔓延。

三、病理

1. 好发部位　主要是回盲部,也可累及结直肠。

2. 分型(表 3-7-1)

表 3-7-1　肠结核的病理分型

类型	病理特点
溃疡型	①肠壁集合淋巴组织和孤立淋巴滤泡受累,充血、水肿→干酪样坏死→溃疡边缘不整、深浅不一→纤维组织增生、瘢痕形成→肠管狭窄(环形) ②慢性穿孔→腹腔脓肿/肠瘘(少见) ③溃疡基底多见闭塞性动脉内膜炎(大出血少见)
增生型	黏膜下层及浆膜层大量结核肉芽肿和纤维组织增生→肠壁局部增厚/肿块突入肠腔→肠腔狭窄、梗阻
混合型	兼具上述 2 种病变

四、临床表现

1. 中青年女性多见。

2. 常见表现(表 3-7-2)

表 3-7-2　肠结核的常见表现

表现	溃疡型肠结核	增生型肠结核
大便习惯	腹泻,糊状便、多无黏液和脓血、不伴里急后重;可腹泻与便秘交替	便秘为主
结核毒血症状	多见,同时有活动性肠外结核也可呈弛张热或稽留热	多无
腹部肿块	多见于右下腹,质中、固定、轻中度压痛;增生型比溃疡型多见	
腹痛	右下腹或脐周多见,间歇发作,餐后加重,常伴腹鸣,排便或肛门排气后缓解;腹部可有压痛,多见于右下腹	

3. 并发症　肠梗阻及合并结核性腹膜炎多见,瘘管、腹腔脓肿、肠出血少见。

五、辅助检查

1. 实验室检查

（1）血沉:多增快,可作为估计结核病活动程度的指标之一。

（2）大便镜检:可见脓细胞及红细胞。

（3）PPD 试验强阳性或 γ- 干扰素释放试验阳性:有助于诊断。

2. X 线钡剂造影（表 3-7-3）

表 3-7-3　肠结核的 X 线钡剂造影

类型	造影征象
溃疡型肠结核	激惹征,病变肠段充盈不佳,上下肠段充盈良好
增生型肠结核	结节状改变,肠腔变窄,肠段缩短变形,回肠盲肠正常角度消失

 提示

　　X 线钡剂造影在并发肠梗阻时慎用。

3. 结肠镜　回盲部等处黏膜充血、水肿,溃疡形成,炎症息肉,肠腔变窄等。活检发现肉芽肿、干酪坏死或抗酸杆菌时,可确诊。

六、诊断和鉴别诊断

1. 诊断要点

（1）青壮年患者有肠外结核,主要是肺结核。

（2）有腹痛、腹泻、便秘等消化道症状;右下腹压痛、腹块或原因不明的肠梗阻,伴发热、盗汗等结核毒血症状。

（3）X 线发现跳跃征、溃疡、肠腔狭窄、肠管变形等。

（4）结肠镜发现主要位于回盲部的炎症、溃疡、炎症息肉或肠腔狭窄。

（5）PPD试验强阳性或γ-干扰素释放试验阳性。活检有助于确诊。对高度怀疑肠结核的病例，如抗结核治疗数周内（2~6周）症状明显改善，2~3个月后结肠镜检查病变明显改善或好转，可临床诊断肠结核。

2. 鉴别诊断

（1）克罗恩病（表3-7-4）

表3-7-4 肠结核与克罗恩病的区别

鉴别要点	肠结核	克罗恩病
肠外结核	多见	一般无
病程	复发不多	病程长，缓解与复发交替
瘘管、腹腔脓肿、肛周病变	少见	可见
病变节段性分布	常无	多节段
溃疡形状	环行、不规则	纵行、铺路石改变
PPD试验	强阳性	阴性或阳性
抗结核治疗	症状改善、肠道病变好转	无明显改善、病变无好转
抗酸杆菌染色	可阳性	阴性
干酪性肉芽肿	可有	无

（2）右侧结肠癌：发病年龄大，一般无结核毒血症状，结肠镜及活检可确诊。

（3）阿米巴病或血吸虫病性肉芽肿：既往有相应感染史，常见脓血便，粪便常规或孵化检查发现有关病原体，结肠镜有助于鉴别，相应特效治疗有效。

七、治疗

1. 抗结核治疗 是治疗的关键。

2. 对症治疗 腹痛→抗胆碱药物；摄入不足或腹泻严重→纠正水、电解质与酸碱平衡紊乱；不完全性肠梗阻→行胃肠减压。

3. 手术治疗 适应证：①完全性肠梗阻或不完全性肠梗阻内科治疗无效者；②急性肠穿孔；③慢性肠穿孔瘘管形成经内科治疗而未能闭合者；④肠道大量出血而不能有效止血者；⑤诊断困难需剖腹探查者。

4. 患者教育 多休息，避免合并其他感染。加强营养；肠道不全梗阻时，应进食流质或半流质食物；肠梗阻明显时应暂禁食，及时就医。按时服药；定期随访。

第二节 结核性腹膜炎

一、概述

结核性腹膜炎是由结核分枝杆菌引起的慢性弥漫性腹膜感染,多见于中青年女性。

二、病因和发病机制

1. 多继发于肺结核或其他部位结核病。
2. 多由腹腔内病灶直接蔓延引起,少见由淋巴血行播散引起粟粒型结核性腹膜炎。

三、病理(表 3-7-5)

表 3-7-5 结核性腹膜炎的病理

分型	特点
渗出型	①腹膜充血、水肿,表面覆有纤维蛋白渗出物,可伴黄(灰)白色细小及融合之结节 ②腹腔积液、量中等以下,草黄色、淡血性、偶见乳糜性
粘连型	腹膜、肠系膜增厚,可形成肠梗阻
干酪型	①多由渗出型或粘连型演变而来,可兼具上述两型病理特点,并发症常见 ②以干酪坏死病变为主,形成结核性脓肿,可形成瘘道或瘘管,病情最重

四、临床表现

1. 全身症状 结核毒血症常见,高热伴明显毒血症多见于渗出型、干酪型,或见于伴有粟粒型肺结核、干酪样肺炎等严重结核病患者。后期有营养不良,出现消瘦、水肿、贫血、舌炎、口角炎、维生素 A 缺乏症等。

2. 腹痛 位于脐周、下腹或全腹,持续或阵发性隐痛;偶见急腹症。

3. 腹部触诊 常有揉面感(非特征性体征)。腹部压痛明显且有反跳痛,提示干酪型结核性腹膜炎。

4. 腹胀、腹腔积液 常有腹胀,伴有腹部膨隆,腹腔积液以少量至中量多见。

5. 腹部肿块 多见于粘连型或干酪型,以脐周为主;肿块大小不一,边缘不整,表面不平,可呈结节感,活动度小,可伴压痛。

6. 腹泻 常见,一般 3~4 次 /d,大便多呈糊样;有时腹泻与便秘交替出现。

7. 并发症 肠梗阻、肠瘘、腹腔脓肿等。

五、辅助检查

1. 血液检查 轻、中度贫血;病变活动时血沉增快等。

2. PPD 试验强阳性、γ- 干扰素释放试验阳性　有助于诊断。

3. 腹部影像学检查　可发现肠粘连、肠结核、肠瘘、肿块、肠系膜淋巴结钙化影等。

4. 腹腔积液检查

（1）多为草黄色渗出液，静置后可自然凝固，少数为浑浊或淡血性，偶见乳糜性。

（2）比重 >1.018，蛋白质定性试验阳性（定量 >30g/L），白细胞计数 $>500 \times 10^6$/L，以淋巴细胞或单核细胞为主。

（3）腺苷脱氨酶（ADA）常升高，需排除恶性肿瘤，测定 ADA 同工酶 ADA2 升高对诊断有一定特异性。

（4）普通细菌培养结果阴性，结核分枝杆菌培养的阳性率很低。

5. 腹腔镜检查　适用于腹腔积液较多、诊断有困难者；广泛腹膜粘连者禁用。

 提示

　　腹腔镜活检有确诊价值。

六、诊断和鉴别诊断

1. 诊断要点　典型病例可作出临床诊断，予抗结核治疗有效，可确诊。不典型病例，在排除禁忌证后，可行腹腔镜检查并取活检。

（1）中青年患者，有结核病史，伴有其他器官结核病证据。

（2）长期发热原因不明，伴腹痛、腹胀、腹腔积液、腹部包块或腹壁柔韧感。

（3）腹腔积液为渗出液，以淋巴细胞为主，普通细菌培养阴性，ADA（尤其是 ADA2）明显增高。

（4）X 线胃肠钡剂检查发现肠粘连等征象及腹部平片有肠梗阻或散在钙化点。

（5）PPD 试验或 γ- 干扰素释放试验呈强阳性。

2. 鉴别诊断

（1）以腹腔积液为主要表现

1）腹腔恶性肿瘤：通过腹腔积液找瘤细胞、CT 和超声找原发灶等有助于鉴别。

2）肝硬化腹腔积液：多见漏出液，有肝硬化失代偿的表现，应警惕肝硬化合并结核性腹膜炎。

（2）以腹块为主要表现：与腹部肿瘤和克罗恩病鉴别。

七、治疗

1. 一般治疗　加强营养、注意休息等。

2. 抗结核治疗　粘连型或干酪型病例，应联合用药，适当延长疗程。

3. 腹腔积液　量大时应适当放液。

4. 手术治疗　适应证：①并发完全性或不全性肠梗阻,内科治疗无好转者；②急性肠穿孔,或腹腔脓肿经抗生素治疗未见好转者；③肠瘘经抗结核化疗与加强营养而未能闭合者；④诊断有困难,不能排除恶性肿瘤时可开腹探查。

知识拓展

拟诊结核性腹膜炎或确立诊断时可行标准抗结核治疗。

○ 经 典 试 题 ○

（研）1. 肠结核的溃疡特点是

  A. 裂隙状   B. 环形腰带状

  C. 火山口状   D. 烧瓶状

（执）2. 女,22 岁。间断腹泻半年。大便 3~4 次 /d,伴下腹部疼痛。既往有肺结核病史。查体：T 37.5℃,P 90 次 /min,心肺未见异常。右下腹压痛（+）,可触及边界不清包块。实验室检查：ESR 60mm/h,PPD（+++）。最可能的诊断是

  A. 克罗恩病   B. 结肠病

  C. 肠结核   D. 肠易激综合征

  E. 细菌性痢疾

（研）（3~5 题共用题干）

女,26 岁。腹胀、腹痛伴低热、盗汗 3 个月。查体发现腹部移动性浊音阳性。化验血 HBsAg（+）。腹腔积液常规：比重 1.023,蛋白定量 38g/L,白细胞数 610×10^6/L,其中单核细胞为 80%。

3. 该患者最可能的诊断是

  A. 肝硬化合并自发性腹膜炎   B. 结核性腹膜炎

  C. 肝炎后肝硬化失代偿期   D. 肝癌腹膜转移

4. 下列检查结果支持上述诊断的是

  A. 腹腔积液腺苷脱氨酶（ADA）79.5U/L

  B. 血清 - 腹腔积液白蛋白梯度（SAAG）12g/L

  C. 腹腔积液病理检查见到癌细胞

  D. 腹腔积液培养见到来自肠道的革兰氏阴性菌

5. 该患者最适宜选用的治疗是

  A. 对症支持治疗   B. 应用广谱抗生素

  C. 抗结核治疗   D. 全身联合肿瘤化疗

〔执〕(6~7 题共用题干)

女,35 岁。腹痛、腹胀 1 个月。伴发热,下午较明显,无寒战,无恶心、呕吐、腹泻。查体:T 37.5℃,P 80 次/min,R 18 次/min,BP 120/80mmHg,双肺呼吸音清,未闻及干湿啰音,心律齐。腹部膨隆,全腹弥漫性压痛,无反跳痛,移动性浊音(+)。胸部 X 线检查:右上肺可见钙化灶。

6. 应首先考虑的诊断是

A. 腹膜转移癌　　　　　　　　B. 结核性腹膜炎

C. 腹膜间皮瘤　　　　　　　　D. 肝硬化腹腔积液

E. 心源性腹腔积液

7. 为明确诊断,应首先进行的检查是

A. PPD 试验　　　　　　　　　B. 血白蛋白

C. 血常规+血沉　　　　　　　D. 腹腔穿刺及腹腔积液化验

E. 腹部 CT

【答案与解析】

1. B　2. C

3. B。解析:患者青年女性,症状表现为腹胀、腹痛伴低热、盗汗,腹部移动性浊音(+),腹腔积液常规提示渗出性腹膜炎,考虑结核性腹膜炎的可能性大。肝硬化合并自发性腹膜炎腹腔积液可为渗出液性质,但腹腔积液以多形核细胞为主。肝癌患者多有肝区疼痛、肝大、黄疸、肝硬化征象、营养不良、恶病质等表现,腹膜转移后所致腹腔积液为血性腹腔积液。故选 B。

4. A　5. C　6. B　7. D

第八章

炎症性肠病

第一节　炎症性肠病概述

一、概念

炎症性肠病（IBD）是一组病因尚未阐明的慢性非特异性肠道炎症性疾病；包括溃疡性结肠炎（UC）和克罗恩病（CD）。

二、病因和发病机制

1. 病因　未明，与环境、遗传及肠道微生态等多因素相互作用导致肠道异常免疫失衡有关。

2. 发病机制　环境因素作用于遗传易感者，在肠道微生物参与下引起肠道免疫失衡，损伤肠黏膜屏障，导致肠黏膜持续炎症损伤。

第二节　溃疡性结肠炎

一、病理

1. 病变多自直肠开始，可累及全结肠甚至末段回肠。

2. 炎症累及黏膜和黏膜下层，呈连续性、弥漫性分布，可见糜烂、溃疡、隐窝脓肿，穿孔、瘘管或腹腔脓肿少见。少数重症患者病变累及结肠壁全层，可发生中毒性巨结肠。病程超过 20 年的患者发生结肠癌的风险较正常人高。

二、临床表现

1. 消化道表现

（1）腹泻、黏液脓血便：是活动期最重要的临床表现；腹泻次数和血便的程度可反映病情的轻重。

（2）腹痛：多有轻至中度腹痛，为左下腹或下腹隐痛，可累及全腹。常有里急后重，便后缓解。重者可有持续剧烈腹痛。

持续性剧烈腹痛,提示并发中毒性结肠扩张或炎症波及腹膜。

　　（3）其他症状:腹胀、食欲缺乏、恶心、呕吐等。

　　（4）体征:轻、中度患者仅有<u>左下腹轻压痛</u>,重型患者可有<u>明显压痛</u>。<u>腹膜刺激征、反跳</u><u>痛、肠鸣音减弱等→中毒性巨结肠、肠穿孔等</u>。

　　2. 全身表现

　　（1）发热:见于中、重度患者的活动期,高热→病情进展、严重感染或有并发症。

　　（2）营养不良:多见于重症或病情持续活动者。

　　3. **肠外表现**　可见外周关节炎、结节性红斑、坏疽性脓皮病、巩膜外层炎、前葡萄膜炎、口腔复发性溃疡等。骶关节炎、强直性脊柱炎、原发性硬化性胆管炎及少见的淀粉样变性等,可与溃疡性结肠炎（UC）共存。

　　肠外表现可在UC控制或结肠切除后缓解。

　　4. 分型

　　（1）临床类型

　　1）初发型:首次发作,无既往史。

　　2）慢性复发型:临床最多见,指缓解后再次出现症状,常表现为发作与缓解交替。

　　（2）疾病分期:分为活动期、缓解期。活动期的分度见表3-8-1。

表 3-8-1　UC 活动期的分度

鉴别要点	轻度	重度	中度
排便	<4 次 /d	≥6 次 /d	4~6 次 /d
便血	轻或无	明显	介于轻、重度之间
体温	正常	>37.8℃	介于轻、重度之间
脉搏	正常	>90 次 /min	介于轻、重度之间
血沉	<20mm/h	>30mm/h	20~30mm/h
血红蛋白	正常	<75% 正常值	介于轻、重度之间

　　（3）病变范围:直肠炎、直肠乙状结肠炎、左半结肠炎及广泛结肠炎（病变累及结肠脾曲以近或全结肠）。

三、辅助检查

1. 血液　贫血、WBC 增高、血沉加快、C 反应蛋白增高,提示处于活动期。怀疑合并巨细胞病毒(CMV)感染时,可行血清 CMV IgM 及 DNA 检测。

2. 粪便　肉眼→黏液脓血便,镜检→红细胞、白细胞;急性发作期→巨噬细胞。病原学检查,有助于排除感染性结肠炎。

3. 结肠镜

(1)黏膜血管纹理模糊、紊乱或消失、充血、水肿、易脆、出血及脓性分泌物附着。

(2)病变明显处见弥漫性糜烂和多发性浅溃疡。

(3)慢性病变常见黏膜粗糙,呈细颗粒状、炎性息肉及桥状黏膜,在反复溃疡愈合、瘢痕形成过程中结肠变形缩短、结肠袋变浅、变钝或消失。

4. X 线钡剂灌肠

(1)适应证:可作为结肠镜检查有禁忌证或不能完成全结肠检查时补充手段。

(2)主要征象

1)黏膜粗乱和 / 或颗粒样改变。

2)多发性浅溃疡,管壁边缘毛糙毛刺状或锯齿状,小龛影,可见多个圆形充盈缺损。

3)肠管缩短,结肠袋消失,肠壁变硬,呈铅管状。

> ⓘ 提示
>
> 重度 UC 患者不宜做钡剂灌肠检查,以免加重病情或诱发中毒性巨结肠。

四、并发症

1. 中毒性巨结肠(表 3-8-2)

表 3-8-2　中毒性巨结肠

项目	临床特点
部位	结肠病变广泛而严重,以横结肠最严重
诱因	低钾、钡剂灌肠、使用抗胆碱药物或阿片类制剂
表现	病情急剧恶化,毒血症明显,有脱水与电解质平衡紊乱,出现肠型、腹部压痛,肠鸣音消失
辅助检查	WBC 显著增高;腹部 X 线平片见结肠扩大、结肠袋消失
预后	易引起急性肠穿孔,预后差

2. 癌变　多见于广泛性结肠炎、病程漫长者。

3. 结肠大出血、肠穿孔、肠梗阻(少见)。

五、诊断和鉴别诊断

1. 诊断

（1）具有持续或反复发作腹泻、黏液脓血便、腹痛、里急后重等表现。

（2）结肠镜检查符合黏膜改变≥1项，黏膜活检符合。

（3）除外细菌性痢疾、阿米巴肠炎、慢性血吸虫病、克罗恩病、缺血性肠炎等。

2. 鉴别诊断

（1）UC 与 CD 的鉴别（表 3-8-3）

表 3-8-3　UC 与 CD 的鉴别

鉴别要点	UC	CD
症状	脓血便多见	脓血便少见
病变分布	连续性	节段性
直肠受累	绝大多数	少见
肠腔狭窄	少见，中心性	多见，偏心性
内镜检查	溃疡浅，黏膜弥漫性充血水肿、颗粒状、脆性增加	纵行溃疡、鹅卵石样改变，病变间黏膜外观正常
组织病理	固有膜全层弥漫性炎症、隐窝脓肿、隐窝结构明显异常、杯状细胞减少	裂隙状溃疡、非干酪性肉芽肿、黏膜下层淋巴细胞聚集

（2）与其他疾病的鉴别（表 3-8-4）

表 3-8-4　UC 与其他疾病的鉴别诊断

类别	鉴别要点
感染性肠炎	粪便检查可培养出致病菌，抗生素有效
阿米巴肠炎	多见右侧结肠病变，溃疡较深、边缘潜行，粪便可见阿米巴滋养体或包囊，抗阿米巴治疗有效
血吸虫病	有疫水接触史，多有肝脾大，粪便可见血吸虫卵、孵化毛蚴阳性
大肠癌	直肠指检可触及肿块，结肠镜和活检可确诊
肠易激综合征（IBS）	粪便有黏液无脓血，结肠镜检查无器质性病变

六、治疗

药物治疗原则见图 3-8-1。

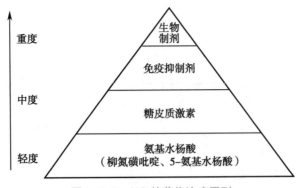

图 3-8-1 UC 的药物治疗原则

1. 氨基水杨酸制剂（表 3-8-5）

表 3-8-5 UC 的治疗——氨基水杨酸制剂

项目	内容
常用药	5- 氨基水杨酸（5-ASA）制剂、柳氮磺吡啶（SASP）
适应证	轻、中度 UC 患者的诱导缓解、维持治疗
给药途径	诱导治疗期可口服 5-ASA，5-ASA 灌肠剂适用于病变局限在直肠及乙状结肠者，栓剂适用于病变局限在直肠者

2. 糖皮质激素（表 3-8-6）

表 3-8-6 UC 的治疗——糖皮质激素

项目	内容
适应证	是对 5-ASA 疗效不佳的中度、重度患者的首选治疗
用药注意	①糖皮质激素只用于活动期的诱导缓解，症状控制后应予逐渐减量至停药，不宜长期使用；减量期间加用免疫抑制剂或 5-ASA 维持治疗 ②重度 UC 静脉使用糖皮质激素治疗无效时，可应用环孢素作为补救治疗。近年来生物制剂英夫利昔单抗应用较多
用药效果	①激素无效：相当于泼尼松 0.75mg/（kg·d）治疗 >4 周，疾病仍处于活动期 ②激素依赖：虽能维持缓解，但激素治疗 3 个月后，泼尼松仍不能减量至 10mg/d；或在停用激素 3 个月内复发

3. 免疫抑制剂 用于 5-ASA 维持治疗疗效不佳、症状反复发作及激素依赖者的维持治疗，如硫唑嘌呤、巯嘌呤等。维持治疗的疗程根据具体病情决定。

4. 对症治疗

（1）及时纠正水、电解质平衡紊乱；严重贫血者可输血，低蛋白血症者应补充清蛋白；病情严重应禁食，并予完全胃肠外营养治疗。

（2）对腹痛、腹泻，慎重使用抗胆碱药物或止泻药。重症患者应禁用，有诱发中毒性巨结肠的危险。

（3）重症有继发感染者,应积极抗菌治疗,静脉给予广谱抗生素。

5. 手术治疗

（1）紧急手术指征: 并发大出血、肠穿孔及中毒性巨结肠经积极内科治疗无效者。

（2）择期手术指征: ①并发结肠癌变; ②内科治疗无效、药物不良反应大不能耐受者、严重影响患者生存质量者。

6. 患者教育　活动期患者应充分休息,调节好情绪; 合理饮食,避免肠道感染性疾病。按医嘱服药及定期医疗随访,不要擅自停药。

第三节　克罗恩病

一、概述

克罗恩病是一种慢性炎性肉芽肿性疾病,多见于末段回肠和邻近结肠,但从口腔至肛门各段消化道均可受累。

二、病理

1. 大体形态特点　①病变呈节段性; ②病变黏膜呈纵行溃疡及鹅卵石样外观,早期可呈鹅口疮溃疡; ③病变累及肠壁全层,肠壁增厚变硬,肠腔狭窄。溃疡穿孔引起局部脓肿、内外瘘、肠壁浆膜纤维素渗出、慢性穿孔均可引起肠粘连。

2. 组织学特点　①非干酪性肉芽肿,由类上皮细胞和多核巨细胞构成,可发生在肠壁各层和局部淋巴结; ②裂隙溃疡,呈缝隙状; ③肠壁各层炎症,伴固有膜底部和黏膜下层淋巴细胞聚集、黏膜下层增宽、淋巴管扩张及神经节炎等。

三、临床表现

1. 消化系统表现

（1）腹痛: 最常见。右下腹或脐周腹痛多见,呈间歇性,查体常有腹部压痛。

 提示

　　持续性腹痛和明显压痛→炎症累及腹膜 / 脓肿形成。

（2）腹泻: 多为糊状便,可有血便,但次数增多及黏液脓血便通常没有 UC 明显。

(i) 提示

　　病变累及下段结肠或肛门直肠者,可有黏液血便及里急后重。

（3）腹部包块：部分患者可见，多见于右下腹与脐周。

（4）瘘管形成：是 CD 较为常见且特异的临床表现，因透壁性炎性病变穿透肠壁全层至肠外组织或器官而成。外瘘或通向膀胱、阴道的内瘘均可见粪便与气体排出。

（5）肛门周围病变：包括肛门周围瘘管、脓肿及肛裂等病变。肛周病变可为首发症状。

2. 全身表现 间歇性低热或中度热常见，出现高热时应注意合并感染或脓肿形成；营养不良。

3. 肠外表现 多见口腔黏膜溃疡、皮肤结节性红斑、关节炎及眼病。

四、辅助检查

1. 实验室检查 贫血、WBC 增高、血沉加快、C 反应蛋白增高，提示处于活动期。

2. 结肠镜（常规首选检查） 镜下可见节段性、非对称性的各种黏膜炎症，特征性表现为非连续性病变、纵行溃疡和卵石样外观。

3. 胶囊内镜 适用于怀疑小肠 CD 者，检查前应先排除肠腔狭窄。

4. 小肠镜 适用于病变局限于小肠，其他检查手段无法诊断、特别是需要取组织学活检者。

5. CT 或磁共振肠道显像（CTE/MRE） 可作为小肠 CD 的常规检查。

活动期 CD 典型 CTE 表现：肠壁明显增厚、肠黏膜明显强化伴肠壁分层改变，黏膜内环和浆膜外环明显强化，呈"靶征"或"双晕征"；肠系膜血管增多、扩张、扭曲，呈"木梳征"；相应系膜脂肪密度增高、模糊；肠系膜淋巴结肿大等。

6. 消化道钡剂造影 可见黏膜皱襞紊乱、裂隙样溃疡、鹅卵石征、多发狭窄、瘘管形成等。

五、并发症

肠梗阻（最多见）、腹腔脓肿、急性穿孔、便血、癌变。

六、诊断和鉴别诊断

1. 诊断要点 对慢性起病，反复腹痛、腹泻、体重下降，特别是伴有肠梗阻、腹部压痛、腹块、肠瘘、肛周病变、发热等表现者，临床上应考虑本病。影像学检查、结肠镜等有助于明确诊断。

2. 鉴别诊断 需与肠结核、肠淋巴瘤和急性阑尾炎等鉴别。

七、治疗

1. 活动期控制

（1）氨基水杨酸类：仅适用于病变局限在回肠末段或结肠的轻症患者。

（2）糖皮质激素：对控制疾病活动效果好，适用于各型中至重度患者及对 5-ASA 无效的轻度患者。病变局限在回肠末端、回盲部或升结肠的轻至中度患者可考虑使用局部作用的激素布地奈德。

（3）免疫抑制剂：硫唑嘌呤或巯嘌呤适用于激素治疗无效或对激素依赖的患者，对两者不耐受者可试换用甲氨蝶呤。

（4）抗菌药物：主要用于并发感染的治疗，如合并腹腔脓肿或肛周脓肿的治疗，在充分引流的前提下使用抗生素。

（5）生物制剂：抗 TNF-α 的单克隆抗体如英夫利昔单抗及阿达木单抗对传统治疗无效的活动性 CD 有效，可用于 CD 的诱导缓解与维持治疗。

（6）全肠内营养：除营养支持外，还有助于诱导缓解。

2. 缓解期控制

（1）5-ASA 仅用于症状轻且病变局限的 CD 的维持治疗。

（2）硫唑嘌呤或巯嘌呤是常用的维持治疗药物。

（3）使用英夫利昔单抗取得缓解者，推荐继续使用以维持缓解，也可在病情缓解后改用免疫抑制剂维持治疗。

3. 对症治疗

（1）纠正水、电解质平衡紊乱、贫血、低蛋白血症；重症患者酌情使用要素饮食及营养支持治疗。

（2）腹痛、腹泻必要时可酌情使用抗胆碱药物或止泻药，合并感染者静脉途径给予广谱抗生素。

4. 手术治疗　主要针对肠梗阻、腹腔脓肿、急性穿孔、不能控制的大量出血及癌变等并发症。术后应定期随访。

知识拓展

克罗恩病应重视维持治疗，特别是手术后应予治疗和维持治疗。

◦ 经 典 试 题 ◦

〔执〕1. 克罗恩病的主要手术指征是

　　A. 持续性粪隐血阳性　　　　　　B. 严重腹泻

　　C. 营养不良，体重减轻　　　　　D. 疑有恶变

　　E. 合并结肠息肉

〔研〕2. 男，30 岁。反复腹泻、黏液脓血便 6d，加重 2d。轻度贫血貌，肝脾肋下未触及，左下腹疼痛，无肌紧张、反跳痛，肠鸣音 6~8 次 /min，粪便细菌培养阴性，广谱抗生素治疗 1 周无效。对于该患者，最可能的诊断是

A. 肠易激综合征　　　　　　　　B. 溃疡性结肠炎

C. 慢性细菌性痢疾　　　　　　　D. 克罗恩病

（执）3. 男,32岁。左下腹痛2个月。伴腹泻,大便为黄稀便,时有黏液血便,每天3次。查体:T 36.5℃,P 80次/min,R 18次/min,BP 120/80mmHg。双肺呼吸音清,未闻及干湿啰音,心律齐,腹软,左下腹轻压痛,无反跳痛。结肠镜检查:直肠、乙状结肠黏膜弥漫充血、水肿,粗颗粒样改变,多发糜烂及浅溃疡。最可能的诊断是

A. 结肠癌　　　　　　　　　　　B. 克罗恩病

C. 慢性结肠炎　　　　　　　　　D. 溃疡性结肠炎

E. 肠结核

（研）（4~6题共用题干）

男,24岁。间断下腹痛、腹胀、腹泻1年余,腹痛常于进食后加重,排便后缓解,粪便呈糊状,一般无黏液脓血,未进行系统检查和治疗,3d来再次发作。查体:T 36.5℃,浅表淋巴结不大,心肺(－),腹平软,右下腹压痛(＋),无肌紧张和反跳痛,肝脾肋下未触及,钡剂灌肠检查见回盲部纵行性溃疡和鹅卵石征。

4. 最可能的诊断是

A. 肠结核　　　　　　　　　　　B. 克罗恩病

C. 结肠癌　　　　　　　　　　　D. 肠淋巴瘤

5. 下列最有意义的检查是

A. PPD试验　　　　　　　　　　B. 腹部B超

C. 腹部CT　　　　　　　　　　　D. 结肠镜及活检

6. 该疾病最常见的并发症是

A. 肠穿孔　　　　　　　　　　　B. 肠出血

C. 肠梗阻　　　　　　　　　　　D. 腹腔内脓肿

【答案与解析】

1. D

2. B。解析:肠易激综合征粪便可有黏液但无脓血。克罗恩病腹痛多位于右下腹或脐周,间歇性发作。慢性细菌性痢疾,粪便致病菌培养可分离出致病菌,抗生素治疗有效。患者为中年男性,反复腹泻、黏液脓血便,伴有轻度贫血貌、左下腹疼痛,无肌紧张,反跳痛,粪便细菌培养阴性,广谱抗生素治疗无效,最可能为溃疡性结肠炎。故选B。

3. D　4. B　5. D　6. C

第九章

结 直 肠 癌

一、概述

结直肠癌即大肠癌,是常见的恶性肿瘤之一。我国结直肠癌发病率呈上升趋势,东南沿海地区发病率高于西北部,城市高于农村,男性高于女性。

二、病因和发病机制

1. 环境因素　过多摄入高脂肪或红肉、膳食纤维不足等是重要因素。肠道微生态紊乱。

2. 遗传因素　包括遗传性、散发性(环境因素引起基因突变)。

3. 高危因素

(1)结直肠腺瘤:是结直肠癌最主要的癌前疾病。具备以下任意1项者即为高危腺瘤:①腺瘤直径≥10mm;②绒毛状腺瘤或混合性腺瘤而绒毛状结构>25%;③伴有高级别上皮内瘤变。

(2)溃疡性结肠炎:可发生癌变。

(3)其他:大便隐血阳性、有结直肠癌家族史等。

4. 发生途径　腺瘤—腺癌途径(最主要)、从无到有(de novo)途径和炎症—癌症途径。

三、病理

1. 病理形态

(1)早期结直肠癌:癌瘤局限于结直肠黏膜及黏膜下层。

(2)进展期结直肠癌:肿瘤侵入固有肌层,可分为肿块型、浸润型和溃疡型。

2. 组织学分类　腺癌(最多见)、腺鳞癌、梭形细胞癌、鳞状细胞癌和未分化癌等。

3. 临床病理分期　采用TNM分期系统。

4. 转移途径　直接蔓延;淋巴转移;血行播散。

四、临床表现

发病隐匿,早期只有大便潜血阳性,随后表现如下。

1. 排便习惯与粪便性状改变(最早出现)　血便突出,大便变细,腹泻或与便秘交替出现,无明显黏液脓血。

2. 腹痛 多见于右侧大肠癌。

3. 直肠肿块 多数可指检发现,质地坚硬,呈结节状,局部肠腔狭窄,指检后的指套上可有血性黏液。

4. 腹部肿块 提示为中晚期。

5. 全身表现 发热、贫血、消瘦、恶病质,多见于右侧结直肠癌。

6. 并发症 主要有肠梗阻、肠出血及癌肿腹腔转移的相关症状。

五、辅助检查

1. 粪便隐血 无特异性,可作为普查筛检。

2. 结肠镜 取活检可获确诊。

3. X 线钡剂灌肠 仅用于肠腔狭窄肠镜难以通过但需窥视狭窄近段结肠者;可发现结肠充盈缺损、肠腔狭窄、黏膜皱襞破坏等征象。

4. CT 结肠成像 用于了解结直肠癌肠壁和肠外浸润及转移情况,有助于进行临床分期。

六、诊断和鉴别诊断

1. 诊断 有高危因素的中年以上患者出现排便习惯改变与粪便性状改变、腹痛、贫血要考虑本病。诊断主要依赖结肠镜检查和黏膜活检病理检查。

2. 右侧结肠癌的鉴别 肠结核、阿米巴肠炎、克罗恩病、血吸虫病、阑尾病变等。

3. 左侧结肠癌的鉴别 慢性细菌性痢疾、UC、克罗恩病、痔、直肠结肠息肉等。

七、治疗

1. 外科治疗 唯一根治方法是早期切除。

2. 结肠镜治疗 结直肠腺瘤癌变和黏膜内的早期癌可经结肠镜用高频电凝切除、黏膜切除术或内镜黏膜下剥离术,送病理检查;若癌累及根部,需追加手术。

3. 化疗 常作为中晚期癌术后的辅助治疗。

4. 放射治疗 主要用于直肠癌。

5. 免疫靶向治疗 可用于晚期结直肠癌的治疗。

第十章

功能性胃肠病

一、肠易激综合征（IBS）

1. **病因和发病机制** 是多因素共同作用的结果，病理生理机制涉及胃肠动力学增强、内脏高敏感性、神经系统调节异常、肠道感染、精神心理障碍。

 提示

IBS患者焦虑、抑郁积分显著高于正常人，对应激反应更敏感和强烈。

2. **临床表现**

（1）起病隐匿、病程长，以腹痛伴排便习惯改变为特征，一般状况好。

（2）腹痛：部位不定，下腹和左下腹多见，排便或排气后缓解。

（3）排便

1）腹泻型：糊状或稀水样便，3~5次/d，可有黏液，无脓血，不影响睡眠。部分可腹泻与便秘交替发生。

2）便秘型：粪便干结、量少，表面可有黏液。

（4）精神症状：失眠、焦虑、抑郁、头晕、头痛等。

（5）一般无明显体征，可在相应部位有轻压痛，部分可触及腊肠样肠管，直肠指检可感到肛门痉挛、张力较高，可有触痛。

 提示

精神紧张可加重症状。

3. **诊断** 在缺乏可解释症状的形态学改变和生化异常基础上，反复发作的腹痛，近3个月内发作至少每周1次，伴以下2项及2项以上症状：①与排便相关；②症状发生伴随排便次数改变；③症状发生伴随粪便性状（外观）改变。诊断前症状出现至少6个月，近3个月符合以上诊断。

4. **鉴别诊断** 应与可引起腹痛和腹泻/便秘的疾病相鉴别。对于存在警报症状的患者，如出现体重下降、持续性腹泻、夜间腹泻、粪便中带血、顽固性腹胀、贫血、低热等，特别是

50 岁以上出现新发症状者要高度警惕器质性疾病。

5. 治疗

（1）腹痛：胃肠解痉药如匹维溴铵，能够缓解平滑肌痉挛，降低内脏高敏感性、缓解腹痛；抗胆碱药等。

（2）腹泻：可暂时应用止泻药。

（3）便秘：可暂时应用泻药、促动力药。

（4）抗抑郁药及肠道微生态制剂。

（5）一般治疗（去除促发因素、建立良好生活习惯及饮食结构等）、心理和行为疗法。

二、功能性消化不良（FD）

1. 临床表现

（1）主要症状包括餐后饱胀、早饱感、中上腹胀痛、中上腹灼热感、嗳气、食欲缺乏、恶心等。

（2）起病多缓慢，呈持续性或反复发作。

（3）精神症状：失眠、焦虑、头痛、注意力不集中等。

2. 诊断标准

（1）出现以下任意表现：餐后饱胀不适、早饱、中上腹痛、中上腹烧灼感症状。

（2）呈持续或反复发作的慢性过程（症状出现至少 6 个月，近 3 个月症状符合以上诊断标准）。

（3）排除可解释症状的器质性疾病（包括胃镜检查）。

3. 鉴别诊断　食管、胃和十二指肠的各种器质性疾病；全身性或其他系统疾病引起的消化道症状；药物引起的上消化道症状；其他功能性胃肠病和动力障碍性疾病。

4. 治疗

（1）一般治疗：建立良好的生活和饮食习惯，避免烟、酒及服用非甾体抗炎药。避免诱因，生活规律，进行心理治疗。

（2）药物治疗：尚无特效药物，主要是经验性治疗，包括适度抑制胃酸、促胃肠动力药、助消化药和抗抑郁药。

 知识拓展

功能性胃肠病的治疗以对症处理为主，遵循个体化原则。

◦─◦ 经 典 试 题 ◦─◦

（执）1. 下列表现，首先考虑功能性消化不良的是

　　A. 吞咽困难

B. 上腹痛伴贫血

C. 反复反酸、烧心伴胸痛

D. 突发上腹刀割样疼痛向腰背部放射

E. 间断餐后上腹部胀痛伴嗳气,不影响睡眠

（执）2. 女,30岁。反复便秘、腹痛10年。便前腹痛、腹部不适,便后缓解。工作紧张时症状加重。无便血及消瘦,睡眠差。最有可能的诊断是

  A. 肠易激综合征   B. 克罗恩病

  C. 肠结核   D. 结肠癌

  E. 溃疡性结肠癌

（研）（3~5题共用题干）

男,32岁。间歇性发作下腹痛、腹胀伴腹泻或便秘3年,下腹痛不重,便后缓解,粪便带黏液、无脓血。近3周再次发作下腹痛伴腹泻,大便2~4次/d,粪便形状与之前相同,体格检查除下腹痛轻度压痛外无任何异常,粪便常规、隐血、培养也无任何异常。

3. 该患者考虑诊断为

  A. 肠结核   B. 克罗恩病

  C. 肠易激综合征   D. 溃疡性结肠炎

4. 为确定诊断,最有意义的检查是

  A. PPD试验   B. 腹部B超

  C. 钡剂灌肠   D. 结肠镜

5. 患者应该首选的治疗是

  A. 口服抗结核药   B. 口服柳氮磺吡啶

  C. 口服匹维溴铵   D. 口服布地奈德

【答案与解析】

1. E 2. A

3. C。解析:肠结核者常有肺结核病史,可有结核毒血症状,腹痛多位于右下腹或脐周,粪便呈糊状,一般不含黏液或脓血,排除A。溃疡性结肠炎主要为反复发作的腹泻、黏液脓血便及腹痛,排除D。克罗恩病临床以腹痛、腹泻、瘘管形成和肠梗阻为特点,可伴发热及肠外损害,排除B。肠易激综合征好发于中青年,最主要的临床表现是腹痛或腹部不适、排便习惯和粪便性状的改变,一般无明显体征,患者表现符合上述特点。故选C。

4. D。解析:肠易激综合征无器质性病变,结肠镜检查直视下观察,对疾病早期识别、病变特征的判断、病变范围及严重程度的估计较为准确,且可取活检。钡剂造影也有助于本病诊断,但结肠镜为最佳检查方法。故选D。

5. C

第十一章

病毒性肝炎

一、概述

1. 病毒性肝炎是指由嗜肝病毒所引起的肝脏感染性疾病,病理学上以急性肝细胞坏死、变性和炎症反应为特点。

2. 临床上包括无症状和亚临床型(隐性感染)、自限性的急性无黄疸型和黄疸型肝炎,慢性肝炎及重症肝炎、肝衰竭。

二、病因(表 3-11-1)

表 3-11-1 病毒性肝炎的主要病因

病因	类型	传播途径
甲型肝炎病毒(HAV)	RNA 病毒	粪 - 口途径
乙型肝炎病毒(HBV)	DNA 病毒	血液、母婴、性传播等
丙型肝炎病毒(HCV)	RNA 病毒	血液传播(主要)
丁型肝炎病毒(HDV)	RNA 病毒	血源传播(主要)
戊型肝炎病毒(HEV)	RNA 病毒	粪 - 口途径

三、临床表现

1. 甲型肝炎和戊型肝炎 起病急,前期常有发热、畏寒、腹痛、恶心等,继而出现明显厌食、乏力、尿色加深如浓茶、皮肤巩膜黄染,黄疸出现 3~5d 后,症状逐渐缓解。孕妇和老人罹患戊型肝炎,易发展为重症肝炎、肝衰竭。

2. 乙型肝炎和丁型肝炎

(1)急性肝炎:乏力、厌食、尿色加深、肝区疼痛。

(2)慢性肝炎:多为乏力、腹胀、右上腹隐痛、学习或工作精力减退等非特异性症状;持续进展可发展至肝硬化。

3. 丁型肝炎 与 HBV 重叠或协同感染,可使肝炎病情复发或加重。

4. 临床分型(表 3-11-2)

表 3-11-2　病毒性肝炎的临床分型

分期	类型
急性期	急性黄疸型、急性无黄疸型
重症肝炎	①急性肝衰竭：起病 2 周内发生肝衰竭
	②亚急性肝衰竭：发病 15d 至 26 周内出现肝衰竭症状
	③慢加急性肝衰竭：在慢性肝病基础上出现的急性肝衰竭
	④慢性肝衰竭：在肝硬化基础上逐渐发生肝衰竭
慢性期	慢性肝炎、合并肝硬化

四、辅助检查

1. 血清学检查（表 3-11-3）

表 3-11-3　病毒性肝炎的血清学检查

病因	征象
HAV、HEV 感染	抗 -HAV IgM 和抗 -HEV IgM 阳性→近期感染
	IgG 抗体阳性→既往感染，或感染恢复期
HBV 感染	①HBsAg 阳性→ HBV 感染
	②抗 -HBs（保护性抗体）阳性→乙肝康复及接种乙肝疫苗者
	③抗 -HBc IgM 阳性→多为急性乙肝及慢性乙肝急性发作
	④抗 -HBc 阳性→感染过 HBV
HCV 感染	抗 -HCV 抗体阳性、HCV-RNA 阳性
HDV 感染	HDAg 或 HDV-RNA，或抗 -HD 抗体、抗 -HD IgM 阳性

2. 肝功能生化指标

（1）ALT、AST 明显↑,总胆红素、结合胆红素↑。

（2）胆汁淤积型肝炎：总胆汁酸和碱性磷酸酶↑。

（3）重症肝炎、肝衰竭：凝血酶原时间↑、凝血酶原活动度↓和清蛋白浓度↓。

3. 影像学检查　可选用超声、CT 或 MRI。

4. 病理学检查　肝细胞变性、坏死,炎症和渗出反应,肝细胞再生,慢性化时有肝纤维化。

五、诊断

根据流行病学、症状、体征、肝生化检查、病原学和血清学检查,结合患者的具体情况和动态变化进行综合分析,必要时可行肝活检。

六、治疗

1. 一般治疗　休息,合理饮食,禁止饮酒。

2. 保肝治疗　肝功能异常者选用还原型谷胱甘肽、甘草酸制剂等;伴肝内胆汁淤积可选熊去氧胆酸等。

3. 抗病毒治疗

（1）急性乙肝一般不需要抗病毒治疗,抗病毒指征:①HBV-DNA>2 000U/ml（相当于 10^4 拷贝 /ml）;②感染时间 >4 周,而 HBV-DNA 及 HBsAg 仍未阴转者;③C 基因型及 D 基因型者需抗病毒治疗。常用药物为核苷类似物（替诺福韦、恩替卡韦等）和干扰素。

（2）慢性乙肝常需抗病毒治疗,抗病毒指征:①HBeAg 阳性者,HBV-DNA≥20 000U/ml（相当于 10^5 拷贝 /ml）;HBeAg 阴性者,HBV-DNA≥2 000U/ml（相当于 10^4 拷贝 /ml）;②ALT 持续升高≥2×ULN;③肝硬化,无论有无病毒复制。

（3）HCV-RNA 阳性患者均应抗病毒治疗,以口服直接抗病毒药物（DAA）方案首选。

提示

　　无论乙肝还是丙肝,一旦进入肝硬化阶段,则禁用干扰素抗病毒治疗。

（4）甲型肝炎和戊型肝炎:不需要抗病毒治疗。

（5）HDV 与 HBV 叠加感染造成慢性肝炎加重:可试用干扰素。

4. 人工肝或肝移植　用于重型肝炎患者。

 知识拓展

　　乙型肝炎疫苗接种是预防 HBV 感染的最有效方法。

第十二章

脂肪性肝病

一、概述

1. 概念　脂肪性肝病（FLD）是以肝细胞脂肪过度贮积和脂肪变性为特征的临床病理综合征,按有无过量饮酒,可分为非酒精性脂肪性肝病和酒精性脂肪性肝病。

2. 危险因素　肥胖、饮酒、糖尿病、营养不良、部分药物、妊娠及感染等。

二、非酒精性脂肪性肝病

1. 分类　非酒精性脂肪性肝病（NAFLD）包括非酒精性脂肪肝（单纯性脂肪肝）及脂肪性肝炎、脂肪性肝纤维化、肝硬化甚至肝癌。

2. 易感因素　高能量饮食、含糖饮料、久坐少动等生活方式,肥胖、2型糖尿病、高脂血症代谢综合征等。

3. 病理特征　为大泡性或大泡性为主的肝细胞脂肪变性。

4. 临床表现

（1）起病隐匿,发病缓慢。

（2）常无症状,少数可见乏力、右上腹轻度不适、肝区隐痛或上腹胀痛等非特异症状。

（3）重症脂肪性肝炎可出现黄疸、食欲缺乏、恶心、呕吐等,可有肝大。肝硬化失代偿期,可有相应表现。

5. 辅助检查

（1）实验室检查

1）单纯性脂肪性肝病:肝功能基本正常,或 γ- 谷氨酰转肽酶（γ-GT）轻度↑。

2）脂肪性肝炎:多见血清转氨酶↑和 γ-GT↑,以 ALT↑为主。

3）部分患者血脂、尿酸、转铁蛋白和空腹血糖↑或糖耐量异常。

（2）影像学检查

1）超声:诊断脂肪性肝病的准确率高。

2）CT 平扫:肝/脾 CT 平扫密度比值≤1 可明确脂肪性肝病的诊断。

3）质子磁共振波谱:是无创定量肝脏脂肪的最优方法。

（3）肝穿刺活组织检查:是确诊的主要方法,也是判断预后的最敏感和特异的方法。

6. 治疗

（1）病因治疗:治疗糖尿病、高脂血症,改善生活方式,肥胖者减重。

（2）药物治疗

1）脂肪性肝炎特别是合并进展性肝纤维化：使用维生素 E、甘草酸制剂、多烯磷脂酰胆碱等。

2）合并 2 型糖尿病者：可用胰岛素受体增敏剂（二甲双胍、吡格列酮）。

3）伴血脂高：可用降血脂药物，监测肝功能。

4）应用肠道益生菌。

（3）减重手术：用于对改变生活方式和药物治疗无反应者。

三、酒精性肝病

1. 分类　酒精性肝病（ALD）包括酒精性肝炎、酒精性脂肪肝、酒精性肝纤维化和肝硬化，可发展至肝癌。

2. 危险因素　饮酒量及时间、遗传易感因素、性别（女＞男）、其他肝病、肥胖（为独立危险因素）、营养不良。

3. 病理　主要为大泡性或大泡性为主伴小泡性的混合性肝细胞脂肪变性。

4. 临床表现

（1）酒精性肝炎：常发生在近期（数小时至数周）大量饮酒后，出现全身不适、食欲缺乏、恶心呕吐、乏力、肝区疼痛等。可有低热，黄疸，肝大并有触痛。重者可发生急性肝衰竭。

（2）酒精性脂肪肝：可有乏力、食欲缺乏、右上腹隐痛或不适，肝脏肿大。

（3）酒精性肝硬化：临床表现与其他原因引起的肝硬化相似，可伴慢性酒精中毒的表现（精神神经症状、慢性胰腺炎等）。

（4）戒断症状：嗜酒者停酒后出现四肢发抖、出汗、失眠、兴奋、躁动、乱语；甚至死亡。

5. 辅助检查

（1）实验室检查

1）酒精性脂肪肝：血清 AST、ALT 可轻度↑。

2）酒精性肝炎：AST 升高比 ALT 升高明显，AST/ALT>2，但 AST 和 ALT 值很少 >500U/L。

3）γ–GT 常升高，平均红细胞容积（MCV）等指标有改变。

（2）影像学检查：超声、CT 和质子磁共振波谱。

（3）肝活组织检查：是确定酒精性肝病及分期分级的可靠方法，但难与其他病因引起的肝损害鉴别。

6. 治疗

（1）戒酒：最重要。

（2）营养支持：在戒酒基础上给予高热量、高蛋白、低脂饮食，并补充多种维生素。

（3）药物治疗：可用多烯磷脂酰胆碱、美他多辛、N–乙酰半胱氨酸、糖皮质激素等；重症酒精戒断者应对症处理，应用纳洛酮、苯二氮䓬类镇静剂等。

（4）肝移植。

第十三章

自身免疫性肝病

一、概述

1. 自身免疫性肝病主要包括自身免疫性肝炎（AIH）、原发性胆汁性胆管炎（PBC）、原发性硬化性胆管炎（PSC）和这三种疾病任何两者兼有的重叠综合征，以及 IgG4 相关性肝胆疾病。

2. 共同特点是在肝脏出现病理性炎症损伤的同时，血清中可发现与肝脏有关的自身抗体。

3. 遗传易感性是自身免疫性肝病的主要因素。

二、自身免疫性肝炎

1. 概述　AIH 由机体对肝细胞产生自身抗体及 T 细胞介导的自身免疫应答所致。

2. 临床表现

（1）女性多见，大多发病缓慢。可无症状，也可有乏力、腹胀、食欲缺乏、瘙痒、黄疸等症状。

（2）早期肝大伴压痛，常有脾大、蜘蛛痣等。

（3）活动期：常有持续发热、急性游走性大关节炎及多形性红斑等肝外表现。

3. 辅助检查

（1）肝功能：ALT、AST 轻到中度升高。

（2）免疫学检查：以高 γ- 球蛋白血症和循环中存在自身抗体为特征。自身抗体包括抗核抗体（ANA）、抗平滑肌抗体（SMA）、抗中性粒细胞胞质抗体（pANCA）等，缺乏特异性。

（3）典型的 AIH 组织学改变：界面型肝炎、汇管区和小叶淋巴浆细胞浸润、肝细胞玫瑰样花环及淋巴细胞对肝细胞的穿透现象。

4. 诊断　AIH 诊断积分系统，有助于诊断。

5. 治疗　成人治疗方案：①优先推荐泼尼松 + 硫唑嘌呤治疗；②大剂量泼尼松单独疗法。

 提示

AIH 自发缓解率低，但适当的免疫抑制剂治疗可使疾病长期处于缓解状态。

三、原发性胆汁性胆管炎

1. 概念 PBC 是肝内小胆管慢性进行性非化脓性炎症而导致的慢性胆汁淤积性疾病。

2. 临床表现

（1）多见于中年女性，起病隐匿、缓慢。

（2）病程分 4 期

1）临床前期：线粒体抗体（AMA）阳性、无症状、肝功能正常，多在筛查时发现。

2）肝功能异常无症状期：多无症状，因血清碱性磷酸酶（ALP）水平升高而检测 AMA 确定诊断。

3）肝功能异常症状期和肝硬化期：乏力和皮肤瘙痒（黄疸前出现、夜间加剧）为最常见首发症状。

因长期肝内胆汁淤积，可有脂肪泻和脂溶性维生素吸收障碍，出现皮肤粗糙、色素沉着和夜盲症（维生素 A 缺乏）、骨软化和骨质疏松（维生素 D 缺乏）、出血倾向（维生素 K 缺乏）等。

（3）常合并其他自身免疫性疾病。

3. 辅助检查

（1）尿、粪检查：尿胆红素阳性，尿胆原正常或减少，粪色变浅。

（2）肝功能

1）血清胆红素：多中度↑，以结合胆红素↑为主。

2）血清胆固醇：常↑，肝衰竭时↓。

3）ALP↑（是最突出的生化异常）、γ-GT↑。

（3）免疫学检查

1）AMA 多阳性，滴度 >1∶40 有诊断意义，是 PBC 特异性指标，尤以 M2 亚型阳性率高。

2）半数患者 ANA 和 SMA 阳性。

3）血清免疫球蛋白增加，特别是 IgM。

（4）影像学检查：超声、CT、MRI、MRCP 或 ERCP 可排除肝胆肿瘤和胆道疾病，肝硬化时可有门静脉高压表现。

（5）组织学检查：损伤的胆管周围可见密集的淋巴细胞浸润，如形成非干酪型肉芽肿者称为旺炽性胆管病变，是特征性病变。

4. 治疗 目前首选熊去氧胆酸。

四、原发性硬化性胆管炎

1. 概述 PSC 以特发性肝内外胆管炎症和纤维化为特征，导致多灶性胆管狭窄；多见于中年男性。

2. 临床表现

（1）起病隐匿，部分患者仅在体检时发现 ALP 升高或因炎症性肠病时得以诊断。

（2）典型症状为波动性、反复发作的黄疸和瘙痒。

（3）并发胆管炎、胆管结石甚至胆管癌时可伴有右上腹痛,中低热或高热及寒战。可有急性肝损伤甚至发展至肝衰竭。出现慢性胆汁淤积者可有门静脉高压症状外,常有脂溶性维生素缺乏、代谢性骨病等。

3. 辅助检查

（1）血清生化检查:常有 ALP↑、γ-GT↑, ALT、AST 正常。

（2）免疫学检查:33%~85% 者 pANCA 阳性;50% 者血 IgM 轻至中度↑、免疫复合物↑、补体 C3↓;循环 CD8 T 细胞绝对数↓,CD4/CD8 比值↑。

（3）影像学检查

1）ERCP:是诊断 PSC 的金标准。

2）MRCP:是疑诊 PSC 的首选影像学检查。

3）腹部超声。

（4）病理学检查:典型改变为同心圆性洋葱皮样纤维化。

4. 治疗　据病情选择熊去氧胆酸、抗生素治疗、内镜、介入治疗、姑息性手术和肝移植。

五、IgG4 相关肝胆疾病

1. 概述　IgG4 相关肝胆疾病是累及多器官或组织的 IgG4 相关性疾病在肝胆器官的慢性进行性炎症性疾病,以淋巴浆细胞性炎症为主,伴血清和组织中 IgG4 升高。男性多见。

2. 病理特点　组织学可见显著的淋巴细胞及浆细胞浸润,免疫组化可见病灶中大量 IgG4 阳性的浆细胞,病灶组织的席纹状纤维化和闭塞性静脉炎。

3. 临床表现

（1）IgG4 相关硬化性胆管炎（IgG4-SC）:结合胆红素升高,皮肤瘙痒、腹痛、食欲减退、体重下降等,常合并慢性胰腺炎。

（2）IgG4 相关自身免疫性肝炎（IgG4-AIH）:起病缓慢,病变活动时有乏力、腹胀、食欲缺乏、黄疸等,可发展为肝硬化。

4. 治疗

（1）对所有活动的、初治的 IgG4 相关肝胆疾病,首选糖皮质激素治疗。对单一激素治疗不能控制疾病,且长期激素治疗带来明显毒副作用者,可选用激素和免疫抑制剂（硫唑嘌呤、他克莫司等）联合治疗。

（2）复发或不能耐受激素治疗者,可考虑利妥昔单抗等。

（3）对 IgG4-SC 患者,可辅以贝特类降脂药等;对 IgG4-AIH,可辅以抗氧化剂等保肝药物。

第十四章

药物性肝病

一、概述

药物性肝病（DILI）指由各类处方或非处方的化学药物、生物制剂、传统中药、天然药、保健品、膳食补充剂及其代谢产物乃至辅料等所诱发的肝损伤。临床可表现为急性或慢性肝损伤，可进展为肝硬化，严重者可致急性肝衰竭甚至死亡。

二、临床分型（表 3-14-1）

表 3-14-1 药物性肝病的临床分型

分型依据	分型	特点
发病机制	固有型	由药物的直接肝毒性引起，常呈剂量依赖，通常可预测
	特异质型	难以预测，与药物剂量常无相关性，较常见，个体差异大
病程	急性	临床常见
	慢性	胆汁淤积型 DILI 相对易于进展为慢性
受损靶细胞	肝细胞损伤型	ALT ≥3 正常上限（ULN），且 R 值 ≥5；常于停药后 1~2 个月恢复正常；组织学特征为肝细胞坏死伴汇管区嗜酸性粒细胞、淋巴细胞浸润
	胆汁淤积型	ALP ≥2ULN 且 R 值 ≤2；主要为黄疸和瘙痒，组织学特征为毛细胆管型胆汁淤积
	混合型	ALT ≥3ULN 和 ALP ≥2，且 R 值 2~5；临床和病理兼有肝细胞损伤和淤胆的表现
	肝血管损伤型	相对少见

注：R=（ALT 实测值 /ALT ULN）/（ALP 实测值 /ALP ULN）。

三、辅助检查

1. 血清 ALT 水平是评价肝细胞损伤的敏感指标。药物致肝细胞或胆管受损可引起胆红素↑、ALP↑及 γ-GT↑。

2. 影像学检查常用 CT、超声。

3. 肝组织活检发现嗜酸性粒细胞浸润、小泡型脂滴或重金属沉着，有助于 DILI 的诊断。

四、治疗

1. 首先停用和防止再用导致肝损伤的相关药物,早期清除和排泄体内药物,尽可能避免使用药理作用或化学结构相同或相似的药物。

2. 对已存在肝损伤或肝功能衰竭患者进行对症支持治疗。

（1）常用药物:还原型谷胱甘肽、甘草类药物、多烯磷脂酰胆碱、S–腺苷蛋氨酸、N–乙酰半胱氨酸（重型患者选用）、熊去氧胆酸等。

（2）对肝衰竭的重症患者治疗:包括对症支持治疗、清除毒性药物（人工肝治疗）、防治并发症及必要时肝移植。

知识拓展

药物性肝病治疗的关键是停用和防止再次使用引起肝损伤的药物。

第十五章

肝 硬 化

一、病因

我国目前仍以 HBV 为主；在欧美国家，酒精及 HCV 为多见病因。

1. 常见病因　肝炎病毒、脂肪性肝病、免疫疾病及药物或化学毒物。

2. 其他病因　胆汁淤积、循环障碍、寄生虫感染、遗传和代谢性疾病（如铜代谢紊乱、血色病及 α_1- 抗胰蛋白酶缺乏症）、原因不明（即隐源性肝硬化）。

二、发病机制

在各种致病因素作用下，肝脏经历慢性炎症、脂肪样变性、肝细胞减少、弥漫性纤维化及肝内外血管增殖，逐渐发展为肝硬化。

 提示

假小叶形成是典型的肝硬化组织病理特点。

三、临床表现

1. 代偿期　大多症状轻、无特异性，常间歇出现腹部不适、乏力、食欲减退、消化不良和腹泻等。患者营养状态尚可，肝脏是否肿大取决于肝硬化的类型，脾脏因门静脉高压常有轻、中度肿大。肝功能试验检查正常或轻度异常。

2. 失代偿期　症状较明显，主要有肝功能减退和门静脉高压两类临床表现。

（1）肝功能减退（表 3-15-1）

表 3-15-1　肝硬化失代偿期——肝功能减退

表现	特点
一般情况	较差，肝病面容（面色黑黄、晦暗无光），消瘦、乏力，精神不振，皮肤干枯或水肿
消化吸收不良	食欲减退、腹胀、恶心、厌食、荤食后易腹泻
出血倾向、贫血	①常有鼻腔、牙龈出血及皮肤黏膜瘀点、瘀斑和消化道出血等 ②与毛细血管脆性增加、凝血因子合成障碍、脾功能亢进有关
黄疸	皮肤、巩膜黄染、尿色深，黄疸持续加重多系肝细胞性黄疸

续表

表现	特点
内分泌失调	肝脏是多种激素转化、降解的重要器官,激素本身或代谢产物均参与肝脏疾病的发生、发展过程
不规则低热	肝脏对致热因子等灭活降低,还可因继发性感染所致
低清蛋白血症	常引起下肢水肿及腹腔积液

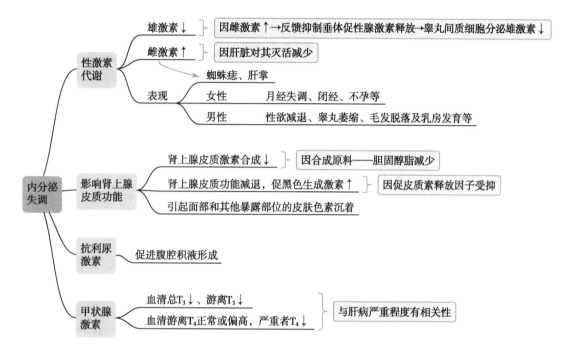

（2）门静脉高压（表 3-15-2）

表 3-15-2 肝硬化失代偿期——门静脉高压

表现	特点
脾功能亢进及脾大	①脾大是早期体征,脾静脉回流阻力增加及门静脉压力逆传到脾,使脾脏被动淤血性肿大 ②晚期常伴脾功能亢进、全血减少,易并发感染及出血
门腔侧支循环形成	①肝内分流,是纤维隔中的门静脉与肝静脉之间形成的交通支 ②肝外分流,形成常见的侧支循环:食管-胃底静脉曲张、腹壁静脉曲张(脐周浅静脉明显曲张,呈水母头状)、痔静脉曲张、腹膜后吻合支曲张和脾肾分流
腹腔积液	①系肝功能减退和门静脉高压的共同结果,是肝硬化失代偿期最突出的临床表现之一 ②可有腹胀,腹部膨隆、状如蛙腹,脐疝,呼吸困难和心悸

1）侧支循环（图3-15-1）：除了导致食管-胃底静脉曲张出血（EGVB）等致命性事件，大量异常分流还使肝细胞对各种物质的摄取、代谢及Kupffer细胞的吞噬、降解作用不能得以发挥，从肠道进入门静脉血流的毒素等直接进入体循环，引发一系列病理生理改变，如肝性脑病、肝肾综合征、自发性腹膜炎及药物半衰期延长等。此外，这些异常分流导致的门静脉血流缓慢，也是门静脉血栓形成的原因之一。

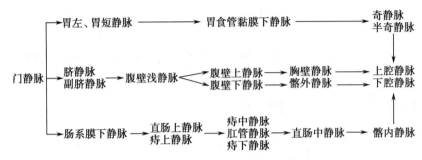

图 3-15-1　门静脉高压时的侧支循环

2）腹腔积液的形成机制

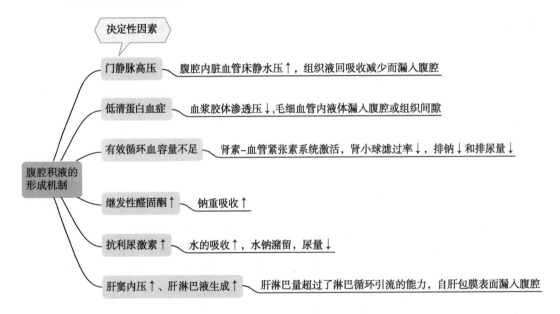

四、并发症（表3-15-3）

表 3-15-3　肝硬化的并发症

并发症名称	特点
消化道出血	①食管-胃底静脉曲张破裂出血（EGVB），门静脉高压是导致EGVB的主要原因；②消化性溃疡；③门静脉高压性胃肠病
肝性脑病	是最严重的并发症，致死的最常见原因

续表

并发症名称	特点
感染	①自发性腹膜炎,可有腹痛、腹胀、腹膜刺激征、腹腔积液,严重者诱发 HE、中毒性休克;多为革兰氏阴性杆菌感染。②胆道感染。③肺部、肠道及尿路感染
肝肺综合征	肝硬化者有严重低氧血症、发绀、杵状指
肝肾综合征	主要表现为少尿、无尿及氮质血症;临床分为急进型、缓进型;持续重度低钠血症(<125mmol/L)易引起肝肾综合征
原发性肝癌	短期内肝脏迅速增大,持续性肝区压痛,血性腹腔积液等
电解质和酸碱平衡紊乱	低氯低钾血症、代谢性碱中毒、低钠血症
门静脉血栓或海绵样变	①因门静脉血流淤滞,门静脉主干、肠系膜上静脉、肠系膜下静脉或脾静脉血栓形成;②海绵样变与脾切除、门静脉炎、门静脉血栓形成、红细胞增多、肿瘤侵犯等有关
胆石症	胆囊及肝外胆管结石较常见

 提示

　　食管 – 胃底静脉曲张破裂出血是肝硬化门静脉高压最常见的并发症。

五、辅助检查

　　1. 血常规　脾功能亢进可导致三系降低。

　　2. 尿常规　一般在正常范围,乙型肝炎肝硬化合并乙肝相关性肾炎时尿蛋白阳性。胆汁淤积引起的黄疸尿胆红素阳性,尿胆原阴性。肝细胞损伤引起的黄疸,尿胆原↑。腹腔积液患者应常规测定 24h 尿钠、尿钾。

　　3. 肝功能

　　(1)肝硬化活动时 ALT↑, AST↑。失代偿期总胆固醇特别是胆固醇脂降低。

　　(2)清蛋白↓、球蛋白↑、A/G 倒置;PT 延长,维生素 K 不能矫正。

　　(3)反映肝脏纤维化的血清学指标:血清Ⅲ型前胶原氨基末端肽、Ⅳ型胶原、透明质酸、层黏连蛋白均升高。

　　4. 病毒性肝炎标记　疑肝硬化者需测定乙、丙、丁肝炎标记以明确病因。

　　5. 腹腔积液　常为漏出液。合并自发性腹膜炎时,腹腔积液可呈典型渗出液或介于渗、漏出液之间。

提示

　　血清腹腔积液清蛋白梯度(SAAG)≥11g 时,提示门静脉高压所致腹腔积液的可能性大。

6. **上消化道钡剂造影** 食管静脉曲张呈虫蚀样／蚯蚓状充盈缺损，胃底静脉曲张呈菊花样充盈缺损。但诊断的敏感性不如胃镜检查。

7. **CT** 肝脏各叶比例失常，容度降低，呈结节样改变，肝裂增宽、脾大、腹腔积液。

8. **超声** 可显示腹腔积液、肝密度及质地异常、门静脉扩张；门静脉高压时门静脉内径 >13mm、脾静脉内径 >8mm。

9. **肝穿刺活检** 可见假小叶形成。

六、诊断和鉴别诊断

1. **诊断要点** 临床诊断肝硬化通常依据肝功能减退和门静脉高压两大同时存在的证据群。影像学所见肝硬化的征象有助于诊断。当证据不充分、影像学征象不明确时，肝活检若查见假小叶形成，可建立诊断。

肝肾综合征的诊断：①肝硬化合并腹腔积液；②急进型（Ⅰ型）血清肌酐浓度在 2 周内升至 2 倍基线值，或 >226μmol/L（25mg/L），缓进型（Ⅱ型）血清肌酐 >133μmol/L（15mg/L）；③停利尿药 >2d，并经清蛋白扩容后，血清肌酐值没有改善（>133μmol/L）；④排除休克；⑤近期没有应用肾毒性药物或扩血管药物治疗；⑥排除肾实质性疾病，如尿蛋白 >500mg/d，显微镜下红细胞 >50 个或超声探及肾实质性病变。

2. **鉴别诊断**

（1）肝大及肝脏结节性病变：应除外慢性肝炎、原发性肝癌、血吸虫病和血液病等。

（2）引起腹腔积液和腹部膨隆的疾病：需与结核性腹膜炎、缩窄性心包炎、慢性肾小球肾炎、腹腔内肿瘤和巨大卵巢囊肿等鉴别。

（3）肝硬化并发症

1）上消化道出血：与消化性溃疡、糜烂出血性胃炎、胃癌等鉴别。

2）肝性脑病：与低血糖、尿毒症、糖尿病酮症酸中毒等鉴别。

3）肝肾综合征：与慢性肾小球肾炎、急性肾小管坏死等鉴别。

4）肝肺综合征：与肺部感染、哮喘等鉴别。

七、治疗

1. **保护或改善肝功能**

（1）去除或减轻病因、慎用损伤肝脏的药物。

（2）维护肠内营养

1）肠内营养对维护肝功能、防止肠源性感染十分重要。只要肠道尚可用，应鼓励肠内营养，减少肠外营养。

2）肝硬化患者应进食易消化的食物，以碳水化合物为主，蛋白质摄入量以患者可耐受为宜，辅以多种维生素，可给予胰酶助消化。

（3）保护肝细胞

1）胆汁淤积时，微创手术可解除胆道梗阻。

2）药物：可口服熊去氧胆酸，也可使用腺苷蛋氨酸等。

2. 腹腔积液治疗

（1）限制钠、水摄入：氯化钠摄入 <2.0g/d；入水量 <1 000ml/d，低钠血症者应 <500ml/d。

（2）利尿：常联合使用保钾及排钾利尿药，即螺内酯 + 呋塞米。利尿效果不满意，应酌情配合静脉输注清蛋白。利尿速度不宜过快，以免诱发肝性脑病、肝肾综合征等。

> ⓘ 提示
>
> 在限钠饮食和大剂量利尿药后，腹腔积液仍不能缓解，治疗性腹腔穿刺术后迅速再发，即为顽固性腹腔积液。

（3）经颈静脉肝内门腔分流术（TIPS）：可有效缓解门静脉高压，增加肾脏血液灌注，显著减少甚至消除腹腔积液。

（4）排放腹腔积液加输注清蛋白：用于不具备 TIPS 技术、对 TIPS 禁忌及失去 TIPS 机会时顽固性腹腔积液的姑息治疗。

（5）自发性细菌性腹膜炎：选用肝毒性小、主要针对 G⁻ 杆菌并兼顾 G⁺ 球菌的抗生素，如头孢哌酮或喹诺酮类等；疗效不满意时，根据治疗反应和药敏结果进行调整。保持大便通畅、维护肠道菌群。用药时间应 >2 周。

3. EGVB 的治疗及预防

（1）一般急救措施和积极补充血容量：血容量不宜补足，达到基本满足组织灌注、循环稳定即可。

（2）药物止血：尽早给予收缩内脏血管药物如生长抑素、奥曲肽、特利加压素或垂体加压素，减少门静脉血流量，降低门静脉压，从而止血。

1）生长抑素及奥曲肽因对全身血流动力学影响较小，不良反应少，是治疗 EGVB 的最常用药物。

2）垂体加压素可致腹痛、血压升高、心律失常、心绞痛等，老年患者应同时使用硝酸甘油，以减少该药的不良反应。

3）对中晚期肝硬化，可予以第三代头孢类抗生素，既有利于止血，也减少止血后的各种可能感染。

（3）内镜治疗：出血量为中等以下时，应紧急采用内镜结扎治疗（EVL）。本法不能降低门静脉高压，适用于单纯食管静脉曲张不伴胃底静脉曲张者。

（4）TIPS：对大出血和估计内镜治疗成功率低的患者应在 72h 内行 TIPS。

（5）气囊压迫止血：在药物治疗无效、不具备内镜和 TIPS 操作的大出血时暂时使用。为防止黏膜糜烂，一般持续压迫时间≤24h，放气一段时间后，必要时可重复应用。

（6）一级预防：主要针对已有食管 – 胃底静脉曲张，但尚未出血者。包括：①病因治疗；②选用非选择性 β 受体拮抗药（普萘洛尔或卡地洛尔），应使心率≥55 次/min，有乏力、气短等不良反应时停药,顽固性腹腔积液患者不宜应用;③EVL,可用于中度食管静脉曲张。

（7）二级预防:对已发生过 EGVB 患者,预防其再出血。

1）急性出血期间已行 TIPS:止血后应每 3~6 个月采用多普勒超声了解分流道是否通畅。

2）急性出血期间未行 TIPS:①以 TIPS 为代表的部分门-体分流术;②包括 EVL、经内镜或血管介入途径向食管-胃底静脉注射液态栓塞胶或其他栓塞材料的断流术;③以部分脾动脉栓塞为代表的限流术;④与一级预防相同的药物。

4. 并发症治疗

（1）胆石症:应以内科保守治疗为主,应尽量避免手术。

（2）感染:对肝硬化并发的感染,一旦疑诊,应立即经验性抗感染治疗。自发性细菌性腹膜炎、胆道及肠道感染的抗生素选择,应遵循广谱、足量、肝肾毒性小的原则,首选第三代头孢类抗生素,如头孢哌酮＋舒巴坦。一旦培养出致病菌,应根据药敏试验选择窄谱抗生素。

（3）门静脉血栓

1）对新近发生的血栓应做早期静脉肝素抗凝治疗,口服抗凝药物治疗至少维持半年。对早期的门静脉血栓也可用经皮、经股动脉插管至肠系膜上动脉后置管,可行尿激酶早期溶栓。

2）TIPS 适用于血栓形成时间较长、出现机化的患者。

（4）肝硬化低钠血症:轻度者限水,中、重度者可选用血管加压素 V_2 受体拮抗药（托伐普坦）。

（5）肝肾综合征:TIPS 可减少缓进型转为急进型。肝移植是有效的治疗方法。在等待肝移植术的过程中,可采取静脉补充清蛋白、使用血管加压素、TIPS、血液透析以及人工肝支持等措施保护肾功能。

（6）肝肺综合征:吸氧及高压氧舱用于轻型、早期患者,必要时肝移植。

（7）脾功能亢进:以部分脾动脉栓塞和 TIPS 治疗为主。

（8）肝性脑病:去除引发 HE 的诱因、维护肝脏功能促进氨代谢清除及调节神经递质。

5. 手术治疗　肝移植是对终末期肝硬化治疗的最佳选择。

6. 患者教育　合理活动,注意休息;禁酒;避免使用肝毒性损伤的药物;注意饮食（EGVB 的诱因多见于粗糙食物、胃酸侵蚀、腹内压增高及剧烈咳嗽等）;避免感染等。

八、肝性脑病

肝性脑病（HE）指在肝硬化基础上因肝功能不全和/或门体分流引起的以代谢紊乱为基础、中枢神经系统功能失调的综合征。

1. 病因　各型肝硬化（尤其病毒性肝炎肝硬化）、门-体分流手术、重症肝炎、急性肝衰竭、肝癌、妊娠急性脂肪肝、严重胆系感染等。

2. 诱因　上消化道出血、大量摄入蛋白、尿毒症、便秘、大量利尿、放腹腔积液、低钾、麻醉镇静药、感染、手术及便秘等。

3. 发病机制

（1）氨中毒：是 HE、特别是门 – 体分流性 HE 的重要发病机制。

1）消化道是氨产生的主要部位，以非离子型氨（NH_3）和离子型氨（NH_4^+）的形式存在。

2）当 pH>6 时，NH_4^+ 转化为 NH_3→血 NH_3↑→穿过血脑屏障→引起大脑功能紊乱。

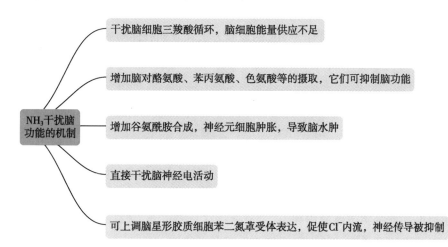

（2）假性神经递质：与正常递质去甲肾上腺素相似。肠源性酪胺、苯乙胺清除障碍→进入脑内形成 β– 羟酪胺、苯乙醇胺（假性神经递质）→神经传导障碍。

（3）色氨酸：肝病时清蛋白合成↓→血游离色氨酸↑→通过血脑屏障后在脑中代谢为抑制性神经递质 5– 羟色胺（5–HT）及 5– 羟吲哚乙酸→HE，尤其与早期睡眠方式及日夜节律改变有关。

（4）锰离子：肝病时锰不能经胆道排出，经血液循环进入脑部，导致 HE。

4. 临床分期（表 3–15–4）

表 3–15–4 HE 的临床分期

分期	症状	神经系统体征	脑电图
0 期（潜伏期）	无行为、性格的异常，无神经系统病理征	仅有心理或智力测试轻微异常	正常
1 期（前驱期）	轻度性格改变和精神异常，如焦虑、睡眠倒错等	扑翼样震颤	多数正常
2 期（昏迷前期）	嗜睡、行为异常、言语不清、书写障碍及定向障碍	腱反射亢进、肌张力增高、踝痉挛、Babinski 征（＋）等，扑翼样震颤	特征性异常
3 期（昏睡期）	昏睡，可唤醒，醒时尚能应答，常有神志不清或幻觉	体征持续或加重，肌张力高，腱反射亢进，锥体束征常阳性，扑翼样震颤	异常波形
4 期（昏迷期）	昏迷，不能唤醒	患者不能合作而无法引出扑翼样震颤；浅昏迷：腱反射亢进、肌张力增高；深昏迷：反射消失，肌张力降低	明显异常

5. 辅助检查

（1）血氨：慢性 HE、门 – 体分流性疾病多有血氨增加，急性 HE 时血氨可正常。

（2）脑电图：不仅有诊断价值，且有一定的预后意义。典型表现为节律变慢。

（3）诱发电位：包括视觉诱发电位（VEP）、听觉诱发电位（AEP）和躯体诱发电位（SEP）。

（4）简单心理智能测验：可作为 HE 的诊断方法和 0 期肝性脑病的筛选检查。

（5）影像学检查：急性 HE 患者行头部 CT 或 MRI 检查可发现脑水肿。慢性 HE 患者可见脑萎缩。

（6）临界视觉闪烁频率：是发现和监测 HE 的一项敏感、简单而可靠的指标。

6. 诊断和鉴别诊断

（1）主要诊断依据

1）严重肝病和 / 或广泛门 – 体侧支循环建立，有肝性脑病的诱因。

2）精神紊乱、昏睡或昏迷。

3）明显肝功能损害或血氨增高。

4）扑翼样震颤和典型的脑电图改变有重要参考价值。

（2）鉴别诊断：应与精神性疾病和引起昏迷的其他疾病（糖尿病、低血糖、尿毒症、脑血管意外、脑部感染和镇静药过量等）相鉴别。

7. 治疗

（1）及早识别 HE 及消除诱因

1）纠正电解质和酸碱平衡紊乱：重视营养支持，利尿药的剂量不宜过大。

2）预防和控制感染。

3）止血和清除肠道积血：清除肠道积血可用乳果糖口服导泻、生理盐水或弱酸液（如稀醋酸溶液）清洁灌肠。

4）防治便秘：可给予乳果糖，以保证每天排软便 1~2 次；适用于各期 HE 及轻微 HE 的治疗。乳果糖亦可稀释至 33.3% 保留灌肠。

机制：乳果糖口服后在小肠不被分解，到达结肠后可被乳酸杆菌、粪肠球菌等细菌分解为乳酸、乙酸而降低肠道的 pH。肠道酸化后对产尿素酶的细菌生长不利，但有利于不产尿素酶的乳酸杆菌生长，使肠道细菌产氨减少；此外，酸性的肠道环境可减少氨的吸收，并促进血液中的氨渗入肠道排出体外。

5）口服抗生素：可抑制肠道产尿素酶的细菌，减少氨的生成。常用抗生素有利福昔明、甲硝唑、新霉素等。

6）慎用镇静药及损伤肝功能的药物：患者烦躁、抽搐时，禁用阿片类、巴比妥类、苯二氮䓬类镇静剂，可试用异丙嗪、氯苯那敏（扑尔敏）等抗组胺药。

（2）营养支持治疗：尽可能保证热能供应；补充维生素；酌情输注血浆或清蛋白；急性起病数日内禁食蛋白质（1~2 期肝性脑病可限制在 20g/d 以内），神志清楚后，可渐增至

$1g/(kg \cdot d)$。

（3）促进体内氨的代谢：常用 L- 鸟氨酸 -L- 天冬氨酸。谷氨酸钠或钾、精氨酸等药物理论上有降血氨作用，但尚无证据肯定其疗效。

（4）调节神经递质

1）氟马西尼：对部分 3~4 期患者具有促醒作用。

2）支链氨基酸制剂：可竞争性抑制芳香族氨基酸进入大脑，减少假性神经递质的形成。对不能耐受蛋白质的营养不良者，补充支链氨基酸有助于改善其氮平衡。

（5）阻断门 - 体分流：对于肝硬化门静脉高压所致严重的侧支循环开放，可通过 TIPS 术联合曲张静脉的介入断流术，阻断异常的门 - 体分流。

○ 经典试题 ○

（研）1. 肝硬化患者凝血功能障碍的原因是

    A. 血小板功能异常　　　　　　　　　B. 维生素 K 相对不足

    C. 凝血因子生成减少　　　　　　　　D. 钙离子缺乏

（研）2. 下列属于肝硬化肝肾综合征诊断标准的是

    A. 肝硬化不合并腹腔积液　　　　　　B. 有休克

    C. 近期未使用肾毒性药物　　　　　　D. 血肌酐 $>123\mu mol/L$

（执）3. 肝硬化腹腔积液形成的决定性原因是

    A. 中心静脉压增高　　　　　　　　　B. 门静脉高压

    C. 醛固酮分泌增多　　　　　　　　　D. 抗利尿激素增加

    E. 肝内淋巴液容量增加和淋巴回流不畅

（执）4. 治疗肝性脑病时，可以促进氨代谢的药物是

    A. 新霉素　　　　　　　　　　　　　B. 支链氨基酸

    C. 乳果糖　　　　　　　　　　　　　D. 氟马西尼

    E. L- 鸟氨酸 -L- 天冬氨酸

（执）5. 男，45 岁。HBsAg（＋）20 年。超声检查：肝脏回声不均匀，脾大，门静脉增宽，中等量腹腔积液。肝穿刺病理的特征性发现是

    A. 肝细胞变性坏死　　　　　　　　　B. 弥漫性肝纤维化

    C. 肝细胞气球样变　　　　　　　　　D. 毛细胆管胆汁淤积

    E. 假小叶形成

（研）6. 男，65 岁。呕血、黑便 3d，半日来出现躁动不安和意识模糊入院，既往有肝炎病史 15 年，治疗不详；患糖尿病 10 年，一直服用降糖药物；有高血压病史 6 年，一直服用降压药物。查体：T 36.8℃，P 95 次 /min，BP 130/80mmHg，神志不清，前胸部可见蜘蛛痣，心肺（－），腹软，肝、脾触诊不满意。该患者意识障碍应首先考虑的病因是

A. 肝性脑病   B. 糖尿病酮症酸中毒

C. 急性肾损伤   D. 急性脑血管病

【答案与解析】

1. C   2. C   3. B   4. E   5. E

6. A。解析: 老年患者, 有长期肝炎病史, 消化道出血后引起躁动不安和意识模糊, 查体见神志不清, 前胸部蜘蛛痣, 腹软, 肝脾触诊不满意, 考虑患者最可能出现肝性脑病。糖尿病酮症酸中毒常表现为呼吸深快、呼气中有烂苹果味等。故选 A。

第十六章

原发性肝癌

一、概述

原发性肝癌指起源于肝细胞或肝内胆管上皮细胞的恶性肿瘤,包括肝细胞癌(HCC)、肝内胆管癌(ICC)和 HCC-ICC 混合型三种病理类型,其中 HCC 约占 90%,通常所称的"肝癌"指 HCC。

二、病因和发病机制

1. 病毒性肝炎　HBV 感染在我国常见,HCV 感染在西方常见。

2. 黄曲霉毒素污染　黄曲霉毒素的代谢产物之一黄曲霉毒素 B_1 能通过影响 *ras*、*P53* 等基因的表达而引起肝癌。

3. 肝纤维化　病毒性肝炎、酒精性肝病及非酒精性脂肪肝后肝纤维化、肝硬化是肝癌发生的重要危险因素。

4. 其他高危因素　①长期接触氯乙烯、亚硝胺类、偶氮芥类、苯酚、有机氯农药等化学物质;②血吸虫及华支睾吸虫感染;③长期饮用污染水、藻类异常繁殖的河沟水;④香烟中多环芳烃、亚硝胺和尼古丁。

三、病理

1. 大体病理分型(表 3-16-1)

表 3-16-1　原发性肝癌的大体病理分型

分型	特点
块状型	最多见,直径 5~10cm,>10cm 为巨块型;质硬、膨胀性生长,可见包膜;肿瘤中心易坏死、液化及出血;位于肝包膜附近者,肿瘤易破裂
结节型	直径 <5cm,与周围肝组织的分界不如块状型清楚,常伴肝硬化;单个癌结节 <3cm 或相邻两个癌结节直径之和 <3cm 称为小肝癌
弥漫型	呈米粒至黄豆大的癌结节弥漫地分布全肝,患者常因肝衰竭而死亡

2. 组织病理分型(表 3-16-2)

3. 转移途径

(1)肝内转移:易侵犯门静脉及分支并形成癌栓,脱落后在肝内引起多发性转移灶。

表 3-16-2　原发性肝癌的组织病理分型

分型	特点
HCC	癌细胞来自肝细胞,异型性明显,胞质丰富,呈多边形,排列成巢状或索状,血窦丰富
ICC	癌细胞来自胆管上皮细胞,呈立方或柱状,排列成腺样,纤维组织较多、血窦较少
混合型	具有肝细胞癌和胆管细胞癌两种结构,或呈过渡形态

（2）肝外转移：包括血行转移、淋巴转移和种植转移。

四、临床表现

本病起病隐匿,早期缺乏典型症状;中晚期症状明显,常见表现见表 3-16-3。

表 3-16-3　原发性肝癌的中晚期常见表现

常见表现	特点
肝区疼痛	肝癌增大导致包膜牵拉,可致右上腹持续性胀痛或钝痛;侵犯膈时可有右肩牵涉痛;癌结节破裂时可突然剧烈腹痛,遍及全腹,可致休克
肝大	肝脏进行性增大,质地坚硬、凹凸不平、表面有结节、压痛;上腹局部隆起或饱满;膈肌抬高
黄疸	晚期出现,多为阻塞性黄疸,少数为肝细胞性黄疸
肝硬化征象	腹腔积液迅速增加且难治,血性腹腔积液（系肝癌侵犯肝包膜或向腹腔内破溃）,食管 - 胃底静脉曲张出血
全身性表现	进行性消瘦、发热、食欲缺乏、乏力、营养不良和恶病质等
伴癌综合征	自发性低血糖症、红细胞增多症、高钙血症、高脂血症、类癌综合征等

 提示

　　肝区疼痛是肝癌最常见的症状。

五、并发症

　　包括肝性脑病（是肝癌终末期最严重的并发症）、上消化道出血、肝癌结节破裂出血（可局限于包膜下或破入腹腔）、继发感染。

六、辅助检查

1. 肝癌标志物

（1）甲胎蛋白（AFP）

1）是诊断肝细胞癌特异性的标志物,用于肝癌普查、诊断、判断治疗效果及预测复发。

2）排除妊娠和生殖腺胚胎瘤后，AFP>400ng/ml 对肝癌有诊断意义。

3）对 AFP 逐渐升高不降或 >200ng/ml 持续 8 周，应结合影像学及肝功能变化作综合分析或动态观察。约 30% 的肝癌患者 AFP 水平正常，检测 AFP 异质体有助于提高诊断率。

（2）其他肝癌标志物：血清岩藻糖苷酶（AFu）、γ- 谷氨酰转肽酶同工酶Ⅱ（γ-GT$_2$）、异常凝血酶原（DCP）、磷脂酰肌醇蛋白多糖 -3（GPC3）、高尔基体蛋白 73（GP73）等。

2. 影像学检查

（1）超声（US）：是目前肝癌筛查的首选方法，能检出肝内直径 >1cm 的占位性病变。

（2）增强 CT/MRI：是诊断及确定治疗策略的重要手段。

（3）数字减影血管造影（DSA）：是肝癌诊断的重要补充手段。

（4）PET-CT、发射单光子计算机断层扫描（SPECT-CT）：可提高诊断和评判疾病进展的准确性。

3. 肝穿刺活体组织检查　是确诊肝癌的可靠方法，属于创伤性检查。

七、诊断和鉴别诊断

1. 诊断　满足以下任意 1 项，即可诊断为肝癌。

（1）具有两种典型的肝癌影像学（US、增强 CT、MRI 或选择性肝动脉造影）表现，病灶 >2cm。

（2）一项典型的肝癌影像学表现，病灶 >2cm，AFP>400ng/ml。

（3）肝脏活检阳性。

2. 鉴别诊断　与继发性肝癌、肝硬化结节、活动性病毒性肝炎、肝脓肿等疾病进行鉴别。

八、治疗

肝癌对化疗和放疗不敏感，常用治疗方法有手术切除、肝移植、血管介入、射频消融术等。肝癌的治疗性切除术是目前治疗肝癌最有效的方法之一。

 知识拓展

　　AFP 与影像学检查相结合对肝癌具有重要诊断意义，预后主要取决于能否早期诊断及早期治疗。

第十七章

急性肝衰竭

一、概述

1. 概念　急性肝衰竭（ALF）多是由药物、肝毒性物质、病毒、酒精等因素诱发的一组临床综合征，多见于中青年人，发病迅速，病死率高。

2. 发病因素　乙型肝炎病毒（首要因素）、药物、肝毒性物质、酒精等。

二、诊断

急性起病，2周内出现2度及以上肝性脑病，并具备以下表现者可临床诊断。

1. 极度乏力，有明显厌食、腹胀、恶心、呕吐等严重消化道症状。

2. 短期内黄疸进行性加深，总胆红素常≥171μmol/L，出现酶胆分离现象。

3. 出血倾向明显，血浆凝血酶原活动度（PTA）≤40%（或INR≥1.5），且排除其他原因。

4. 肝脏进行性缩小。

三、治疗

1. 病因治疗　病毒性肝炎患者需抗病毒治疗等。

2. 常规治疗

（1）内科监护、支持治疗。

（2）治疗脑水肿及肝性脑病，抗感染，防治出血，纠正代谢紊乱。

（3）人工肝支持及肝移植（是治疗肝衰竭的有效手段）。

第十八章

肝外胆系结石及炎症

一、胆囊结石

1. 概述　胆囊结石是指发生在胆囊的结石,是常见疾病。

2. 危险因素　>40岁、女性、妊娠、口服避孕药和雌激素替代治疗、肥胖、减肥期间的极低热量膳食和体重快速减轻、糖尿病、肝硬化、胆囊动力下降、克罗恩病和溶血等。

3. 临床表现

(1)无症状胆囊结石:仅在体格检查、手术或尸体解剖时偶然发现。

(2)有症状胆囊结石

1)胃肠道症状:进食后,尤其是进油腻食物后出现上腹部或右上腹部隐痛、饱胀,伴嗳气、呃逆等。

2)胆绞痛:是典型表现,常于饱餐、进食油腻食物后,疼痛位于上腹部或右上腹部,可向肩胛部和背部放射,多伴恶心、呕吐。

(3)并发症:急性胆囊炎、胆囊积液、继发性胆总管结石及胆源性胰腺炎、Mirizzi综合征、胆囊十二指肠/结肠瘘、胆石性肠梗阻、慢性胆囊炎、胆囊癌。

4. 辅助检查　首选腹部超声,胆石呈强回声,后方可见声影,并随体位移动。

5. 治疗　主要是胆囊切除术。对于无症状的胆囊结石,一般观察和随诊,出现症状时采取相应措施。

二、急性胆囊炎

1. 概述　胆囊炎常是胆囊结石的并发症,也可在无胆囊结石时发生。

2. 病理

(1)急性结石性胆囊炎:胆囊壁水肿、呈急性炎症,严重时坏死和坏疽。

(2)急性非结石性胆囊炎:胆囊缺血、扩张、内皮损伤及胆囊坏死。

3. 临床表现

(1)急性结石性胆囊炎

1)持续性右上腹痛,可放射至右肩部、肩胛部和背部;常见发热(多<38.5℃)。

2)体检可见上腹或右上腹肌紧张,墨菲征阳性或右上腹包块。

3)可并发胆囊坏疽、胆囊穿孔、胆囊肠瘘、胆石性肠梗阻和气肿性胆囊炎等,危及生命。

（2）急性非结石性胆囊炎：表现较隐匿，可有不明原因发热、血白细胞增多或不明确的腹部不适，也可能出现黄疸或右上腹包块。诊断明确时，多已有胆囊坏死、坏疽和穿孔，并可出现脓毒血症、休克和腹膜炎等并发症。

4. 辅助检查

（1）血常规：血白细胞增多伴中性粒细胞比例增高。

（2）腹部超声：可见胆囊结石、胆囊壁增厚或水肿。

5. 治疗

（1）一般治疗：禁食，胃肠减压；静脉补液、纠正电解质紊乱和止痛；早期可予经验性抗生素治疗。

（2）对反复发作、伴有胆囊结石的急性胆囊炎，应考虑胆囊切除术（首选腹腔镜胆囊切除术）。

（3）对非结石性急性胆囊炎，依据血培养和药敏试验结果，予以抗生素治疗，视病情转归，切除胆囊或胆囊造瘘。

三、肝外胆管结石及胆管炎

1. 肝外胆管结石的分类

（1）原发性胆总管结石：多为棕色胆色素结石或混合性结石，常发生于有复发性或持续性胆道感染的患者。

（2）继发性肝外胆管结石：指胆囊结石或肝内胆管结石排至肝外胆管内而发生的结石，约占 85%。

2. 临床表现

（1）急性梗阻性化脓性胆管炎

1）腹痛：常在进食油腻食物后诱发。多无剑突下及右上腹部绞痛，呈阵发性发作或持续性疼痛伴阵发性加剧，可向右肩背部放射，伴恶心、呕吐。

2）寒战、发热：多为弛张热，可达 39~40℃。

3）黄疸：可见尿色深黄，皮肤、巩膜黄染，部分可伴皮肤瘙痒。

> **提示**
>
> 腹痛、寒战高热和黄疸，称为 Charcot 三联症；在该三联症基础上出现神志障碍、休克，称雷诺五联症（Reynolds 五联症）。

（2）急性和慢性胆管炎：可有上腹痛、黄疸等症状。

（3）肝损伤和胆源性胰腺炎：可致胆源性肝脓肿、胆汁性肝硬化等，结石嵌顿于壶腹部时可引起胰腺炎。

3. 辅助检查

（1）实验室检查：①血清总胆红素及结合胆红素↑,血清转氨酶和碱性磷酸酶↑;合并胆管炎者白细胞总数及中性粒细胞↑。②尿中胆红素↑,尿胆原↓或消失,粪中尿胆原↓。

（2）影像学检查：首选腹部超声;常用 MRCP;ERCP 诊断肝外胆管结石的阳性率最高,并可行内镜下 Oddi 括约肌切开（EST）和取石术。

4. 治疗

（1）一般治疗：短期禁食,支持治疗,维持酸碱平衡等。

（2）抗感染治疗：对多数急性胆管炎治疗有效。

（3）内镜治疗：胆总管结石及感染首选经内镜 EST 取石、引流。

（4）外科手术治疗。

第十九章

胆道系统肿瘤

一、胆道系统良性肿瘤

1. 概述　胆道系统良性肿瘤主要包括胆囊和胆管（少见）的良性病变,胆囊良性肿瘤以胆囊腺瘤和乳头状瘤多见。诊断主要依靠超声。

2. 治疗　胆囊息肉样病变 >10mm 者,恶变风险增加,应手术切除胆囊。胆管良性肿瘤常用胆管局部切除和胆管断端对端吻合术加 T 管置入术,也可酌情行胆管空肠 Ronx-Y 吻合术。

二、胆囊癌

1. 病因　慢性胆囊炎、胆石症、胆囊息肉、胰胆管汇合异常。

2. 临床表现　多见于中老年女性,起病隐匿,进展期可见上腹痛、右上腹包块、黄疸。晚期常伴腹胀、食欲缺乏、体重减轻、贫血、肝大,甚至全身衰竭。可发生胆囊急性穿孔、腹膜炎、胆道出血等。

3. 辅助检查

（1）肿瘤标志物：CEA、CA19-9（较敏感）、CA125 等均可升高。

（2）影像学检查：首选腹部超声, CT、MRI、EUS 检查有助于诊断。

4. 治疗　首选手术切除。

三、胆管癌

1. 概述　胆管癌是起源于肝内外胆管的恶性肿瘤。

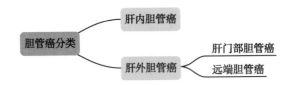

2. 可能病因　胆道结石;原发性硬化性胆管炎;先天性胆管囊性扩张症,胆管空肠吻合术后;慢肝吸虫感染、慢性伤寒带菌者及溃疡性结肠炎等。

3. 临床表现（表 3-19-1）

表 3-19-1　胆管癌的临床表现

类型	表现
肝内胆管癌	①早期：无特殊症状
	②病情进展后：腹部不适、腹痛、乏力、恶心、上腹肿块、黄疸、发热等，黄疸少见
肝门部或肝外胆管癌	①黄疸（随病程逐渐加深），大便色浅、灰白，尿色深黄及皮肤瘙痒
	②常伴倦怠、乏力、体重减轻等全身表现

注：右上腹痛、畏寒和发热提示伴胆管炎。

4. 诊断　根据典型的胆管癌影像特点，可作出临床诊断，内镜下壶腹部活检有助于明确诊断。

　提示

超声是胆管癌的首选影像学检查方法。

5. 治疗　手术切除是治疗胆管癌的首选方法。

第二十章

胰　腺　炎

第一节　急性胰腺炎

一、概述

急性胰腺炎（AP）是多种病因导致胰腺组织自身消化所致的胰腺水肿、出血及坏死等炎症性损伤。临床以急性上腹痛及血淀粉酶或脂肪酶升高为特点。

二、病因

包括：①胆道疾病；②酒精；③胰管阻塞；④十二指肠降段疾病，如球后穿透溃疡；⑤手术与创伤；⑥代谢障碍；⑦药物，如噻嗪类利尿药、硫唑嘌呤、糖皮质激素、磺胺类等；⑧感染及全身炎症反应；⑨过度进食；⑩其他。

> ⓘ 提示
>
> 胆石症及胆道感染等是 AP 的主要病因。

三、发病机制

各种因素致胰管内高压，腺泡细胞内 Ca^{2+} 水平显著上升→胰蛋白酶在腺泡内被激活→大量活化的胰酶消化胰腺自身→炎症渗出、出血、坏死，甚至多器官功能障碍。

四、病理

胰腺急性炎症性病变，见表 3-20-1。

表 3-20-1　胰腺急性炎症性病变

分型	特点
急性水肿型	较多见。胰腺肿大，间质充血、水肿，炎症细胞浸润，可有轻微局部坏死
急性出血坏死型	胰腺内有灰白色或黄色斑块的脂肪组织坏死，出血严重时胰腺呈棕黑色并伴新鲜出血，坏死灶外周有炎症细胞浸润，常见静脉炎和血栓

五、临床表现

1. 腹痛

（1）是绝大多数患者的首发症状。

（2）多位于中左上腹甚至全腹，可向背部放射。

（3）病初可伴恶心、呕吐，轻度发热。

（4）常见中上腹压痛，肠鸣音减少，轻度脱水貌。

2. 急性多器官功能障碍及衰竭　在上述症状基础上，腹痛持续不缓、腹胀逐渐加重，可陆续出现循环、呼吸、肠、肾及肝衰竭，表现为：①低血压、休克；②呼吸困难；③腹痛、腹胀、呕吐、全腹膨隆、张力较高，广泛压痛及反跳痛，移动性浊音阳性，肠鸣音少而弱，甚至消失；④少尿、无尿；⑤黄疸加深；⑥Grey-Turner 征（指腰部、季肋部、下腹部皮肤出现大片灰紫色瘀斑），Cullen 征（指脐周皮肤青紫）；⑦体温持续升高或不降；⑧意识障碍，精神失常；⑨上消化道出血；⑩猝死。

3. 胰腺局部并发症　急性胰周液体积聚、胰瘘、胰腺假性囊肿、胰腺坏死、胰腺脓肿和左侧门静脉高压。

六、辅助检查

1. 实验室检查（表 3-20-2）

表 3-20-2　AP 的实验室检查

项目	特点
血常规	白细胞↑，中性粒细胞↑，核左移
淀粉酶	血清淀粉酶于起病后 2~12h 开始↑，24h 达高峰，48h 开始下降，持续 3~5d；尿淀粉酶升高较晚，在发病后 12~14h 开始升高，持续 1~2 周，下降缓慢
血清脂肪酶	起病后 24~72h 开始↑，持续 7~10d
血糖	暂时↑；持久空腹血糖 >10mmol/L 反映胰腺坏死，预后不良
血钙	<2mmol/L，多见于重症 AP；<1.5mmol/L，预后不良
其他	高胆红素血症、高甘油三酯血症、C 反应蛋白升高等

> **ⓘ 提示**
>
> 淀粉酶的高低不一定反映病情轻重，出血坏死型胰腺炎淀粉酶值可正常或低于正常。

2. 腹部 B 超　是 AP 的常规初筛方法。

3. 腹部 CT　平扫有助于确定有无胰腺炎、胰周炎性改变及胸、腹腔积液；增强 CT 有助于确定胰腺坏死程度。

七、诊断和鉴别诊断

1. 诊断 应具备下列任意 2 条：①急性、持续中上腹痛；②血淀粉酶或脂肪酶 > 正常值上限 3 倍；③AP 的典型影像学改变。

2. AP 的分度 轻症急性胰腺炎（MAP）、中度重症急性胰腺炎（MSAP）、重症急性胰腺炎（SAP）、危重急性胰腺炎（CAP）。

3. 鉴别诊断 需与胆石症、消化性溃疡、心肌梗死及急性肠梗阻等鉴别。

八、治疗

1. 做好监护 高龄、肥胖（BMI>25kg/m^2）、妊娠等患者是 SAP 的高危人群。

2. 器官支持 包括液体复苏、呼吸功能支持、肠功能维护和连续性血液净化。

3. 减少胰液分泌 禁食、使用生长抑素及其类似物。

4. 控制炎症 包括液体复苏、使用生长抑素、早期肠内营养。

5. 镇痛 严重腹痛者，可肌内注射哌替啶止痛；不宜使用吗啡。

6. 急诊内镜治疗去除病因 对胆总管结石性梗阻、急性化脓性胆管炎、胆源性败血症等胆源性急性胰腺炎应尽早行内镜下 Oddi 括约肌切开术、取石术、放置鼻胆管引流等。

7. 预防和抗感染 疑诊或确定胰腺感染时，应选针对革兰氏阴性菌和厌氧菌的、能透过血胰屏障的抗生素，如碳青霉烯类、第三代头孢菌素 + 抗厌氧菌类、喹诺酮 + 抗厌氧菌类。

8. 其他 早期肠内营养，择期内镜、腹腔镜或手术去除病因，处理局部并发症等。

第二节 慢性胰腺炎

一、概述

慢性胰腺炎（CP）是由于各种原因导致的胰腺局部或弥漫性的慢性进展性炎症，伴随胰腺内外分泌功能的不可逆损害。临床表现为反复发作性或持续性腹痛、腹泻或脂肪泻、消瘦、黄疸、腹部包块和糖尿病。

二、病因

包括各种胆胰管疾病、酒精、B 组柯萨奇病毒、特发性胰腺炎、遗传性胰腺炎、自身免疫性胰腺炎（AIP）、高钙血症和营养因素。

三、病理

胰腺腺泡萎缩，弥漫性纤维化或钙化；胰管有多发性狭窄和囊状扩张，管内有结石、钙化和蛋白栓子等。AIP 组织学表现为非钙化性胰腺腺管的破坏和腺泡组织的萎缩。

四、临床表现

1. 症状

（1）腹痛：反复发作的上腹痛，初为间歇性，后转为持续性上腹痛，平卧位时加重，前倾坐位、弯腰、侧卧蜷曲时可减轻。腹痛程度轻重不一。有时腹痛部位不固定，可累及全腹，亦可放射至背部或前胸。腹痛程度轻重不一。

CP 腹痛的诱因常为饮酒、饱食或高脂食物。

（2）胰腺外分泌功能不全表现

1）后期胰腺外分泌功能障碍可见食欲减退、食后上腹饱胀、消瘦，营养不良，水肿，维生素 A、D、E、K 缺乏等。

2）部分患者可见腹泻，大便每天 3~4 次，色淡、量多、有气泡、恶臭，大便内脂肪量增多并有不消化的肌肉纤维。

（3）胰腺内分泌功能不全表现：半数患者可发生糖尿病（胰腺 β 细胞破坏）。

2. 体征　多数仅有腹部轻压痛。并发胰腺假性囊肿→腹部扪及包块；胰头肿大、胰管结石及胰腺假囊肿压迫胆总管→黄疸。

提示

CP 主要表现为腹痛、胰腺钙化、假囊肿、脂肪泻和糖尿病。

五、辅助检查

1. 影像学检查（表 3-20-3）

表 3-20-3　CP 的影像学检查

检查项目	临床意义
腹部 X 线平片	部分患者可见胰腺区钙化影、结石影
腹部超声和 EUS	胰实质回声增强、主胰管狭窄或不规则扩张及分支胰管扩张、胰管结石、假性囊肿等
腹部 CT 及 MRI	胰腺增大或缩小、轮廓不规则、胰腺钙化、胰管不规则扩张或胰腺假性囊肿等改变
ERCP	是 CP 形态学诊断和分期的重要依据；胰管侧支扩张是最早期的特征
MRCP	可显示胰管扩张程度和结石位置，能明确部分 CP 病因

2. 胰腺内、外分泌功能测定 血糖测定、糖耐量试验及血胰岛素水平可反映胰腺内分泌功能。

3. 免疫学检测 IgG4-AIP 患者血清 IgG4 水平 >1 350mg/L，其他 AIP 抗核抗体及类风湿因子可阳性。

六、治疗

1. 腹痛 包括口服胰酶制剂、皮下注射奥曲肽及非阿片类止痛药，必要时行腹腔神经阻滞术；内镜治疗及体外冲击波碎石和液电碎石治疗；手术治疗。

2. 胰腺外分泌功能不全 采用高活性、肠溶胰酶替代治疗并辅助饮食疗法，同时应用 PPI 或 H$_2$ 受体拮抗药抑制胃酸分泌。

3. 糖尿病 给予糖尿病饮食，尽量口服降糖药替代胰岛素。

4. AIP 常用泼尼松口服。

5. 手术治疗 指征：①内科或内镜处理不能缓解的疼痛；②胰管结石、胰管狭窄伴胰管梗阻；③发生胆道梗阻、十二指肠梗阻、门静脉高压和胰性腹腔积液或囊肿等并发症。

 知识拓展

CP 的诊断主要根据影像学检查。

◦ 经 典 试 题 ◦

（执）1. 急性胰腺炎最常见的临床表现是

    A. 腹泻   B. 呕吐

    C. 停止排气排便   D. 黄疸

    E. 上腹部疼痛

（执）2. 血清淀粉酶水平是临床上诊断和监测急性胰腺炎的重要指标，其升高的高峰一般出现在发病后

    A. 4h   B. 48h

    C. 12h   D. 24h

    E. 8h

（研）3. 重症急性胰腺炎可能出现的并发症有

    A. 胰腺脓肿   B. 胰腺假性囊肿

    C. 腹腔出血   D. 腹腔间隔室综合征

（研）（4~5 题共用题干）

男，32 岁。饮酒后中上腹持续性疼痛 6h，并逐渐加剧，向肩、背部放射，伴恶心、呕

吐。查体:P 118 次/min,BP 90/75mmHg,急性面容,表情痛苦,全腹压痛,尤以中上腹为著,轻度肌紧张和反跳痛,肝区未触及肿块。外周血 WBC 15×10^9/L,N 0.81。

4. 最可能的诊断是

A. 急性肠扭转   B. 急性绞窄性肠梗阻

C. 溃疡病穿孔   D. 急性胰腺炎

5. 明确诊断后,对决定治疗最有价值的检查是

A. 血、尿淀粉酶测定   B. 腹部增强 CT

C. 血钙测定   D. 腹部 B 超

〔执〕(6~8 题共用题干)

男,55 岁。上腹疼痛 8h。进食高脂餐并饮酒后出现上腹痛,呕吐 2 次后疼痛无缓解。查体:T 37.8℃,巩膜轻度黄染,心肺未见异常,上腹偏左压痛、反跳痛阳性。

6. 最有诊断意义的辅助检查是

A. 心电图   B. 血常规

C. 血清脂肪酶   D. 血清淀粉酶

E. 立位腹部 X 线平片

7. 最可能的诊断是

A. 急性心肌梗死   B. 急性胰腺炎

C. 肠梗阻   D. 急性胃炎

E. 急性胆囊炎

8. 若血 WBC 17.5×10^9/L,N 0.85,则抗生素治疗的最佳配伍方案是

A. 甲硝唑和环丙沙星   B. 甲硝唑和青霉素

C. 甲硝唑和阿奇霉素   D. 甲硝唑和克林霉素

E. 甲硝唑和头孢拉定

【答案与解析】

1. E 2. D

3. ABCD。解析:重症急性胰腺炎可并发胰腺及胰周组织坏死、胰腺假性囊肿、胰腺及胰周脓肿、出血、胰瘘、左侧门静脉高压,急性腹内压升高时可致腹腔间隔室综合征。故选 ABCD。

4. D。解析:患者为青年男性,饮酒后出现中上腹痛,呈持续性,向肩背部放射,中上腹部压痛,化验示 WBC 和中性粒细胞比例增高,考虑为急性胰腺炎。溃疡病穿孔常为突发上腹痛,后发展至右下腹、全腹痛,压痛以上腹部、右下腹为著。急性绞窄性肠梗阻腹痛发作急骤,初始即为持续性剧烈疼痛,或在阵发性加重之间仍有持续性疼痛,伴恶心呕吐,肛门停止排气排便,腹膜刺激征明显。急性肠扭转常由饱餐后剧烈活动而诱发,表现为突发中腹部剧烈绞痛,呕吐频繁,腹部有时可扪及压痛的扩张肠袢。故选 D。

5. B。解析：增强 CT 不仅能诊断急性胰腺炎，而且能了解胰腺组织是否坏死及坏死范围，为治疗方案的选择提供依据。血尿淀粉酶的测定只能用于诊断，不能作为制订治疗方案的依据。故选 B。

6. D　7. B　8. A

第二十一章

胰　腺　癌

一、概述

胰腺癌主要起源于胰腺导管上皮及腺泡细胞,恶性程度高,发展快、预后差。

二、病理

1. 组织病理　导管细胞癌多见,常位于胰头,压迫胆道,侵犯十二指肠及堵塞主胰管。少数为腺泡细胞癌。

2. 转移途径　直接蔓延、淋巴转移、血行转移和沿神经鞘转移(引起顽固、剧烈的腹痛和腰背痛)。

三、临床表现

1. 发病情况　以 40~65 岁多见,男性多于女性。起病隐匿,早期无特殊症状,出现明显症状时,多已进入晚期。

2. 常见表现　①腹痛,常为首发症状,呈持续、进行性加剧的中上腹痛或持续腰背部剧痛,夜间明显;仰卧与脊柱伸展时加剧,俯卧、蹲位、弯腰坐位或蜷膝侧卧位时减轻。②消化不良。③黄疸。④焦虑及抑郁。⑤消瘦。⑥症状性糖尿病。⑦其他,如上消化道出血、持续性或间歇性低热等。

四、辅助检查

1. 实验室检查
(1)血清胆红素升高,以结合胆红素为主。并发胰腺炎时血清淀粉酶和脂肪酶可升高。
(2)重度黄疸时尿胆红素阳性,尿胆原阴性,粪便可呈灰白色,粪胆原减少或消失。吸收不良时粪中可见脂肪滴。
(3)CA19-9 常升高。
(4)葡萄糖耐量异常或有高血糖和糖尿。
2. 影像学检查　CT、腹部超声、超声内镜、ERCP、MRCP、选择性动脉造影。
3. 组织病理学和细胞学检查　确诊率高。

五、治疗

1. 胰十二指肠切除术（Whipple 手术）是治疗胰腺癌最常用的根治手术。
2. 晚期或手术前后病例均可进行化疗、放疗和各种对症支持治疗。

 知识拓展

    胰腺癌早期诊断困难，依据临床表现和影像学、EUS 及穿刺有望提高其早期诊断率。

第二十二章

腹 痛

一、概述

腹痛是临床常见症状，多由腹部疾病所致，也可因腹部以外疾病或全身性疾病引起。临床上可按起病缓急分为急性腹痛和慢性腹痛。

二、病因

1. **腹部疾病** 如急性炎症（急性胰腺炎等）、慢性炎症（慢性胃炎、慢性胰腺炎等）、溃疡、穿孔（胃肠穿孔等）、脏器阻塞或扭转（肠梗阻、肠粘连等）、肝脾大（肝脓肿等）、脏器破裂出血（肝脾破裂等）、肿瘤、功能性腹痛、腹壁疾病和其他（痛经、急性胃扩张等）等。

2. **腹部以外或全身性疾病** 胸部疾病（急性心肌梗死等）、盆腔疾病、代谢障碍性疾病（糖尿病酮症酸中毒等）、风湿免疫性疾病、血液系统疾病、中毒、神经源性疾病。

三、临床表现

1. **部位** 多为病变脏器所在位置。

2. **程度和性质**（表 3-22-1）

表 3-22-1 腹痛的程度和性质

程度和性质	常见疾病
中上腹持续性隐痛	慢性胃炎或胃、十二指肠溃疡
阵发性绞痛，疼痛剧烈	胆石症或泌尿系统结石
上腹部持续性钝痛或刀割样疼痛呈阵发性加剧	急性胰腺炎
突发的中上腹剧烈刀割样痛或烧灼样痛	胃、十二指肠溃疡穿孔
持续性、广泛性剧烈腹痛伴腹肌紧张或板样强直	急性弥漫性腹膜炎
绞痛	肠绞痛、胆绞痛和肾绞痛
阵发性剑突下钻顶样疼痛	胆道蛔虫症

3. **诱发因素** 如胆囊炎或胆石症常有进食油腻食物史。

4. **缓解因素** 如上腹痛进食后或服用抑酸药后可缓解，多与高胃酸分泌有关。

5. **发作时间** 如周期性、节律性上腹痛见于胃、十二指肠溃疡。

6. 与体位的关系

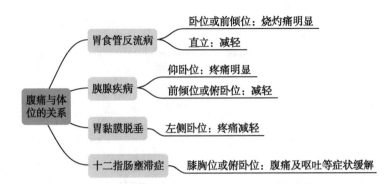

7. **伴随症状**　伴发热、寒战（如急性胆囊炎、急性梗阻性化脓性胆管炎）；伴黄疸（多与肝胆胰疾病有关）；伴休克；伴腹泻；伴血尿等。

8. **常见体征**（表 3-22-2）

表 3-22-2　腹痛患者的常见体征

名称	体征	疾病
Murphy 征	吸气时右上腹胆囊点压痛	急性胆囊炎
McBurney 征	脐与右侧髂前上棘中、外 1/3 交界处压痛及反跳痛	急性阑尾炎
Cullen 征	脐周围或下腹壁皮肤紫蓝色瘀斑（腹腔内大出血征象）	腹膜后出血、急性出血坏死性胰腺炎、腹主动脉瘤破裂
Grey-Turner 征	胁腹部皮肤紫蓝色瘀斑，为血液自腹膜后间隙渗到侧腹壁的皮下	腹膜后出血、急性出血坏死性胰腺炎、腹主动脉瘤破裂
Kehr 征	腹腔内血液刺激左侧膈肌，引起左肩部疼痛	脾破裂、异位妊娠破裂
Psoas 征	患者左侧卧位，右大腿后伸，引起右下腹疼痛	阑尾炎（阑尾位于盲肠后位或腹膜后位）
Obturator 征	患者仰卧位，右髋和右大腿屈曲，然后被动向内旋转，引起右下腹疼痛	阑尾炎（阑尾靠近闭孔内肌）
Rovsing 征	患者仰卧位，右手压迫左下腹，左手挤压近侧结肠，引起右下腹疼痛	阑尾炎

四、辅助检查

1. **实验室检查**

（1）血常规：血 WBC 及中性粒细胞比例升高提示存在炎症。

（2）尿常规和其他尿液检查：菌尿和脓尿（泌尿系统感染）、血尿（泌尿系统结石、肿瘤或外伤）、血红蛋白尿（急性溶血）；尿糖、尿酮体阳性（糖尿病酮症），胆红素尿（梗阻性黄疸），尿卟啉阳性（血卟啉病），尿铅阳性（铅中毒）等。

（3）大便常规和隐血试验：大便肉眼观察、隐血试验、镜下常规细胞检查、病菌培养等。

（4）血生化：血清淀粉酶和脂肪酶、肝肾功能、血糖、电解质等检查。

（5）肿瘤标志物：AFP 和 CEA 等升高应怀疑肿瘤可能。

（6）诊断性穿刺：腹痛诊断不明确且伴腹腔积液时，应行腹腔穿刺检查。

2. 影像学检查　X 线、超声、CT、MRI、内镜。

3. 其他检查　心电图、脑电图、血管造影等。

4. 手术探查　用于急性腹痛病因不明、保守治疗无效、病情转危时。

五、治疗

腹痛的治疗应针对病因采取相应治疗措施。病因不明时，对伴随症状较重者，应积极对症处理。

第二十三章

慢性腹泻

一、概述

腹泻是指排便次数增多（>3 次 /d），或粪便量增加（>200g/d），或粪质稀薄（含水量 >85%）。

二、腹泻类型

1. 按病程分类　急性腹泻（<4 周）、慢性腹泻（>4 周或长期反复发作）。
2. 按病理生理机制分类　渗透性腹泻、分泌性腹泻、渗出性腹泻和动力异常性腹泻。

三、诊断和鉴别诊断

1. 慢性腹泻的诊断旨在明确病因。可根据临床资料，初步判断腹泻病因在小肠抑或结肠（表 3-23-1），结合其他症状、体征、实验室及影像学资料建立诊断。

表 3-23-1　小肠性腹泻与结肠性腹泻的鉴别

鉴别要点	小肠性腹泻	结肠性腹泻
腹痛	脐周	下腹部或左下腹
粪便	量多，多见稀便，可含脂肪，黏液少见，味臭	量少，内眼可见脓、血,有黏液
大便次数	2~10 次 /d	次数可更多
里急后重	无	可有
体重减轻	常见	可见

2. 慢性腹泻应与大便失禁区别，后者为不自主排便。

四、治疗

主要针对病因治疗，但相当部分的腹泻需根据其病理生理特点给予对症和支持治疗。

第二十四章

便　　秘

一、概述

1. 概念　便秘是指排便次数减少（<3 次 / 周）、粪便干硬和排便困难。

2. 发病人群　老年人多见，女性多于男性；随年龄增长，患病率明显增加。

3. 病因　与结肠肛门疾病、肠外疾病、不良生活习惯、社会与心理因素有关。

二、分类

1. 按病程分类　急性便秘、慢性便秘（持续 >12 周）。

2. 按有无器质性病变分类　器质性便秘、功能性便秘。

3. 按病理生理机制分类　慢传输型、排便障碍型（排便不协调）、混合型。

三、临床表现

1. 排便 <3 次 / 周，排便困难，每次排便时间长，排出粪便干结如羊粪且数量少。排便后仍有粪便未排尽的感觉，可有下腹胀痛，食欲减退，疲乏无力，头晕、烦躁焦虑、失眠等症状。部分可见肛门疼痛、肛裂、痔和肛乳头炎。可能存在腹痛和 / 或腹胀。

2. 常可在左下腹乙状结肠部位触及条索状物。

四、治疗

1. 器质性便秘　主要针对病因治疗，可临时选用泻药缓解症状。

2. 功能性便秘

（1）患者教育：增加膳食纤维（是功能性便秘首选的治疗方法）和多饮水，养成定时排便习惯，增加体能运动，避免滥用泻药等。

（2）药物治疗：经上述处理无效者，可酌情选用促胃肠动力药、泻药及盐水灌肠治疗。

（3）生物反馈疗法和清洁灌肠。

第二十五章

消化道出血

一、病因（表 3-25-1）

表 3-25-1　消化道出血的病因

病变	特点	常见病因
上消化道出血	屈氏韧带以近的消化道，即食管、胃、十二指肠、胆管和胰管等病变引起	消化性溃疡、食管－胃底静脉曲张破裂、急性糜烂出血性胃炎、上消化道肿瘤
中消化道出血	屈氏韧带至回盲部间的小肠出血	小肠血管畸形、克罗恩病、NSAIDs 药物损伤、肿瘤等
下消化道出血	回盲部以远的结直肠出血	痔和肛裂（最常见）、结肠癌、炎症性病变、静脉曲张等
全身性疾病	累及部分消化道，也可弥散于全消化道	血管性疾病（如过敏性紫癜）、血液病和其他

二、临床表现

消化道出血的临床表现取决于出血量、出血速度、出血部位及性质，与患者的年龄及循环功能的代偿能力有关。主要包括呕血（是上消化道出血的特征性表现）、黑便、便血、失血性周围循环衰竭、贫血和血象变化、发热与氮质血症。

1. 贫血　急性出血患者为正细胞正色素性贫血，在出血后骨髓有明显代偿性增生，可暂时出现大细胞性贫血；慢性失血则呈小细胞低色素性贫血。

2. 肠源性氮质血症　大量血液蛋白质的消化产物在肠道被吸收，引起血中尿素氮浓度暂时增高。一般约出血后数小时血尿素氮开始上升，约 24~48h 达高峰，大多不超过 14.3mmol/L；3~4d 后降至正常。

> ⓘ 提示
>
> 消化道出血引起的贫血程度除取决于失血量外，还和出血前有无贫血基础、出血后液体平衡状况等因素有关。

三、诊断

1. 确定消化道出血　根据临床表现，呕吐物或黑便隐血试验呈强阳性，血红蛋白浓度、红细胞计数及血细胞比容下降的实验室证据,可诊断消化道出血,但须除外消化道以外的出血因素。

2. 出血程度评估(表3-25-2)和周围循环状态的判断

表3-25-2　出血程度评估

表现	出血量/ml	表现	出血量/ml
大便隐血试验阳性	>5	头晕、心悸、乏力等	>400
柏油样便	>50	休克	>1 000(短时间内)
呕血	>250(胃内积血量)		

早期循环血容量不足,可有直立性低血压,即由平卧位改为坐位时,血压下降幅度 >15~20mmHg、心率增快 >10 次 /min。当收缩压 <90mmHg、心率 >120 次 /min,面色苍白、四肢湿冷、烦躁不安或神志不清,则表明有严重大出血及休克。

3. 判断出血是否停止　考虑有消化道活动性出血的情况如下。

(1)反复呕血,黑便或血便次数增多,肠鸣音活跃。

(2)周围循环状态经充分补液及输血后未见明显改善,或虽暂时好转而又恶化。

(3)血红蛋白(Hb)浓度、红细胞计数(RBC)与血细胞比容(HCT)继续下降。

(4)补液与尿量足够的情况下,血尿素氮持续或再次升高。

提示

　肠道内积血需经约 3d 才能排尽,故黑便不提示继续出血。

4. 判断出血部位及病因

(1)病史与体检。

(2)胃镜和结肠镜:是诊断上消化道出血和下消化道出血病因、部位和出血情况的首选方法,它不仅能直视病变、取活检,对于出血病灶可进行及时、准确的止血治疗。内镜检查多主张在出血后 24~48h 内进行检查称急诊胃镜和结肠镜检查。在体循环相对稳定时,及时进行内镜检查。

(3)胶囊内镜及小肠镜:胶囊内镜是诊断中消化道出血的一线检查方法。

(4)影像学检查:根据病情选择 X 线钡剂造影、超声、CT 及 MRI 等检查。

(5)手术探查:各种检查不能明确出血灶,持续大出血危及患者生命,必须手术探查。

提示

　急性消化道出血期间不宜选择 X 线钡剂造影。

四、治疗

1. 一般急救措施 卧位,保持呼吸道通畅,避免呕血时吸入引起窒息,必要时吸氧,活动性出血期间禁食;监测生命体征;观察呕血与黑便、血便情况;定期复查 Hb 浓度、RBC、HCT 与血尿素氮。

2. 积极补充血容量

（1）对血容量补充有指导作用的征象:意识恢复;四肢末端由湿冷、青紫转为温暖、红润,肛温与皮肤温差减少（<1℃）;脉搏及血压正常;尿量 >0.5ml/（kg·h）;中心静脉压改善。

（2）输注浓缩红细胞的指征:①收缩压 <90mmHg,或较基础收缩压降低幅度 >30mmHg;②心率 >120 次 /min;③血红蛋白 <70g/L 或血细胞比容 <25%。输血量使 Hb 达到 70g/L 左右为宜。

3. 止血治疗

（1）上消化道出血

1）抑制胃酸分泌:常用 PPI 或 H_2RA,大出血时用 PPI,并应早期静脉给药。

2）内镜治疗:再出血高风险的患者需给予积极的内镜下治疗及住院治疗。内镜止血方法包括注射药物、热凝止血及机械止血。

3）介入治疗:内镜治疗不成功时可应用。

4）手术治疗:用于上述治疗不能止血、持续出血将危及生命的患者。

（2）中消化道出血

1）去除诱因:NSAIDs 导致的小肠溃疡及糜烂,应避免和停用该类药物。

2）缩血管药物:常用生长抑素或奥曲肽。

3）糖皮质激素和 5- 氨基水杨酸类:用于克罗恩病引起的小肠溃疡出血。

4）内镜治疗。

5）血管介入:各种病因的动脉性出血,药物及内镜不能止血时,可行肠系膜上、下动脉栓塞治疗。

6）手术治疗:指征包括 Meckel 憩室;肿瘤;经内科、内镜及介入治疗仍出血不止,危及生命者。

（3）下消化道出血

1）痔疮:可予以直肠栓剂抗炎治疗、注射硬化剂及结扎疗法。

2）息肉:内镜下切除。

3）重型溃疡性结肠炎:必要时采用凝血酶保留灌肠。

4）血管病变:内镜下止血;必要时行血管介入栓塞治疗。

5）过敏性紫癜:可用糖皮质激素。

6）各种肿瘤:手术切除。

7）手术治疗:用于经药物、内镜及介入治疗仍出血不止,危及生命者。

提示

消化道大量出血时,抗休克、迅速补充血容量治疗应放在一切医疗措施的首位。

经 典 试 题

(研)1. 上消化道出血患者大便隐血试验阳性,考虑最少出血量为

    A. 5ml   B. 20ml   C. 50ml   D. 100ml

(执)(2~3 题共用题干)

男,45 岁。1d 前进较硬食物后突发呕血 1 次,约 400ml,排黑色糊状便 2 次,每次量约 200g,无腹痛。既往乙型肝炎病史 14 年,1 年前曾发生类似呕血 1 次。查体:BP 105/65mmHg。皮肤巩膜无黄染,腹软,无压痛。肝肋下未触及,脾肋下 2cm,移动性浊音阴性,肠鸣音 4~5 次/min。实验室检查:Hb 95g/L,WBC 2.5×10^9/L,PLT 47×10^9/L。

2. 首先考虑的出血原因是

    A. 急性糜烂性胃炎   B. 胃癌

    C. 胃溃疡   D. 贲门黏膜撕裂

    E. 食管 – 胃底静脉曲张破裂

3. 目前最有意义的检查方法是

    A. 胃镜   B. 腹部 CT

    C. 腹部 B 超   D. 腹部 MRI

    E. 上消化道 X 线钡剂造影

【答案与解析】

1. A

2. E。解析:患者有长期乙型肝炎病史及其表现,考虑为失代偿期肝硬化。出现呕血、黑便,考虑为上消化道出血,其最可能的病因是食管 – 胃底静脉曲张破裂。故选 E。

3. A

医学生消化内科实习提要

1. 多学习沟通技巧　如进行内镜检查的患者常要做好肠道准备,要了解带教老师是如何向患者交代准备要点及其注意事项;难治性腹腔积液的患者常常疼痛不适,如何对患者进行安慰等。

2. 扎实基础,练好基本功　消化内科病种较多,主要涉及消化道(空腔脏器如食管、

胃肠——溃疡多见)及消化腺(实质脏器如肝胆胰——肝硬化、胰腺炎多见)疾病。入科前熟练掌握消化性溃疡病、肝硬化、胰腺炎、炎症性肠病、肠结核、结核性腹膜炎等消化内科常见疾病的基本知识并做好复习,包括病因、发病机制、临床表现、诊断与治疗;在临床实习过程中做好理论与实践的衔接。

3. **熟悉急诊处理**　对如消化道出血、肝性脑病等急性突发情况,要跟随带教老师认真学习,熟悉紧急情况的处理流程。尤其是消化道出血,对于怎样确定出血原因、出血部位、出血量、有无活动性出血等情况的判断及常见的出血急救方法要做好总结,熟记于心。

4. **主动学习**　在消化内科重点学习的专科知识技能主要包括规范掌握腹部体格检查的操作,熟悉常见检查报告的临床意义,熟悉常见疾病的诊治思路,熟悉腹腔穿刺的适应证、禁忌证和操作要点等。

温 故 知 新

食管疾病

胃食管反流病	表现	烧心和反流、胸骨后疼痛等
	检查	胃镜(诊断最准确)、24h食管pH监测等
食管癌	病理	鳞癌多见,主要为淋巴转移
	特点	进行性吞咽困难、消瘦等,胃镜+组织活检可确诊

胃炎

急性胃炎　　多见于应用NSAIDs、应激等情况,胃镜可确诊

慢性胃炎

分型
- 慢性浅表性胃炎
- 慢性萎缩性胃炎
  - A型胃炎——自身免疫性、胃体多见
  - B型胃炎——主要Hp感染的慢性非萎缩性胃炎引起、胃窦多见
- 特殊类型

病因　Hp感染、十二指肠液-胃反流、自身免疫、药物和毒物等

检查　胃镜及活检(诊断关键)、Hp检测、抗壁细胞抗体、抗内因子抗体等

治疗　Hp相关胃炎目前推荐四联方案,即1种PPI+2种抗生素+1种铋剂

消化性溃疡

病因　胃酸和胃蛋白酶作用、Hp感染(重要)、药物(如NSAIDs)、黏膜防御与修复异常等

分类
- 胃溃疡　中老年人多见,好发于胃角、胃窦小弯侧,常见餐后痛
- 十二指肠溃疡　青壮年多见,好发于球部,常见夜间痛、饥饿痛

特点　上腹痛,呈慢性病程、周期性发作、节律性上腹痛、腹痛可被抑酸剂或抗酸剂缓解

诊断　胃镜确诊

并发症　出血、穿孔、幽门梗阻、癌变　　**抑制胃酸可首选PPI**

治疗　一般治疗、药物治疗(根除Hp,抑制胃酸,保护胃黏膜)、内镜治疗和外科治疗

消化系统-1

胃癌　————　腺癌最多见，胃镜+黏膜活检是最可靠的诊断手段

肠结核

- 概述　————　多见经口感染，回盲部好发
- 分类　————　溃疡型、增生型、混合型
- 常见表现　————　腹泻、便秘、结核毒血症状、腹部肿块、腹痛等
- 检查
  - X线：跳跃征、溃疡、肠腔狭窄、缩短、肠管变形等
  - 结肠镜：主要位于回盲部的炎症、溃疡等
  - PPD试验强阳性或γ-干扰素释放试验阳性
  - 活检：有助于确诊
- 治疗　————　抗结核治疗、对症治疗、手术治疗、患者教育

消化系统-2

结核性腹膜炎

- 表现　————　结核毒血症状、腹痛、腹部揉面感、腹腔积液、腹泻、腹部肿块等
- 分型　————　渗出型、粘连型、干酪型
- 检查　————　贫血、血沉↑、PPD试验或γ-干扰素释放试验、腹腔积液检查、影像学及腹腔镜检查
- 治疗　————　一般治疗，抗结核治疗，抽腹腔积液和手术治疗

溃疡性结肠炎

- 病理　————　乙状结肠好发，病变呈连续性分布，固有膜全层弥漫性炎症、隐窝脓肿
- 表现　————　腹泻、黏液脓血便、腹痛、里急后重；发热、营养不良；外周关节炎、结节性红斑等
- 结肠镜检查　————　溃疡浅，黏膜弥漫性充血水肿、颗粒状、脆性增加
- 并发症　————　中毒性巨结肠（低钾、钡剂灌肠可诱发）、癌变等
- 治疗　————　5-ASA/SASP（轻中度）、糖皮质激素（中重度）；免疫抑制剂；对症及手术治疗等

克罗恩病

- 病理　————　末端回肠及邻近结肠多见，病变呈节段性分布，肠壁全层炎症，裂隙状溃疡、非干酪性肉芽肿
- 表现　————　慢性起病，反复腹痛、腹泻、体重下降，伴肠梗阻、腹部压痛、腹块、肠瘘、肛周病变、发热等
- 结肠镜检查　————　非连续性病变、纵行溃疡和卵石样外观
- 并发症　————　肠梗阻（最多见）
- 治疗　————　药物治疗（氨基水杨酸类、糖皮质激素、免疫抑制剂等）、对症及手术治疗

肠易激综合征

- 特点　————　功能性胃肠病，腹痛伴排便习惯改变、精神症状
- 病程　————　慢性迁延，症状反复发作
- 治疗　————　一般治疗、对症（解痉、止泻或泻药、抗抑郁）治疗、心理和行为疗法

脂肪性肝病
- 非酒精性脂肪性肝病　肝穿刺活组织检查是确诊的主要方法
- 酒精性肝病　戒酒是最重要的治疗措施

肝硬化
- 病理特征　假小叶形成 ⟩ 可确诊
- 表现
  - 代偿期　大多症状轻、无特异性
  - 肝功能减退：肝病面容、出血、黄疸、蜘蛛痣、低清蛋白血症等 ⟩ 失代偿期
  - 门静脉高压：脾大、侧支循环建立、腹腔积液
- 并发症：消化道出血、肝性脑病（最严重）、感染、肝肺综合征、肝肾综合征、原发性肝癌、电解质和酸碱平衡紊乱等
- 治疗　保护或改善肝功能，腹腔积液、EGVB及并发症的治疗，肝移植等

消化系统-3

肝性脑病
- 病因　肝硬化、门-体分流手术、重症肝炎等
- 诱因　上消化道出血、大量摄入蛋白、低钾、麻醉镇静药物、感染等
- 发病机制　氨中毒、假性神经递质、色氨酸、锰离子
- 临床分期　0期～4期
- 检查　血氨、脑电图、简单心理智能测验等
- 治疗　消除诱因、营养支持、促进氨代谢、调节神经递质、阻断门-体分流

胰腺炎
- 急性胰腺炎
  - 病因　胆石症、过量饮酒、药物等
  - 病理分型　急性水肿型、出血坏死型
  - 表现　腹痛，可位于中左上腹、全腹，向腰背部放射；Grey-Turner征、Cullen征等
  - 检查　血、尿淀粉酶、脂肪酶、血糖、血钙，CT等
  - 治疗　胃肠减压、营养支持、减少胰液分泌、防治感染、镇痛、器官支持等
- 慢性胰腺炎
  - 表现　腹痛、胰腺钙化、假囊肿、脂肪泻、糖尿病等
  - 治疗　胰酶制剂等

消化道出血
- 病因　以消化性溃疡、食管-胃底静脉曲张破裂、急性糜烂出血性胃炎等多见 ⟩ 上消化道出血
- 表现　呕血、便血、周围循环障碍、贫血和血象变化、发热与氮质血症
- 治疗　一般急救措施（如保持呼吸道通畅等）、补充血容量、止血治疗

第四篇　泌尿系统疾病

第一章

总　　论

一、肾脏的解剖结构

1. 人体有两个肾脏，左、右各一个，形似蚕豆，位于腹膜后脊柱两旁。肾单位是肾脏最基本的结构和功能单位，包括肾小体和肾小管两部分。

2. 肾小球毛细血管丛由 3 种主要细胞（内皮细胞、脏层上皮细胞、系膜细胞）、基底膜和系膜组成。

3. 肾小管包括近曲小管、髓袢降支和升支、远曲小管、集合管。

4. 肾小球旁器位于肾小球的血管极，由致密斑、球旁细胞、极周细胞、球外系膜细胞构成。

二、肾脏的生理功能

1. 滤过功能　生成和排泄尿液，排除人体多余的水和代谢废物。

2. 重吸收和分泌功能　调节水、电解质和酸碱平衡，维持机体内环境稳定。

3. 内分泌功能　分泌肾素、促红细胞生成素（EPO）、$1,25-(OH)_2D_3$、前列腺素和激肽类物质，参与调节血压、红细胞生成和骨骼生长等。

三、肾脏疾病的临床表现

1. 血尿
（1）镜下血尿：指新鲜尿离心沉渣检查每高倍视野红细胞超过 3 个。
（2）肉眼血尿：1L 尿中含 1ml 血即呈现肉眼血尿。

2. 蛋白尿　指尿蛋白定性试验阳性或尿蛋白定量超过 150mg/d。

3. 水肿　肾性水肿多出现在组织疏松部位（眼睑）、身体下垂部位（脚踝和胫前部位）；长期卧床时骶尾部易见。

4. 高血压　肾性高血压分为肾血管性和肾实质性高血压（主要由水钠潴留导致）两大类。

四、常见肾脏疾病检查

1. 尿液检查（表 4-1-1）

表 4-1-1　常用尿液检查项目

项目	意义
尿量	少尿（<400ml/24h）、无尿（<100ml/24h）、多尿（>2 500ml/24h）
比重	1.015~1.025，取决于肾的浓缩功能
蛋白质	>150mg/24h 为蛋白尿，>3.5g/24h 为大量蛋白尿；随机尿白蛋白/肌酐比值 30~300mg/g 为微量白蛋白尿，>300mg/g 为临床蛋白尿
尿糖	定性：阴性
细胞	血尿 RBC >3 个/HP，白细胞尿（脓尿）WBC >5 个/HP
管型	一般无，偶可见透明管型，出现颗粒管型和红细胞管型提示肾炎
尿沉渣相差显微镜	①肾小球源性血尿：红细胞变形，棘形红细胞 >5% 或尿中红细胞以变异型红细胞为主，大小不一 ②非肾小球源性血尿：形态正常一致

2. 肾功能检查（表 4-1-2）

表 4-1-2　常用肾功能检查项目

项目	意义
血清肌酐（Cr）检测	临床常用于评估肾小球滤过功能，敏感性较低，不能反映早期肾损害
估算的肾小球滤过率（eGFR）	CKD-EPI 公式是目前临床推荐的评估 GFR 计算公式
内生肌酐清除率	根据血肌酐浓度和 24h 尿肌酐排泄量计算，高于 GFR
菊糖清除率	主要用于实验室研究
同位素测定	测定肾小球滤过率，准确性高

> ⓘ 提示
>
> 　　测定肾小球滤过率的方法按准确性由高到低为菊糖清除率 > 同位素测定 > 肌酐清除率 > eGFR> 血清肌酐。

3. 影像学检查　超声、静脉尿路造影、CT、肾血管造影、放射性核素检查等。

4. 肾穿刺活检组织病理检查。

五、肾脏疾病常见综合征（表 4-1-3）

表 4-1-3　肾脏疾病常见综合征

常见病	特点
肾病综合征	大量蛋白尿、低白蛋白血症（<30g/L）、常伴水肿和／或高脂血症
肾炎综合征	肾小球源性血尿为主要特征、常伴蛋白尿，可有水肿、高血压和／或肾功能损害
急性肾炎综合征	急性起病，儿童多见，常有前驱感染
急进性肾炎综合征	数周至数个月内出现进行性加重的肾功能损害
慢性肾炎综合征	缓慢起病，早期无明显症状或有水肿、乏力，可见血尿、蛋白尿、高血压和／或肾功能损害
无症状性血尿和／或蛋白尿	轻、中度蛋白尿和／或血尿，不伴水肿、高血压等明显症状
急性肾损伤（AKI）	血肌酐在 48h 内绝对值升高 ≥26.5μmol/L 或已知或推测在 7d 内较基础值升高 ≥50% 或尿量 <0.5ml/（kg·h），持续 >6h。急性肾衰竭是 AKI 的严重阶段
慢性肾脏病（CKD）	肾脏损伤或 GFR<60ml/（min·1.73m^2），时间 >3 个月，慢性肾衰竭是 CKD 的严重阶段

六、诊断

肾脏疾病的诊断应尽可能作出病因诊断、病理诊断、功能诊断和并发症诊断。

七、防治原则

肾脏疾病的治疗原则包括去除诱因，一般治疗，针对病因和发病机制的治疗，合并症及并发症的治疗和肾脏替代治疗。其中，一般治疗包括避免劳累、去除感染等诱因，避免接触肾毒性药物或毒物，采取健康的生活方式以及合适的饮食。

> **知识拓展**
>
> 血尿、蛋白尿及肾功能减退是诊断肾脏疾病的基本线索。因此，必须重视普通人群体检时尿液的检测和分析。

○ 经 典 试 题 ○

（执）关于血尿描述正确的是

    A. 尿沉渣高倍镜下视野红细胞 >5 个

    B. 尿沉渣低倍镜下视野红细胞 >5 个

    C. 尿沉渣高倍镜下视野红细胞 >3 个

    D. 尿沉渣低倍镜下视野红细胞 >3 个

    E. 1 000ml 尿液含有 10ml 血方可表现为肉眼血尿

【答案】

C

第二章

原发性肾小球疾病

第一节 概　　述

一、概述

肾小球疾病是一组以血尿、蛋白尿、水肿、高血压、肾功能损害等为主要临床表现,病变通常累及双侧肾小球的常见疾病。按病因可分为原发性、继发性和遗传性三大类。

二、发病机制(表 4-2-1)

表 4-2-1　原发性肾小球疾病的发病机制

机制		特点
免疫反应	体液免疫	①循环免疫复合物(CIC)沉积:某些外源性抗原或内源性抗原可刺激机体产生相应抗体,在血液循环中形成 CIC,CIC 主要沉积于肾小球内系膜区和 / 或内皮下,导致损伤 ②原位免疫复合物形成:血液循环中游离抗体(或抗原)与肾小球固有抗原或已种植于肾小球的外源性抗原(或抗体)相结合,形成局部 IC,主要沉积于肾小球基底膜(GBM)上皮细胞侧,导致肾炎 ③自身抗体:自身抗体可与中性粒细胞、血管内皮细胞及补体活化的相互作用引起肾小球的免疫炎症反应,导致典型的寡免疫复合物沉积性肾小球肾炎
	细胞免疫	急进性肾炎早期肾小球内常可见单核 - 巨噬细胞浸润;微小病变型肾病时 T 细胞功能异常
炎症反应		炎症细胞产生炎症介质,炎症介质又可趋化、激活炎症细胞,均导致肾小球损伤
非免疫因素		肾小球内高压力、蛋白尿、高脂血症等,有时成为病变持续、恶化的原因

三、分类

1. 临床分型

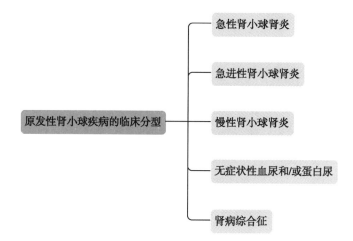

2. 病理分型

（1）按病变累及范围分类：局灶性（累及肾小球数 <50%）、弥漫性（累及肾小球数 ≥50%）。

（2）按病变累及面积分类：节段性（累及血管袢面积 <50%）、球性（累及血管袢的面积 ≥50%）。

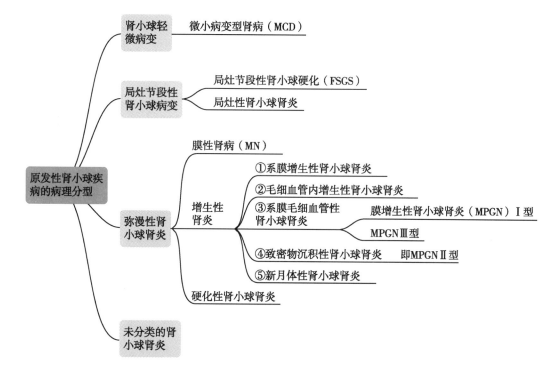

四、临床表现

1. 蛋白尿　肾小球性蛋白尿常以白蛋白为主。当尿中出现更大分子的血浆蛋白(免疫球蛋白、C3 等),提示肾小球滤过膜结构损伤严重。

2. 血尿

(1) 特点:常为无痛性、全程性血尿,可呈镜下或肉眼血尿,持续性或间发性。

(2) 区分血尿来源的检查(表 4-2-2)

表 4-2-2　区分血尿来源的检查

方法	肾小球源性血尿	非肾小球源性血尿
新鲜尿沉渣相差显微镜检查	呈变形红细胞尿	呈均一形态正常红细胞尿
尿红细胞容积分布曲线	常呈非对称曲线,其峰值红细胞容积 < 静脉峰值红细胞容积	常呈对称性曲线,其峰值红细胞容积 > 静脉峰值红细胞容积

注:肾小球病变严重时(如新月体形成)也可出现均一形态正常的红细胞尿。

3. 水肿

(1) 肾性水肿的基本病理生理改变为水钠潴留。

(2) 分类

1) 肾病性水肿:主要与大量蛋白尿致血浆胶体渗透压↓、肾素 – 血管紧张素 – 醛固酮系统激活、抗利尿激素分泌↑等有关。

2) 肾炎性水肿:由于肾小球滤过率↓,而肾小管重吸收功能基本正常造成"球 – 管失衡"和肾小球滤过分数↓,导致水、钠潴留。

4. 高血压

(1) 慢性肾衰竭患者 90% 出现高血压。

(2) 肾小球疾病高血压的发生机制

1) 钠、水潴留:血容量↑,引起容量依赖性高血压。

2) 肾素分泌↑:肾实质缺血刺激肾素 – 血管紧张素分泌↑,小动脉收缩,外周阻力↑,引起肾素依赖性高血压。

3) 肾内降压物质分泌↓:肾实质损害后,肾内激肽释放酶 – 激肽系统、前列腺素系统等降压物质生成减少。

4) 其他:如心房利钠肽、交感神经系统等均参与肾性高血压的发生。

(3) 肾小球疾病所致高血压多为容量依赖型,少数为肾素依赖型。

5. 肾功能损害　急进性肾小球肾炎常导致肾功能急剧恶化,部分急性肾小球肾炎可有一过性氮质血症或急性肾损伤;慢性肾小球肾炎常出现不同程度的肾功能损害,部分进展至终末期肾病。

第二节 急性肾小球肾炎

一、概述

急性肾小球肾炎简称急性肾炎（AGN），是以急性肾炎综合征为主要临床表现的一组疾病。

二、病因和发病机制

多发生在 β 溶血性链球菌导致的扁桃体炎、猩红热、脓疱疮等，由感染诱发的免疫反应所致；针对链球菌致病抗原的抗体可能与肾小球内成分发生交叉反应、循环/原位免疫复合物诱发补体异常活化等均可能参与致病。

三、病理

1. 大体观 肾脏体积可增大。
2. 光镜观 肾小球弥漫性毛细血管内皮细胞和系膜细胞增生，急性期伴中性粒细胞和单核细胞浸润，毛细血管袢管腔狭窄、闭塞。肾间质水肿及灶状炎症细胞浸润。
3. 免疫病理 IgG、C3 沿肾小球毛细血管壁和/或系膜区呈粗颗粒状沉积。
4. 电镜 肾小球上皮细胞下有驼峰样电子致密物沉积。

四、临床表现

1. 儿童多见，常于感染后 2 周起病，起病急。
2. 表现有血尿（均有肾小球源性血尿，约 30% 为肉眼血尿）、水肿（常为晨起眼睑、下肢水肿）、一过性高血压，可伴轻、中度蛋白尿。少数重症患者可发生充血性心力衰竭。

五、辅助检查

1. 尿液检查 可有血尿、蛋白尿等。
2. 肾功能 一过性损害，BUN、血肌酐升高。
3. 补体测定 C3 和总补体下降，8 周内恢复正常，对本病具有诊断意义。
4. 抗链球菌溶血素"O"（ASO）测定 滴度升高，提示近期内曾有过链球菌感染。

六、诊断和鉴别诊断

1. 诊断 链球菌感染后 1~3 周发生急性肾炎综合征，伴血清 C3 一过性下降，可临床诊断。
2. 肾活检指征 ①少尿 1 周以上或进行性尿量减少伴肾功能恶化者；②病程超过 2 个

月而无好转趋势者;③急性肾炎综合征伴肾病综合征者。

3. 鉴别诊断(表 4-2-3)

表 4-2-3 急性肾小球肾炎的鉴别诊断

疾病	鉴别要点
其他病原体感染导致的急性肾炎	病毒感染后一般没有补体降低,少有水肿和高血压,肾功能一般正常
膜增生性肾小球肾炎	临床常伴肾病综合征,多有持续性低补体血症,8 周内不恢复
IgA 肾病	常在感染后数小时至数日内出现肉眼血尿,部分患者血清 IgA 升高,血清 C3 一般正常,病情无自愈倾向

七、治疗

本病为自限性疾病,以支持及对症治疗为主,多数预后良好。

1. 急性期卧床休息,静待水肿和肉眼血尿消失、血压正常,同时限盐、利尿消肿。

2. 无现症感染证据,不需要使用抗生素。反复发作慢性扁桃体炎,病情稳定后可考虑扁桃体切除。

第三节 急进性肾小球肾炎

一、概述

急进性肾小球肾炎简称急进性肾炎,是在急性肾炎综合征基础上,肾功能快速进展,病理类型为新月体性肾炎的一组疾病。

二、发病机制(表 4-2-4)

表 4-2-4 急进性肾小球肾炎的病因和发病机制

分型	别称	发病机制
I型	抗 GBM 型	抗 GBM 抗体与 GBM 抗原结合诱发补体活化而致病
II型	免疫复合物型	循环免疫复合物在肾小球沉积或原位免疫复合物形成
III型	少免疫沉积型	多与抗中性粒细胞胞质抗体(ANCA)相关小血管炎有关

三、病因

约半数患者有前驱上呼吸道感染病史;接触某些有机化学溶剂、碳氢化合物如汽油,可能与I型有关;丙硫氧嘧啶和肼屈嗪等可引起III型。

四、病理（表 4-2-5）

表 4-2-5　急进性肾小球肾炎的病理

项目	Ⅰ型	Ⅱ型	Ⅲ型
大体观	肾脏体积常增大		
光镜观	多数（50% 以上）肾小球大新月体形成（占肾小球囊腔 50% 以上），早期为细胞新月体，后期为纤维新月体		
	可见肾小球节段性纤维素样坏死	常伴肾小球毛细血管内皮细胞、系膜细胞增生	可见肾小球节段性纤维素样坏死
免疫病理	IgG 和 C3 呈线条状沿毛细血管壁沉积	IgG 和 C3 呈颗粒状或团块状沉积于系膜区及毛细血管壁	肾小球内无或仅有微量免疫沉积物
电镜观	无电子致密物	内皮下和系膜区电子致密物沉积	无电子致密物

五、临床表现（表 4-2-6）

表 4-2-6　急进性肾小球肾炎的临床表现

分型	Ⅰ型	Ⅱ型	Ⅲ型
特点	中青年多见	我国略多见	中老年常见、男性略多
临床表现	起病急骤，急性肾炎综合征表现，早期少尿或无尿，尿毒症，可伴贫血	Ⅰ型表现＋常伴肾病综合征	Ⅰ型表现＋发热、乏力、体重下降等系统性血管炎表现
辅助检查	抗 GBM 抗体阳性	可有循环免疫复合物、冷球蛋白阳性，血清 C3 降低	ANCA 阳性

六、诊断和鉴别诊断

1. 诊断　急性肾炎综合征伴肾功能急剧恶化均怀疑本病，肾活检可确诊。

2. 鉴别诊断

（1）引起急性肾损伤的非肾小球疾病

1）急性肾小管坏死：常有明确的肾缺血（如休克、脱水）或中毒（肾毒性抗生素）等诱因，实验室检查以肾小管损害（尿钠增加，低比重尿及低渗透压尿）为主。

2）急性过敏性间质性肾炎：有明确的用药史及药物过敏反应，必要时依靠肾活检确诊。

3）梗阻性肾病：常突发无尿，影像学检查可协助确诊。

（2）引起急性肾炎综合征的其他肾小球疾病

1）继发性急进性肾炎：肺出血 - 肾炎综合征、系统性红斑狼疮、过敏性紫癜肾炎均可引起新月体肾小球肾炎，根据系统受累的临床表现和实验室特异性检查可鉴别。

2）原发性肾小球疾病：肾活检可确诊。

七、治疗

1. 强化疗法

（1）血浆置换疗法：适用于Ⅰ型和Ⅲ型，肺出血患者首选血浆置换。每日或隔日 1 次，每次置换血浆 2~4L，直到血清自身抗体（如抗 GBM 抗体、ANCA）转阴，一般需 7 次以上。

（2）甲泼尼龙冲击：主要适用于Ⅱ型和Ⅲ型。常用甲泼尼龙静脉滴注。

上述疗法需配合糖皮质激素（口服泼尼松）+ 细胞毒性药物（环磷酰胺）使用。

2. 对症治疗

（1）长期透析：用于强化治疗无效的晚期病例或肾功能已无法逆转者。

（2）肾移植：在病情静止半年，尤其是Ⅰ型患者血中 GBM 抗体需转阴后半年进行。

3. 影响预后的因素

（1）免疫病理类型：由好到差为Ⅲ型 >Ⅱ型 >Ⅰ型。

（2）早期强化治疗：少尿、血肌酐 >600μmol/L，病理显示广泛慢性病变时预后差。

（3）老年患者预后相对较差。

第四节　IgA 肾病

一、概述

IgA 肾病是指肾小球系膜区以 IgA 或 IgA 沉积为主的肾小球疾病，是目前世界范围内最常见的原发性肾小球疾病。IgA 肾病的发病有明显的地域差别，在欧洲和亚洲占原发性肾小球疾病的 15%~40%，是我国最常见的肾小球疾病，也是终末期肾病（ESRD）的重要病因。

二、病因和发病机制

发病机制目前尚不完全清楚。可能是由于循环中的免疫复合物在肾脏内沉积，激活补体而致肾损害。感染等二次"打击"刺激自身抗体的产生，免疫复合物形成并沉积于肾小球产生炎症反应，继而刺激系膜细胞增殖和系膜外基质集聚等，最终导致肾小球硬化和间质纤维化。

三、病理（表 4-2-7）

表 4-2-7　IgA 肾病的病理

检查	特点
光镜观	主要是肾小球系膜细胞增生和基质增多，可涉及肾小球肾炎几乎所有的病理类型
免疫病理	系膜区 IgA 为主的颗粒样或团块样沉积，伴或不伴毛细血管袢分布，常伴 C3 沉积，C1q 少见，可有 IgG、IgM 沉积
电镜观	系膜区电子致密物呈团块状沉积

> **提示**
>
> IgA 肾病的病理类型可为系膜增生性肾小球肾炎、轻微病变型、局灶增生性肾小球肾炎、毛细血管内增生性肾小球肾炎、新月体肾小球肾炎、局灶节段性肾小球硬化和增生硬化性肾小球肾炎等。

四、临床表现

1. 起病隐匿,常表现为无症状性血尿,常在体检时发现。

2. 部分患者起病前数小时或数日内有上呼吸道或消化道感染等前驱症状,主要为发作性肉眼血尿(常为无痛性),可伴蛋白尿,多见于儿童和年轻人。

3. 全身症状轻重不一,如全身不适、乏力和肌肉疼痛等。

4. 可有高血压(20%~50%),少数为恶性高血压。

5. 部分患者表现为肾病综合征及不同程度的肾功能损害。

五、辅助检查

1. 尿液检查　可表现为镜下血尿或肉眼血尿,以畸形红细胞为主;可伴不同程度蛋白尿,有时表现为肾病综合征(>3.5g/d)。

2. 免疫学检查　30%~50% 患者伴血 IgA 升高,但与疾病的严重程度及病程不相关。血清补体水平多正常。

3. 免疫病理检查　可确诊。

六、鉴别诊断

1. 其他继发性系膜 IgA 沉积　过敏性紫癜(皮疹、关节痛、黑便、腹痛等)、狼疮肾(多系统受累、免疫筛查等)、酒精性肝硬化(肝硬化表现等)。

2. 急性链球菌感染后肾小球肾炎　潜伏期较长,病程有自限性,ASO 阳性,C3 一过性降低;肾活检可鉴别。

3. 薄基底膜肾病　可见持续性镜下血尿,多有阳性家族史,免疫荧光检查 IgA 阴性,电镜可见肾小球基底膜弥漫变薄。

4. 泌尿系统感染　常有尿频、尿急、尿痛、发热、腰痛等症状,尿培养阳性,抗生素治疗有效。

七、治疗

1. 单纯镜下血尿　一般无特殊治疗、预后好;避免劳累、预防感染、避免使用肾毒性药物,定期随访。

2. 反复发作性肉眼血尿　感染后出现肉眼血尿者积极控制感染,选用无肾毒性的抗生素(如青霉素、红霉素、头孢菌素等);慢性扁桃体炎反复发作者建议行扁桃体切除。

3. 肾病综合征　如为微小病变型,可选用激素或联合应用细胞毒性药物,病理改变重者预后差。

4. 伴蛋白尿　建议 ACEI 或 ARB 治疗。经 3~6 个月优化支持治疗(包括服用 ACEI/ARB 和控制血压)后,如尿蛋白仍持续 >1g/d 且 GFR>50ml/(min · 1.73m^2)者,可给予糖皮质激素治疗。

5. 高血压　控制血压可保护肾功能,延缓慢性肾脏疾病的进展,可选用 ACEI 或 ARB。

6. 急性肾衰竭　活检提示为新月体肾炎者可给予大剂量激素 + 细胞毒性药物,必要时透析。

7. 慢性肾衰竭　参见本篇第十章慢性肾衰竭章节。

8. 其他　避免诱因等。

第五节　肾病综合征

一、病因(表 4-2-8)

表 4-2-8　肾病综合征的常见病因

分类	儿童	青少年	中老年
原发性	微小病变型肾病	系膜增生性肾小球肾炎、微小病变型肾病、局灶节段性肾小球硬化、系膜毛细血管性肾小球肾炎	膜性肾病
继发性	过敏性紫癜肾炎、乙型肝炎病毒相关性肾炎、狼疮肾炎	狼疮肾炎、过敏性紫癜肾炎、乙型肝炎病毒相关性肾炎	糖尿病肾病、肾淀粉样变性、骨髓瘤性肾病、淋巴瘤或实体肿瘤性肾病

二、病理生理

1. 大量蛋白尿

(1)肾小球滤过膜的分子屏障、电荷屏障受损,尿中蛋白量超过近端小管回吸收量,形成大量蛋白尿。

(2)高血压、高蛋白饮食、大量输入血浆蛋白等增加肾小球内压力及导致高灌注、高滤过的因素可加重尿蛋白的排出。

2. 低蛋白血症

(1)肾病综合征时大量白蛋白从尿中丢失,引起低蛋白血症(主要表现)。此外,血浆的免疫球蛋白(如 IgG)、补体成分、抗凝及纤溶因子、金属结合蛋白、内分泌素结合蛋白也减少。

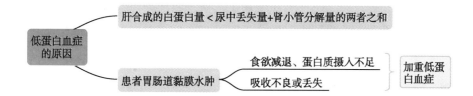

（2）少数患者可表现为甲状腺功能减退,但会随疾病缓解而恢复。易发生感染、高凝状态、微量元素缺乏、内分泌紊乱和免疫功能低下等并发症。长期大量的蛋白丢失会导致营养不良和生长发育迟缓。

3. 水肿

（1）大量蛋白丢失使血浆胶体渗透压降低,水分由血管内进入组织间隙,是造成肾病综合征水肿的主要原因。

（2）部分患者有效循环血量减少,激活 RAAS 系统,促进水钠潴留。

4. 高脂血症

（1）表现为胆固醇↑、甘油三酯↑,可伴 LDL↑、VLDL↑,脂蛋白（a）↑,HDL 正常或↓。

（2）主要原因是肝脏脂蛋白合成的增加和外周组织利用及分解减少。

三、病理类型及临床特征

1. 微小病变型肾病（表 4-2-9）

表 4-2-9　微小病变型肾病

项目	特点
光镜观	基本正常,近端小管上皮细胞脂肪变性
免疫病理	阴性
电镜观	广泛肾小球脏层上皮细胞足突融合
发病人群	儿童和老年人多见
表现	典型表现为肾病综合征,镜下血尿（约15%）,>60 岁者高血压和肾功能损害较多见
治疗	30%~40% 患者可在发病后数个月内自发缓解,大多对糖皮质激素治疗敏感
预后	复发率高,反复发作或长期大量蛋白尿未控制,可发生病理类型转变,预后差

2. 系膜增生性肾小球肾炎（表 4-2-10）

3. 局灶节段性肾小球硬化（表 4-2-11）

4. 膜性肾病（表 4-2-12）

表 4-2-10 系膜增生性肾小球肾炎

项目	特点
光镜观	肾小球系膜细胞和系膜基质弥漫性增生
免疫病理	①IgA 肾病,以 IgA 沉积为主 ②非 IgA 系膜增生性肾小球肾炎,以 IgG 或 IgM 沉积为主;常伴 C3 于肾小球系膜区或系膜区及毛细血管壁呈颗粒状沉积
电镜观	系膜增生,系膜区可见电子致密物
发病人群	青少年多见
表现	①约半数患者有前驱感染,可急性起病,部分为隐匿起病 ②IgA 肾病:血尿(几乎 100%)、肾病综合征(约 15%) ③非 IgA 系膜增生性肾小球肾炎:血尿(约 70%)、肾病综合征(约 50%)
治疗	多数对激素和细胞毒性药物有良好反应,>50% 患者经激素治疗后可获完全缓解

表 4-2-11 局灶节段性肾小球硬化

项目	特点
光镜观	病变呈局灶、节段分布,受累节段硬化、肾小管萎缩、肾间质纤维化
免疫病理	IgM 和 C3 在肾小球受累节段呈团块状沉积
电镜观	肾小球上皮足突广泛融合、基底膜塌陷,系膜基质增多,电子致密物沉积
发病人群	青少年多见
表现	多为隐匿起病,部分病例可由微小病变型肾病转变而来。可有肾病综合征(50%~75%)、血尿(约 75%)、高血压(约 50%)、肾功能损害(约 30%)
治疗、预后	多数顶端型对糖皮质激素治疗有效,预后良好;塌陷型治疗反应差、进展快

表 4-2-12 膜性肾病

项目	特点
光镜观	肾小球弥漫性增厚,有钉突形成,基底膜增厚
免疫病理	IgG 和 C3 沿肾小球毛细血管壁细颗粒状沉积
电镜观	早期可见 GBM 上皮侧有排列整齐的电子致密沉积物,常伴广泛足突融合
发病人群	中老年多见
表现	起病隐匿,肾病综合征(70%~80%)、镜下血尿(约 30%)、肾静脉血栓(40%~50%)、肾功能损害
治疗	20%~35% 患者可自发缓解。60%~70% 的早期(尚未出现钉突)患者经糖皮质激素和细胞毒性药物治疗后可达临床缓解

> ⓘ **提示**
>
> 　　膜性肾病患者有突发性腰痛或肋腹痛,伴血尿、蛋白尿加重,肾功能损害,应考虑肾静脉血栓形成。如有突发性胸痛,呼吸困难,应注意肺栓塞。

5. 系膜毛细血管性肾小球肾炎(表 4-2-13)

表 4-2-13　系膜毛细血管性肾小球肾炎

项目	特点
光镜观	系膜细胞和系膜基质弥漫重度增生,并插入到 GBM 和内皮细胞之间,使毛细血管袢呈"双轨征"
免疫病理	IgG 和 C3 于系膜区及毛细血管壁呈颗粒状沉积
电镜观	内皮下和系膜区可见电子致密沉积物
发病人群	青少年多见
表现	肾病综合征(50%~60%)、血尿(几乎 100%),血清 C3 持续降低(50%~70%),高血压、肾功能损害及贫血出现早,可有急性肾炎综合征
治疗	尚无有效方法,部分儿童病例对糖皮质激素和细胞毒性药物有效

6. 各类型比例

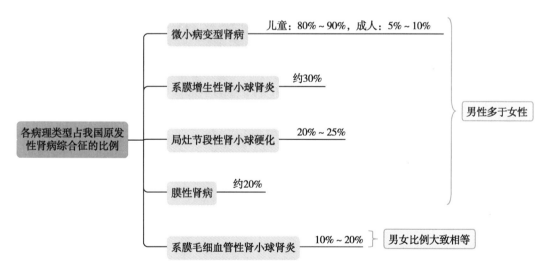

四、并发症

1. 感染(常见)

(1)原因:与蛋白质营养不良、免疫功能紊乱及应用糖皮质激素治疗有关。

(2)表现:常见呼吸道、泌尿道、皮肤感染等。

2. 血栓和栓塞

（1）原因：①血液浓缩（有效血容量减少）及高脂血症造成血液黏稠度增加；②因某些蛋白质从尿中丢失，肝代偿性合成蛋白增加，引起机体凝血、抗凝和纤溶系统失衡；③肾病综合征时血小板过度激活、应用利尿药和糖皮质激素等加重高凝状态。

（2）表现：以肾静脉血栓最常见，肺血管、下肢静脉、下腔静脉、冠状血管和脑血管血栓或栓塞并不少见。

3. 蛋白质和脂肪代谢紊乱

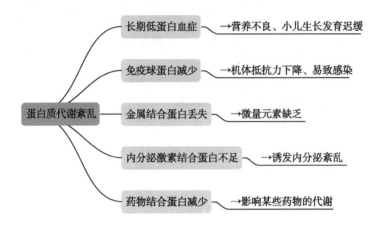

高脂血症增加血液黏稠度，促进血栓、栓塞并发症的发生，增加心血管系统并发症，并可促进肾小球硬化和肾小管间质病变的发生，促进肾脏病变的慢性进展。

4. 急性肾损伤

（1）因有效循环血量不足可诱发肾前性氮质血症，扩容利尿后可好转。

（2）少数病例可出现急性肾损伤，尤以微小病变型肾病居多，表现为少尿甚或无尿，扩容利尿无效。肾活检病理检查显示肾小球病变轻微，肾间质弥漫重度水肿，肾小管可为正常或部分细胞变性、坏死，肾小管腔内有大量蛋白管型。

 提示

感染是导致肾病综合征复发和疗效不佳的主要原因。

五、诊断和鉴别诊断

1. 诊断步骤

（1）诊断肾病综合征：①尿蛋白 >3.5g/d；②血浆清蛋白 <30g/L；③水肿；④高脂血症。其中①②为诊断必须。

（2）确认病因：除外继发性病因和遗传性疾病；最好行肾活检，进行病理诊断。

（3）判定有无并发症。

2. 鉴别诊断

（1）过敏性紫癜肾炎：青少年多见，典型的皮肤紫癜、关节痛、腹痛、黑便，多在皮疹出现后 1~4 周出现血尿和 / 或蛋白尿。

（2）狼疮肾炎：育龄期女性多见，多系统受累，多种自身抗体阳性，肾活检免疫病理呈"满堂亮"。

（3）糖尿病肾病：中老年多见，肾病综合征常见于病程 10 年以上的糖尿病患者。糖尿病病史及特征性眼底改变有助于鉴别诊断。

（4）肾淀粉样变性：中老年多见，常需肾活检确诊。

（5）骨髓瘤性肾病：中老年多见，骨痛、血清单株球蛋白增高、蛋白电泳 M 带、尿本周蛋白阳性，骨髓象示浆细胞异常增生并伴有质的改变。

六、治疗

1. 一般治疗

（1）适当休息：病情稳定者应适当活动，以防止静脉血栓形成。

（2）饮食

1）给予正常量 0.8~1.0g/（kg·d）的优质蛋白（富含必需氨基酸的动物蛋白）饮食。高蛋白饮食造成肾小球高滤过，可加重蛋白尿并促进肾脏病变进展，故不主张。

2）水肿时低盐（<3g/d）饮食。

3）减少摄入饱和脂肪酸（动物油脂），多摄入富含多聚不饱和脂肪酸（植物油、鱼油）及可溶性纤维的饮食。

（3）避免到公共场所和预防感染。

2. 对症治疗

（1）利尿消肿

1）原则：不宜过快过猛，以免造成血容量不足、加重血液高黏滞倾向，诱发血栓、栓塞并发症。

2）常用利尿药（表 4-2-14）

表 4-2-14 治疗肾病综合征的常用利尿药

名称	举例	作用机制	备注
噻嗪类利尿药	氢氯噻嗪	作用于髓袢升支厚壁段和远曲小管前段，抑制 Na^+ 和 Cl^- 的重吸收，增加 K^+ 排泄	防止低 K^+、低 Na^+
袢利尿药	呋塞米	作用于髓袢升支，抑制 Na^+、Cl^- 和 K^+ 的重吸收	防止低 Na^+、低 K^+、低 Cl^-
潴钾利尿药	螺内酯	作用于远曲小管后段，排 Na^+、排 Cl^-、潴 K^+	防止高 K^+，肾功能不全者慎用
渗透性利尿药	低分子右旋糖酐	提高血浆胶体渗透压，在肾小管腔内形成高渗状态，减少水、Na^+ 的重吸收	尿量 <400ml/d 者慎用

　　3）提高血浆渗透压：血浆和清蛋白等多用于低血容量或利尿药抵抗、严重低蛋白血症的患者。非必要时不宜多使用。

　　（2）减少尿蛋白：可有效缓解肾功能的恶化。ACEI 或 ARB，除有效控制高血压外，均可通过降低肾小球内压和直接影响肾小球基底膜对大分子的通透性，而减少尿蛋白。

　　3. 免疫抑制治疗

　　（1）糖皮质激素（以下简称激素）

　　1）作用机制：抑制免疫炎症反应，抑制醛固酮和抗利尿激素分泌，影响肾小球基底膜通透性等，产生利尿、消除尿蛋白的效果。

　　2）用药原则（表 4-2-15）

表 4-2-15　肾病综合征患者激素的用药原则

原则	方法
起始足量	泼尼松 1mg/（kg·d），口服 8 周，必要时可延长至 12 周
缓慢减量	足量治疗后每 2~3 周减原用量 10%；减至 20mg/d 时易复发，减量更应缓慢
长期维持	以最小有效剂量（10mg/d）维持半年

　　水肿严重、有肝功能损害或泼尼松疗效不佳时，可更换为甲泼尼龙（等剂量）口服或静脉滴注。

　　3）服用方式：可采取全日量顿服；维持用药期间两日量隔日 1 次顿服，以减轻激素的副作用。

　　4）用药效果：激素敏感型（用药 8~12 周内肾病综合征缓解）、激素依赖型（激素减药到一定程度即复发）、激素抵抗型（常规激素治疗无效）。

　　（2）细胞毒性药物

　　1）用于激素依赖型、激素抵抗型患者，与激素协同治疗，一般不作为首选药物和单独用药。

　　2）药物：环磷酰胺（最常用）、苯丁酸氮芥（目前少用）。

　　（3）钙调神经蛋白抑制剂：环孢素（CsA），作为二线药物治疗激素和细胞毒性药物无效的难治性肾病综合征；停药后易复发。

　　（4）吗替麦考酚酯：对部分难治性肾病综合征有效。

　　4. 并发症防治

　　（1）感染：通常在激素治疗时无需应用抗生素预防；一旦发现感染，应选用对致病菌敏感、强效且无肾毒性的抗生素积极治疗；严重感染难控制时应考虑减少或停用激素，视具体情况决定。

　　（2）血栓及栓塞并发症

　　1）预防性抗凝治疗：血浆白蛋白 <20g/L 提示存在高凝状态，可给予肝素钠、低分子量

肝素、华法林,抗凝同时辅以抗血小板药(如双嘧达莫、阿司匹林)。

2)溶栓:发生血栓、栓塞者应尽早(6h 内效果最佳,但 3d 内仍可望有效)给予尿激酶或链激酶全身或局部溶栓,同时配合抗凝治疗,抗凝药一般应持续应用半年以上。

> 抗凝及溶栓治疗时均应避免药物过量导致出血。

(3)急性肾损伤:可给予祥利尿药、血液透析、治疗原发病、碱化尿液(口服碳酸氢钠)等处理。

(4)蛋白质及脂肪代谢紊乱

1)ACEI/ARB 可减少尿蛋白。

2)降脂药物可选择降胆固醇为主的他汀类药物(洛伐他汀等)或降甘油三酯为主的氯贝丁酯类(非诺贝特等)。肾病综合征缓解后高脂血症可自然缓解。

第六节　无症状性血尿和／或蛋白尿

一、概述

无症状性血尿或／和蛋白尿,既往国内称为隐匿型肾小球肾炎,系指仅表现为肾小球源性血尿和／或轻至中度蛋白尿,不伴水肿、高血压及肾功能损害的一组肾小球疾病,通常通过实验室检查发现并诊断。

二、病理

本病可由多种病理类型的原发性肾小球疾病所致,但改变多较轻,如轻微病变性肾小球肾炎(肾小球中仅有节段性系膜细胞及基质增生)、轻度系膜增生性肾小球肾炎、局灶节段性肾小球肾炎(局灶性肾小球病,病变肾小球内节段性内皮细胞及系膜细胞增生)等病理类型。

三、临床表现

临床多无症状,常因发作性肉眼血尿或体检提示镜下血尿或蛋白尿而发现,无水肿、高血压和肾功能损害;部分患者可于高热或剧烈运动后出现一过性血尿,短时间内消失。反复发作的单纯性血尿,尤其是和上呼吸道感染密切相关者应注意 IgA 肾病的可能。

四、辅助检查

1. 血尿　为肾小球源性血尿。

2. 蛋白尿　0.5g/24h< 尿蛋白 <2.0g/24h，以白蛋白为主。

3. 免疫学检查　抗核抗体、抗双链 DNA 抗体、免疫球蛋白、补体等均正常。

4. 血清 IgA　部分 IgA 肾病患者可升高。

5. 影像学检查　B 超、静脉肾盂造影、CT 或 MRI 等常无异常发现。

6. 肾活检　如随访中出现血尿、蛋白尿加重和 / 或肾功能恶化，应尽快做肾活检明确诊断。

五、诊断

无症状性血尿或 / 和蛋白尿的诊断需排除继发性因素，必要时行肾穿刺活检协诊。

六、治疗

1. 单纯性蛋白尿　指尿蛋白定量 <1.0g/d，以白蛋白为主，无血尿；一般预后良好。

2. 未明确病因者无需给予特殊治疗，以免加重肾损害。因蛋白尿较轻，不必使用激素、细胞毒性药物，不必过多使用中草药，以免导致肾功能损害。治疗原则：

（1）定期检查和追踪，监测尿常规、肾功能和血压的变化，在妊娠前及怀孕期间加强监测。

（2）保护肾功能、避免肾损伤的因素。

（3）对伴血尿的蛋白尿者，或单纯尿蛋白明显增多（尤其 >1.0g/d）者，考虑 ACEI/ARB 类药物治疗，需监测血压。

（4）慢性扁桃体炎反复发作，尤其与血尿、蛋白尿发生密切相关者，可待急性期过后行扁桃体切除术。

（5）如出现高血压或肾功能损害，按慢性肾小球肾炎治疗。

（6）可适当用中医药辨证施治，但需避免肾毒性中药。

第七节　慢性肾小球肾炎

一、概述

慢性肾小球肾炎简称慢性肾炎，以蛋白尿、血尿、高血压和水肿为基本临床表现，起病方式各有不同，病情迁延并呈缓慢进展，可有不同程度的肾功能损害，部分患者最终将发展至终末期肾衰竭。

二、病因和发病机制

1. 病因　大多数由不同病因的原发性肾小球疾病发展而来，少数由急性肾炎发展所致。

2. 发病机制 免疫介导炎症（多为起始因素），高血压、大量蛋白尿、高血脂等非免疫非炎症因素也起到重要作用。

三、病理

1. 主要为系膜增生性肾小球肾炎、系膜毛细血管性肾小球肾炎、膜性肾病、局灶性节段性肾小球硬化等。

2. 晚期肾脏体积缩小、肾皮质变薄，均可表现为肾小球硬化，相应肾单位的肾小管萎缩、肾间质纤维化。

四、临床表现

1. 任何年龄可见，中青年男性多见，起病缓慢、隐匿。

2. 早期可无特殊症状，可有乏力、疲倦、腰部疼痛和食欲缺乏；水肿可有可无，一般不严重。有的患者可出现血压（特别是舒张压）持续性中等以上程度升高，甚至恶性高血压，严重者可有眼底出血、渗出，视神经乳头水肿。如血压控制不好，肾功能恶化较快，预后较差。部分可因感染、劳累呈急性发作，或用肾毒性药物后病情急骤恶化，经去除诱因和适当治疗后可有一定程度缓解，但也可能由此而进入不可逆的慢性肾衰竭。

3. 多数患者肾功能呈慢性渐进性损害，肾脏病理类型是决定肾功能进展快慢的重要因素（如系膜毛细血管性肾小球肾炎进展较快，膜性肾病进展较慢），但也与治疗是否合理等相关。

4. 实验室检查 多为轻度尿异常，尿蛋白常在 1~3g/d，有肾小球源性血尿，可见管型，肾功能正常或肌酐清除率下降，直至出现终末期肾衰竭。

5. 超声检查 早期肾脏大小正常，晚期双肾对称性缩小、皮质变薄。

6. 肾活检 为原发病的病理改变，有助于指导治疗和估计预后。

五、诊断和鉴别诊断

1. 诊断 蛋白尿、血尿、伴或不伴水肿及高血压病史 >3 个月，无论有无肾功能损害，在除外继发性肾小球肾炎及遗传性肾小球肾炎后可临床诊断慢性肾炎。

2. 鉴别诊断

（1）继发性肾小球疾病：狼疮肾炎、过敏性紫癜肾炎、糖尿病肾病等，结合病史、原发病表现及特异性实验室检查可鉴别。

（2）Alport 综合征：常起病于青少年，常有家族史（多为 X 连锁显性遗传），可有眼（球形晶状体等）、耳（神经性耳聋）、肾（血尿，轻至中度蛋白尿及进行性肾功能损害）异常。

（3）慢性肾盂肾炎：有反复发作的泌尿系统感染史，并有影像学及肾功能异常，尿沉渣中常有白细胞，尿细菌学检查阳性可鉴别。

（4）原发性高血压肾损害（表 4-2-16）

表 4-2-16　慢性肾炎高血压与原发性高血压肾损害的鉴别

鉴别要点	慢性肾炎高血压	原发性高血压肾损害
发病年龄	青壮年多见	多 >40 岁
先后顺序	肾炎在先	高血压在先
血尿、蛋白尿	较重	较轻
心脑、眼底血管硬化	较轻	较重
家族史	无	常有

六、治疗

1. 主要目的　防止或延缓肾功能进行性恶化、改善或缓解临床症状及防治心脑血管并发症。

2. 积极控制高血压和减少尿蛋白　力争把血压控制在理想水平（<130/80mmHg），尿蛋白减少至 <1g/d。

（1）饮食：慢性肾炎常有水、钠潴留引起的容量依赖性高血压，高血压患者应限盐（<6g/d）。

（2）药物：可用噻嗪类利尿药，Ccr<30ml/min 时应改用袢利尿药，一般不宜过多或长期使用。如 ACEI 或 ARB 类药物（无禁忌证者可首选）、β 受体拮抗药、α 受体拮抗药及血管扩张药等亦可应用。

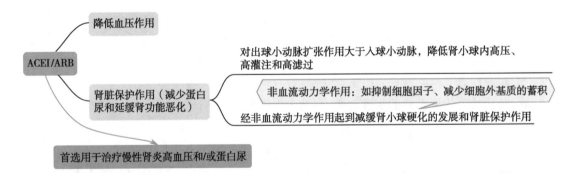

目前多数学者认为：蛋白尿≥1.0g/24h，血压应控制在 125/75mmHg；蛋白尿 <1.0g/24h，血压应控制在 130/80mmHg。

ⓘ 提示

肾功能损害患者应用 ACEI 或 ARB 要防止高血钾，血肌酐 >264μmol/L（3mg/dl）时应慎用。

3. 限制食物中蛋白及磷的入量　肾功能不全患者应限制蛋白及磷的入量，给予优质低蛋白饮食 [0.6~1.0g/（kg·d）]，适当增加碳水化合物的摄入，低蛋白饮食 2 周后可使用必需

氨基酸或 α- 酮酸。

4. **糖皮质激素和细胞毒性药物**　一般不主张积极应用。

5. **避免加重肾脏损害的因素**　避免感染、劳累、妊娠及肾毒性药物（氨基糖苷类抗生素、含马兜铃酸的中药如关木通、广防己等）。

知识拓展

> 肾活检是诊断肾小球疾病最重要的指标，也是指导临床治疗的重要依据。

◦ 经 典 试 题 ◦

（研）1. 下列属于中老年人继发性肾病综合征常见病因的有

　　A. 糖尿病肾病　　　　　　　　　　B. 肾淀粉样变性

　　C. 过敏性紫癜肾炎　　　　　　　　D. 系统性红斑狼疮肾炎

（研）2. 男，25 岁。因肉眼血尿 2d 就诊，3d 前有上呼吸道感染。既往体健。查体：血压 BP 125/85mmHg，皮肤黏膜未见出血点和紫癜，心、肺、腹部检查未见异常。尿常规：蛋白（++）。沉渣镜检 RBC 满视野 /HP，WBC 0~3 个 /HP，血常规 Hb 105g/L，WBC 6.0×10^9/L，PLT 210×10^9/L，血肌酐 120μmol/L。该患者可能诊断为

　　A. 急性肾小球肾炎　　　　　　　　B. 急进性肾小球肾炎

　　C. IgA 肾病　　　　　　　　　　　D. 肾病综合征

（执）3. 男，19 岁。初发肾病综合征，应用泼尼松 60mg/d 治疗 8 周，水肿无明显好转，复查尿蛋白仍 >3.5g/d，肾活检提示微小病变型肾病。下一步最适宜的治疗是

　　A. 加用白蛋白　　　　　　　　　　B. 大剂量静脉使用免疫球蛋白

　　C. 加用 ACEI　　　　　　　　　　D. 加用免疫抑制剂

　　E. 增加泼尼松剂量

（执）4. 男，22 岁。乏力、食欲减退 1 个月，水肿、少尿伴血压升高 1 周。实验室检查：血 Hb 76g/L，补体 C3 正常，肌酐 421μmol/L；尿蛋白（++），尿 RBC 30~50 个 /HP；血清抗肾小球基底膜抗体阳性。B 超提示双肾增大。最可能的诊断是

　　A. 急进性肾小球肾炎Ⅱ型　　　　　B. 急性肾小球肾炎

　　C. 急进性肾小球肾炎Ⅲ型　　　　　D. 急进性肾小球肾炎Ⅰ型

　　E. 急性肾小管坏死

（研）（5~7 题共用题干）

　　男，21 岁。肉眼血尿伴尿量减少 6d 入院，2 周前曾有发热、咽痛。既往体健。查体：BP 156/95mmHg，皮肤黏膜未见出血点和紫癜，双眼睑水肿，双下肢凹陷性水肿（++）。化验尿常规：蛋白（++），沉渣镜检 RBC 50~60 个 /HP；血肌酐 156μmol/L，尿素氮 11mmol/L。

5. 该患者最可能的诊断是

A. 急性肾小球肾炎   B. 急进性肾小球肾炎

C. IgA 肾病   D. 肾病综合征

6. 若进行肾穿刺病理学检查,最可能的病理类型是

A. 系膜增生性肾小球肾炎   B. 微小病变性肾小球肾炎

C. 毛细血管内增生性肾小球肾炎   D. 新月体性肾小球肾炎

7. 该患者目前不宜选用的治疗是

A. 限制盐的摄入   B. 利尿治疗

C. 降压治疗   D. 糖皮质激素与细胞毒性药物治疗

(执)(8~11 题共用题干)

男,40 岁。发现血尿、蛋白尿 5 年。查体:BP 150/90mmHg,双下肢轻度凹陷性水肿。实验室检查:尿蛋白 1.0~1.7g/d,尿红细胞 5~15 个 /HP,Scr 100μmol/L。B 超示双肾大小正常。

8. 该患者首先考虑的临床诊断是

A. 无症状性蛋白尿和 / 或血尿   B. 急性肾小球肾炎

C. 慢性肾小球肾炎   D. 肾病综合征

E. 高血压肾损害

9. 为明确诊断,该患者首选的进一步检查项目是

A. 肾活检病理检查   B. 尿找肿瘤细胞

C. 肾动脉造影   D. 24h 尿钠测定

E. 双肾 CT 检查

10. 该患者应首选的降压药物是

A. 祥利尿药   B. 血管紧张素转换酶抑制剂

C. 钙通道阻滞药   D. β 受体拮抗药

E. α 受体拮抗药

11. 其治疗的最终目标是

A. 消除尿蛋白   B. 消除水肿

C. 延缓肾脏病进展   D. 控制血压

E. 消除血尿

【答案与解析】

1. AB

2. C。解析:根据患者为青年男性,有呼吸道感染史,主要表现为肉眼血尿,化验示蛋白尿、血尿、血肌酐正常,可能为 IgA 肾病。急性肾小球肾炎通常也可于前驱感染后起病,但多有水肿、一过性高血压及肾功能异常。故选 C。

3. D   4. D

5. A。解析：急进性肾小球肾炎起病过程与急性肾炎相似，早期出现少尿、无尿，常有肾功能急剧恶化的表现，排除 B。IgA 肾病潜伏期短，可在感染后数小时至数日内出现肉眼血尿，血尿可反复发作，排除 C。肾病综合征常为大量蛋白尿，排除 D。故选 A。

6. C　7. D

8. C。解析：凡尿化验异常（血尿、蛋白尿）、伴或不伴水肿及高血压病史达 3 个月以上，无论有无肾功能损害均应考虑慢性肾小球肾炎。该患者表现为血尿、蛋白尿、高血压、水肿，考虑最可能为慢性肾小球肾炎。故选 C。

9. A。解析：肾活检病理检查对肾脏疾病的诊断、治疗方案的选择或调整以及判断疾病预后均有重要价值。在临床上对一些诊断不明的肾炎、治疗不满意的肾病综合征、不明原因的持续性血尿或蛋白尿等患者应进行肾活检。故选 A。

10. B　11. C

第三章

继发性肾病

第一节　狼疮肾炎

一、概述

1. 狼疮肾炎是系统性红斑狼疮（SLE）的肾脏损害，是我国终末期肾衰竭的重要原因之一。
2. 约 50% 以上 SLE 患者有肾损害的临床表现，肾活检则显示肾脏受累几乎为 100%。

二、发病机制

免疫复合物形成与沉积是引起狼疮肾炎的主要机制。沉积的免疫复合物激活补体，引起炎症细胞浸润、凝血因子活化及炎症介质释放，导致肾脏损伤。

三、病理（表 4-3-1）

表 4-3-1　狼疮肾炎的病理

病理分型	病理表现
Ⅰ型	系膜轻微病变性狼疮肾炎，光镜正常，免疫荧光见系膜区免疫复合物沉积
Ⅱ型	系膜增生性狼疮肾炎，系膜细胞增生伴系膜区免疫复合物沉积
Ⅲ型	局灶性狼疮肾炎（累及 <50% 肾小球）
Ⅳ型	弥漫性狼疮肾炎（累及 ≥50% 肾小球）
Ⅴ型	膜性狼疮肾炎，可合并发生Ⅲ型或Ⅳ型，也可伴终末期硬化性狼疮肾炎
Ⅵ型	终末期硬化性狼疮肾炎，≥90% 肾小球呈球性硬化

 提示

典型的免疫病理表现为肾小球 IgG、IgA、IgM、C3、C4、C1q 均阳性，称为"满堂亮"。

四、临床表现

肾脏表现差异大，可为无症状性蛋白尿和 / 或血尿，或为高血压、肾病综合征、急性肾炎综合征等。病情可进展为慢性肾脏病,晚期发生尿毒症。蛋白尿最常见,轻重不一。血清抗磷脂抗体阳性患者易并发血栓,加剧肾功能恶化。

五、实验室检查

尿蛋白和尿红细胞的变化、补体水平、某些自身抗体滴度与狼疮肾炎的活动和缓解密切相关。肾活检病理改变及狼疮活跃程度对本病的诊断、治疗和判断预后有较大价值。

六、诊断

在 SLE 基础上有肾脏损害表现,如持续性蛋白尿(>0.5g/d,或 >+++)、血尿或管型尿(可为红细胞或颗粒管型等),可诊断为狼疮肾炎。

七、治疗

1. 治疗方案以控制病情活动、阻止肾脏病变进展为主要目的。应根据临床表现、病理特征及疾病活动程度制订个体化治疗方案。

2. 狼疮肾炎治疗后可长期缓解,但药物减量或停药后易复发,且病情逐渐加重。

第二节 糖尿病肾病

一、概述

糖尿病肾病(DN)是糖尿病最常见的微血管并发症之一,1 型和 2 型糖尿病的部分患者均可出现肾损害。

二、发病机制

糖尿病肾病的发病机制包括糖代谢异常、肾脏血流动力学改变、氧化应激、免疫炎症因素和遗传因素。

三、临床表现

1. 主要表现　不同程度蛋白尿及肾功能的进行性减退。
2. 临床分期(表 4-3-2)

四、诊断

1. 诊断　1 型糖尿病发病后 5 年和 2 型糖尿病确诊时,出现持续微量白蛋白尿,应怀疑糖尿病肾病。如病程更长,渐出现蛋白尿,甚至大量蛋白尿或肾病综合征,同时合并有糖尿病的其他并发症,如糖尿病眼底病变,应考虑糖尿病肾病。

表 4-3-2 糖尿病肾病的临床分期

分期	特点
Ⅰ期	①临床无肾病表现,仅有血流动力学改变,此时肾小球滤过率(GFR)升高 ②肾脏体积增大,小球和小管肥大
Ⅱ期	①持续性微量白蛋白尿,GFR 正常或升高,临床无症状 ②肾小球 / 肾小管基底膜增厚、系膜区增宽等
Ⅲ期	①尿白蛋白排泄率 >200mg/24h,蛋白尿 >0.5g/24h,轻度高血压,GFR 下降,但血肌酐正常 ②局灶 / 弥漫性硬化,K-W 结节,入 / 出球小动脉透明样变等
Ⅳ期	大量蛋白尿,可达肾病综合征程度
Ⅴ期	肾功能持续减退直至终末期肾脏病

2. 考虑糖尿病合并其他慢性肾脏病的情况 ①无糖尿病视网膜病变;②急性肾损伤;③短期内蛋白尿明显增加;④无高血压;⑤肾小球源性血尿。建议肾活检确诊。

五、治疗

1. 饮食治疗 早期限制蛋白质摄入,透析患者、儿童及孕妇不宜过度限制蛋白质摄入。保证足够的热量。

2. 控制血糖 控制糖化血红蛋白在 7% 左右。

3. 控制血压 控制血压≤130/80mmHg,首选 ACEI/ARB(注意禁忌证)。

4. 调脂治疗 血清总胆固醇增高为主,首选他汀类降脂药物;甘油三酯增高为主,可用纤维酸衍生物类药物。配合饮食治疗。

5. 并发症治疗 治疗高血压、动脉粥样硬化等,避免使用肾毒性药物。

6. 必要时透析和移植。

第三节 血管炎肾损害

一、概述

ANCA 阳性的系统性小血管炎,包括肉芽肿性多血管炎(GPA)、显微镜下多血管炎(MPA)和嗜酸细胞性肉芽肿性多血管炎(EGPA)。ANCA 的主要靶抗原为蛋白酶 3(PR3)和髓过氧化物酶(MPO)。我国以 MPO-ANCA 阳性的 MPA 为主。

二、发病机制

本类疾病的发生是多因素的,涉及 ANCA、中性粒细胞和补体(C5a)等。

三、临床表现

1. 发病人群　各年龄组可见,我国以老年人多见。
2. 全身表现　常有发热、疲乏、关节肌肉疼痛和体重下降等。
3. 肾脏表现　活动期有血尿,可见红细胞管型,多伴蛋白尿;肾功能受累常见。
4. 肾外表现　包括肺、头颈部和内脏损伤。肺受累严重者可发生呼吸衰竭。
5. 实验室检查　ANCA 阳性,CRP 升高,ESR 快。

四、诊断

国际上尚无统一、公认的临床诊断标准。中老年患者表现为发热、乏力和体重下降等炎症表现,血清 ANCA 阳性,可考虑诊断。

五、治疗

1. 诱导治疗　糖皮质激素联合环磷酰胺最常用。重症患者可加用甲泼尼龙冲击治疗,血浆置换治疗。
2. 维持治疗　小剂量糖皮质激素联合免疫抑制剂（如硫唑嘌呤和吗替麦考酚酯）。

第四节　高尿酸肾损害

一、概述

高尿酸血症是指在正常嘌呤饮食状态下,非同日两次空腹血尿酸水平男性 >420μmol/L,女性 >360μmol/L。

二、诊断及治疗

1. 急性高尿酸血症性肾病
（1）患者在肿瘤放、化疗后,出现少尿型急性肾损伤,伴严重的高尿酸血症,可高于 893μmol/L。
（2）尿液呈酸性,尿沉渣无有形成分,尿蛋白阴性。
（3）治疗以预防为主,肿瘤放、化疗之前 3~5d 即可应用别嘌醇。高尿酸血症者,可使用别嘌醇或尿酸氧化酶,严重时血液透析。还可采用水化和适时碱化尿液。
2. 慢性高尿酸血症性肾病
（1）典型的痛风病史及逐渐发生肾功能损害、尿常规变化不明显者,可疑诊。
（2）诊断需排除慢性肾脏病继发的高尿酸血症。
（3）治疗

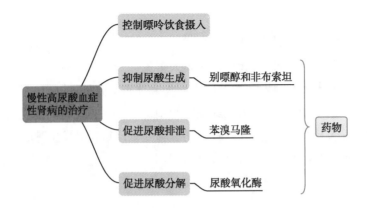

3. 尿酸性肾结石

（1）常见肾绞痛和血尿，肾结石为阴性结石（X 线片上不显影）。

（2）治疗的方向为降低血尿酸水平和提高尿酸在尿中的溶解度。

知识拓展

　　多种因素可以导致继发性肾小球疾病，包括代谢、免疫、感染和肿瘤等因素。在诊断原发性肾小球疾病前，必须先排除继发性因素。

第四章

间质性肾炎

一、概述

间质性肾炎,又称肾小管间质性肾炎(TIN),可以是原发于肾小管间质的(原发性TIN),也可以继发于原发性肾小球或肾血管疾病(继发性TIN)。

二、急性间质性肾炎

1. 概述　急性间质性肾炎(AIN)急骤起病,以肾间质水肿和炎症细胞浸润为主要病理表现,肾小球及肾血管多无受累或病变较轻;以肾小管功能障碍,可伴或不伴肾小球滤过功能下降为主要临床特点。

2. 病因　多种多样,包括药物(如抗生素、NSAIDs)、全身性感染(如白喉)、原发肾脏感染(如肾盂肾炎)、免疫性和特发性。

> ⓘ 提示
>
> 药物和感染是急性间质性肾炎最常见的原因。

3. 临床表现

(1)临床表现:轻重不一,无特异性。药物相关性AIN,可在用药后2~3周发病。常有发热、皮疹、关节酸痛和腰背痛,血压多正常、无水肿。可见少尿或无尿,伴氮质血症,严重尿毒症症状、急性肾衰竭。

(2)辅助检查:①药物相关者80%有外周血嗜酸性粒细胞增多;②血尿多见,部分可见无菌性脓尿、嗜酸性粒细胞尿;③常为轻至中等蛋白尿,少数NSAIDs或干扰素导致的AIN可伴大量蛋白尿;④肾小管功能损害突出(肾性糖尿,低比重尿,低渗透压尿等);⑤影像学示双肾大小正常或轻度增大。

(3)相应基础疾病的临床和实验室证据。

4. 诊断　典型病例根据用药史,感染史或全身疾病史,结合实验室检查结果诊断。确诊依靠肾活检。

5. 治疗　去除病因,支持疗法,糖皮质激素(用于非感染性AIN)。

三、慢性间质性肾炎

1. 概述　慢性间质性肾炎（CIN）病程长，起病隐匿，以肾小管功能障碍为主要表现，常缓慢进展至慢性肾衰竭，病理也以慢性病变为主要表现，肾小管萎缩、肾间质纤维化突出。

2. 病理　肾间质纤维化、可有斑片状的慢性炎症细胞为主的间质浸润，肾小管萎缩，肾小球硬化。

3. 病因　常见的有持续性或进行性急性间质性肾炎发展而成，尿路梗阻，肾毒性物，慢性肾盂肾炎、肾结核等，自身免疫性疾病，移植肾慢性排异，合并肿瘤或副蛋白血症，囊性肾病和特发性。

4. 诊断　诊断要点：①滥用镇痛药史或其他特殊药物、重金属等接触史或慢性肾盂肾炎史，或相应的免疫系统疾病基础；②起病隐袭，多尿、夜尿突出，酸中毒及贫血程度与肾功能不平行；③尿检提示低比重尿，尿蛋白定量≤1.5g/24h，低分子蛋白尿；④尿溶菌酶及尿 β_2– 微球蛋白增多。最终确诊主要依靠病理检查。

5. 治疗　去除致病因素，治疗多以对症治疗为主。

> **知识拓展**
>
> 慢性肾小管间质性肾炎常缺少自觉症状，缓慢进展可导致慢性肾衰竭，一般无水肿和高血压；伴有与慢性肾衰竭程度不成比例的严重贫血是其临床特点。

第五章

尿 路 感 染

一、概述

1. 概念　尿路感染（UTI）简称尿感，是指病原体在尿路中生长、繁殖而引起的感染性疾病。

2. 分类

（1）按感染部位分：上尿路感染（主要是肾盂肾炎）和下尿路感染（主要是膀胱炎）。

（2）按有无基础疾病分

1）复杂性尿感：指同时伴有尿路功能性或结构性异常或免疫低下。

2）非复杂性尿感：主要发生在无泌尿生殖系统异常的女性；多数为膀胱炎，偶然可为急性肾盂肾炎。

（3）按发作频次分：初发或孤立发作尿感和反复发作性尿感（一年发作 >3 次或 6 个月发作 >2 次）。

1）复发：病原体一致，多见于停药 2 周内。

2）再感染：病原体不同，多见于停药 2 周以后。

3. 无症状性菌尿　仅尿病原体检查阳性，但无临床症状。

二、病因和发病机制

1. 病原微生物

（1）G⁻ 杆菌为尿感最常见的致病菌，以大肠埃希菌最常见，占非复杂尿路感染的 75%~90%，其次为克雷伯菌、变形杆菌、柠檬酸杆菌属等。5%~15% 的尿路感染由 G⁺ 菌引起，主要是肠球菌和凝固酶阴性的葡萄球菌。

1）大肠埃希菌最常见于无症状性细菌尿、非复杂性尿路感染或首次发生的尿路感染。

2）医院内感染、复杂性或复发性尿感、尿路器械检查后发生的尿感中，变形杆菌常见于伴尿路结石者，铜绿假单胞菌多见于尿路器械检查后，金黄色葡萄球菌常见于血源性尿感。

（2）腺病毒可在儿童和一些年轻人中引起急性出血性膀胱炎。

（3）结核分枝杆菌、衣原体、真菌等也可导致尿路感染。

> **ⓘ 提示**
>
> 　　近年来由于抗生素和免疫抑制剂的广泛应用，革兰氏阳性菌和真菌性尿感增多，耐药甚至耐多药现象呈增加趋势。

2. 感染途径

（1）上行感染（主要）：病原菌经由尿道上行至膀胱，甚至输尿管、肾盂引起的感染称为上行感染。某些因素如性生活、尿路梗阻、医源性操作、生殖器感染等可导致上行感染的发生。

（2）血行感染（少见）：指病原菌通过血运到达肾脏和尿路其他部位引起的感染。常见金黄色葡萄球菌、沙门菌属、假单胞菌属和白念珠菌属等。

（3）直接感染：偶见。

（4）淋巴道感染：罕见。

3. 机体的防御功能　一般进入膀胱的细菌很快被清除，是否发生尿路感染除与细菌的数量、毒力有关外，还取决于机体的防御功能。

4. 易感因素　包括尿路梗阻、膀胱输尿管反流、机体免疫力低下、神经源性膀胱、妊娠、性别和性活动、医源性因素、泌尿系结构异常和遗传因素。

5. 细菌的致病力　是决定能否引起尿感、是导致症状性尿感还是无症状性尿感、膀胱炎还是肾盂肾炎的重要因素。

三、临床表现（表 4-5-1）

表 4-5-1　尿路感染的临床表现

类型	表现
膀胱炎	①最常见，主要表现为膀胱刺激征（尿频、尿急、尿痛） ②可见耻骨上方疼痛或压痛、排尿困难、浑浊尿、血尿，一般无全身感染症状。致病菌多为大肠埃希菌
急性肾盂肾炎	①育龄女性最多见 ②发热（多见弛张热）、寒战、头痛、全身酸痛、恶心、呕吐等全身症状，可有革兰氏阴性杆菌菌血症 ③尿频、尿急、尿痛、排尿困难等泌尿系统症状，部分症状不典型或缺如 ④腰痛多为钝痛或酸痛，肋脊角或输尿管点压痛和/或肾区叩击痛
慢性肾盂肾炎	①临床表现较复杂 ②半数以上患者有急性肾盂肾炎病史，可见低热、间歇性尿频、排尿不适、腰部酸痛及肾小管功能受损表现，如夜尿增多、低比重尿等 ③可发展为慢性肾衰竭 ④急性发作时症状类似急性肾盂肾炎

续表

类型	表现
无症状性菌尿	致病菌多为大肠埃希菌,可长期无症状,尿常规可无明显异常或白细胞增多,尿培养有真性菌尿
复杂性尿路感染	表现多样,从轻度的泌尿系统症状到膀胱炎、肾盂肾炎,甚至菌血症、败血症,导管相关性尿路感染极为常见

四、并发症

伴有糖尿病和/或存在复杂因素的肾盂肾炎未及时治疗或治疗不当,可出现肾乳头坏死(宜治疗原发病,加强抗生素应用等)、肾周围脓肿(主要是加强抗感染治疗和/或局部切开引流)。

五、辅助检查

1. 尿液检查

(1)白细胞尿:几乎所有尿路感染都有白细胞尿,对诊断意义较大;白细胞管型提示肾盂肾炎。

(2)血尿:部分可见镜下血尿,少数急性膀胱炎患者可见肉眼血尿。

(3)蛋白尿:多为阴性至微量。

2. 白细胞排泄率 白细胞计数 $>3 \times 10^5/h$ 为阳性,介于 $(2~3) \times 10^5/h$ 为可疑。

3. 细菌学检查

(1)涂片细菌检查:未离心新鲜中段尿沉渣涂片,平均每个高倍视野 >1 个细菌,提示尿路感染。对及时选择抗生素有重要参考价值。

(2)细菌培养

1)方法:清洁中段尿、导尿及膀胱穿刺尿做细菌培养。

2)指标

细菌培养菌落数 $\geq 10^5$ 菌落形成单位 /ml(CFU/ml),为有意义菌尿。

临床上无尿感症状,要求做 2 次中段尿培养,细菌菌落数均 $\geq 10^5$CFU/ml,且为同一菌种,可诊断为尿路感染。

有典型膀胱炎症状的妇女,中段尿培养大肠埃希菌、腐生葡萄球菌 $\geq 10^2$CFU/ml。

耻骨上膀胱穿刺尿细菌定性培养有细菌生长,即为真性菌尿。

3)细菌培养可出现假阳性(如中段尿收集不规范,标本被污)、假阴性(近 7d 内使用过抗生素等)。

4. 硝酸盐还原试验(过筛试验) 大肠埃希菌等 G^- 细菌含硝酸盐还原酶,可使尿中的硝酸盐还原为亚硝酸盐,特异性高,但敏感性较差;G^+ 菌该试验为阴性。

5. 白细胞酯酶试验　中性粒细胞可产生白细胞酯酶,该试验检测尿中是否存在中性粒细胞,包括已被破坏的中性粒细胞。

6. 血液检查　急性肾盂肾炎时血常规示血白细胞计数常升高,中性粒细胞增多,核左移。血沉可增快。慢性肾盂肾炎肾功能受损时可见肾小球滤过率下降,血肌酐升高等。

7. 影像学检查　B超、X线腹平片、CT、IVP等有助于了解尿路情况,及时发现有无尿路结石、梗阻、反流、畸形等导致尿路感染反复发作的因素。急性期不宜做静脉肾盂造影检查,可做B超检查。

六、诊断

尿路感染症状 + 尿细菌培养菌落数均 $\geq 10^5$CFU/ml,即可诊断尿路感染。尿培养的菌落数未达到上述指标,但满足下列1项时可帮助诊断:①硝酸盐还原试验和/或白细胞酯酶阳性;②脓尿;③未离心新鲜尿液革兰氏染色发现病原体,且1次尿培养菌落数均 $\geq 10^3$CFU/ml。

> **ⓘ 提示**
>
> 留置导尿管者出现典型的尿路感染症状、体征,且无其他原因可解释,尿标本细菌培养菌落计数 $\geq 10^3$CFU/ml 时,应考虑导管相关性尿路感染的诊断。

1. 定位诊断

（1）下尿路感染（膀胱炎）:常以尿路刺激征为突出表现,一般少有发热、腰痛等。

（2）上尿路感染（肾盂肾炎）

1）常有发热、寒战,可有毒血症症状,伴明显腰痛,输尿管点和/或肋脊点压痛、肾区叩击痛等,伴或不伴尿路刺激征。

2）出现膀胱冲洗后尿培养阳性;尿沉渣镜检有白细胞管型,并排除间质性肾炎、狼疮肾炎等疾病;肾小管功能不全的表现。

2. 慢性肾盂肾炎诊断　有反复发作尿路感染病史,持续性肾小管功能损害;肾外形凹凸不平,且双肾大小不等;或静脉肾盂造影可见肾盂、肾盏变形,缩窄。

七、鉴别诊断

不典型尿路感染要与尿道综合征、肾结核、慢性肾小球肾炎相鉴别。

八、治疗

1. 一般治疗　急性期注意休息,多饮水,勤排尿。及时去除诱发因素。

2. 抗感染治疗

（1）用药原则:①根据尿路感染的位置、有无复杂尿感的因素,选择抗生素的种类、剂量及疗程；②选用致病菌敏感的抗生素；③选择在尿和肾内浓度高的抗生素；④选用肾毒性小，副作用少的抗生素；⑤单一药物治疗失败、严重感染、混合感染、耐药菌株出现时应联合用药。

（2）急性膀胱炎：对于女性非复杂性膀胱炎，SMZ-TMP、呋喃妥因、磷霉素被推荐为一线药物。也可选用阿莫西林、头孢菌素类、喹诺酮类（不推荐莫西沙星），疗程一般 3~7d。

（3）急性肾盂肾炎：在留取尿细菌检查标本后应立即开始治疗，首选对 G^- 杆菌（多为大肠埃希菌）有效的药物。72h 显效者无需换药，否则应按药敏结果更改抗生素。

1）轻症者：于门诊口服药物治疗，疗程 10~14d；常用喹诺酮类（如氧氟沙星）、半合成青霉素类（如阿莫西林）、头孢菌素类（如头孢呋辛）等。

2）严重感染全身中毒症状者：需住院治疗，应静脉给药，如氨苄西林、头孢噻肟钠、左氧氟沙星等，必要时联合用药。氨基糖苷类抗生素肾毒性大，应慎用。经过上述治疗若好转，可于热退后继续用药 3d 再改为口服抗生素，完成 2 周疗程。

（4）慢性肾盂肾炎：关键是积极寻找并去除易感因素。

（5）反复发作尿路感染

1）复发：去除诱因，按药敏试验结果选择大剂量杀菌性抗生素治疗≥6 周，反复发作者给予长程低剂量抑菌疗法。

2）再感染：治疗方法与首次发作相同；对半年内发生 >2 次者，可用长程低剂量抑菌治疗。

（6）复杂性尿路感染：尽量根据尿培养结果选择用药。如为经验治疗，48~72h 后应评估疗效，根据尿培养结果调整用药。积极治疗基础疾病。

（7）无症状性菌尿的治疗指征：①妊娠期无症状性菌尿；②学龄前儿童；③出现有症状感染者；④肾移植、尿路梗阻及其他尿路有复杂情况者。

（8）妊娠期尿路感染

1）宜选用毒性小的抗菌药物，如阿莫西林、呋喃妥因或头孢菌素类等。

2）急性膀胱炎：疗程一般为 3~7d。

3）急性肾盂肾炎：应静脉滴注抗生素，可用半合成广谱青霉素或第三代头孢菌素，疗程 2 周。

4）反复发生尿感者：可用呋喃妥因行长程低剂量抑菌治疗。

知识拓展

尿路感染常以细菌感染最多见，临床症状较为复杂，少数可反复发作或迁延不愈，甚至导致肾衰竭。

经典试题

（研）1. 下列支持慢性肾盂肾炎诊断的有

    A. 可无急性肾盂肾炎病史

    B. 肾外形凹凸不平，双肾大小不等

    C. 持续性肾小管功能损害

    D. 静脉肾盂造影常见肾盂肾盏正常

（研）2. 女，35岁。发热伴尿频、尿急、尿痛2d来急诊，测体温最高38.8℃，既往体健，化验血WBC 14.5×10^9/L，尿蛋白（+），尿沉渣镜检RBC 20~30个/HP，WBC满视野/HP。该患者最可能的诊断是

    A. 急性膀胱炎　　　　　　　　　　B. 急性肾盂肾炎

    C. 慢性肾盂肾炎急性发作　　　　　D. 尿道综合征

（执）3. 女，56岁。反复尿频、尿急伴腰痛3年，夜尿增多1年，查体：BP 155/80mmHg，双肾区无叩痛。尿常规：蛋白微量；尿沉渣镜检RBC 10~15个/HP；WBC 30~35个/HP；Scr 76μmol/L；尿渗透压342mOsm/（kg·H_2O）；B超：左肾8.3cm×4.9cm。最可能的诊断是

    A. 急性膀胱炎　　　　　　　　　　B. 急性肾盂肾炎

    C. 慢性肾小球肾炎　　　　　　　　D. 慢性肾盂肾炎

    E. 泌尿系结核

（执）4. 女，40岁。畏寒、高热伴腰痛，尿频、尿急、尿痛2d。查体：左侧肾区有压痛和叩击痛，尿WBC 40~50个/HP，白细胞管型5个/LP。血WBC 15.4×10^9/L，N 0.87。最可能的诊断是

    A. 急性膀胱炎　　　　　　　　　　B. 尿路结石

    C. 急性肾盂肾炎　　　　　　　　　D. 急性肾小球肾炎

    E. 尿道综合征

（研）（5~7题共用题干）

女，25岁。尿频、尿急、尿痛伴腰痛3d，既往体健。查体：T 36.8℃，心肺无异常，腹软，肝脾肋下未触及，肾区无叩击痛。化验：尿蛋白（±），亚硝酸盐试验阳性，尿沉渣试验：白细胞20~30个/HP，红细胞5~10个/HP。

    5. 最可能的诊断为

    A. 急性膀胱炎　　　　　　　　　　B. 急性肾盂肾炎

    C. 慢性肾盂肾炎　　　　　　　　　D. 尿道综合征

    6. 下列尿检查的结果支持诊断的是

    A. 可见白细胞管型　　　　　　　　B. NAG升高

    C. 清洁中段尿培养有大肠埃希菌　　D. 尿比重和渗透压降低

7. 此时最主要的处理是

A. 对症治疗

B. 单剂量抗生素疗法

C. 短期抗生素疗法

D. 10~14d 抗生素治疗

【答案与解析】

1. ABC　2. B　3. D　4. C

5. A。解析:患者青年女性,急性起病,表现为尿道刺激征、腰痛,亚硝酸盐试验阳性,尿沉渣示脓尿和血尿,考虑为尿路感染;查体体温正常、肾区无叩击痛,初步诊断为急性膀胱炎。尿道综合征也有尿路刺激征,但无真性菌尿,多与心理因素有关。慢性肾盂肾炎病史较长,一般超过半年。故选 A。

6. C。解析:尿路感染最常见的致病菌为革兰氏阴性杆菌,以大肠埃希菌最为常见。尿液细菌培养时采用清洁中段尿,若细菌定量培养阳性,即可确诊尿路感染。尿液可见白细胞管型、NAG 升高、尿渗透压降低,均提示上尿路感染。慢性肾盂肾炎可有肾小管和 / 或肾小球功能异常,表现为尿比重和渗透压降低。故选 C。

7. C

第六章

肾小管疾病

一、肾小管酸中毒

1. **概念** 肾小管性酸中毒（RTA）是由于各种病因导致肾脏酸化功能障碍引起的以阴离子间隙（AG）正常的高氯性代谢性酸中毒为特点的临床综合征，可因远端肾小管泌 H^+ 障碍所致，也可因近端肾小管对 HCO_3^- 重吸收障碍所致，或者两者皆有。

2. **临床特征** 高氯性代谢性酸中毒，水、电解质紊乱，可有低钾血症或高钾血症、低钠血症、低钙血症及多尿、多饮、肾性佝偻病或骨软化症、肾结石等。

3. **按部位和临床机制分型** 远端肾小管性酸中毒（Ⅰ型，dRTA），近端肾小管性酸中毒（Ⅱ型，pRTA），混合型肾小管性酸中毒（Ⅲ型 RTA），高血钾型肾小管性酸中毒（Ⅳ型 RTA）。

二、Fanconi 综合征

Fanconi 综合征是遗传性或获得性近端肾小管多功能缺陷的疾病，存在近端肾小管多项转运功能缺陷，包括氨基酸、葡萄糖、钠、钾、钙、磷、碳酸氢钠、尿酸和蛋白质等。

第七章

肾血管疾病

一、肾动脉狭窄

1. 病因　动脉粥样硬化（最常见）、纤维肌性发育不良、大动脉炎等。

2. 病理生理　肾动脉狭窄常引起肾血管性高血压，动脉粥样硬化及大动脉炎所致肾动脉狭窄还能引起缺血性肾病。

3. 临床表现　肾动脉狭窄由动脉粥样硬化或大动脉炎引起者，常有肾外系统表现，前者可出现脑卒中、冠心病及外周动脉硬化，后者可出现无脉病。

（1）肾血管性高血压：血压正常者（特别是年轻女性）出现高血压后即迅速进展；原有高血压的中、老年患者血压近期迅速恶化，舒张压明显升高。重症患者可出现恶性高血压，常需多种降压药物控制；部分患者可见急性肺水肿反复发作、低钾血症。患者应用 ACEI 或 ARB 类药物后出现血肌酐升高，甚至发生急性肾衰竭，常提示双侧肾动脉狭窄或功能性孤立肾的肾动脉狭窄。

（2）缺血性肾脏病：主要表现为肾功能缓慢进行性减退，肾功能减退常在先，肾小球功能受损在后；后期肾脏体积缩小，两肾大小常不对称（反映两侧肾动脉狭窄程度不等）。

（3）部分肾动脉狭窄患者腹部或腰部可闻及血管杂音（高调、粗糙收缩期或双期杂音）。

4. 诊断　诊断肾动脉狭窄主要依靠彩色多普勒超声、螺旋 CT 血管成像、磁共振血管成像和肾动脉血管造影诊断，尤其肾动脉造影被认为是诊断金标准。

5. 治疗　主要包括经皮球囊扩张血管成形术、经皮经腔肾动脉支架植入术、外科手术治疗和药物治疗。单侧肾动脉狭窄呈高肾素者，常首选 ACEI 或 ARB 类药物进行降压治疗，从小剂量开始，逐渐加量。双侧肾动脉狭窄者，慎用 ACEI 或 ARB，可用 β 受体拮抗药。

二、肾动脉栓塞和血栓形成

1. 病因
（1）肾动脉栓塞：栓子主要来源于心脏（心房颤动或心肌梗死后附壁血栓等）。
（2）肾动脉血栓：见于肾动脉病变、血液凝固性增高、动脉壁创伤及肾动脉造影等操作。

2. 临床表现

（1）肾动脉血栓的临床表现取决于肾动脉阻塞程度及范围。

（2）肾梗死时患侧剧烈腰痛、脊肋角叩痛、蛋白尿及血尿。

（3）高血压、无尿及急性肾损伤。

3. 诊断　选择性肾动脉造影是最直接、可靠的诊断手段。

4. 治疗　应尽早治疗,包括经皮肾动脉插管局部溶栓、全身抗凝、抗血小板聚集及外科手术取栓等。

三、小动脉性肾硬化症

1. 良性小动脉性肾硬化症

（1）病因:由长期未控制好的良性高血压引起。肾脏仅是高血压的受累器官,而非血压升高的原因。

（2）临床表现

1）首先出现肾小管浓缩功能障碍表现（夜尿多、低比重及低渗透压尿）。

2）尿常规轻度异常（轻度蛋白尿,少量红细胞及管型）,肾小球功能渐进受损（肌酐清除率下降,血清肌酐增高）,逐渐进展至终末期肾病。

3）常伴随高血压眼底病变及心、脑并发症。

（3）防治:积极治疗高血压是关键。

2. 恶性小动脉性肾硬化症

（1）病因:恶性小动脉性肾硬化症是恶性高血压引起的肾损害。肾脏既是高血压的受累器官,同时过度分泌肾素也促进血压进一步增高。

（2）临床表现

1）肉眼或镜下血尿、大量蛋白尿、管型尿及无菌性白细胞尿,肾功能进行性恶化,常于发病数周至数个月后出现少尿,进入终末期肾病。

2）伴发中枢神经系统受损表现（头痛、惊厥发作甚至昏迷等）和心脏病变（充血性心力衰竭）。可有微血管病性溶血性贫血。

（3）防治:及时控制严重高血压,防止威胁生命的心、脑、肾并发症发生是救治关键。

四、肾静脉血栓形成

1. 病因　肾静脉血栓（RVT）最常见于肾病综合征。

2. 临床表现　取决于被阻塞静脉大小、血栓形成快慢、血流阻断程度及有无侧支循环形成等。

（1）急性 RVT:①患侧腰肋痛或腹痛,伴恶心呕吐;②尿检异常,出现镜下或肉眼血尿及蛋白尿（原有蛋白尿增多）;③肾功能异常,双侧肾静脉主干大血栓可致急性肾损伤;④病肾增大（影像学检查证实）。

（2）慢性 RVT：起病相对隐匿，可呈现肾性糖尿、氨基酸尿、尿液酸化功能障碍等，肾病综合征者尿蛋白水平明显上升。肾静脉血栓常可脱落引起肺栓塞。

3. 诊断　选择性肾静脉造影检查发现静脉腔内充盈缺损或静脉分支不显影即可确诊。

4. 治疗　RVT 确诊后应尽早开始抗凝治疗等。

第八章

遗传性肾病

第一节　常染色体显性遗传性多囊肾病

一、概述

常染色体显性遗传性多囊肾病（ADPKD）是最常见的遗传性肾脏病，主要病理特征为双肾广泛形成囊肿并进行性生长，最终破坏肾脏的结构和功能，导致终末期肾病（ESRD）；可伴肝脏、胰腺囊肿，颅内动脉瘤等肾外表现。

二、临床表现

ADPKD 病程长，进展慢，多在 30 岁后出现临床症状，临床表现多样。

1. 肾脏表现

（1）囊肿形成：随年龄增长，肾脏体积逐渐增大。部分患者可在腹部触及肿块。

（2）疼痛：背部或肋腹部疼痛是最常见的早期症状之一。急性疼痛或疼痛突然加剧提示囊肿破裂出血、结石或血块引起的尿路梗阻或合并感染（常伴发热）。

（3）其他：高血压、蛋白尿、血尿和感染。

（4）肾功能进行性下降：进展至终末期肾病，出现贫血等并发症。

2. 肾外表现

（1）囊肿：可累及肝脏（最常见）、胰腺、脾脏、卵巢及蛛网膜等器官。

（2）非囊性病变：包括心脏瓣膜异常、结肠憩室和颅内动脉瘤（是早期死亡的主要原因）等。

三、诊断

家族史、临床表现、影像学检查及分子遗传学检测是诊断的主要依据。约 60% 患者有明确家族史。

四、鉴别诊断

应与常染色体隐性多囊肾病、多囊性肾发育不良、单纯性肾囊肿、获得性肾囊肿等疾病相鉴别。

五、治疗

治疗原则为对症处理、预防和治疗并发症、延缓囊肿生长和肾功能进行性恶化速度。进入 ESRD 时,则进行肾脏替代治疗。

第二节 Alport 综合征

一、概述

Alport 综合征(AS),又称遗传性肾炎、眼 – 耳 – 肾综合征,由编码基底膜Ⅳ型胶原 α_{3-6} 链基因突变所致,临床主要表现血尿进行性肾衰竭,伴或不伴感觉神经性耳聋、眼病变。

二、遗传方式

AS 遗传方式有 3 种: X 伴性遗传 AS(XLAS、最常见)、常染色显性遗传 AS(ADAS)和常染色体隐性遗传 AS(ARAS)。

三、临床表现

1. 肾脏表现 血尿最常见,蛋白尿在病初无或少量,随病程进展可加重,几乎所有 XLAS 男性和 ARAS 患者不可避免进入终末期肾衰竭。
2. 听力改变 主要为感觉神经性耳聋,常累及 2~8kHz,病变以双侧为主。
3. 眼病变 前锥形晶状体具有诊断意义;黄斑周围视网膜色素改变最常见,可见角膜内皮大疱等。
4. 其他 包括平滑肌瘤、肌发育不良、甲状腺疾病、AMME 综合征(AS 伴精神发育迟缓、面中部发育不良及椭圆形红细胞增多症等)等。

四、诊断

AS 诊断必须结合临床表现、电镜、家系调查、Ⅳ型胶原检测结果等综合判断。

五、治疗

无特效治疗,激素和免疫抑制剂对 AS 进程有弊无利。未进入 ESRD 者以综合对症治疗为主。

第九章

急性肾损伤

一、概述

急性肾损伤（AKI）以往称为急性肾衰竭，是指由各种病因引起的短时间内肾功能快速减退而导致的临床综合征，表现为肾小球滤过率（GFR）下降，伴有氮质产物如肌酐、尿素氮等潴留，水、电解质和酸碱平衡紊乱，重者出现多系统并发症。

二、病因和发病机制（表 4-9-1）

表 4-9-1　AKI 的病因和发病机制

分类	机制	病因
肾前性 AKI	肾脏血流灌注不足	血容量减少（失血、胃肠道失液等）、心排血量降低（心脏疾病等）、全身血管扩张（药物等）、肾动脉收缩（脓毒血症等）、肾血流自主调节反应受损（ACEI 等）
肾后性 AKI	尿路梗阻导致肾盂积水，肾间质压力增高，肾实质受挤压而损伤	前列腺肥大、尿路结石、肿瘤压迫
肾性 AKI	肾实质损伤	①肾缺血、肾毒性药物导致肾小管上皮细胞损伤最常见，通常称为急性肾小管坏死（ATN）；②肾小球疾病（急性肾炎等）；③急性间质性肾炎；④肾血管疾病；⑤肾移植排斥反应等

三、临床表现（表 4-9-2）

以 ATN 为例，介绍肾性 AKI 的临床过程。

四、辅助检查

1. 血液检查　贫血，血肌酐和尿素氮进行性上升，pH↓，血钾↑，血钙↓，血磷↑。
2. 尿液检查（表 4-9-3）
3. 影像学检查　尿路超声、逆行性肾盂造影、CT 血管造影、MRI 或放射性核素检查。
4. 肾活检　是 AKI 鉴别诊断的重要手段。

表 4-9-2 肾性 AKI 的临床表现（以 ATN 为例）

分期		表现
起始期		尚未发生明显的肾实质损伤，GFR 下降
进展期和维持期	尿量减少	少尿（<400ml/24h）、无尿（<100ml/24h）、GFR 进行性下降；部分患者尿量≥400~500ml/d，称为非少尿型 AKI
	全身表现 消化系统	食欲减退、恶心、呕吐、腹胀、腹泻，甚至消化道出血
	呼吸系统	急性肺水肿、感染
	循环系统	高血压、心力衰竭、肺水肿、心律失常、心肌病变
	神经系统	意识障碍、躁动、谵妄、抽搐、昏迷等尿毒症脑病症状
	血液系统	出血倾向、贫血
	其他	感染、多脏器功能障碍综合征、水、电解质平衡失调（水过多、代谢性酸中毒、高钾血症、低钠血症、低钙血症、高磷血症）
恢复期		少尿型患者尿量增多→多尿→恢复正常，GFR 逐渐升高，肾功能恢复正常需数月；部分可遗留肾脏结构和功能损伤

表 4-9-3 AKI 的尿液检查

病因	检查结果
肾前性	可见少量透明管型，无蛋白尿和血尿
肾性	
ATN	少量蛋白尿（以小分子蛋白为主）；可见肾小管上皮细胞、上皮细胞管型和颗粒管型及少许红、白细胞等，尿比重多 <1.015，尿渗透压 <350mOsm/（kg·H_2O），尿与血渗透浓度之比 <1.1，尿钠含量增高，滤过钠排泄分数（FE_{Na}）>1%
肾小球疾病	大量蛋白尿或血尿，以畸形红细胞为主，FE_{Na}<1%
AIN	少量蛋白尿（以小分子蛋白为主）；血尿较少；轻度白细胞尿，药物所致者可见嗜酸性粒细胞；明显肾小管功能障碍表现，FE_{Na}>1%
肾后性	轻度蛋白尿、血尿，感染者可见白细胞尿，FE_{Na}<1%

五、诊断和鉴别诊断

1. 诊断　符合以下情况之一者即可临床诊断 AKI。

（1）48h 内血肌酐（Scr）升高≥26.5μmol/L。

（2）确认或推测 7d 内 Scr 较基础值升高≥50%。

（3）尿量 <0.5ml/（kg·h），持续≥6h。

2. 鉴别诊断

（1）肾前性少尿：肾前性氮质血症是 AKI 最常见的原因，体检时应注意有无容量不足的常见体征，AKI 时尿液诊断指标见表 4-9-4。

（2）肾后性 AKI：有导致梗阻的原发病史，B 超提示肾盂积水或结石，尿化验基本正常。

表 4-9-4　急性肾损伤时尿液鉴别指标

尿液检查	肾前性氮质血症	缺血性急性肾损伤
尿比重	>1.018	<1.012
尿渗透压 /[mOsm/(kg · H_2O)]	>500	<250
尿钠 /(mmol/L)	<10	>20
[血尿素氮 /(mg/dl)]/[血清肌酐 /(mg/dl)]	>20	<10~15
尿肌酐 / 血清肌酐	>40	<20
肾衰指数	<1	>1
钠排泄分数	<1%	>1%
尿沉渣	透明管型	棕色颗粒管型

（3）肾性病因的鉴别

1）肾小球或肾脏微血管疾病：有肾炎综合征或肾病综合征表现,部分可有相应肾外表现（光过敏、咯血等）；蛋白尿常较严重,血尿及管型尿显著,肾功能减退相对缓慢,常需数周,很少完全无尿。应尽早肾活检确诊。

2）ATN：多有肾缺血、中毒、溶血、挤压等病史,尿异常。

3）AIN：药物过敏或感染史、发热、皮疹、血嗜酸性粒细胞多等,与 ATN 鉴别有时困难,应尽早肾活检。

4）肾血管性疾病：根据病史、表现等鉴别,肾血管影像学检查有助于确诊。

六、治疗

1. 病因治疗　强调尽快纠正可逆性病因和肾前性因素,继发于肾小球肾炎、小血管炎的 AKI 常需应用糖皮质激素和 / 或免疫抑制剂治疗,肾后性 AKI 应尽早解除尿路梗阻。

2. 营养支持治疗　可优先通过胃肠道提供营养,酌情限制水分、钠盐和钾盐摄入,不能口服者需静脉营养。

3. 并发症治疗

（1）高钾血症：需紧急处理。

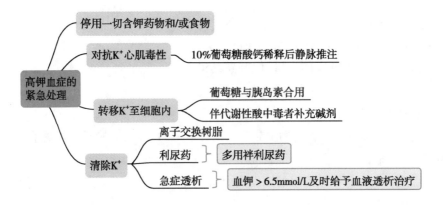

（2）纠正代谢性酸中毒：可用 5% 碳酸氢钠 125~250ml 静脉滴注。对严重酸中毒者，在纠酸的同时紧急透析治疗。

（3）心力衰竭：药物治疗多以扩血管为主。通过透析超滤脱水最有效。

（4）感染：尽早使用对肾脏无毒或低毒的抗生素，并按肌酐清除率调整剂量。

4. 肾脏替代治疗

（1）方法：腹膜透析、间歇性血液透析和连续性肾脏替代治疗（CRRT）等。重症 AKI 倾向于早期开始肾脏替代治疗。

（2）紧急透析指征：内科保守治疗无效的严重代谢性酸中毒（动脉血 pH<7.2）、高钾血症（K^+>6.5mmol/L 或出现严重心律失常等）、积极利尿治疗无效的严重肺水肿以及严重尿毒症症状如脑病、心包炎、癫痫发作等。

5. 恢复期治疗　恢复期早期，重点为维持水、电解质和酸碱平衡，控制氮质血症，治疗原发病和防止各种并发症。部分 ATN 患者多尿期持续较长，补液量应逐渐减少。注意随访。

知识拓展

　　急性肾损伤的死亡率较高，改善预后的关键在于早期诊断和早期治疗。早期有效干预可使肾前性急性肾损伤的病情好转。当出现临床急诊而内科保守治疗无效时，需及时行肾脏替代疗法。

◦ 经 典 试 题 ◦

（研）1. 下列支持急性肾小管坏死的尿液检查结果有

　　A. 尿比重 <1.010　　　　　　　　　B. 尿渗透压 <300mOsm/（kg·H_2O）

　　C. 尿钠浓度 <20mmol/L　　　　　　D. 肾衰指数 <1

（执）2. 急性肾损伤高钾血症选择血液透析，血钾浓度的下限是

　　A. 6.0mmol/L　　　　　　　　　　　B. 7.5mmol/L

　　C. 5.5mmol/L　　　　　　　　　　　D. 6.5mmol/L

　　E. 7.0mmol/L

【答案】

1. AB　2. D

第十章

慢性肾衰竭

一、概述

1. **慢性肾脏病（CKD）** 各种原因引起的肾脏结构或功能异常≥3个月，包括出现肾脏损伤标志（白蛋白尿、尿沉渣异常、肾小管相关病变、组织学检查异常及影像学检查异常）或有肾移植病史，伴或不伴 GFR 下降；或不明原因的 GFR 下降（<60ml/min）≥3个月。

2. **慢性肾衰竭（CRF）** 是各种 CKD 持续进展至后期的共同结局，是以代谢产物潴留，水、电解质及酸碱平衡失调和全身各系统症状为表现的一种临床综合征。CRF 主要为 CKD 4~5 期。

3. 临床分期

（1）肾脏病预后质量倡议（K/DOQI）制定的分期（表 4-10-1）

表 4-10-1　慢性肾脏病的 K/DOQI 分期

分期	特征	GFR/[ml/(min·1.73m^2)]	防治目标或措施
1	GFR 正常或升高	≥90	CKD 病因诊治，缓解症状；保护肾功能，延缓 CKD 进展
2	GFR 轻度降低	60~89	评估、延缓 CKD 进展；降低 CVD（心血管病）风险
3a	GFR 轻到中度降低	45~59	延缓 CKD 进展
3b	GFR 中到重度降低	30~44	评估、治疗并发症
4	GFR 重度降低	15~29	综合治疗；肾脏替代治疗准备
5	终末期肾脏病	<15 或透析	适时肾脏替代治疗

（2）CRF 按肾功能受损程度分期（表 4-10-2）

二、病因和发病机制

1. 任何泌尿系统疾病能破坏肾的正常结构和功能者，都可引起 CRF，常见原因有原发性肾小球肾炎（中国等发展中国家多见）、糖尿病肾病和高血压肾损伤（发达国家常见）等。

表 4-10-2 CRF 按肾功能受损程度分期

分期	血肌酐水平 / [μmol/L（mg/dl）]	肌酐清除率 / （ml/min）	表现
肾功能不全代偿期	正常	50~80	夜尿增多
肾功能不全失代偿期	133~442（1.5~5）	20~50	乏力、食欲缺乏、轻度贫血等
肾衰竭期	442~707（5~8）	10~20	贫血，水、电解质、酸碱平衡紊乱等各系统的多种表现
尿毒症期	>707（>8）	<10	明显酸中毒、贫血及严重的全身各系统症状

2. CRF 进展的危险因素

（1）CRF 渐进性发展的危险因素：包括高血糖、高血压、蛋白尿（包括微量白蛋白尿）、低蛋白血症、吸烟等，贫血、高脂血症、高同型半胱氨酸血症、老年、营养不良、尿毒症毒素（甲基胍、甲状旁腺激素、酚类等）蓄积等也起一定作用。

（2）CRF 急性加重、恶化的危险因素：①累及肾脏的疾病（原发性或继发性肾小球肾炎、高血压、糖尿病、缺血性肾病等）复发或加重；②有效血容量不足（低血压等）；③肾脏局部血供急剧减少（如肾动脉狭窄患者应用 ACEI、ARB 等药物）；④严重高血压未能控制；⑤肾毒性药物；⑥泌尿道梗阻；⑦其他如严重感染、高钙血症、肝衰竭、心力衰竭等。

3. CRF 进展的可能机制

（1）肾小球血流动力学改变：肾小球高灌注、高滤过→损伤内皮细胞、刺激系膜细胞等→促进肾小球硬化、肾单位进行性丧失。

（2）肾小管高代谢：是肾小管萎缩、间质纤维化和肾单位进行性损害的重要原因之一。

（3）肾组织上皮细胞表型转化的作用。

（4）细胞因子和生长因子促纤维化的作用。

（5）其他：肾脏固有细胞凋亡增多、醛固酮增多等。

4. 尿毒症症状的发生机制

（1）尿毒症毒素的毒性作用：肾脏对溶质清除率下降和对某些肽类激素灭活减少，造成小、中及大分子物质在血液和组织中蓄积。

（2）肾脏排泄和代谢功能下降，导致水、电解质和酸碱平衡失调，如水钠潴留、高血压、代谢性酸中毒等。

（3）内分泌失调，如 EPO 减少引起肾性贫血，$1,25-(OH)_2D_3$ 产生不足可导致肾性骨病，持续炎症状态、营养素的缺乏也可引起或加重尿毒症的症状。

三、临床表现（表 4-10-3）

表 4-10-3　慢性肾脏病的常见表现

项目	常见表现
水、电解质平衡失调	水钠潴留、高钾血症、低钙血症、高磷血症、轻度高镁血症、代谢性酸中毒，有时可出现低钠血症、低钾血症、低镁血症
蛋白质代谢紊乱	氮质血症，白蛋白、必需氨基酸水平下降等
糖代谢紊乱	糖耐量减低（多见，与高血糖素水平升高、胰岛素受体障碍等有关）、低血糖症
脂代谢紊乱	主要为高脂血症
维生素代谢紊乱	维生素 A 升高，维生素 B_6、叶酸缺乏等
皮肤黏膜	瘙痒、尿毒症面容
肌肉骨骼	高转化性骨病（纤维囊性骨炎）、低转化性骨病（骨软化症、骨再生不良）、混合型骨病、透析相关性淀粉样变骨病
心血管系统	高血压和左心室肥厚、血管钙化和动脉粥样硬化、心力衰竭、心包炎及心包积液、尿毒症性心肌病
呼吸系统	酸中毒时呼吸深长，尿毒症肺（肺充血和水肿、蝴蝶翼）
消化系统	食欲缺乏、恶心、呕吐、口腔有尿味（常为 CKD 最早表现）；消化道出血
血液系统	①轻、中度贫血：为肾性贫血，主要与 EPO 分泌减少有关，同时与缺铁、营养不良、红细胞寿命缩短、胃肠道慢性失血、炎症等因素有关 ②出血倾向，多为血小板功能异常 ③血栓形成倾向
神经肌肉系统症状	袜套样感觉缺失（最常见）、下肢感觉异常（灼烧、蚁走感）而活动后好转（不宁腿综合征）、肌萎缩、肌无力等；谵妄、惊厥、昏迷、精神异常等尿毒症脑病
内分泌失调	1, 25-（OH）$_2$D$_3$、EPO 减少、肾素 – 血管紧张素Ⅱ过多；PTH 作用时间延长，甲状腺功能减退，雌、雄激素降低，胰岛素抵抗等

 提示

　　心血管病变是慢性肾脏病患者的常见并发症和最主要死因。

四、诊断和鉴别诊断

　　慢性肾衰竭的诊断主要依据病史、肾功能检查及相关临床表现。需与肾前性氮质血症、急性肾损伤相鉴别，病史欠详细时，可借助影像学检查或肾图检查结果进行分析，如双肾明显缩小,或肾图提示慢性病变,则支持慢性肾衰竭的诊断。注意,慢性肾脏病有时可发生急性加重或伴发急性肾损伤。

五、治疗

1. 早期防治对策和措施

(1)早期诊断,积极有效治疗原发疾病,避免和纠正造成肾功能进展、恶化的危险因素,是慢性肾衰竭治疗的基础,也是保护肾功能和延缓慢性肾脏病进展的关键。措施有控制高血压、应用 ACEI 和 ARB、严格控制血糖、控制蛋白尿和其他(纠正贫血等)。

(2)早期防治目标(表 4-10-4)

表 4-10-4　CKD 患者的早期治疗目标

项目	目标
血压	CKD 1~5 期(尿白蛋白 / 肌酐 ≥30mg/g):<130/80mmHg
	CKD 1~5 期(尿白蛋白 / 肌酐 <30mg/g):<140/90mmHg
血糖(糖尿病患者)	空腹 5.0~7.2mmol/L,睡前 6.1~8.3mmol/L
HbA1c(糖尿病患者)	<7%
蛋白尿	<0.5g/24h
GFR 下降速度	<4ml/(min·a)
Scr 升高速度	<50μmol/(L·a)

> ⓘ 提示
>
> 　　慢性肾脏病合并高血压首选 ACEI/ARB;但双侧肾动脉狭窄、血肌酐 >256μmol/L、明显血容量不足时应慎用。

2. 营养治疗　限制蛋白饮食(表 4-10-5),足量热量[30~35kcal/(kg·d)],补充维生素、叶酸,控制钾、磷(<800mg/d)的摄入。

表 4-10-5　CKD 患者推荐蛋白摄入量

分期	推荐蛋白摄入量 /[g/(kg·d)]
CKD 1~2 期	0.8~1.0
CKD 3 期至没有透析的患者	0.6~0.8
血液及腹膜透析患者	1.0~1.2

3. 对症支持治疗

(1)纠正酸中毒和水、电解质紊乱,治疗高血压:应用碳酸氢钠纠正酸中毒,限盐(一般推荐钠摄入量≤6~8g/d),防止高钾血症,必要时限钾,合理利尿。

（2）贫血：重组人促红细胞生成素（rHuEPO）疗效显著，应同时补充铁剂。

（3）低钙血症、高磷血症和肾性骨病

1）明显低钙血症患者，可口服 $1,25-(OH)_2D_3$（骨化三醇）。

2）当 GFR<30ml/min 时，除限磷外，可应用磷结合剂（如碳酸钙）口服。

（4）防治感染：感染是导致慢性肾衰竭患者死亡的第二主要病因。抗生素剂量根据 GFR 水平调整，疗效相近时选用肾毒性最小的药物。

（5）高脂血症

1）>50 岁的非透析慢性肾脏病患者，即使血脂正常，仍可考虑服用他汀类药物预防心血管疾病。

2）维持透析患者血脂指标：保持血胆固醇 6.5~7.8mmol/L，血甘油三酯 1.7~2.3mmol/L 为宜。

（6）口服吸附疗法和导泻疗法：口服氧化淀粉、活性炭制剂或大黄制剂等，均是应用胃肠道途径增加尿毒症毒素的排出，主要应用于非透析患者。

（7）其他：①调整糖尿病肾衰竭患者的胰岛素用量，一般逐渐较少；②治疗高尿酸血症；③皮肤瘙痒：口服抗组胺药，控制高磷血症及强化透析。

4. 肾脏替代治疗　血液透析、腹膜透析和肾脏移植（目前最佳方法）。

─○ 经 典 试 题 ○─

（执）1. 慢性肾衰竭患者常出现的电解质紊乱是

　　A. 高磷血症，低钙血症　　　　　　B. 低磷血症，低钙血症

　　C. 低磷血症，高钙血症　　　　　　D. 低磷血症，高钾血症

　　E. 低钾血症，高钙血症

（研）2. 男，35 岁。反复水肿伴血压高 5 年，近半年来夜尿增多，有时牙龈出血，口渴，气促，面色逐渐苍白，曾化验血红蛋白为 65g/L，1d 前稀便多次后神志不清。2 年前曾患急性甲型肝炎已愈。为明确昏迷原因，除全面的查体外，首选的检查是

　　A. 肝功能和血氨　　　　　　　　　B. 血肌酐

　　C. 血糖　　　　　　　　　　　　　D. 骨髓穿刺

【答案与解析】

1. A。解析：慢性肾衰竭中、晚期（GFR<20ml/min）时会出现高磷血症和低钙血症。高磷血症主要与肾小球滤过率下降、尿磷排出减少有关；低钙血症主要与活性维生素 D 缺乏、高磷血症、代谢性酸中毒等因素有关。故选 A。

2. B。解析：患者为中年男性，表现为长期反复水肿伴高血压，近半年夜尿增多、贫血，1d 前昏迷，提示可能有慢性肾脏病史，可初步诊断为慢性肾衰竭尿毒症期，检查应首选血肌酐。患者 2 年前有急性甲型肝炎史，但病理变化在痊愈后可恢复正常，极少引起肝硬化和肝性脑病，因此不考虑为肝性脑病。故选 B。

第十一章

肾脏替代治疗

一、概述

肾脏替代治疗包括血液透析、腹膜透析和肾移植。血液透析和腹膜透析可替代肾脏部分排泄功能,成功的肾移植可完全恢复肾脏的功能。

二、血液透析

1. 原理　血液透析(HD)简称血透,主要替代肾脏对溶质(主要是小分子溶质)和液体的清除功能,其利用半透膜原理,通过溶质交换清除血液内的代谢废物,维持电解质和酸碱平衡,同时清除过多的液体。溶质清除主要依靠弥散,另一种方式是对流。

2. 血管通路

(1)动静脉内瘘:是目前最理想的永久性血管通路,包括自体血管和人造血管内瘘。

(2)放置经皮双腔深静脉导管:是建立血管通路的另一途径,可分为临时导管和长期导管。

3. 适应证　急性肾损伤和慢性肾衰竭应适时开始血液透析治疗;还可用于急性药物或毒物中毒等。血液透析还可应用于难治性充血性心力衰竭和急性肺水肿的急救等。

4. 并发症　常见透析失衡综合征、低血压、血栓等。

5. 连续性肾脏替代治疗(CRRT)　是持续、缓慢清除溶质和水分的血液净化治疗技术总称。适应证:重症急性肾损伤和慢性肾衰竭(如合并急性肺水肿、脑水肿、血流动力学不稳定、高分解代谢等)、多器官衰竭、脓毒症、心肺体外循环、急性呼吸窘迫综合征、充血性心力衰竭、急性重症胰腺炎、药物或毒物中毒、挤压综合征等。

三、腹膜透析

1. 原理　腹膜透析(PD)简称腹透,利用患者自身腹膜为半透膜,通过向腹腔内灌注透析液,实现血液与透析液之间溶质交换以清除血液内的代谢废物、维持电解质和酸碱平衡,同时清除过多的液体。

2. 适应证　急性肾损伤和慢性肾衰竭应适时开始腹膜透析治疗。某些慢性肾衰竭患者可优先考虑腹膜透析,如婴幼儿、儿童,心血管状态不稳定,明显出血或出血倾向,血管条件不佳或反复动静脉造瘘失败,残余肾功能较好,血透就诊不便等。对某些中毒性疾病、充血性心衰等,如无血液透析条件,也可考虑腹膜透析。

 提示

存在腹膜广泛粘连、腹壁病变影响置管、严重腹膜缺损者,不宜选择腹透。

3. 并发症 包括腹膜透析管功能不良、感染、疝和腹透液渗漏。

四、肾移植

1. 概述 肾移植是各种原因导致的终末期肾病患者的首选治疗方试。术前需全面评估受者状态,对其他脏器(心、肺、肝、胰等)存在严重功能障碍的患者可考虑行器官联合移植。肾移植受者需常规使用免疫抑制剂以抑制排斥反应。

2. 移植物排斥反应 是肾移植后主要并发症,包括超急性排斥反应、加速性排斥反应、急性排斥反应(最常见)和慢性排斥反应。

医学生肾内科实习提要

1. 扎实基础,练好基本功 入科前熟练掌握急性肾小球肾炎、IgA 肾病、肾病综合征等肾内科常见疾病的基本知识并做好复习,包括病因、发病机制、临床表现、诊断与治疗;同时要熟悉肾脏疾病的临床分型和病理分型,常用治疗药物如利尿剂、ACEI/ARB、激素以及免疫抑制剂等的使用指征,在临床实习过程中做好理论与实践的衔接。

2. 熟悉典型疾病 熟悉典型患者的病历有助于了解肾内科疾病的典型表现,跟随带教老师查房时做好要点记录,能更好地了解病情转归及预后。

3. 主动学习 在肾内科重点学习的专科知识技能主要包括熟悉常见检查报告的临床意义,熟悉常见疾病的诊治思路,了解腹膜透析和血液透析的指征;掌握肾脏穿刺活检的适应证和禁忌证及操作要点等。

○ 温 故 知 新 ○

急性肾小球肾炎
- 概述　儿童多见，常有 β 溶血性链球菌感染史
- 表现　血尿、水肿、一过性高血压，可伴轻、中度蛋白尿
- 补体测定　C3和总补体活性下降，8周内恢复正常
- 治疗　以支持及对症治疗为主

急进性肾小球肾炎
- 病理特征　广泛新月体形成
- 分型　抗肾小球基底膜型、免疫复合物型、少免疫沉积型
- 特点　起病急骤、急性肾炎表现、早期少尿或无尿
- 治疗　血浆置换、冲击疗法、糖皮质激素、免疫抑制剂、对症治疗等

IgA肾病
- 病理特征　肾小球系膜区以IgA或IgA为主伴C3沉积 — 可确诊
- 起病　隐匿，部分起病前有数小时或数日内的前驱感染史
- 表现　主要为发作性无痛性肉眼血尿，可伴肾功能损害

肾病综合征
- 分型
  - 微小病变型肾病　儿童和老年人多见，糖皮质激素治疗敏感
  - 系膜增生性肾小球肾炎　系膜细胞和系膜基质弥漫性增生
  - 局灶性节段性肾小球硬化　IgM和C3在肾小球受累节段呈团块状沉积
  - 膜性肾病　IgG和C3沿肾小球毛细血管壁细颗粒状沉积
  - 系膜毛细血管性肾小球肾炎　IgG和C3于系膜区及毛细血管壁呈颗粒状沉积
- 并发症　感染、血栓和栓塞、蛋白质和脂质代谢紊乱、急性肾损伤
- 诊断　尿蛋白 > 3.5g/d、血浆清蛋白 < 30g/L、水肿、高脂血症
- 治疗　一般治疗（休息、优质蛋白饮食等）、对症治疗、免疫抑制治疗（糖皮质激素、细胞毒药物）、并发症防治

无症状性血尿和/或蛋白尿
- 表现为肾小球源性血尿和/或轻至中度蛋白尿，不伴水肿、高血压及肾功能损害

慢性肾小球肾炎
- 表现　蛋白尿、血尿、高血压和水肿，肾功能损害，部分发展至终末期肾衰竭
- 治疗
  - 目的：防止或延缓肾功能恶化，改善或缓解临床症状及防治心脑血管并发症
  - 措施：控制高血压和减少尿蛋白、限制蛋白及磷的入量、避免加重肾损害的因素等

泌尿系统-1

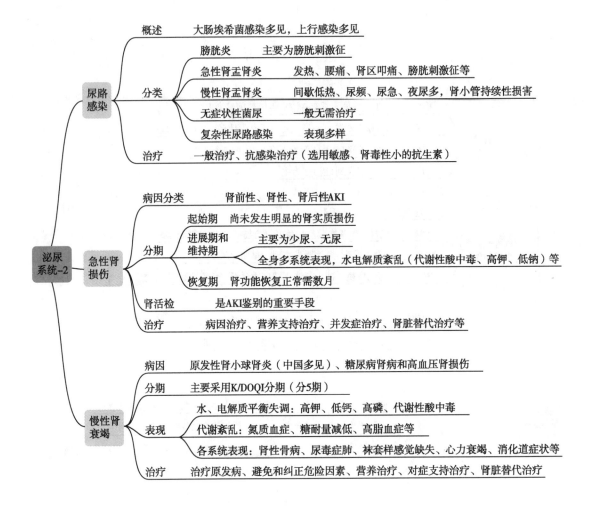

第五篇　血液系统疾病

第一章

总　　论

一、血液系统结构

1. 血液系统主要由造血组织和血液组成。

2. 造血组织是指生成血细胞的组织,包括骨髓、胸腺、淋巴结、肝脏、脾脏、胚胎及胎儿的造血组织。不同时期的造血部位不同。

3. 血液细胞与免疫细胞均起源于共同的骨髓造血干细胞(HSC),自我更新与多向分化是 HSC 的两大特征。

4. 血细胞生成除需要造血干细胞外,尚需正常造血微环境(包括微血管系统、神经成分、网状细胞、基质及其他结缔组织)及正、负造血调控因子的存在。

二、血液系统疾病

包括红细胞疾病、粒细胞疾病、单核细胞和巨噬细胞疾病、淋巴细胞和浆细胞疾病、造血干细胞疾病、脾功能亢进、出血性及血栓性疾病。

三、治疗

1. 一般治疗、去除病因。

2. 保持正常血液成分及其功能　补充造血原料、刺激造血、脾切除、成分输血等。

3. 去除异常血液成分和抑制异常功能　化疗、放疗、免疫抑制、抗凝及溶栓治疗等。

4. 靶向治疗、表观遗传学抑制、造血干细胞移植(HSCT)、细胞免疫治疗。

第二章

贫 血 概 述

一、概念

1. 贫血是指人体外周血中单位容积内血红蛋白（Hb）浓度、红细胞计数和 / 或血细胞比容低于正常标准。

2. 我国贫血标准 在海平面地区,成年男性 Hb<120g/L,成年女性（非妊娠）<110g/L,孕妇 <100g/L,可诊断为贫血。

二、分类

1. 细胞学分类（表 5-2-1）

表 5-2-1 贫血的细胞学分类

类型	MCV/fl	MCHC/%	常见疾病
大细胞性贫血	>100	32~35	巨幼细胞贫血、伴网织红细胞大量增生的溶血性贫血、骨髓增生异常综合征
正细胞性贫血	80~100	32~35	再生障碍性贫血（再障）、溶血性贫血、急性失血性贫血
小细胞低色素性贫血	<80	<32	缺铁性贫血（IDA）、铁粒幼细胞贫血、珠蛋白生成障碍性贫血

注:MCV,红细胞平均容积;MCHC,平均红细胞血红蛋白浓度。

2. 严重程度分类（表 5-2-2）

表 5-2-2 贫血的严重程度分类

Hb 浓度 /（g/L）	<30	30~59	60~90	>90
贫血严重程度	极重度	重度	中度	轻度

3. 病因分类

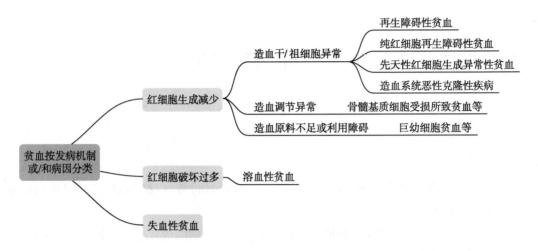

三、临床表现（表 5-2-3）

表 5-2-3　贫血的常见表现

类别	特点
全身症状	乏力（最常见）
皮肤黏膜	苍白（主要），可见皮肤粗糙、干枯无华、弹性及张力降低,毛发枯细、指甲薄脆等；溶血性贫血可见皮肤、黏膜黄染
呼吸系统	轻度贫血时呼吸加深加快；重度贫血时可有气短、端坐呼吸
循环系统	急性失血性贫血（低血容量反应）:心悸、心率加快 非失血性贫血（组织缺氧）:心悸、心率加快、贫血性心脏病（长期）、心律失常、心脏结构异常等
神经肌肉系统	头晕、眩晕、萎靡、头痛、耳鸣、晕厥、眼花、倦怠、注意力不集中、记忆力减退、肌肉无力和易疲劳
消化系统	食欲减退、恶心、腹胀、腹部不适、便秘或腹泻,舌炎和舌乳头萎缩,异食癖等
泌尿系统	肾性贫血可伴原发病表现；血管外溶血出现胆红素尿和高尿胆原尿；血管内溶血出现游离血红蛋白和含铁血黄素尿,甚至少尿、无尿、急性肾衰竭
内分泌系统	希恩综合征（孕妇分娩大出血可致）,长期贫血影响甲状腺、性腺、肾上腺、胰腺的功能,会改变 EPO 和胃肠激素的分泌
生殖系统	长期贫血影响睾酮分泌,减弱男性特征；影响女性激素分泌,且引起月经过多
免疫系统	所有继发于免疫系统疾病的贫血患者均有原发免疫系统疾病的临床表现。红细胞膜上的 C3 减少会影响机体的非特异性免疫功能；贫血患者反复输血会影响 T 细胞亚群
血液系统	主要是血细胞量、形态和生化成分的改变,可有血清或血浆成分的改变、骨髓造血功能改变,溶血性贫血可能合并肝或脾大等

四、诊断

1. **病史**　详细询问现病史和既往史、家族史、营养史、月经生育史及危险因素暴露史等。

2. **临床表现**　与贫血的病因（包括引起贫血的相关疾病），贫血导致血液携氧能力下降的程度，贫血时血容量下降的程度，发生贫血的速度和血液、循环、呼吸等系统对贫血的代偿和耐受能力 5 个因素有关。

3. **体格检查**　皮肤黏膜苍白、黄疸（巩膜）、毛发指甲干枯、反甲、淋巴结及肝脾肿大、脊髓后索和侧索变性（维生素 B_{12} 缺乏等）、舌乳头萎缩、镜面舌等。

4. **实验室检查**（表 5-2-4）

表 5-2-4　贫血的实验室检查

项目	常用指标
血常规检查	Hb、RBC、MCV、MCH、MCHC，网织红细胞计数（间接反映骨髓红系增生程度或对贫血的代偿情况）；外周血涂片可观察 RBC、WBC、PLT 的数量和形态、有否疟原虫和异常细胞等
骨髓检查	骨髓细胞涂片分类、骨髓活检
贫血的发病机制检查	导致造血原料缺乏的原发病检查、溶血性疾病的病因检查、造血细胞克隆性疾病筛查、造血调控因子检查等

五、治疗原则

1. **对症治疗**　目的是减轻重度血细胞减少对患者的致命影响，为病因治疗发挥作用赢得时间；包括成分输血、改善缺氧状态、止血、抗感染治疗、支持治疗等。

2. **病因治疗**　是针对贫血发病机制的治疗。

 知识拓展

病因治疗是贫血治疗的基础和关键。

───◇ 经 典 试 题 ◇───

（研）1. 外周血网织红细胞检测的意义是

　　A. 反映骨髓整体造血功能　　　　　B. 反映骨髓造血原料的利用程度

　　C. 反映早期红细胞生成过程　　　　D. 反映某些贫血患者治疗效果

（执）2. 属于正细胞正色素性贫血的疾病是

A. 缺铁性贫血　　　　　　　B. 急性溶血性贫血

C. 珠蛋白生成障碍性贫血　　D. 慢性失血性贫血

E. 巨幼细胞贫血

【答案】

1. A　2. B

第三章

缺铁性贫血

一、概述

1. 当机体对铁的需求与供给失衡,导致体内贮存铁耗尽(ID),继而红细胞内铁缺乏(IDE),最终引起缺铁性贫血(IDA)。

2. IDA 是铁缺乏症(包括 ID、IDE 和 IDA)的最终阶段,表现为缺铁引起的小细胞低色素性贫血及其他异常,是最常见的贫血。

二、铁代谢

1. 铁的存在形式

(1)功能状态铁:血红蛋白铁、肌红蛋白铁、转铁蛋白铁、乳铁蛋白、含铁的酶等。

(2)贮存铁:铁蛋白、含铁血黄素。

2. 铁的来源

(1)动物食品铁吸收率高,食物中的铁在十二指肠及空肠上段以 Fe^{2+} 形式吸收入血,经铜蓝蛋白氧化为 Fe^{3+}。

(2)正常人每天造血需 20~25mg 铁,主要来自衰老破坏的红细胞。

3. 铁的转运 血浆中的血清铁(与转铁蛋白结合),转运到组织或与幼红细胞表面的转铁蛋白受体结合,通过胞饮进入幼红细胞,再与转铁蛋白分离并还原成 Fe^{2+},参与血红蛋白合成。

4. 铁的代谢

(1)人体排铁≤1mg/d,主要通过肠黏膜细胞脱落随粪便排出。

(2)维持平衡需要的铁摄入量:正常人 1~1.5mg/d,孕妇、哺乳期 2~4mg/d。

三、病因和发病机制

1. 病因

(1)吸收不良:胃大部切除术后(常见)、食物搭配不合理、胃肠疾病、腹泻。

(2)需铁量增多而摄入不足:多见于婴幼儿、青少年、孕妇、哺乳期妇女。

(3)铁丢失过多:月经过多、消化道慢性失血、阵发性睡眠性血红蛋白尿症等。

2. 发病机制 ①影响铁代谢,铁缺乏时,可造成铁代谢指标发生异常。②影响造血系统,Hb 合成减少,红细胞胞质少、体积小,发生小细胞低色素性贫血;严重时粒细胞、血小板的生成也受影响。③影响组织细胞代谢:细胞中含铁酶和铁依赖酶的活性降低,缺铁可引起黏膜组织病变和外胚叶组织营养障碍。

四、临床表现(表 5-3-1)

表 5-3-1　缺铁性贫血的临床表现

方面	表现
原发病表现	消化性溃疡、腹痛、月经过多、消瘦(肿瘤疾病)、血红蛋白尿(血管内溶血)等
贫血表现	皮肤黏膜苍白、乏力、头晕、眼花、耳鸣、心悸、气短、食欲缺乏、心率增快等
组织缺铁表现	
精神行为异常	烦躁、易怒、注意力不集中、异食癖,体力、耐力下降,儿童发育迟缓、智力低下
口腔	舌炎、舌乳头萎缩、吞咽困难
皮肤	干燥、皱缩,毛发干枯、脱落
指(趾)甲	脆薄易裂、无光泽、变平、匙状甲

五、实验室检查(表 5-3-2)

表 5-3-2　IDA 的实验室检查

项目	指标
血象	小细胞低色素性贫血,MCV<80fl,MCH<27pg,MCHC<32%,部分血片可见红细胞体积小,中心淡染区扩大;网织红细胞计数正常或轻度增加,白细胞和血小板计数可正常或减低,部分血小板计数升高
骨髓象	增生活跃或明显活跃,中、晚幼红细胞增加为主,其体积小、核染色质致密、胞质少、边缘不整齐,有血红蛋白形成不良,即"核老浆幼"
骨髓铁染色	骨髓涂片用亚铁氰化钾(普鲁士蓝反应)染色后,骨髓小粒中无深蓝色的含铁血黄素颗粒;幼红细胞内铁小粒减少或消失,铁粒幼细胞 <15%
铁代谢	血清铁 <8.95μmol/L,总铁结合力(TIBC)>64.44μmol/L,血清转铁蛋白饱和度(Tfs)<15%,血清铁蛋白(SF)<12μg/L
红细胞内卟啉代谢	红细胞游离原卟啉(FEP)、锌原卟啉(ZPP)升高
血清转铁蛋白受体(sTfR)测定	是目前反映缺铁性红细胞生成的最佳指标,一般 >26.5nmol/L 可诊断缺铁

 提示

　　血清铁蛋白是反映机体铁储备的敏感指标。

六、诊断和鉴别诊断

1. 诊断

（1）贮存铁耗尽（ID）：①SF<12μg/L；②骨髓小粒可染铁消失、铁粒幼细胞 <15%；③血红蛋白及血清铁等指标尚正常。

（2）红细胞内铁缺乏（IDE）：①ID 的①+ ②；②Tfs<15%；③FEP/Hb>4.5μg/gHb；④血红蛋白尚正常。

（3）IDA：①IDE 的①+②+③；②小细胞低色素性贫血。

（4）病因诊断。

2. 鉴别诊断（表 5-3-3）

表 5-3-3　IDA 与小细胞性贫血的鉴别

鉴别要点	IDA	慢性病性贫血	铁粒幼细胞贫血	珠蛋白生成障碍性贫血（地中海贫血）
血清铁	↓	↓	↑	常↑
TIBC	↑	↓	不低	正常
Tfs	↓	↓或正常	↑	常↑
SF	↓	↑	↑	常↑
骨髓铁	—	↑	↑	常↑
其他	可见小细胞低色素性贫血	慢性炎症、感染或肿瘤等引起	遗传或不明原因导致，可见环形铁粒幼细胞	有家族史，有溶血表现

七、治疗

1. 病因治疗　改善饮食、驱虫治疗等。

2. 补充铁剂

（1）无机铁以硫酸亚铁为代表，有机铁包括右旋糖酐铁、葡萄糖酸亚铁、富马酸亚铁和琥珀酸亚铁等。首选口服铁剂。

 提示

　　谷类、乳类和茶等抑制铁剂吸收，鱼、肉类、维生素 C 可加强铁剂吸收。

（2）若口服铁剂不能耐受或胃肠道正常解剖部位发生改变而影响铁吸收者，可肌内注射铁剂，最常用右旋糖酐铁。

（3）有效指标：口服铁剂后先是外周血网织红细胞增多，于服药后 5~10d 达到高峰，2 周后 Hb 开始上升，一般 2 个月左右恢复正常。Hb 恢复后至少维持治疗 4~6 个月（补充贮存铁）。

3. 必要时输血。

 知识拓展

缺铁性贫血病因众多，慢性失血是最常见的病因。确定诊断后应继续查明其病因。

经典试题

（执）1. 观察铁剂治疗缺铁性贫血是否有效的早期指标为

    A. 血红蛋白上升   B. 红细胞数上升

    C. 网织红细胞上升   D. 血清转铁蛋白饱和度上升

    E. 血清铁蛋白增加

（执）2. 缺铁性贫血患者因组织缺铁而发生的临床表现不包括

    A. 口腔炎、舌炎   B. 匙状甲

    C. 吞咽困难   D. 头晕、乏力

    E. 皮肤干燥、皱缩

（研）（3~5 题共用题干）

男，45 岁。逐渐乏力、心慌 2 个月来诊，病后偶有上腹部不适，进食正常，体重略有下降，大小便正常，既往体健。查体：贫血貌，皮肤未见出血点，浅表淋巴结不大，巩膜无黄染，心、肺、腹部检查未见明显异常。化验：Hb 78g/L，MCV 75fl，MCHC 29%，WBC 7.2×10^9/L，中性粒细胞 70%，淋巴细胞 30%，PLT 260×10^9/L。粪便隐血试验阳性。

3. 该患者最可能的诊断是

    A. 肾性贫血   B. 铁粒幼细胞性贫血

    C. 慢性病性贫血   D. 缺铁性贫血

4. 下列检查中，对诊断意义最小的是

    A. 尿常规   B. 血清铁和铁蛋白测定

    C. 消化道内镜   D. 骨髓细胞学

5. 下列符合该患者铁代谢异常的结果是

    A. 骨髓细胞内铁减低、外铁增高

    B. 骨髓细胞内、外铁均增高

    C. 骨髓细胞内铁增高、外铁减低

    D. 骨髓细胞内、外铁均减低

【答案与解析】

1. C　2. D　3. D

4. A。解析：血清铁和铁蛋白测定可初步诊断贫血的类型,骨髓细胞学可对贫血进行确诊,消化道内镜可了解该患者胃肠道病变情况、有助于确定原发病,尿常规为非特异性检查,诊断意义最小。故选 A。

5. D

第四章

巨幼细胞贫血

一、概述

1. 概念　叶酸或维生素 B_{12}（Vit B_{12}）缺乏或某些影响核苷酸代谢的药物导致细胞核脱氧核糖核酸（DNA）合成障碍所致的贫血，称为巨幼细胞贫血（MA）。

2. 特点　呈大红细胞性贫血，骨髓内出现巨幼红细胞、粒细胞及巨核细胞系列。

3. 按缺乏物质的种类分类　单纯叶酸缺乏性贫血、单纯维生素 B_{12} 缺乏性贫血及叶酸和维生素 B_{12} 同时缺乏性贫血。

二、病因和发病机制

1. 病因

（1）叶酸缺乏：①摄入减少（食物加工不当、偏食等）；②吸收不良（腹泻、小肠炎症等）；③需求量增加（婴幼儿、妊娠等）；④利用障碍（如叶酸拮抗药等药物影响）；⑤叶酸排出增加（血液透析、酗酒）。

（2）维生素 B_{12} 缺乏：①摄入减少（见于完全素食者）；②吸收障碍：是维生素 B_{12} 缺乏最常见的原因，包括内因子缺乏（胃切除、恶性贫血等）、胃酸和胃蛋白酶缺乏、胰蛋白酶缺乏、肠道疾病、先天性内因子缺乏或维生素 B_{12} 吸收障碍、药物影响、肠道寄生虫或细菌大量繁殖消耗维生素 B_{12}；③利用障碍（先天性转钴蛋白Ⅱ缺乏、氧化亚氮影响）。

2. 发病机制

（1）叶酸和维生素 B_{12} 在细胞核 DNA 合成过程中都是重要的辅酶，缺乏时 DNA 合成减慢，胞质内 RNA 合成正常，细胞内 RNA/DNA 比值增大，造成细胞体积增大，胞核发育滞后于胞质，形成巨幼变；巨幼变的细胞在骨髓被破坏。

（2）维生素 B_{12} 缺乏还可影响神经髓鞘形成，出现神经系统症状。

三、临床表现（表 5-4-1）

表 5-4-1　巨幼细胞贫血的临床表现

受累系统	表现
血液系统	起病缓慢，常有面色苍白、乏力、耐力下降、头晕、心悸等，重者可见反复感染、出血，少数可见轻度黄疸

续表

受累系统	表现
消化系统	食欲缺乏、恶心、腹胀、腹泻或便秘；"牛肉样舌"（口腔黏膜、舌乳头萎缩）、可伴舌痛
神经系统	对称性远端肢体麻木、深感觉障碍、共济失调、味觉及嗅觉降低、锥体束征阳性、肌张力增加、腱反射亢进；视力下降、黑矇征；重者可有大、小便失禁；叶酸缺乏可见易怒、妄想等，维生素 B_{12} 缺乏可见抑郁、失眠、记忆力下降、谵妄等

四、实验室检查

1. 血象

（1）呈大细胞性贫血，MCV、MCH 均增高，MCHC 正常。网织红细胞计数正常或轻度增高，重者全血细胞减少。

（2）血片中可见红细胞大小不等、中央淡染区消失，大椭圆形红细胞、点彩红细胞等，中性粒细胞核分叶过多（5 叶核 >5% 或出现 6 叶以上核），可见巨型杆状核粒细胞。

2. 骨髓象　增生活跃或明显活跃，红系增生显著、巨幼变（胞体大，胞质较胞核成熟，"核幼浆老"）；粒系巨幼变，成熟粒细胞多分叶；巨核细胞体积增大，分叶过多；铁染色常增多。

3. 生化检查　血清叶酸 <6.8nmol/L（3ng/ml），维生素 B_{12}<74pmol/L（100ng/ml）；红细胞叶酸 <227nmol/L（100ng/ml）。

4. 其他　①胃酸降低、内因子抗体及 Schilling 试验阳性（恶性贫血）；②尿高半胱氨酸 24h 排泄量增加（维生素 B_{12} 缺乏）；③血清非结合胆红素可稍增高。

五、诊断和鉴别诊断

1. 诊断　①有叶酸、维生素 B_{12} 缺乏的病因及临床表现；②外周血呈大细胞性贫血，中性粒细胞核分叶过多；③骨髓呈典型的巨幼样改变，无其他病态造血表现；④血清叶酸和 / 或维生素 B_{12} 水平降低；⑤试验性治疗有效。

> (i) 提示
>
> 叶酸或维生素 B_{12} 治疗 1 周左右网织红细胞上升者，应考虑叶酸或维生素 B_{12} 缺乏。

2. 鉴别诊断　①外周血全血细胞减少，需与再生障碍性贫血相鉴别；②骨髓中出现巨幼变形态，需与红血病和骨髓异常增生综合征相鉴别。

六、治疗

1. 原发病治疗　积极治疗原发病，用药后继发的 MA 应酌情停药。

2. 补充缺乏的营养物质

（1）补充叶酸：口服叶酸，用至贫血表现完全消失；若无原发病，不需要维持治疗；如同时有维生素 B_{12} 缺乏，要同时注射维生素 B_{12}，否则可加重神经系统损伤。

（2）补充维生素 B_{12}：肌内注射，无吸收障碍者可口服维生素 B_{12} 片剂，直至血象恢复正常；若有神经系统表现，治疗维持半年到 1 年；恶性贫血者，治疗维持终身。

○ 经 典 试 题 ○

（执）1. 下列不属于巨幼细胞贫血实验室检查结果的是

  A. 外周血中性粒细胞呈多分叶　　　　B. 骨髓可见巨中、晚幼粒细胞

  C. 外周血红细胞 MCV 增大　　　　　　D. 骨髓巨核细胞胞体增大，分叶过多

  E. 骨髓有核红细胞呈"核老浆幼"现象

（执）2. 女孩，1 岁。面色渐苍黄 2 个月，烦躁不安，智力及动作发育倒退，出生后母乳喂养，未添加辅食。血常规：RBC $2.5 \times 10^{12}/L$，MCV 109fl，WBC $5.0 \times 10^9/L$，中性粒细胞分叶过多，PLT $80 \times 10^9/L$。最可能的诊断是

  A. 缺铁性贫血　　　　　　　　　　　B. 溶血性贫血

  C. 巨幼细胞贫血　　　　　　　　　　D. 珠蛋白生成障碍性贫血

  E. 再生障碍性贫血

【答案与解析】

1. E

2. C。解析：巨幼细胞贫血是由于维生素 B_{12} 或叶酸缺乏所致的一种大细胞性贫血。主要临床表现是血液系统（面色苍白、乏力等）、神经精神症状、消化系统症状（食欲缺乏、恶心等），化验可见红细胞的胞体变大、骨髓中出现巨幼红细胞，用维生素 B_{12} 和 / 或叶酸治疗有效。根据患儿的临床表现及实验室检查，考虑最可能为巨幼细胞贫血。故选 C。

第五章

再生障碍性贫血

一、概述

1. 再生障碍性贫血（AA） 简称再障,是一种可能由不同病因和机制引起的骨髓造血功能衰竭症。主要表现为骨髓造血功能低下、全血细胞减少和贫血、出血、感染综合征。

2. 分型

（1）按病情、血象、骨髓象及预后分类：重型（SAA）和非重型（NSAA）。

（2）按病因分类：先天性（遗传性）和后天性（获得性）;获得性又分为继发性和原发性（无明确诱因）。

二、病因和发病机制

1. 病因

（1）化学因素：抗肿瘤药、苯,对骨髓的抑制与剂量相关;氯霉素类抗生素和磺胺类药物,与个人敏感相关等。

（2）物理因素：长期接触 X 射线、镭及放射性核素等。

（3）病毒感染：肝炎病毒、微小病毒 B19 等。

2. 发病机制

（1）造血干祖细胞缺陷：包括质的异常和量的减少。AA 患者骨髓 CD34$^+$ 细胞较正常人明显减少,减少程度与病情相关。

（2）造血微环境异常：骨髓"脂肪化",静脉窦壁水肿、出血,毛细血管坏死,部分 AA 骨髓基质细胞体外培养生长情况差。

（3）免疫异常：AA 患者外周血及骨髓淋巴细胞比例增高,T 细胞亚群失衡。

1）T 辅助细胞 I 型（Th1）、CD8$^+$T 抑制细胞和 γδTCR$^+$T 细胞比例增高。

2）T 细胞产生的造血负调控因子（IL2、IFN-γ、TNF）增多。

3）髓系细胞凋亡增加。

4）多数患者用免疫抑制治疗有效。

三、临床表现

1. 重型再障（SAA）

（1）贫血：多呈进行性加重，明显的苍白、乏力、心悸、头晕和气短。

（2）出血：不同程度的皮肤黏膜、内脏出血，如皮肤的出血点或大片瘀斑、口腔黏膜血疱等，颅内出血常危及生命。

（3）感染：多有发热（>39℃），以呼吸道感染最常见，感染菌种以革兰氏阴性杆菌、金黄色葡萄球菌和真菌为主，常合并有败血症。

2. 非重型再障（NSAA）

（1）贫血：慢性过程；输血后症状改善，但不持久。

（2）出血：出血倾向较轻，以皮肤、黏膜出血为主，内脏出血少见。出血较易控制。久治无效者可发生颅内出血。

（3）感染：很少持续 1 周以上，上呼吸道感染多见，其次为牙龈炎、支气管炎、扁桃体炎，败血症等重症感染少见；菌种常见革兰氏阴性杆菌和各类球菌。

四、实验室检查

1. 血象　全血细胞减少，可呈正细胞正色素性贫血，网织红细胞计数减低，淋巴细胞比例增高。

2. 骨髓象　SAA 多部位骨髓增生重度减低，粒、红系及巨核细胞明显减少且形态大致正常，淋巴细胞及非造血细胞比例增高，骨髓小粒空虚。NSAA 多部位骨髓增生减低，可见较多脂肪滴，粒、红系及巨核细胞减少，淋巴细胞及网状细胞、浆细胞比例增高，多数骨髓小粒空虚。骨髓活检显示全切片增生减低，造血组织减少，脂肪组织和 / 或非造血细胞增多，无异常细胞。

3. 其他　$CD4^+$ 细胞：$CD8^+$ 细胞比值减低，Th1：Th2 型细胞比值增高，$CD8^+T$ 抑制细胞和 $\gamma\delta TCR^+T$ 细胞比例增高，血清 IL-2、IFN-γ、TNF 水平增高；骨髓细胞染色体核型正常，骨髓铁染色示贮铁增多，中性粒细胞碱性磷酸酶染色强阳性；溶血检查均阴性。

五、诊断和鉴别诊断

1. 诊断标准

（1）全血细胞减少，网织红细胞百分数 <0.01，淋巴细胞比例增高。

（2）一般无肝、脾大。

（3）骨髓多部位增生减低（＜正常 50%）或重度减低（＜正常 25%），造血细胞减少，非造血细胞比例增高，骨髓小粒空虚（有条件者做骨髓活检可见造血组织均匀减少）。

（4）除外引起全血细胞减少的其他疾病。

2. 分型诊断标准

（1）SAA-Ⅰ：又称 AAA。

1）发病急,贫血进行性加重,伴严重感染和 / 或出血。

2）血象具备 3 项中的 2 项：网织红细胞绝对值 $<15 \times 10^9/L$,中性粒细胞 $<0.5 \times 10^9/L$,血小板 $<20 \times 10^9/L$。

若 SAA-Ⅰ的中性粒细胞 $<0.2 \times 10^9/L$,为极重型再障（VSAA）。

3）骨髓增生广泛重度减低。

（2）NSAA：又称 CAA,指达不到 SAA-Ⅰ型诊断标准的 AA。如 NSAA 病情恶化,临床、血象及骨髓象达到 SAA-Ⅰ型诊断标准时,称 SAA-Ⅱ型。

3. 鉴别诊断

（1）阵发性睡眠性血红蛋白尿症（PNH）：血红蛋白尿（典型）,骨髓或外周血可发现 CD55⁻、CD59⁻ 的各系血细胞。

（2）骨髓增生异常综合征（MDS）：MDS 的难治性贫血（RA）有病态造血现象,早期髓系细胞相关抗原（CD34）表达增多,可有染色体核型异常。

（3）急性白血病：外周两系或全血细胞减少,血涂片和骨髓涂片中可找到幼稚细胞。

（4）急性造血功能停滞：常由感染和药物引起,儿童与营养不良有关,有自限性,2~6 周可恢复。

六、治疗

1. 支持、对症治疗　保护性隔离、避免出血、输血（Hb<60g/L 且患者对贫血耐受较差）、控制感染和出血、护肝治疗、祛铁治疗（常用于长期输血的 AA 患者）等。

2. 针对发病机制的治疗

（1）免疫抑制治疗

1）抗淋巴 / 胸腺细胞球蛋白（ALG/ATG）：主要用于 SAA；马或兔 ALG 用药前需做过敏试验,用药过程中用糖皮质激素防治过敏反应。可与环孢素组成强化免疫抑制方案。

2）环孢素：适用于全部 AA,应个体化治疗。

3）其他：CD3 单克隆抗体、吗替麦考酚酯、环磷酰胺、甲泼尼龙等可治疗 SAA。

（2）刺激造血

1）雄激素：适用于全部 AA,常用司坦唑醇、十一酸睾酮、达那唑、丙酸睾酮。

2）造血生长因子：适用于全部 AA,尤其是 SAA。常用粒 - 单系集落刺激因子（GM-CSF）、粒系集落刺激因子（G-CSF）、红细胞生成素（EPO）。

> ⓘ **提示**
>
> 造血生长因子一般在免疫抑制剂治疗 SAA 后使用,维持 3 个月以上为宜。

（3）**异基因造血干细胞移植:适用于 <40 岁、无感染及其他并发症、有合适供体的 SAA 患者。**

---◦ 经 典 试 题 ◦---

（研）1. 下列符合重型再生障碍性贫血血象诊断标准的有

    A. Hb<90g/L   B. 网织红细胞 $<15\times10^9$/L

    C. 中性粒细胞 $<0.5\times10^9$/L   D. 血小板 $<20\times10^9$/L

（执）2. 女,35 岁。血常规检查发现三系细胞减少 1 个月余,发热 3d。查体:T 38.5℃,肝脾肋下未触及。骨髓细胞学检查:增生极度低下,可见较多脂肪滴。首先考虑的诊断是

    A. 淋巴瘤   B. 骨髓增生异常综合征

    C. 急性白血病   D. 阵发性睡眠性血红蛋白尿症

    E. 再生障碍性贫血

【答案】

 1. BCD 2. E

第六章

溶血性贫血

第一节 概　述

一、定义

溶血性贫血（HA）是指由于各种原因导致的红细胞寿命缩短，超过骨髓代偿能力所引起的贫血（骨髓具有正常造血 6~8 倍的代偿能力）。

二、分类（表 5-6-1）

表 5-6-1　溶血性贫血的分类

机制		常见疾病
红细胞内部异常	细胞膜异常	遗传性球形红细胞增多症（HS）、遗传性椭圆形红细胞增多症、PNH（后天获得的）
	酶异常	葡糖 -6- 磷酸脱氢酶（G-6-PD）缺乏症、丙酮酸激酶（PK）缺乏症等
	珠蛋白异常	珠蛋白生成障碍性贫血（肽链数量异常）、异常血红蛋白病（肽链结构异常）
红细胞外部因素	血管性 HA	瓣膜病、微血管病性 HA、行军性血红蛋白尿
	生物因素	蛇毒、疟疾等
	理化因素	大面积烧伤、亚硝酸盐类等中毒引起获得性高铁血红蛋白症而溶血
	免疫性 HA	新生儿 HA、血型不相容性输血反应、自身免疫性 HA（温抗体型或冷抗体型 HA、原发或继发性 HA）

三、发病机制

1. 红细胞破坏增加

（1）血管内溶血：指红细胞在血液循环中被破坏，引起血浆游离血红蛋白升高，血清结合珠蛋白降低，出现血红蛋白尿（快速溶血特征）及含铁血黄素尿（慢性溶血特征）。

（2）血管外溶血：指红细胞被脾脏等单核 - 巨噬细胞系统破坏；无论红细胞的破坏发生于何处，胆红素都是其终产物之一，导致血游离胆红素及尿胆原升高，溶血性黄疸。慢性血管外溶血由于长期高胆红素血症导致肝功能损害,可出现结合胆红素升高。

2. 红系代偿性增生

(1)外周血网织红细胞比例增加。血涂片可见有核红细胞,严重溶血时可见到幼稚粒细胞。

(2)骨髓涂片显示骨髓增生活跃,红系比例增高,以中幼和晚幼红细胞为主,粒红比例可倒置。部分红细胞内含有核碎片,如 Howell-Jolly 小体和 Cabot 环。

四、临床表现

1. 急性溶血　多为血管内溶血,患者严重腰背痛及四肢酸痛,伴头痛、呕吐、寒战,随后出现高热、黄疸、血红蛋白尿和面色苍白,严重时出现周围循环衰竭和急性肾衰竭。

2. 慢性溶血　多见于血管外溶血,贫血、黄疸、肝脾大,可并发胆石症、肝功能损害。感染等诱因可使溶血加重,发生溶血危象及再障危象。髓外造血可致肝、脾大。

五、实验室检查

1. 一般检查　血常规等贫血的检查。

2. 溶血性贫血的筛查试验(表 5-6-2)

表 5-6-2　溶血性贫血的筛查试验

红细胞破坏增加的检查		红系代偿性增生的检查	
胆红素代谢	血非结合胆红素↑、尿胆原↑、尿胆红素阴性	网织红细胞计数	↑
血浆游离血红蛋白*	↑	外周血涂片	可见有核红细胞
血清结合珠蛋白*	↓	骨髓检查	红系增生旺盛、粒红比例↓或倒置
尿血红蛋白*	阳性		
尿含铁血黄素*	阳性		
外周血涂片	破碎和畸形红细胞↑		
红细胞寿命测定(^{51}Cr标记)	缩短(临床较少应用)		

注:*为血管内溶血的实验室检查。

3. 针对红细胞自身缺陷和外部异常的检查。

六、诊断

根据 HA 的临床表现,实验室检查有贫血、红细胞破坏增多、骨髓红系代偿性增生的证据,可确定 HA 的诊断及溶血部位。通过详细询问病史及 HA 的特殊检查可确定 HA 的病因和类型。

七、治疗原则

病因治疗(针对 HA 发病机制)、对症治疗(针对贫血及 HA 引起的并发症)。

第二节　遗传性球形红细胞增多症

一、概述

遗传性球形红细胞增多症(HS)多为常染色体显性遗传性疾病,由于红细胞膜缺陷导致溶血性贫血,临床特点为自幼发生的贫血、间歇性黄疸和脾大。

二、发病机制

1. 红细胞膜蛋白基因异常,致膜骨架蛋白缺陷,细胞膜脂质丢失,细胞表面积减少,细胞球形变。

2. 球形红细胞的变形性和柔韧性降低,通过脾脏时容易被破坏,出现血管外溶血性贫血。脾脏不仅扣留破坏球形红细胞,脾脏微环境也不利于红细胞的生存,加速在脾内的破坏。

三、临床表现

1. 常见表现　任何年龄均有发病。反复发生的溶血性贫血、间歇性黄疸和不同程度的脾大。半数有阳性家族史。

2. 并发症　胆囊结石(常见)、下肢复发性溃疡、慢性红斑性皮炎、痛风、髓外造血性肿块等。

四、诊断和鉴别诊断

有 HS 的临床表现和血管外溶血为主的实验室依据(见本章第一节),外周血小球形红细胞增多(>10%),红细胞渗透脆性增加,结合阳性家族史,本病诊断成立。家族史阴性者需除外继发性球形红细胞增多。

五、治疗

1. 脾切除疗效显著,但球形细胞依然存在,用于 >6 岁患者,首选腹腔镜切脾。

2. 贫血严重者可输注红细胞、补充叶酸。

第三节 红细胞葡糖-6-磷酸脱氢酶缺乏症

一、概述

红细胞葡糖-6-磷酸脱氢酶（G-6-PD）缺乏症是指参与红细胞磷酸戊糖旁路代谢的G-6-PD活性降低和/或酶性质改变导致的以溶血为主要表现的一种遗传性疾病，是目前遗传性红细胞酶病中最常见的一种。

二、发病机制

1. G-6-PD酶活性降低→还原型烟酰胺腺嘌呤二核苷酸磷酸（NADPH）生成减少→还原型谷胱甘肽（GSH）缺乏→红细胞对氧化的攻击敏感性增高→形成高铁血红蛋白和变性Hb、在红细胞膜形成海因小体→红细胞易被单核-巨噬细胞吞噬破坏（血管外溶血）。

2. 细胞膜脂质的过氧化作用→血管内溶血。

三、临床表现

1. 临床分型　药物性溶血、蚕豆病、新生儿高胆红素血症、先天性非球形红细胞性溶血性贫血及其他诱因（感染、糖尿病酮症酸中毒等）所致溶血。

2. 药物性溶血　服药后2~3d急性血管内溶血发作，1周左右贫血最严重，甚至发生周围循环衰竭或肾衰竭。停药后7~10d溶血逐渐停止，常为自限性。

3. 蚕豆病

（1）多见于儿童（<10岁），男性多于女性。

（2）一般食用新鲜蚕豆或其制品后2h至几天突然发生急性血管内溶血；溶血程度与食蚕豆的量无关。

（3）多数患者停止食用可自行恢复。

四、实验室检查

1. G-6-PD活性筛选试验　国内常用高铁血红蛋白还原试验、荧光斑点试验、硝基四氮唑蓝纸片法；可半定量判定G-6-PD活性。

2. 红细胞G-6-PD活性定量测定　最可靠，具有确诊价值。

3. 红细胞海因小体生成试验　G-6-PD缺乏的红细胞内可见海因小体，计数>5%有意义，缺乏特异性。

4. 基因突变型分析　用于鉴定G-6-PD基因突变的类型和多态性，也可用于产前诊断。

五、诊断

诊断主要依靠实验室证据。有阳性家族史,急性溶血特征,有食蚕豆或服药等诱因者,应考虑本病并行相关检查。如筛选试验中有两项中度异常或一项严重异常,或定量测定异常即可确立诊断。

六、治疗

防治原则为避免氧化剂的摄入、积极控制感染和对症治疗。

第四节　血红蛋白病

一、概述

1. 血红蛋白病是一组遗传性溶血性贫血,分为珠蛋白肽链合成数量异常(珠蛋白生成障碍性贫血)和异常血红蛋白病两大类。

2. 血红蛋白由亚铁血红素和珠蛋白组成。每一个血红蛋白含有 2 对珠蛋白肽链,一对为 α 链(α 链和 ξ 链),另一对为非 α 链(ε、β、γ 及 δ 链)。每一条肽链和一个血红素连接,构成一个血红蛋白单体。人类血红蛋白由 2 对(4 条)血红蛋白单体聚合而成。

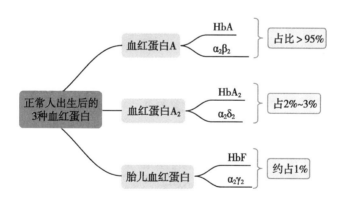

二、珠蛋白生成障碍性贫血(原名地中海贫血、海洋性贫血)

1. 概述

(1)本病因某个或多个珠蛋白基因异常引起 ≥1 种的珠蛋白肽链合成减少或缺乏,导致珠蛋白链比例失衡,引起正常血红蛋白合成不足(引起小细胞低色素性贫血)和过剩的珠蛋白肽链在红细胞内聚集形成不稳定产物(引起红细胞骨髓内破坏及溶血)。

(2)本病最常见的为 α 和 β 珠蛋白生成障碍性贫血。本病呈世界性分布,我国西南、华南一带为高发地区。

2. α珠蛋白生成障碍性贫血

（1）发病机制

1）α珠蛋白基因缺失→α珠蛋白肽链合成完全或部分不足→导致胎儿及新生儿γ链过剩，形成 Hb Bart（γ_4）；成人β链过剩形成 HbH（β_4）→Hb Bart、HbH 对氧有高度亲和力，造成组织缺氧；HbH 在红细胞老化时沉淀，形成包涵体，导致红细胞在脾内被破坏，发生溶血。

2）Hb Bart、HbH 对氧有高度亲和力，造成组织缺氧。

（2）临床分类（表 5-6-3）

表 5-6-3　α珠蛋白生成障碍性贫血的临床分类

分类	α异常基因个数	表现	检查	α/β 链合成比（正常 1.0）
静止型α珠蛋白生成障碍性贫血	1个	无，为携带者	可见 HbH 包涵体；血红蛋白电泳无异常发现	0.9
标准型α珠蛋白生成障碍性贫血	2个	无明显表现	红细胞呈小细胞低色素性；可见 HbH 包涵体；血红蛋白电泳无异常发现	约 0.6
HbH 病	3个	轻至中度贫血；患儿出生 1 年后出现贫血和脾大	红细胞低色素性明显，靶形细胞可见，渗透脆性降低；可见大量 HbH 包涵体，血红蛋白电泳 HbH 占 5%~40%	0.3~0.6
Hb Bart 胎儿水肿综合征	4个	胎儿多在妊娠 30~40 周宫内死亡；娩出的婴儿发育不良、明显苍白、全身水肿伴腹腔积液、心肺窘迫症状严重、肝脾显著肿大，多在出生数小时内死亡	血红蛋白电泳见 Hb Bart 占 80%~100%	α链绝对缺乏，Hb Bart 形成

3. β珠蛋白生成障碍性贫血

（1）发病机制

1）β珠蛋白基因缺陷→β珠蛋白链合成受抑→α链相对增多，γ和δ链可代偿性合成→HbA_2 和 HbF 增多。

2）未结合的α链极难溶解，在红细胞前体及其子代细胞中沉淀，导致红系前体细胞在骨髓内破坏（无效红细胞生成）；过剩的α链产生高铁血红素，造成红细胞膜结构损伤。

3）脾脏的进行性肿大导致血液稀释也加重贫血。由此造成的严重贫血可使循环中

EPO 水平增高,骨髓和髓外造血组织增生明显,造成骨骼畸形和生长及代谢紊乱。

（2）临床分型:轻型、中间型和重型（Cooley 贫血）。

4. 治疗　主要是对症治疗,去除诱因等。脾切除适用于输血量不断增加,伴脾功能亢进及明显压迫症状者。异基因造血干细胞移植是目前唯一的根治措施。

三、异常血红蛋白病

1. 概述　异常血红蛋白病是一组遗传性珠蛋白链结构异常的血红蛋白病,多表现为单个氨基酸被取代,结构异常以 β 珠蛋白链受累多见。主要表现为溶血、发绀和血管阻塞。

2. 镰状细胞贫血（HbS 病）

（1）机制:β 珠蛋白链第 6 位谷氨酸被缬氨酸替代,HbS 在缺氧时成为溶解度很低的螺旋形多聚体,导致红细胞镰变,变形能力差而发生溶血,在微循环淤滞。

（2）临床表现:黄疸、贫血、肝脾大;常见血管阻塞危象等。

（3）辅助检查:红细胞镰变试验可见大量镰状红细胞,血红蛋白电泳发现 HbS 有助于确诊。

（4）治疗:主要是对症治疗,异基因造血干细胞移植为根治措施。

3. 不稳定血红蛋白病　①是由于珠蛋白链氨基酸替换或缺失导致血红蛋白空间构象改变,形成不稳定血红蛋白;②轻者无贫血,发热或氧化性药物可诱发溶血;③海因小体生成试验阳性、异丙醇沉淀试验及热变性试验阳性;④无需特殊治疗,控制感染、避免服用磺胺类及其他氧化药物。

4. 血红蛋白 M（HbM）病　①是由于珠蛋白肽链发生氨基酸替代,使血红素的铁易于氧化为高铁（Fe^{3+}）状态;②可有发绀,溶血多不明显;③可见高铁血红蛋白增高（<30%）,有异常血红蛋白吸收光谱;④不需治疗。

第五节　自身免疫性溶血性贫血

一、概述

1. 概念　自身免疫性溶血性贫血（AIHA）是指因免疫调节功能发生异常,产生抗自身红细胞抗体致使红细胞破坏的一种 HA。

2. 分类

（1）按病因分类:原发性和继发性 AIHA。

（2）按致病抗体最佳活性温度分类:温抗体型和冷抗体型 AIHA。

二、温抗体型 AIHA

1. 病因　继发性病因包括淋巴细胞增殖性疾病（淋巴瘤等）、自身免疫性疾病（SLE

等）、感染（尤其是病毒感染）、药物（青霉素、头孢菌素等）。

2. 临床表现

（1）多为慢性血管外溶血，起病缓慢，成年女性多见，以贫血、黄疸和脾大为特征。可并发胆石症和肝功能损害，血栓栓塞性疾病。感染等可诱发溶血危象及再障危象。

（2）10%~20% 患者可合并免疫性血小板减少，称为 Evans 综合征。可有原发病表现。

3. 辅助检查

（1）血象：多呈正细胞正色素性贫血，网织红细胞比例增加；急性溶血阶段白细胞可增多。外周血涂片可见球形红细胞、幼红细胞。

（2）骨髓象：呈代偿性增生，以幼红细胞增生为主。再障危象时可有相应表现。

（3）抗人球蛋白试验（Coombs 试验）：直接抗人球蛋白试验（DAT）阳性最具诊断意义，主要为抗 IgG 及抗补体 C3 型。间接抗人球蛋白试验（IAT）可为阳性或阴性。

（4）溶血相关的其他实验室检查。

4. 诊断　HA 的表现和实验室证据、DAT（+）、冷凝集素效价在正常范围，近 4 个月内无输血和特殊药物应用史，可诊断。

5. 治疗　①病因治疗；②控制溶血发作：糖皮质激素（首选）、脾切除、利妥昔单抗、其他免疫抑制剂等；③输血。

三、冷抗体型 AIHA

1. 冷凝集素综合征（CAS）

（1）常继发于淋巴细胞增殖性疾病、支原体肺炎、传染性单核细胞增多症。

（2）多为血管内溶血，表现为末梢部位发绀，受暖后消失，伴贫血、血红蛋白尿等。冷凝集素试验阳性，DAT 阳性者多为 C3 型。

2. 阵发性冷性血红蛋白尿（PCH）

（1）多继发于梅毒或病毒感染。

（2）为血管内溶血，遇冷后出现血红蛋白尿，伴发热、腰背痛、恶心、呕吐等；多呈自限性，仅持续 1~2d。冷热溶血试验（D–L 试验）阳性可诊断。

3. 治疗　病因治疗，保暖（最重要），有症状者接受利妥昔单抗治疗或使用其他细胞毒性免疫抑制剂。

第六节　阵发性睡眠性血红蛋白尿症

一、概述

阵发性睡眠性血红蛋白尿症（PNH）是一种后天获得性造血干细胞基因突变所致的红细胞膜缺陷性溶血病。临床表现以血管内溶血性贫血为主，典型患者有特征性间歇发作的睡眠后血红蛋白尿。

二、发病机制

1. 本病系造血干细胞 X 染色体上磷脂酰肌醇聚糖 A（*PIG-A*）基因突变所致。异常的造血干细胞及其所有子代细胞（红细胞、粒细胞、单核细胞、淋巴细胞及血小板）糖磷脂酰肌醇（GPI）锚合成障碍，使得需通过 GPI 锚才能链接在细胞膜上的多种功能蛋白（称为 GPI 锚链蛋白）缺乏，主要是 CD55 和 CD59。

2. CD55 可抑制补体 C3 转化酶的形成；CD59 能阻止液相的补体 C9 转变成膜攻击复合物；红细胞膜缺乏 CD55 和 CD59，是 PNH 发生血管内溶血的基础。

3. PNH 具有血栓形成倾向，机制尚未明确。

三、临床表现

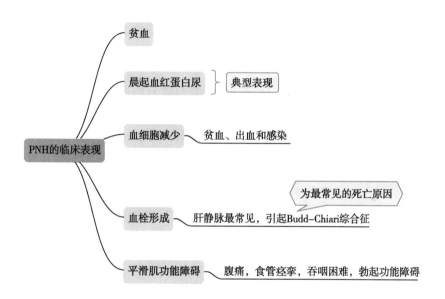

四、辅助检查

1. 血象　常呈正细胞或大细胞性贫血，可有小细胞低色素性贫血；网织红细胞↑；粒细胞、血小板通常↓；约半数患者全血细胞↓；血涂片可见有核红细胞和红细胞碎片。

2. 骨髓象　增生活跃或明显活跃，尤以红系明显，有时可呈增生低下；长期尿铁丢失过多，铁染色示骨髓内、外铁减少。

3. 尿隐血试验阳性、尿含铁血黄素试验阳性提示红细胞破坏。

4. 诊断性试验

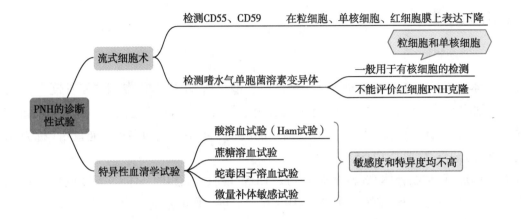

五、诊断

临床表现符合 PNH，实验室检查具备以下 1 项或 2 项者均可诊断。

1. 蔗糖溶血试验、酸溶血试验（Ham 试验）、蛇毒因子溶血试验、尿隐血试验、尿含铁血黄素试验等试验中，符合以下 1 种情况即可。

（1）2 项以上阳性。

（2）1 项阳性但具备下列条件：①2 次以上阳性；②有溶血的其他直接或间接证据，或有肯定的血红蛋白尿出现；③能除外其他溶血性疾病。

2. 流式细胞术检测发现外周血中 CD55 或 CD59 阴性的中性粒细胞或红细胞 >10%（5%~10% 为可疑），或通过流式细胞术检测外周血粒细胞和单核细胞经荧光标记的变异体（FLAER）阴性细胞 >1%。

六、鉴别诊断

PNH 需与自身免疫性 HA、骨髓增生异常综合征及 AA 等相鉴别。

七、治疗

1. 对症治疗　包括输血（宜采用去白红细胞）、雄激素、铁剂。
2. 控制溶血发作　糖皮质激素、碳酸氢钠、抗氧化药物、抗补体单克隆抗体。
3. 血栓形成　给予抗凝治疗。
4. 异基因造血干细胞移植　是唯一可能的治愈方法。

◇ 经 典 试 题 ◇

（研）1. 首选脾切除治疗且疗效最佳的溶血性贫血是

    A. 珠蛋白生成障碍性贫血   B. 阵发性睡眠性血红蛋白尿症

    C. 遗传性球形红细胞增多症   D. 温抗体型自身免疫性溶血性贫血

（执）2. 诊断阵发性睡眠性血红蛋白尿症最有意义的血细胞膜免疫标志是

    A. CD19、CD20　　　　　　　　　　B. CD3、CD4

    C. CD33、CD34　　　　　　　　　　D. CD3、CD8

    E. CD55、CD59

（研）3. 下列属于遗传性红细胞膜缺陷引起的溶血性贫血的疾病有

    A. 遗传性球形红细胞增多症　　　　　B. 阵发性睡眠性血红蛋白尿症

    C. 遗传性椭圆形细胞增多症　　　　　D. 遗传性血红蛋白病

（执）4. 女，45岁。茶色尿伴腰背痛1个月。查体：贫血貌，巩膜黄染，肝肋下未触及，脾肋下2cm，腹部移动性浊音（−）。血常规：Hb 72g/L，WBC 6.0×10^9/L，PLT 126×10^9/L，网织红细胞0.12。Coombs试验（＋），Ham试验（−）。该患者最可能的诊断是

    A. 自身免疫性溶血性贫血　　　　　　B. 巨幼细胞贫血

    C. 脾功能亢进　　　　　　　　　　　D. 骨髓增生异常综合征

    E. 阵发性睡眠性血红蛋白尿症

【答案与解析】

1. C。解析：珠蛋白生成障碍性贫血主要是对症治疗，脾切除适用于输血量不断增加、伴脾功能亢进及明显压迫症状者。阵发性睡眠性血红蛋白尿症常用支持对症治疗，控制溶血发作，防治血栓形成，异基因造血干细胞移植（目前唯一可能治愈的方法）。脾切除对遗传性球形红细胞增多症有显著疗效。温抗体型自身免疫性溶血性贫血要积极寻找病因，治疗原发病，控制溶血发作（首选糖皮质激素，脾切除是二线治疗），输血等。故选C。

2. E　3. AC　4. A

第七章

白细胞减少和粒细胞缺乏症

一、概述

1. 白细胞减少　指外周血白细胞总数持续 $<4.0 \times 10^9$/L。

2. 中性粒细胞减少　指中性粒细胞绝对计数在成人 $<2.0 \times 10^9$/L，儿童≥10 岁低于 1.8×10^9/L 或 <10 岁低于 1.5×10^9/L。

3. 中性粒细胞缺乏症　指中性粒细胞绝对计数 $<0.5 \times 10^9$/L。

二、病因和发病机制

1. 粒细胞生成减少

（1）骨髓损伤：电离辐射、化学毒物、细胞毒类药物是最常见的继发性原因。

（2）骨髓浸润：骨髓造血组织被白血病、骨髓瘤及转移瘤细胞等浸润。

（3）成熟障碍：维生素 B_{12}、叶酸缺乏、PNH 等。

（4）感染：可见于病毒、细菌感染。

（5）先天性中性粒细胞减少。

2. 粒细胞破坏或消耗过多

（1）免疫因素：药物（布洛芬等）、自身免疫（系统性红斑狼疮等）。

（2）非免疫因素：脾功能亢进、严重感染。

3. 分布紊乱　大量粒细胞转移到边缘池（即假性粒细胞减少）或滞留循环池其他部位。

> **ⓘ 提示**
>
> 　　假性粒细胞减少见于遗传性良性假性中性粒细胞减少症、严重的细菌感染、恶性营养不良病等。

三、临床表现

1. 粒细胞缺乏（表 5-7-1）
2. 白细胞减少　发病缓慢，常见低热、头晕、乏力、食欲减退，甚至反复感染。

表 5-7-1 粒细胞缺乏的临床表现

分度	中性粒细胞计数	表现	感染风险
轻度	$\geq 1.0 \times 10^9/L$	无特殊症状,多为原发病表现	防御功能基本不受影响
中度	$(0.5\sim1.0) \times 10^9/L$	易出现疲乏、无力、头晕、食欲减退等非特异性症状,粒细胞严重缺乏时,感染部位不能形成有效的炎症反应	轻度增加
重度	$<0.5 \times 10^9/L$		极大

四、辅助检查

1. 血常规 白细胞减少、中性粒细胞减少,淋巴细胞百分比增加。

2. 骨髓象 因粒细胞减少原因不同,表现各异。

3. 中性粒细胞特异性抗体测定 包括白细胞聚集反应、免疫荧光粒细胞抗体测定法,判断是否存在抗粒细胞自身抗体。

4. 肾上腺素试验 肾上腺素促使边缘池中性粒细胞进入循环池,可鉴别假性粒细胞减少。

五、诊断

根据血常规检查的结果即可做出诊断,必要时反复检查。

六、治疗

1. 病因治疗 停止接触可疑的药物或其他致病因素;积极治疗原发病。

2. 感染防治 致病菌未明确前,可经验性应用覆盖革兰氏阴性菌和革兰氏阳性菌的广谱抗生素治疗,待病原和药敏结果出来后再调整用药。若 3~5d 无效,可加用抗真菌治疗。病毒感染可加用抗病毒药物。静脉用免疫球蛋白有助于重症感染的治疗。

3. 促进粒细胞生成

（1）重组人集落刺激因子:常用重组人粒细胞集落刺激因子（rhG-CSF）、重组人粒细胞-巨噬细胞集落刺激因子（rhGM-CSF）。

（2）其他:可用维生素 B_4 和 B_6、鲨肝醇、利血生等药物。

4. 免疫抑制剂 用于自身免疫性粒细胞减少和免疫机制所致的粒细胞缺乏。

知识拓展

粒细胞缺乏与感染的风险密切相关,纠正粒细胞缺乏状态、控制感染是改善预后的关键。

经 典 试 题

（执）（1~2题共用备选答案）

A. $0.2 \times 10^9/L$ B. $0.5 \times 10^9/L$

C. $4.0 \times 10^9/L$ D. $1.5 \times 10^9/L$

E. $3.0 \times 10^9/L$

1. 白细胞减少症的诊断标准是指外周血白细胞总数低于

2. 粒细胞缺乏症的诊断标准是指外周血中性粒细胞绝对数低于

【答案】

1. C　2. B

第八章

骨髓增生异常综合征

一、概念

骨髓增生异常综合征（MDS）是一组起源于造血干细胞，以血细胞病态造血，高风险向急性髓系白血病（AML）转化为特征的异质性髓系肿瘤性疾病。任何年龄男、女均可发病，约 80% 患者 >60 岁。

二、分型

1. 法美英（FAB）分型（表 5-8-1）

表 5-8-1　MDS 的 FAB 分型

类型	外周血原始细胞	骨髓原始细胞	其他
难治性贫血（RA）	<1%	<5%	—
环形铁粒幼细胞性难治性贫血（RAS/RARS）	<1%	<5%	环形铁粒幼细胞 > 有核红细胞 15%
难治性贫血伴原始细胞增多（RAEB）	<5%	5%~20%	—
难治性贫血伴原始细胞增多转变型（RAEB-t）	≥5%	>20% 且 <30%	幼粒细胞可见 Auer 小体
慢性粒 - 单核细胞性白血病（CMML）	<5%	5%~20%	外周血单核细胞绝对值 >1 × 10^9/L

2. 世界卫生组织（WHO）分型（表 5-8-2）

表 5-8-2　MDS 2016 年 WHO 修订分型

分型	病态造血	细胞减少系列[1]	环形铁粒幼细胞 %	骨髓和外周血原始细胞	常规核型分析
MDS 伴单系病态造血（MDS-SLD）	1	1 或 2	<15% 或 <5%[2]	骨髓 <5%，外周血 <1%，无 Auer 小体	任何核型，但不符合伴孤立 del（5q）MDS 标准

分型	病态造血	细胞减少系列[1]	环形铁粒幼细胞%	骨髓和外周血原始细胞	常规核型分析
MDS 伴多系病态造血（MDS-MLD）	2 或 3	1~3	<15% 或 <5%[2]	骨髓 <5%，外周血 <1%，无 Auer 小体	任何核型，但不符合伴孤立 del（5q）MDS 标准
MDS 伴环形铁粒幼细胞（MDS-RS）					
MDS-RS-SLD	1	1 或 2	≥15% 或 ≥5%[2]	骨髓 <5%，外周血 <1%，无 Auer 小体	任何核型，但不符合伴孤立 del（5q）MDS 标准
MDS-RS-MLD	2 或 3	1~3	≥15% 或 ≥5%[2]	骨髓 <5%，外周血 <1%，无 Auer 小体	任何核型，但不符合伴孤立 del（5q）MDS 标准
MDS 伴孤立 del（5q）	1~3	1 或 2	任何比例	骨髓 <5%，外周血 <1%，无 Auer 小体	仅有 del（5q），可以伴有 1 个其他异常[-7 或 del（7q）除外]
MDS 伴原始细胞增多（MDS-EB）					
MDS-EB-1	0~3	1~3	任何比例	骨髓 5%~9% 或外周血 2%~4%，无 Auer 小体	任何核型
MDS-EB-2	0~3	1~3	任何比例	骨髓 10%~19% 或外周血 5%~19% 或有 Auer 小体	任何核型
MDS- 未分类（MDS-U）					
血中有 1% 的原始细胞	1~3	1~3	任何比例	骨髓 <5%，外周血 =1%[3]，无 Auer 小体	任何核型
单系病态造血并全血细胞减少	1	3	任何比例	骨髓 <5%，外周血 <1%，无 Auer 小体	任何核型
根据定义 MDS 的遗传学异常	0	1~3	<15%[4]	骨髓 <5%，外周血 <1%，无 Auer 小体	有定义的 MDS 核型异常
儿童难治性血细胞减少症	1~3	1~3	无	骨髓 <5%，外周血 <2%	

注：[1] 血细胞减少的定义：血红蛋白 <100g/L，血小板计数 <100×10⁹/L，中性粒细胞绝对计数 <1.8×10⁹/L，极少数情况下，MDS 可见这些水平以上的轻度贫血或血小板减少；外周血单核细胞必须 <1×10⁹/L。

[2] 如果存在 SF3B1 突变。

[3] 外周血 1% 的原始细胞必须有 2 次不同场合检查的记录。

[4] 若环形铁粒幼细胞≥15% 的病例有红系明显病态造血，则归类为 MDS-RS-SLD。

三、临床表现（表 5-8-3）

表 5-8-3　MDS 的临床表现

FAB 分型	主要症状	临床进展	中位生存期
RA	贫血	缓慢	3~6 年
RAS/RARS			
RAEB	全血细胞减少为主,常见贫血、出血、感染,可	快速	12 个月
RAEB-t	伴脾大		5 个月
CMML	贫血为主,可有感染和 / 或出血,常见脾大	快速	20 个月

四、实验室检查

1. 血象　持续一系或多系血细胞减少（Hb<100g/L,中性粒细胞 <1.8×10⁹/L,血小板<100×10⁹/L）。

1. 血象　持续一系或多系血细胞减少（$Hb<100g/L$,中性粒细胞 $<1.8\times10^9/L$,血小板 $<100\times10^9/L$）。

2. 骨髓象　骨髓增生活跃,少部分呈增生减低。病态造血见表 5-8-4。

表 5-8-4　MDS 的常见病态造血

部位	红系	粒系	巨核系
细胞核	核出芽、核间桥、核碎裂、多核、核多分叶、巨幼样变	核分叶减少、不规则核分叶增多	小巨核细胞、核少分叶、多核（正常巨核细胞为单核分叶）
细胞质	环状铁粒幼细胞、空泡、PAS 染色阳性	胞体小或异常增大、颗粒减少或无颗粒、假 Chediak-Higashi 颗粒、Auer 小体	—

3. 骨髓病理活检　有助于排除其他可能导致血细胞减少的因素或疾病。

4. 细胞遗传学改变　40%~70% 的 MDS 有克隆性染色体核型异常,多为缺失性改变,以 +8、-5/5q⁻、-7/7q⁻、20q⁻ 最为常见。利用荧光原位杂交技术（FISH）,可提高细胞遗传学异常的检出率。

5. 免疫学检查　流式细胞术可检测到 MDS 患者骨髓细胞表型存在异常,对于低危组 MDS 与非克隆性血细胞减少症的鉴别诊断有一定价值。

6. 分子生物学检查　使用高通量测序技术,多数 MDS 患者骨髓细胞中可检出体细胞性基因突变,对 MDS 的诊断及预后判断有潜在应用价值。

五、诊断和鉴别诊断

1. 诊断　根据患者血细胞减少和相应的症状及病态造血、细胞遗传学异常、病理学改变,做排除性诊断。

> ⓘ **提示**
>
> 病态造血是 MDS 的特征,但有病态造血不等于就是 MDS。

2. 鉴别诊断 应与非重型再障、PNH、巨幼细胞贫血、慢性髓系白血病(CML)相鉴别。

六、治疗

1. 支持治疗 严重贫血和有出血症状者→输注红细胞和血小板;粒细胞减少和缺乏者→防治感染。

2. 促造血治疗 雄激素、EPO 等改善造血功能。

3. 去甲基化药物 阿扎胞苷和地西他滨能逆转 MDS 抑癌基因启动子 DNA 过甲基化,改变基因表达,延迟向 AML 转化。

4. 生物反应调节剂 沙利度胺及来那度胺对伴单纯 $5q^-$ 的 MDS 有较好疗效。

5. 联合化疗 对体能状况较好,原幼细胞偏高的 MDS 患者可考虑联合化疗(如蒽环类抗生素 + 阿糖胞苷),部分患者能获得一段缓解期。

6. 异基因造血干细胞移植 是目前唯一能治愈 MDS 的疗法。

———◦ 经 典 试 题 ◦———

(研)1. 根据 MDS 的 FAB 分型标准,下列符合难治性贫血伴原始细胞增多转变型的有

　　A. 外周血原始细胞≥50%　　　　　B. 骨髓原始细胞 >20% 且 <30%

　　C. 幼粒细胞胞质内出现 Auer 小体　　D. 环形铁粒幼细胞 >15%

(执)2. 男,50 岁。面色苍白、乏力半年,牙龈出血 1 周。化验血常规: Hb 72g/L, WBC 2.8×10^9/L, PLT 32×10^9/L。骨髓细胞学检查:增生明显活跃,原始细胞占 0.02,全片见巨核细胞 40 个,铁染色示细胞外铁(++),环形铁粒幼细胞占 0.01,诊断为骨髓增生异常综合征(MDS)。根据 WHO 分型标准,还需要进行检查的项目是

　　A. 骨髓细胞染色体　　　　　　　　B. 骨髓活检

　　C. 骨髓细胞流式细胞术　　　　　　D. 骨髓细胞融合基因

　　E. 骨髓干细胞培养

【答案】

　1. BC　2. B

第九章

白 血 病

第一节 概 述

一、概念

白血病是一类造血干祖细胞的恶性克隆性疾病,因白血病细胞自我更新增强、增殖失控、分化障碍、凋亡受阻,而停滞在细胞发育的不同阶段。在骨髓和其他造血组织中,白血病细胞大量增生累积,使正常造血受抑制并浸润其他器官和组织。

二、分类

1. 急性白血病(AL) 细胞分化停滞在较早阶段,多为原始细胞及早期幼稚细胞,病情发展迅速,自然病程仅几个月;分为急性淋巴细胞白血病(ALL)和急性髓系白血病(AML)。

2. 慢性白血病(CL) 细胞分化停滞在较晚的阶段,多为较成熟幼稚细胞和成熟细胞,病情发展缓慢,自然病程为数年;分为慢性髓系白血病(CML)、慢性淋巴细胞白血病(CLL)、少见白血病(毛细胞白血病、幼淋巴细胞白血病等)。

三、病因

白血病的病因尚不完全清楚,与生物因素(主要是病毒感染、免疫功能异常)、物理因素(X射线、γ射线等)、化学因素(长期接触苯、乙双吗啉等)、遗传因素、其他血液病(MDS、淋巴瘤、PNH等可发展为白血病)有关。

第二节 急性白血病

一、概述

急性白血病是造血干祖细胞的恶性克隆性疾病,发病时骨髓中异常的原始细胞及幼稚细胞(白血病细胞)大量增殖并抑制正常造血,可浸润肝、脾、淋巴结等各种脏器。表现为贫血、出血、感染和浸润等征象。

二、FAB 分型

1. 急性髓系白血病（表 5-9-1）

表 5-9-1 AML 的 FAB 分型

分型	全称	特点
M_0	急性髓细胞白血病微分化型	骨髓原始细胞 >30%，无嗜天青颗粒及 Auer 小体，核仁明显，光镜下髓过氧化物酶（MPO）及苏丹黑 B 阳性细胞 <3%；电镜下 MPO 阳性；CD33 或 CD13 等可阳性，淋系抗原常为阴性，血小板抗原阴性
M_1	急性粒细胞白血病未分化型	原粒细胞[1] 占骨髓非红系有核细胞（NEC[2]）>90%，其中 MPO 阳性细胞 >3%
M_2	急性粒细胞白血病部分分化型	原粒细胞占骨髓 NEC 的 30%~89%，其他粒细胞≥10%，单核细胞 <20%
M_3	急性早幼粒细胞白血病（APL）	骨髓中以颗粒增多的早幼粒细胞为主，此类细胞占 NEC≥30%
M_4	急性粒-单核细胞白血病（AMMoL）	原始细胞占骨髓 NEC>30%，各阶段粒细胞≥20%，各阶段单核细胞≥20%（M_4Eo 的嗜酸性粒细胞在 NEC≥5%）
M_5	急性单核细胞白血病（AMoL）	骨髓 NEC 中原单核、幼单核≥30%，且原单核、幼单核及单核细胞≥80%（原单核≥80% 为 M_{5a}，<80% 为 M_{5b}）
M_6	红白血病（EL）	骨髓中幼红细胞≥50%，NEC 中原始细胞≥30%
M_7	急性巨核细胞白血病（AMeL）	骨髓中原始巨核细胞≥30%，血小板抗原、血小板过氧化酶阳性

注：[1] 原粒细胞：包括 I 型（胞质中无颗粒）和 II 型（胞质中出现少数颗粒）。

[2] NEC：指不包括浆细胞、淋巴细胞、组织嗜碱细胞、巨噬细胞及所有红系有核细胞的骨髓有核细胞计数。

2. 急性淋巴细胞白血病（表 5-9-2）

表 5-9-2 ALL 的 FAB 分型

分型	特点
L_1	原始和幼淋巴细胞以小细胞（直径≤12μm）为主
L_2	原始和幼淋巴细胞以大细胞（直径 >12μm）为主
L_3（Burkitt 型）	原始和幼淋巴细胞以大细胞为主，大小较一致，细胞内有明显空泡，胞质嗜碱性，染色深

三、临床表现

1. 正常骨髓造血功能受累的表现（表 5-9-3）

表 5-9-3　AL 正常骨髓造血功能受累的表现

表现	特点
贫血	病程短者可无贫血；半数患者就诊时已有重度贫血，尤其继发于 MDS 者
发热	①半数患者为早期表现，可低热，伴畏寒、出汗等 ②白血病本身可发热，但高热往往提示有继发感染 ③口腔炎、牙龈炎、咽峡炎最常见，肺部感染、肛周脓肿常见，致病菌以 G^- 杆菌（肺炎克雷伯菌、铜绿假单胞菌等）最常见 ④长期应用抗生素及粒细胞缺乏者可出现真菌感染，因伴免疫功能缺陷可发生病毒感染，偶见卡氏肺孢子虫病
出血	出血为早期表现者占 40% 可见皮肤淤点、鼻出血、牙龈出血、眼底出血（视力障碍）、月经过多、脑出血（最严重）；M_3 最多出现 DIC

> ⓘ **提示**
>
> 大量白血病细胞在血管中淤滞及浸润、血小板减少、凝血异常以及感染是出血的主要原因。

2. 组织和器官浸润表现（表 5-9-4）

表 5-9-4　AL 的组织和器官浸润表现

组织和器官	特点
淋巴结和肝、脾	淋巴结肿大以 ALL 多见，纵隔淋巴结肿大常见于 T-ALL；肝脾大多为轻至中度
骨骼和关节	常见胸骨下部压痛，可见关节和骨骼疼痛，儿童多见
中枢神经系统	①是最常见的髓外浸润部位（化疗药物难以通过血脑屏障） ②中枢神经系统白血病（CNSL）多见于治疗后缓解期，ALL 最常见，儿童尤甚，其次为 M_4、M_5 和 M_2 ③轻者头痛、头晕，重者呕吐、颈强直、昏迷、抽搐
口腔	M_4、M_5 多见，牙龈增生、肿胀
睾丸	多见于 ALL 化疗缓解后的幼儿和青年，为第 2 常见的髓外复发部位；多见单侧无痛性肿大，另一侧活检时可发现白血病细胞浸润
眼部	部分 AML 可伴粒细胞肉瘤（绿色瘤），常累及骨膜，眼眶部位最常见，引起眼球突出、复视、失明
皮肤	M_4、M_5 多见，蓝灰色斑丘疹，局部皮肤隆起变硬，呈紫蓝色结节
其他	肺、心、消化道、泌尿生殖系统等均可受累

四、辅助检查

1. 血象

（1）不同程度的正细胞正色素性贫血，少数患者血片上红细胞大小不等，可找到幼红细胞。

（2）大多数白细胞增高，可见白细胞增多性白血病（$>10 \times 10^9/L$）、白细胞不增多性白血病（$<1.0 \times 10^9/L$），血涂片可见数量不等的原始细胞和幼稚细胞。

（3）半数患者血小板 $<60 \times 10^9/L$，晚期极度降低。

2. 骨髓象

（1）FAB 分型将原始细胞≥骨髓有核细胞（ANC）的 30% 定义为 AL 的诊断标准。

（2）多数 AL 骨髓象有核细胞显著增生，以原始细胞为主；少数 AL 骨髓象增生低下（低增生性 AL）。

（3）Auer 小体只存在于部分 AML 中。

 提示

骨髓象是诊断 AL 的主要依据和必做检查。

3. 细胞化学（表 5-9-5）

表 5-9-5　常见 AL 的细胞化学鉴别

项目	ALL	急性粒细胞白血病	急性单核细胞白血病
髓过氧化物酶（MPO）	–	分化好的原始细胞 +~+++ 分化差的原始细胞 –~+	–~+
糖原染色（PAS）	+ 成块或粗颗粒样	–~+ 弥漫性淡红色或细颗粒状	–~+ 弥漫性淡红色或细颗粒状
非特异性酯酶（NSE）	–	–~+ NaF 抑制 <50%	+ NaF 抑制 ≥50%
中性粒细胞碱性磷酸酶（NAP）	增加	减少	正常或增加

4. 免疫学检查　造血干/祖细胞表达 CD34，APL 细胞通常表达 CD3、CD33 和 CD117，不表达 HLA-DR 和 CD4，还可表达 CD9。

5. 遗传性检查

（1）M_2：t（8；21）（q22；q22）。

（2）M_3：t（15；17）（q22；q21）。

（3）ALL（5%~20%）：t（9；22）（q34；q11）。

6. 血液生化检查　血清、尿中的尿酸增高。发生 DIC 时可出现凝血象异常。血清乳酸脱氢酶（LDH）可增高。

7. 脑脊液检查　CNSL 时，压力增高、白细胞多、蛋白质增加、糖减少，涂片可见白血病细胞。

五、诊断和鉴别诊断

1. 诊断　根据临床表现、血象和骨髓象特点可诊断。

2. 鉴别诊断

（1）MDS：骨髓中原始细胞 <20%。

（2）类白血病反应：有原发病，RBC、PLT 计数没有明显变化，涂片中主要为中、晚幼粒细胞，原始细胞不常见，且血液学异常指标随原发病的好转而恢复。

（3）巨幼细胞贫血：骨髓中原始细胞不增多，幼红细胞 PAS 反应常为阴性，予以叶酸、维生素 B_{12} 治疗有效。

六、治疗

1. 一般治疗

（1）紧急处理高白细胞血症：当循环血液中白细胞数 $>100 \times 10^9/L$，可产生白细胞淤滞症，表现为呼吸困难、低氧血症、反应迟钝、言语不清、颅内出血等，病理学显示白血病血栓栓塞与出血并存。应紧急使用血细胞分离机，单采清除过高的白细胞（APL 一般不推荐），同时给予水化和化疗（根据类型选择方案）。

（2）防治感染：白血病常伴有粒细胞减少或缺乏，G-CSF 可用于 ALL 及老年、强化疗或伴感染的 AML；发热应做细菌培养和药敏试验，并迅速进行经验性抗生素治疗。

（3）成分输血：严重贫血可吸氧、输浓缩红细胞，维持 Hb>80g/L，但白细胞淤滞时不宜马上输红细胞，以免进一步增加血黏度；PLT 过低或已发生皮下出血者要输入单采血小板悬液。

（4）防止高尿酸血症：鼓励多饮水并碱化尿液，静脉补液，使每小时尿量 $>150ml/m^2$ 并保持碱性尿。给予别嘌醇抑制尿酸生成。

（5）维持营养：补充营养，维持水、电解质平衡，给患者高蛋白、高热量、易消化食物，必要时经静脉补充营养。

2. 抗白血病治疗

（1）原则

1）第一阶段：诱导缓解治疗，主要方法是联合化疗，目标是使患者迅速获得完全缓解（CR）。

CR：白血病的症状和体征消失，外周血无原始细胞，无髓外白血病；骨髓三系造血恢复，

原始细胞 <5%；外周血中性粒细胞 >1.0×10⁹/L，血小板 ≥100×10⁹/L。

2）第二阶段：缓解后治疗，主要方法为化疗和 HSCT；定期监测微小残留病灶（MRD）。

MRD：指诱导缓解获 CR 后体内残留的白血病细胞（由发病时的 $10^{10} \sim 10^{12}$ 降至 $10^{8} \sim 10^{9}$），其水平可预测复发。

（2）ALL 治疗

1）诱导缓解治疗（表 5-9-6）

表 5-9-6　ALL 的诱导缓解治疗

方案	组成	注意
VP（基本方案）	长春新碱（VCR）+ 泼尼松（P）	VCR 可致末梢神经炎和便秘
DVP 方案	柔红霉素（DNR）+VP	柔红霉素有心脏毒性
DVLP 方案（常用诱导方案）	DVP+ 门冬酰胺酶（L-ASP）或培门冬酶（PEG-Asp）	L-ASP 或 PEG-Asp 可致肝功能损害、胰腺炎、凝血因子及白蛋白合成减少、过敏反应

2）缓解后治疗：①强化巩固阶段，主要有化疗和 HSCT 两种方式，目前化疗采用间歇重复原诱导方案，定期给予其他强化方案的治疗，如高剂量甲氨蝶呤（HD-MTX）、阿糖胞苷（Ara-C）、6- 巯基嘌呤（6-MP）和 L-ASP；②维持治疗阶段，口服 6-MP 和 MTX 的同时间断给予 VP 方案化疗是普遍采用的有效维持治疗方案。

3）CNSL 防治：多采用早期强化全身治疗和鞘内注射化疗（MTX、阿糖胞苷、糖皮质激素）预防，颅脊椎照射作为 CNSL 发生时的挽救治疗。

4）睾丸白血病：即使单侧发病也要进行双侧照射和全身化疗。

5）复发：指 CR 后在外周血重新出现白血病细胞或骨髓原始细胞 >5%（除外其他原因如巩固化疗后骨髓重建等）或髓外出现白血病细胞浸润，多在 CR 后 2 年内发生，以骨髓复发最常见。可选择原诱导化疗方案或含高剂量 Ara-C 的联合方案或新药进行再诱导治疗。

（3）AML 治疗

1）诱导缓解治疗（表 5-9-7）

表 5-9-7　AML 的诱导缓解治疗

AML 分类	方案
非 APL	IA 方案（最常用），即去甲氧柔红霉素（IDA）+ 阿糖胞苷（Ara-C）
	DA 方案（最常用），即柔红霉素（DNR）+Ara-C
	HA 方案，即高三尖杉酯碱（HHT）+Ara-C
APL	①全反式维 A 酸（ATRA）+ 蒽环类药物（最常用，如 DNR）；②ATRA+ 蒽环类药物 + 砷剂（如三氧化二砷，ATO）

分化综合征:多见于 APL 初诊时白细胞计数较高及治疗后迅速上升者,其机制可能与细胞因子大量释放和黏附分子表达增加有关。临床表现为发热、肌肉骨骼疼痛、呼吸窘迫、肺间质浸润、胸腔积液、心包积液、体重增加、低血压、急性肾衰竭甚至死亡。一旦出现上述任一表现,应给予糖皮质激素治疗,并予吸氧、利尿,可暂停 ATRA。

2)缓解后治疗:APL 在获得分子学缓解后可采用化疗、ATRA 以及砷剂等药物交替维持治疗近 2 年。<60 岁的 AML 患者,根据危险度分组选择相应的治疗方案。

第三节 慢性髓系白血病

一、概述

1. 慢性髓系白血病俗称慢粒,是一种发生在多能造血干细胞的恶性骨髓增殖性肿瘤(为获得性造血干细胞恶性克隆性疾病),主要涉及髓系。外周血粒细胞显著增多,在受累细胞中可找到 Ph 染色体和 / 或 *BCR-ABL* 融合基因。

2. 分期 慢性期(CP)、加速期(AP)、急变期(BP/PC)。

二、临床表现

1. 慢性期

(1)患者有乏力、低热、多汗或盗汗、体重减轻等代谢亢进的症状,自觉有左上腹坠胀感(脾大)。

(2)脾大(最显著体征):可达脐或脐下,质地坚实,平滑,无压痛。

(3)肝大少见,部分可见胸骨中下段压痛。

(4)白细胞增高:可有眼底充血及出血、白细胞淤滞症。

2. 加速期

(1)可维持几个月到数年;常有发热、虚弱、进行性体重下降、骨骼疼痛,逐渐出现贫血和出血。

(2)脾持续或进行性肿大。

(3)对原来治疗有效的药物包括酪氨酸激酶抑制剂(TKI)无效。

3. 急变期

(1)为 CML 的终末期,表现类似 AL。

(2)多数急粒变,少数为急淋变或急单变。

(3)预后极差。

三、实验室检查

1. 慢性期

(1)血象

1)白细胞明显增高,常 >20×10^9/L,可 >100×10^9/L,血片中粒细胞显著增多,可见各阶段粒细胞,以中性中幼、晚幼和杆状核粒细胞居多;原始细胞 <10%,嗜酸性、嗜碱性粒细胞增多。

2)血小板可正常,半数患者增多;晚期减少,有贫血。

(2)中性粒细胞碱性磷酸酶(NAP):活性减低或阴性;治疗有效时恢复,复发时又下降,合并细菌性感染时可略升高。

(3)骨髓象:骨髓增生明显至极度活跃,以粒细胞为主,中性中幼、晚幼及杆状核粒细胞明显增多,原始细胞 <10%;嗜酸性、嗜碱性粒细胞增多;红细胞相对减少,粒红比例明显增高;巨核细胞正常或增多,晚期减少。

(4)95% 以上的 Ph 染色体阳性:显带分析为 t(9;22)(q34;q11),形成融合基因 *BCR-ABL*,编码的蛋白主要是 P_{210}(有酪氨酸激酶活性)。

(5)血清学检验:血清和尿中尿酸增加,血清 LDH 增加。

2. 加速期

(1)外周血或骨髓原始细胞 ≥10%;外周血嗜碱性粒细胞 >20%。

(2)不明原因的血小板进行性减少或增加。

(3)Ph 染色体阳性细胞中可见其他染色体异常,如 +8、双 Ph 染色体、17 号染色体长臂的等臂等。

3. 急变期 外周血或骨髓中原始细胞 >20%;或出现髓外原始细胞浸润。

四、诊断和鉴别诊断

1. 诊断 凡有不明原因的持续性白细胞数增高,根据典型的血象、骨髓象改变,脾大、Ph 染色体阳性或融合基因 *BCR-ABL* 阳性可诊断。

2. 鉴别诊断

(1)类白血病反应:粒细胞内出现中毒颗粒和空泡,嗜酸性、嗜碱性粒细胞不增加。Ph 染色体或融合基因 *BCR-ABL* 阴性。

(2)骨髓纤维化:脾大、WBC 和 PLT 升高,但 WBC<30×10^9/L、NAP 阳性、泪滴样红细胞常见、Ph 染色体及 *BCR-ABL* 阴性、骨髓活检可见纤维化。

(3)其他引起脾大的疾病:血吸虫病、慢性疟疾、黑热病、肝硬化、脾功能亢进等,血象、骨髓象、Ph 染色体可以鉴别。

五、治疗

1. 高白细胞血症的紧急处理 需合用羟基脲和别嘌醇。对于白细胞 >100×10^9/L 者,应给予治疗性白细胞单采。明确诊断后,首选伊马替尼。

2. 分子靶向治疗

(1)甲磺酸伊马替尼为第一代酪氨酸激酶抑制剂(TKI);第二代 TKI 如尼洛替尼、达沙替尼,为 CML 一线治疗的可选药物。

（2）TKI 治疗期间可发生白细胞、血小板减少和贫血的血液学毒性及水肿、头痛、皮疹、胆红素升高等非血液学毒性。

3. 干扰素（IFN-α） 用于不适合 TKI 和异基因造血干细胞移植的患者；推荐和小剂量阿糖胞苷合用；副作用有乏力、发热、头痛、食欲缺乏、肌肉骨骼酸痛等流感样症状和体重下降、肝功能异常等。

4. 羟基脲（HU） 用药后白细胞迅速降低，停药后很快回升；单独应用于高龄、具有合并症、TKI 和 IFN-α 均不耐受的患者及用于高白细胞淤滞时的降白细胞处理。

5. 异基因造血干细胞移植 为根治方法，在慢性期不作为一线选择。

第四节　慢性淋巴细胞白血病

一、概述

慢性淋巴细胞白血病是一种进展缓慢的成熟 B 淋巴细胞增殖性肿瘤，以外周血、骨髓、脾和淋巴结等淋巴组织中出现大量克隆性 B 淋巴细胞为特征。CLL 细胞形态上类似成熟淋巴细胞，但免疫学表型和功能异常。

二、临床表现

好发于老年人，男性多见；起病缓慢，多无自觉症状，多数在体检或因其他疾病就诊时被发现。

1. 早期表现可见乏力、疲倦、消瘦、低热、盗汗等。

2. 淋巴结肿大多见于头颈部、锁骨上、腋窝、腹股沟等部位，一般无痛、质韧、无粘连，随病程进展可逐渐增大或融合。可有肝脾大。

3. 晚期患者可出现贫血、血小板减少和粒细胞减少，常并发感染。部分患者可出现自身免疫性疾病（AIHA、免疫性血小板减少症等），部分可转化为幼淋巴细胞白血病等。

三、辅助检查

1. 血象 以淋巴细胞持续性增多为主要特征，外周血 B 淋巴细胞绝对值 $\geq 5 \times 10^9/L$（持续 ≥ 3 个月）；大多数患者的白血病细胞形态与成熟小淋巴细胞类同，胞质少，胞核染色质呈凝块状。多数外周血涂片可见破碎细胞（涂抹细胞）。晚期可见血小板减少和贫血。

2. 骨髓象 有核细胞增生明显活跃或极度活跃，淋巴细胞 $\geq 40\%$，以成熟淋巴细胞为主。红系、粒系及巨核系细胞增生受抑，至晚期可明显减少。伴溶血时，幼红细胞可代偿性增生。

3. 免疫学检查（流式细胞仪检测）

（1）CLL 细胞具有单克隆性，呈现 B 细胞免疫表型特征。细胞膜表面免疫球蛋白（sIg）

为弱阳性表达,多为 IgM 或 IgM 和 IgD 型,呈 κ 或 λ 单克隆轻链型。

（2）CD5、CD19、CD79a、CD23 阳性;CD20、CD22、CD11c 弱阳性;FMC7、CD79b 阴性或弱阳性;CD10、Cyclin D1 阴性。

（3）可见低 γ 球蛋白血症（60%）、抗人球蛋白试验阳性（20%）、AIHA（8%）。

> ⓘ 提示
>
> 　　免疫表型检查是目前 CLL 疾病诊断、预后分层和疗效监测的重要手段,目前大多使用流式细胞仪进行检测。

4. 细胞遗传学检查　可检测到 >80% 的患者存在染色体异常,如 13q14 缺失、12 号染色体三体、11q22~23 缺失、17p13 缺失和 6q 缺失等。

5. 分子生物学检查　50%~60% 的 CLL 发生免疫球蛋白重链可变区（IgHV）基因体细胞突变。

四、诊断和鉴别诊断

1. 诊断　结合临床表现,外周血 B 淋巴细胞绝对值 $\geqslant 5 \times 10^9/L$（持续 $\geqslant 3$ 个月）和典型的细胞形态和免疫表型特征,可以作出诊断。

2. 鉴别诊断　应与病毒感染引起的反应性淋巴细胞增多症、其他 B 细胞慢性淋巴增殖性疾病、幼淋巴细胞白血病、毛细胞白血病相鉴别。

五、临床分期（表 5-9-8）

表 5-9-8　慢性淋巴细胞白血病的临床分期

分期	标准	中位存活期
Rai 分期		
0	血和骨髓中淋巴细胞增多	150 个月
Ⅰ	0 期 + 淋巴结肿大	101 个月
Ⅱ	Ⅰ期 + 脾大、肝大或肝脾均大	71 个月
Ⅲ	Ⅱ期 + 贫血（Hb<110g/L）	19 个月
Ⅳ	Ⅲ期 + 血小板减少（$<100 \times 10^9/L$）	19 个月
Binet 分期		
A	血和骨髓中淋巴细胞增多,<3 个区域的淋巴组织肿大	>12 年
B	血和骨髓中淋巴细胞增多,≥3 个区域的淋巴组织肿大	7 年
C	B 期 + 贫血（Hb: 男性 <110g/L, 女性 <100g/L）或血小板减少（$<100 \times 10^9/L$）	2 年

注:5 个区域包括头颈部、腋下、腹股沟、脾、肝;肝、脾大专指体检阳性。

六、治疗

1. 建议治疗的情况

（1）疾病相关症状，包括 6 个月内无其他原因出现体重减少 ≥10%、极度疲劳、非感染性发热（>38℃）≥2 周、盗汗。

（2）巨脾（肋下缘 >10cm）或进行性脾大及脾区疼痛。

（3）淋巴结进行性肿大或直径 >10cm。

（4）进行性外周血淋巴细胞增多，2 个月内增加 >50%，或倍增时间 <6 个月。

（5）出现自身免疫性血细胞减少，糖皮质激素治疗无效。

（6）骨髓进行性衰竭；贫血和 / 或血小板减少进行性加重。

2. 化学治疗

（1）烷化剂：苯丁酸氮芥、环磷酰胺、苯达莫司汀。

（2）嘌呤类似物：氟达拉滨（Flu），Flu 联合环磷酰胺（FC 方案）优于单用 Flu。

（3）糖皮质激素：主要用于合并自身免疫性血细胞减少时的治疗；大剂量甲泼尼龙对难治性 CLL 有效。

3. 免疫治疗　利妥昔单抗对表达 CD20 的 CLL 细胞有效。

4. 化学免疫治疗　FC+ 利妥昔单抗（FCR 方案）。

5. 分子靶向治疗　伊布替尼（针对 BTK 通路的特异性抑制剂）应用于 CLL 患者的一线和挽救治疗。

6. 造血干细胞移植　作为高危或复发难治患者的二线治疗。

○ 经 典 试 题 ○

（执）1. 治疗急性髓系白血病普遍采用的标准化疗方案是

　　　A. VP　　　　　　　　　　　　B. CHOP

　　　C. CHPP　　　　　　　　　　　D. DA

　　　E. MP

（研）2. 女，26 岁。因乏力、皮下瘀斑 1 周，诊断为急性髓系白血病入院。血常规：Hb 85g/L，WBC 25.4×10⁹/L，PLT 25×10⁹/L。骨髓象见原始粒细胞 71%，早幼粒细胞 2%，其他各阶段粒细胞 12%，单核细胞 8%。该患者急性白血病的 FAB 分型是

　　　A. M_1 型　　　　　　　　　　B. M_2 型

　　　C. M_3 型　　　　　　　　　　D. M_4 型

（执）3. 女，35 岁。发热、牙龈出血 20d。查体：左侧颈部触及一个 2cm×2cm 大小淋巴结，质韧，无压痛。胸骨压痛（+），肝肋下未触及，脾肋下 2cm。血常规：Hb 105g/L，WBC 3.6×10⁹L，骨髓细胞学检查示大的原始细胞占 0.80，细胞大小均一，胞质内可见明显空泡，

PAS 细胞(+),其余细胞系受抑制。该患者最可能的诊断是

    A. 急性髓细胞白血病(M_1)　　　　B. 急性淋巴细胞白血病(L_1)

    C. 急性细胞白血病(M_2)　　　　　D. 急性淋巴细胞白血病(L_2)

    E. 急性淋巴细胞白血病(L_3)

【答案】

  1. D　2. B　3. E

第十章

淋 巴 瘤

第一节 霍奇金淋巴瘤

一、概述

霍奇金淋巴瘤（HL）主要原发于淋巴结,特点是淋巴结进行性肿大,典型的病理特征是R-S细胞存在于不同类型反应性炎症细胞的特征背景中,并伴有不同程度纤维化。

二、病理分型（表5-10-1）

表5-10-1 霍奇金淋巴瘤的病理分型

分型	特点
结节性淋巴细胞为主型 HL（NLPHL）	95%以上为结节性,镜下以单一小淋巴细胞增生为主,其内散在大瘤细胞（呈爆米花样）。大量CD20⁺的小B细胞,形成结节或结节样结构,结节中有CD20⁺的肿瘤性大B细胞称作淋巴和组织细胞（L/H型R-S细胞）
经典HL（CHL）	
结节硬化型	部分R-S细胞表达CD20、CD15和CD30。光镜下双折光胶原纤维束分隔,病变组织呈结节状和"腔隙型"R-S细胞
富于淋巴细胞型	大量成熟淋巴细胞,R-S细胞少见
混合细胞型（最常见）	可见嗜酸性粒细胞、淋巴细胞、浆细胞、原纤维细胞等,在多种细胞成分中出现多个R-S细胞伴坏死
淋巴细胞消减型	淋巴细胞显著减少,大量R-S细胞,可有弥漫性纤维化及坏死灶

NLPHL占HL的5%,CHL占HL的95%。

三、临床表现

多见于青年,儿童少见。

1. 淋巴结肿大　首发症状常是无痛性颈部或锁骨上淋巴结进行性肿大（占60%~80%）,其次为腋下淋巴结肿大;淋巴结触诊有软骨样感觉。

2. 淋巴结外器官受累　少数患者浸润器官组织或因深部淋巴结肿大压迫,引起相应症状。

3. 全身症状　发热、盗汗、瘙痒及消瘦等较多见;周期性发热(Pel-Ebstein 热)约见于1/6 的患者。年轻女性多有局部及全身皮肤瘙痒,瘙痒可为 IIL 的唯一全身症状。

4. 其他　部分可见带状疱疹;饮酒后引起的淋巴结疼痛是 HL 患者所特有,但并非每一个 HL 患者都是如此。

四、临床分期(表 5-10-2)

表 5-10-2　淋巴瘤的临床分期

分期	特点
I期	单个淋巴结区域(Ⅰ)或局灶性单个结外器官(ⅠE)受侵犯
Ⅱ期	在膈肌同侧的两组或多组淋巴结受侵犯(Ⅱ)或局灶性单个结外器官及其区域淋巴结受侵犯,伴或不伴横膈同侧其他淋巴结区域受侵犯(ⅡE)
Ⅲ期	横膈上下淋巴结区域同时受侵犯(Ⅲ),可伴有局灶性相关结外器官(ⅢE)、脾受侵犯(ⅢS)或两者均有(ⅢE+S)
Ⅳ期	弥漫性(多灶性)单个或多个结外器官受侵犯,伴或不伴相关淋巴结肿大,或孤立性结外器官受侵犯伴远处(非区域性)淋巴结肿大。如肝或骨髓受累,即使局限也属Ⅳ期

注:累及部位的记录符号有结外(E)、直径 >10cm 的巨块(X)、骨髓(M)、脾(S)、肝(H)、骨骼(O)、皮肤(D)、胸膜(P)、肺(L)。

分组:A 组,无以下症状者;B 组,有以下症状之一者,即不明原因发热(>38℃)、盗汗、半年内体重下降 >10%。

五、辅助检查

1. 血液检查　常有轻或中度贫血,部分患者嗜酸性粒细胞升高;骨髓被广泛浸润或发生脾功能亢进时,血细胞减少。

2. 骨髓检查　骨髓涂片找到 R-S 细胞是 HL 骨髓浸润的依据,活检可提高阳性率。

3. 影像学及病理学检查。

六、治疗

1. 原则　采用综合治疗(化疗加放疗)。

2. 化疗方案

(1)ABVD 方案(首选):多柔比星(A)+博来霉素(B)+长春地辛(V)+达卡巴嗪(D)。

(2)MOPP 方案:氮芥(M)+长春新碱(O)+丙卡巴肼(P)+泼尼松(P)。

（3）COPP 方案：环磷酰胺 + 长春新碱 + 丙卡巴肼 + 泼尼松。

3. 具体治疗

（1）结节性淋巴细胞为主型：ⅠA 期（多见）可单纯淋巴结切除等待观察或累及野照射 20~30Gy，Ⅱ期以上同早期 HL 治疗。

（2）早期（Ⅰ、Ⅱ期）HL：预后良好组 2~4 疗程 ABVD+ 受累野放疗 30~40Gy；预后差组 4~6 疗程 ABVD+ 受累野放疗 30~40Gy。

（3）晚期（Ⅲ、Ⅳ期）HL 的治疗：6~8 个周期 ABVD 化疗，化疗前有大肿块或化疗后肿瘤残存做放疗。ABVD 仍为首选治疗方案。

（4）复发难治性 HL 的治疗

1）首程放疗后复发可采取常规化疗；化疗抵抗或不能耐受化疗，再分期为临床Ⅰ、Ⅱ期行放射治疗。

2）常规化疗缓解后复发可行二线化疗或高剂量化疗及自体造血干细胞移植。

3）免疫疗法 PD-1 可用于治疗复发性或难治性（R/R）经典型 HL。

第二节　非霍奇金淋巴瘤

一、概述

1. 非霍奇金淋巴瘤（NHL）是一组具有不同组织学特点和起病部位的淋巴瘤，易发生早期远处扩散。

2. 淋巴组织肿瘤 WHO（2016）分型将 NHL 分为前驱淋巴性肿瘤、成熟 B 细胞来源淋巴瘤、成熟 T 和 NK 细胞淋巴瘤三类。

二、WHO 分型中的常见亚型

1. 弥漫性大 B 细胞淋巴瘤（DLBCL）　是 NHL 中最常见的类型，多数为原发 DLBCL，也可由惰性淋巴瘤进展或转化而来。

2. 边缘区淋巴瘤（MZL）　系 B 细胞来源，属"惰性淋巴瘤"范畴。

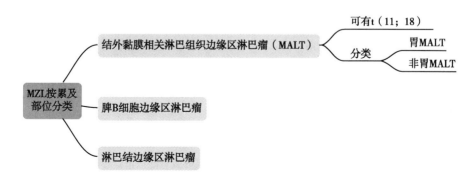

3. 滤泡性淋巴瘤（FL）　为 B 细胞来源，CD10+，bcl-6+，bcl-2+，伴 t（14；18）；属于"惰性淋巴瘤"，化疗反应好，但不能治愈，反复复发或转成侵袭性。

4. 套细胞淋巴瘤（MCL）　来源于滤泡外套 CD5+ 的 B 细胞，细胞遗传学 t（11；14）（q13；q32）异常导致 Cyclin D1 核内高表达；发展迅速，属侵袭性淋巴瘤，化疗完全缓解率低。

5. Burkitt 淋巴瘤 / 白血病（BL）　CD20+，CD22+，CD5−；t（8；14）与 *MYC* 基因重排有诊断意义；增生极快，是严重的侵袭性 NHL。在流行区儿童多见，颌骨累及是其特点；在非流行区，病变主要累及回肠末端和腹部脏器。

6. 血管免疫母细胞性 T 细胞淋巴瘤（AITL）　属侵袭性 T 细胞淋巴瘤，临床表现为发热，淋巴结肿大，Coombs 试验阳性，伴多株高免疫球蛋白血症；预后较差。

7. 间变性大细胞淋巴瘤（ALCL）　属侵袭性 NHL，细胞呈 CD30+，常有 t（2；5）染色体异常，*ALK* 基因阳性；免疫表型可为 T 细胞型，临床发展迅速。

8. 外周 T 细胞淋巴瘤（非特指型）（PTCL）　起源于成熟的（胸腺后）T 细胞和 NK 细胞的异质性较大的恶性肿瘤。呈侵袭性，预后不良。

9. 蕈样肉芽肿 /*Sézary* 综合征（MF/SS）　属惰性淋巴瘤类型；增生的细胞为成熟的辅助性 T 细胞，呈 CD3+、CD4+、CD8−。

三、临床表现

1. NHL 特点　全身性、多样性、随年龄增长而发病增多（男＞女），除惰性淋巴瘤外一般发展迅速；NHL 对各器官的压迫和浸润较 HL 多见，常以高热或各器官、系统症状为主要临床表现。

 提示

无痛性进行性的淋巴结肿大或局部肿块是淋巴瘤共同的临床表现。

2. NHL 的淋巴结外表现（表 5-10-3）

表 5-10-3　NHL 的常见淋巴结外表现

受累情况	表现
咽淋巴环病变	吞咽困难、鼻塞、鼻出血及颌下淋巴结肿大
肺门及纵隔受累	咳嗽、胸闷、气促、肺不张及上腔静脉压迫综合征等，半数有肺部浸润或胸腔积液
回肠、胃受累	腹痛、腹泻和腹部包块，常因肠梗阻或大量出血施行手术而确诊
输尿管受压	引起肾盂积水
肾损害	肾肿大、高血压、肾功能不全及肾病综合征
中枢神经系统病变	以脑膜、脊髓为主；硬膜外肿块可导致脊髓压迫症

续表

受累情况	表现
骨骼损害	胸椎、腰椎最常见；可见骨痛，腰椎或胸椎破坏脊髓压迫症等，晚期累及骨髓可发展为淋巴瘤白血病
皮肤受累	肿块、皮下结节、浸润性斑块、溃疡等

四、辅助检查

1. **血液** 白细胞数多正常，伴淋巴细胞绝对或相对增高。
2. **骨髓涂片** 部分可见淋巴瘤细胞。

 提示

晚期发生淋巴瘤细胞白血病时，可呈现白血病样血象和骨髓象。

3. **化验检查** 活动期 ESR 增快，血清 LDH 升高提示预后不良；血清碱性磷酸酶活力、血钙增加（提示累及骨骼）。B 细胞 NHL 可并发溶血性贫血，中枢神经系统累及时脑脊液中蛋白升高。

4. **影像学检查** 用于判断病变部位、广泛程度和疗效观察，包括 X 线平片、超声、CT、MRI、PET/CT。对于腹腔、盆腔淋巴结的检查，CT 是腹部检查的首选方法。

5. **病理学检查** 免疫酶标和流式细胞仪测定淋巴瘤细胞的分化抗原，对 NHL 的细胞表型分析，可为淋巴瘤进一步分型诊断提供依据。细胞分裂中期的染色体显带检查对 NHL 某些类型的亚型诊断有帮助。

五、诊断和鉴别诊断

1. **诊断** 根据病理，可作出淋巴瘤的诊断和分类分型诊断。还应按照 Ann Abor（1971年）提出的 HL 临床分期方案进行分期。

2. **鉴别诊断**
（1）淋巴结炎：多伴有局部疼痛，常能检出附近的感染灶，抗炎有效。
（2）颈部淋巴结结核：多局限于颈两侧，与周围组织粘连，晚期形成窦道，病理确诊。
（3）肿瘤淋巴结转移：多有原发病灶的表现，淋巴结活检可鉴别。
（4）发热为主的淋巴瘤：应与结核病、败血症、结缔组织病、坏死性淋巴结炎等鉴别。

六、治疗

1. **以化疗为主的化、放疗结合的综合治疗**
（1）NHL 的常用联合化疗方案（表 5-10-4）

表 5-10-4　NHL 的常用联合化疗方案

方案	组成
CHOP	环磷酰胺 + 多柔比星 + 长春新碱 + 泼尼松
R-CHOP	利妥昔单抗 + 环磷酰胺 + 多柔比星 + 长春新碱 + 泼尼松
EPOCH	依托泊苷 + 多柔比星 + 长春新碱 + 泼尼松 + 环磷酰胺
ESHAP	依托泊苷 + 甲泼尼龙 + 顺铂 + 阿糖胞苷

（2）惰性淋巴瘤

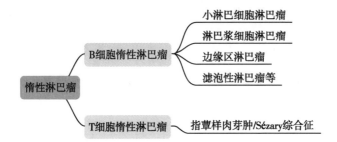

1）发展较慢,化、放疗有效,不易缓解。

2）Ⅰ期和Ⅱ期放疗或化疗后存活可达 10 年,主张观察和等待的姑息治疗原则;如病情进展,可用苯丁酸氮芥或环磷酰胺口服单药治疗;Ⅲ期和Ⅳ期患者化疗后会多次复发,联合化疗可用 COP 方案或 CHOP 方案;进展不能控制者可试用 FC(氟达拉滨、环磷酰胺)方案。

（3）侵袭性淋巴瘤

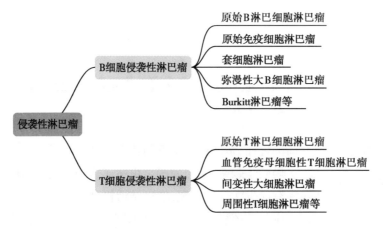

1）侵袭性淋巴瘤不论分期均应以化疗为主,对化疗残留肿块、局部巨大肿块或中枢神经系统累及者,可行局部放疗扩大照射(25Gy)作为化疗的补充。

2）CHOP 方案为侵袭性 NHL 的标准治疗方案。

3）R-CHOP 方案为弥漫性大 B 细胞淋巴瘤的经典方案。

2. 生物治疗

（1）单克隆抗体：凡 CD20 阳性的 B 细胞淋巴瘤，均可用 CD20 单抗（利妥昔单抗）治疗。

（2）干扰素：对蕈样肉芽肿等有部分缓解作用。

（3）抗 Hp 的药物：胃 MALT 淋巴瘤经抗 Hp 治疗后部分患者症状改善，淋巴瘤消失。

（4）CAR-T 细胞免疫治疗：即嵌合抗原受体 T 细胞免疫疗法治疗复发性难治 B 细胞淋巴瘤有效。

3. 造血干细胞移植（HSCT）　<55 岁、重要脏器功能正常、缓解期短、难治易复发的侵袭性淋巴瘤、4 个 CHOP 方案能使淋巴结缩小超过 3/4 者，可行大剂量联合化疗后进行自体或 allo-HSCT。

4. 手术治疗　合并脾功能亢进者如有切脾指征，可行脾切除术。

> **知识拓展**
>
> 非霍奇金淋巴瘤的病理类型多样、异质性强。近年来，生物治疗联合化疗的开展，显著提高了患者的生存。

◦ **经 典 试 题** ◦

（研）1. 女，32 岁。右颈部无痛性淋巴结肿大半个月，发热 1 周，最高体温 38.3℃。查体：右颈部和左腋下各触及 1 个 3.0cm×2.0cm 的淋巴结，其余部位淋巴结未见肿大，肝肋下刚触及，脾肋下 1cm。颈部淋巴结活检为非霍奇金淋巴瘤。骨髓检查示：淋巴瘤细胞占 12%。按 Ann Arbor 提出的淋巴瘤临床分期方案，该患者的分期属于

A. ⅡA
B. ⅢB

C. ⅣA
D. ⅣB

（研）（2~4 题共用题干）

男，36 岁。发现左侧颈部淋巴结肿大 1 个月，在外院诊断为颈淋巴结结核，抗结核治疗半个月，效果不明显，自觉低热、盗汗。查体：T 38.1℃，双侧颈部淋巴结和右侧腹股沟淋巴结肿大，最大者 2cm×3cm，活动度好，无压痛，心肺（−），腹平软，肝脾肋下未触及。化验血：Hb 126g/L，WBC 5.5×10⁹/L，PLT 175×10⁹/L，左侧颈部淋巴结活检发现 R-S 细胞，诊断为淋巴瘤。

2. 根据目前临床表现，患者的淋巴瘤分期为

A. Ⅰ期
B. Ⅱ期

C. Ⅲ期
D. Ⅳ期

3. 根据目前的全身症状，确定为 B 组，还应询问的病史是

A. 有无皮肤瘙痒　　　　　　　B. 有无食欲下降

C. 有无体重下降　　　　　　　D. 有无腹痛、腹泻

4. 该患者首选的治疗是

A. 放射治疗　　　　　　　　　B. CHOP 方案化疗

C. MOPP 方案化疗　　　　　　D. ABVD 方案化疗

（执）（5~6 题共用备选答案）

A. 边缘区淋巴瘤　　　　　　　B. 间变性大细胞淋巴瘤

C. Burkitt 淋巴瘤　　　　　　D. 弥漫性大 B 细胞淋巴瘤

E. 套细胞淋巴瘤

5. 属于 T 细胞淋巴瘤的是

6. 属于惰性淋巴瘤的是

【答案】

1. D　2. C　3. C　4. D　5. B　6. A

第十一章

多发性骨髓瘤

一、概念

1. 浆细胞病系指克隆性浆细胞或产生免疫球蛋白的 B 淋巴细胞过度增殖所引起的一组疾病,血清或尿中出现过量的单克隆免疫球蛋白或其轻链或重链片段为其特征。包括多发性骨髓瘤、意义未明的单克隆免疫球蛋白血症、浆细胞白血病等。

2. 多发性骨髓瘤(MM)是浆细胞恶性增殖性疾病。其特征为骨髓中克隆性浆细胞异常增生,绝大部分病例存在单克隆免疫球蛋白或其片段(M 蛋白)的分泌,导致相关器官或组织损伤。本节主要介绍 MM。

二、病因和发病机制

病因不明,遗传、电离辐射、化学物质、病毒感染、抗原刺激等可能与骨髓瘤的发病有关。遗传学的不稳定性是其主要特征。

三、临床表现

1. 骨骼损害　骨痛多见于腰骶部(最多见)、胸部和下肢,可发生压缩性骨折、自发性骨折而疼痛突然加重。

> **ℹ️ 提示**
>
> 骨髓是产生浆细胞的主要场所,病变主要发生于骨髓。

2. 贫血　常见,主要为红细胞生成减少所致,与骨髓瘤细胞浸润抑制造血、肾功能不全等有关。

3. 髓外浸润　①以肝、脾、淋巴结和肾脏多见;②其他组织,如甲状腺、肾上腺、卵巢、睾丸、肺、皮肤、胸膜、心包、消化道和中枢神经系统也可受累;③病变可侵犯口腔及呼吸道等软组织。

4. 感染　正常多克隆免疫球蛋白及中性粒细胞减少,免疫力下降,多见呼吸道感染、尿路感染。病毒感染以带状疱疹多见。

5. 出血倾向　以鼻出血、牙龈出血和皮肤紫癜多见。

> ⓘ **提示**
>
> 出血原因有血小板减少、凝血障碍、血管壁受损。

6. 高黏滞综合征 由于 M 蛋白过多导致血液黏稠,出现头晕、眩晕、眼花、耳鸣、手指麻木、视力障碍、充血性心力衰竭等。部分患者可出现雷诺现象。

7. 淀粉样变性 可见舌体及腮腺肿大、心肌肥厚、心脏扩大、腹泻或便秘、皮肤苔藓样变,外周神经病变及肝、肾功能损害等。心肌淀粉样变性严重时可猝死。

8. 高钙血症 食欲缺乏、呕吐、多尿、头痛、嗜睡等。主要由广泛的溶骨性改变和肾功能不全所致。

9. 肾功能损害 蛋白尿、血尿、管型尿和急、慢性肾衰竭。

10. 神经系统损害 肌肉无力、肢体麻木和痛觉迟钝等,脊髓压迫是较严重的神经受损表现。

四、辅助检查 (表 5-11-1)

表 5-11-1 多发性骨髓瘤的常用检查

项目	特点
血象	呈正细胞正色素性贫血,血片见红细胞呈缗钱状排列,白细胞总数正常或减少;血小板计数多正常,有时可减少;晚期可见大量浆细胞
骨髓象	浆细胞异常增生伴质的改变;骨髓瘤细胞大小形态不一,成堆出现,核仁 1~4 个,可见双核或多核浆细胞
M 蛋白检测	血清蛋白电泳可见一染色浓而密集、单峰突起的 M 蛋白,正常免疫球蛋白减少
尿液检查	可见蛋白尿、血尿、管型尿,半数患者可见本周蛋白
血生化	血钙升高 (骨质破坏)、血磷升高 (肾功能不全时)、碱性磷酸酶正常或轻度升高,β_2-微球蛋白升高 (浆细胞分泌)、LDH 升高 (反映肿瘤负荷)、Cr、BUN 升高 (肾功能减退时)、CRP (反映疾病的严重程度),多有总蛋白及球蛋白增多、白蛋白减少
X 线检查	①典型为圆形、边缘清楚如凿孔样的多个大小不等的溶骨性损害,常见于颅骨、盆骨、脊柱、股骨、肱骨等处 ②病理性骨折 ③骨质疏松,多在脊柱、肋骨和盆骨
染色体异常	del (13)、del (17p)、t (4;14)、t (14;16)、t (14;20)、亚二倍体等提示预后差

> ⓘ **提示**
>
> 血清中出现 M 蛋白是多发性骨髓瘤的突出特点。患者禁止行静脉肾盂造影,以避免急性肾衰竭。

五、诊断和鉴别诊断

1. 诊断

(1) 有症状骨髓瘤 (活动性骨髓瘤) 诊断标准:需满足前 2 条,加第 3 条中任何 1 项。

1）骨髓单克隆浆细胞比例≥10% 和 / 或组织活检证明有浆细胞瘤。

2）血清和 / 或尿中出现单克隆 M 蛋白。

3）骨髓瘤相关表现（表 5-11-2）

表 5-11-2　多发性骨髓瘤的相关表现

分类	表现
靶器官损害表现	①校正血清钙 >2.75mmol/L ②肾功能损害（肌酐清除率 <40ml/min 或肌酐 >177μmol/L） ③贫血（血红蛋白低于正常下限 20g/L 或 <100g/L） ④溶骨性破坏，通过影像学检查显示 1 处或多处溶骨性病变
无靶器官损害表现，但出现以下≥1 项指标异常	①骨髓单克隆浆细胞比例≥60% ②受累 / 非受累血清游离轻链比≥100 ③MRI 检查出现 >1 处 5mm 以上局灶性骨质破坏

注：校正血清钙（mmol/L）= 血清总钙（mmol/L）−0.025× 血清白蛋白浓度（g/L）+ 1.0（mmol/L）。

（2）无症状骨髓瘤诊断标准：需满足第 3 条，加第 1 条和 / 或第 2 条。

1）血清单克隆 M 蛋白≥30g/L 或 24h 尿轻链≥0.5g。

2）骨髓单克隆浆细胞比例 10%~60%。

3）无相关器官及组织的损害。

2. 分期

（1）Durie-Salmon（DS）分期（表 5-11-3）

表 5-11-3　多发性骨髓瘤的 DS 分期

分期	特点	其他
Ⅰ期	①Hb>100g/L ②血清钙≤2.65mmol/L ③骨骼 X 线片：骨骼结构正常或骨型孤立性浆细胞瘤 ④血清或尿骨髓瘤蛋白产生率低：IgG<50g/L；IgA<30g/L；本周蛋白 <4g/24h	需满足所有条件
Ⅱ期	不符合Ⅰ期和Ⅲ期的所有患者	
Ⅲ期	①Hb<85g/L ②血清钙 >2.65mmol/L ③骨骼检查中溶骨病变 >3 处 ④血清或尿骨髓瘤蛋白产生率高：IgG>70g/L；IgA>50g/L；本周蛋白 >12g/24h	满足 1 个或多个条件
亚型		
A 亚型	肾功能正常，肌酐清除率 >40ml/min 或血清肌酐水平 <177μmol/L	
B 亚型	肾功能不全，肌酐清除率≤40ml/min 或血清肌酐水平≥177μmol/L	

（2）国际分期体系（ISS）及修订的国际分期体系（R-ISS）（表5-11-4）

表5-11-4 多发性骨髓瘤的ISS及R-ISS

分期	ISS标准	R-ISS标准
I期	血清β_2-微球蛋白<3.5mg/L，白蛋白≥35g/L	ISS I期和非细胞遗传学高危同时LDH水平正常
II期	介于I期和III期之间	介于R-ISS I期和III期之间
III期	血清β_2-微球蛋白≥5.5mg/L	ISS III期同时细胞遗传学高危*或者LDH水平高于正常

注：*细胞遗传学高危：指间期荧光原位杂交检出del（17p），t（4；14），t（14；16）。

3. 分型 按异常增殖的免疫球蛋白类型分为IgG（最多见）、IgA、IgD、IgM、IgE型、轻链型、双克隆型及不分泌型；每一种又根据轻链类型分为κ型和λ型。

4. 鉴别诊断 与反应性浆细胞增多症、意义未明的单克隆免疫蛋白病、溶骨性病变（如骨转移癌）、华氏巨球蛋白血症及AL型淀粉样变性等相鉴别。

六、治疗

1. 原则

（1）对有症状的MM应采用系统治疗；无症状骨髓瘤不推荐治疗。

（2）对适合自体移植的患者，诱导治疗中避免使用干细胞毒性药物，避免使用烷化剂以及亚硝脲类药物。

2. 有症状MM的治疗

（1）诱导治疗：移植候选者初始治疗可选硼替佐米+地塞米松（VD）、来那度胺+地塞米松（RD）等，不适合移植者可选用美法仑+泼尼松（MP）等。

（2）自体造血干细胞移植：肾功能不全及老年并非移植禁忌证。

（3）巩固治疗：可用原诱导方案短期巩固2~4个疗程。

（4）维持治疗：可选用硼替佐米、来那度胺、沙利度胺单药或联合糖皮质激素。

（5）异基因造血干细胞移植：年轻、高危、复发难治患者可考虑。

（6）支持治疗：①骨病可据病情用二膦酸盐、外科手术治疗和低剂量放疗；②高钙血症可水化、碱化、利尿治疗；③肾功能不全可水化、利尿，减少尿酸形成和促进尿酸排泄，肾衰竭者应透析，避免使用非甾体抗炎药和静脉造影剂；④贫血可用EPO；⑤反复发生感染或出现威胁生命的感染，可考虑静脉使用免疫球蛋白；⑥以沙利度胺或来那度胺为基础的方案的患者，建议预防性抗凝治疗；⑦高黏滞综合征有症状者可血浆置换。

○ 经 典 试 题 ○

〔执〕1. 男,50 岁。头晕、乏力伴腰痛 3 个月。血常规: Hb 72g/L, WBC 6.4×10⁹/L, PLT 125×10⁹/L, ESR 106mm/h,血清蛋白电泳见 M 蛋白带。尿蛋白(+)。骨髓细胞学检查:幼稚浆细胞占 0.42。腰椎 X 线检查见第 2、3 椎体压缩性骨折。最可能的诊断是

    A. 反应性浆细胞增多症   B. 多发性骨髓瘤

    C. 骨转移癌   D. 慢性肾小球肾炎

    E. 霍奇金淋巴瘤

〔执〕(2~4 题共用题干)

    男,70 岁。乏力,腰痛半个月。既往体健。查体:轻度贫血貌,第 2~4 腰椎棘部压痛,实验室检查: Hb 80g/L, WBC 5.6×10⁹/L, PLT 156×10⁹/L,血清总蛋白 108g/L,白蛋白 30g/L,血清肌酐 177μmol/L,骨髓细胞学检查示骨髓中异常细胞占 0.45,腰椎 X 线片示第二腰椎压缩性骨折。

    2. 为进一步明确诊断,下一步需做的检查是

    A. 血清 β_2- 微球蛋白测定   B. 腰椎 CT

    C. 尿常规   D. 血清钙测定

    E. 血、尿免疫球蛋白测定

    3. 根据目前的临床资料及 Durie-Salmon 临床分期标准,该患者最可能的临床分期是

    A. Ⅲ期 B 组   B. Ⅱ期 A 组

    C. Ⅰ期 B 组   D. Ⅱ期 B 组

    E. Ⅲ期 A 组

    4. 该患者疾病最可能的类型是

    A. 不分泌型   B. IgG 型

    C. 轻链型   D. IgE 型

    E. IgD 型

【答案与解析】

1. B

2. E。解析:多发性骨髓瘤是一种以骨髓中单克隆浆细胞大量增生为特征的恶性疾病。克隆性浆细胞直接浸润组织和器官,分泌的 M 蛋白直接导致各种临床症状,其中以贫血、骨骼疼痛或溶骨性骨质破坏、高钙血症和肾功能不全为其特征。根据患者表现,考虑为多发性骨髓瘤。为进一步诊断,应检查血、尿免疫球蛋白测定,故本题选 E。

3. A 4. B

第十二章

骨髓增殖性肿瘤

一、概述

1. 骨髓增殖性肿瘤（MPNs）指分化相对成熟的一系或多系骨髓细胞不断地克隆性增殖所致的一组肿瘤性疾病。临床有一种或多种血细胞增生，伴肝、脾或淋巴结肿大。

2. 典型 MPNs 可分为慢性髓系白血病（CML）、真性红细胞增多症（PV）、原发性血小板增多症（ET）、原发性骨髓纤维化（PMF），随病程进展部分可转化为其他疾病或各亚型之间相互转化。

二、真性红细胞增多症

1. 概述　PV 是一种以获得性克隆性红细胞异常增多为主的慢性骨髓增殖性肿瘤。其外周血血细胞比容增加，血液黏稠度增高，常伴有白细胞和血小板增高、脾大，病程中可出现血栓和出血等并发症。

2. 临床表现　早期可无症状，偶然查血常规发现，血液黏度明显增加时出现以下症状。

（1）神经系统：头痛、头晕、耳鸣、眩晕等。

（2）多血质表现：皮肤、黏膜红紫，尤以面颊、唇、舌、耳、鼻尖、颈部和四肢末端为甚，眼结膜显著充血。

（3）血栓形成、栓塞和出血：血栓形成和梗死常见于脑、周围血管等，出血少见。

（4）肝、脾大：为重要体征。脾呈中、重度肿大，表面平坦，质硬。

（5）消化系统：嗜碱性粒细胞增多，释放组胺刺激胃腺壁细胞，可致消化性溃疡及相关症状。

（6）其他：可有高尿酸血症、瘙痒症、高血压等。

3. 诊断（2016 年 WHO 标准）　符合 3 项主要标准，或前 2 项主要标准 + 次要标准，可诊断为 PV。

（1）主要诊断指标

1）Hb，男性 >165g/L，女性 >160g/L，或血细胞比容男性 >0.49，女性 >0.48，或红细胞容量（RCM）超过平均正常预测值的 25%。

2）骨髓活检提示相对于年龄而言的全髓细胞高增生，包括显著的红系、粒系增生和多形性、大小不等的成熟巨核细胞增殖。

3）存在 *JAK2 V617F* 突变或 *JAK2* 外显子 12 的突变。

（2）次要诊断指标：血清 EPO 低于正常值。

主要标准 2）在以下情况不要求：如果主要标准 3）和次要标准同时满足，且血红蛋白男性 >185g/L，女性 >165g/L，或血细胞比容男性 >0.55，女性 >0.49。

4. 治疗 包括静脉放血、预防血栓形成、降细胞治疗和 JAK2 抑制剂。

三、原发性血小板增多症

1. 概述 ET 又称出血性血小板增多症，为造血干细胞克隆性疾病，外周血血小板计数明显增高，骨髓中巨核细胞增殖旺盛，50%~70% 患者有 *JAK2 V617F* 基因突变。

2. 临床表现 起病缓慢，早期可能无任何临床症状。出血、血栓形成为主要表现，可有疲乏、乏力、脾大。

3. 诊断 符合 4 项主要标准，或前 3 项主要标准 + 次要标准，可诊断 ET。

（1）主要标准

1）血小板计数持续 $\geqslant 450 \times 10^9$/L。

2）骨髓活检示巨核细胞高度增生，胞体大、核过分叶的成熟巨核细胞数量增多，粒系、红系无显著增生或左移，且网状纤维轻度（1 级）增多。

3）不能满足 MDS、*BCR–ABL*⁺CML、PV、原发性骨髓纤维化（PMF）及其他髓系肿瘤的诊断标准。

4）有 *JAK2*、*CALR* 或 *MPL* 基因突变。

（2）次要标准：有克隆性标志或无反应性血小板增多的证据。

4. 治疗 <60 岁，无心血管疾病史的低危无症状患者无需治疗；>60 岁，和 / 或有心血管疾病史的高危患者需积极治疗。措施包括抗血小板，防治血栓并发症；降低血小板计数。

四、原发性骨髓纤维化

1. 概述 PMF 是一种造血干细胞克隆性增殖所致的骨髓增殖性肿瘤，表现为不同程度的血细胞减少和 / 或增多，外周血出现幼红、幼粒细胞、泪滴形红细胞，骨髓纤维化和髓外造血，常导致肝脾大。

2. 临床表现

（1）发病情况：中位发病年龄为 60 岁，起病隐匿。

（2）主要症状：贫血和脾大压迫引起的症状，如乏力、食欲减退、左上腹疼痛。代谢增高所致的低热、盗汗、体重下降等。少数有骨骼疼痛和出血。晚期有严重贫血和出血。少数出现痛风及肾结石。

（3）体征：巨脾为特征性表现，质硬、表面光滑、无触痛。可见肝大。

3. 诊断（2016 年 WHO 诊断标准）

（1）纤维化前期（pre–PMF）：需符合 3 项主要标准 +≥1 项次要标准。

1）主要标准：①骨髓活检有巨核细胞增生和异型巨核细胞，常伴网状纤维或胶原纤维化或无显著的网状纤维增多（≤MF-1），巨核细胞改变必须伴以粒细胞增生且常有红系造血减低为特征的骨髓增生程度增高。②不能满足 PV、CML（*BCR-ABL* 融合基因阳性）、MDS 或其他髓系肿瘤的诊断标准。③有 *JAK2 V617F*、*CALR*、*MPL* 基因突变，若无上述突变，则存在其他克隆性增殖标志，或不满足反应性骨髓网状纤维增生的最低标准。

2）次要标准（需连续检测 2 次）：①贫血非其他疾病并发。②白细胞计数 >11×10⁹/L。③可触及的脾大。④血清 LDH 水平增高。

（2）纤维化期：满足以下 3 项主要标准及至少 1 项次要标准。

1）主要标准：①有巨核细胞增生和异型巨核细胞，伴网状纤维和／或胶原纤维化（MF-2 或 -3）；②和③同 pre-PMF。

2）次要标准（以下检查需要连续检测两次）：①~④同 pre-PMF；⑤骨髓病性贫血。

4. 治疗　对于无临床症状、病情稳定、可持续数年的患者不需特殊治疗。

（1）支持治疗。

（2）缩小脾脏和抑制髓外造血。

（3）脾切除：切除后可使肝迅速增大，应慎重考虑。

（4）*JAK2* 抑制剂：如芦可替尼，可用于治疗中度或高风险的骨髓纤维化。

（5）HSCT：是目前唯一可能的根治方法。

知识拓展

骨髓增殖性肿瘤的治疗缺乏有效的特异性药物，以防治并发症为主，治愈手段是造血干细胞移植。

第十三章

脾功能亢进

一、概述

脾功能亢进,简称脾亢,是一种临床综合征,其共同表现为脾大,一系或多系血细胞减少而骨髓相应系列造血细胞增生;脾切除后血象可基本恢复,症状缓解。

二、病因

1. 原发性脾亢 病因未明,较少见。
2. 继发性脾亢 常见于感染性疾病、免疫性疾病、充血性疾病、血液系统疾病、脾脏疾病、脂质贮积病、恶性肿瘤转移等。

三、发病机制

脾功能亢进引起血细胞减少的机制尚未明确,可能与过分吞噬、过分阻留、血流动力学异常和免疫异常有关。临床上脾大和全血细胞减少可能是上述发病机制各环节共同作用的结果。

四、临床表现

1. 脾大 通常无症状,明显增大时可产生腹部症状,如饱胀感、牵拉感等。有左季肋部与呼吸相关的疼痛和摩擦感,常提示脾梗死。
2. 血细胞减少 贫血、感染、出血等临床表现。
3. 原发病表现。

五、辅助检查

1. 血象 血细胞可三系减少,也可一系减少,细胞形态正常。
2. 骨髓象 增生活跃或明显活跃。
3. 影像学检查 超声、CT、MRI 及 PET-CT 可明确脾脏大小,有助于鉴别。

六、诊断

主要依据脾大、外周血细胞减少、骨髓造血细胞增生、脾切除后外周血象接近或恢复正常等诊断。

七、治疗

1. 原发性脾亢　可采用脾区放射治疗、脾部分栓塞术或脾切除。
2. 继发性脾亢　治疗原发病无效时且原发病允许，考虑脾切除或脾部分栓塞术。
3. 脾切除后常见并发症　血栓形成和栓塞、感染。

知识拓展

明确脾功能亢进的病因对治疗方案选择十分重要。

第十四章

出血性疾病概述

一、概述

出血性疾病是指因先天性或获得性原因导致血管、血小板、凝血、抗凝及纤维蛋白溶解等止血机制的缺陷或异常而引起的以自发性或轻度外伤后过度出血为特征的疾病。

二、正常止血机制（图 5-14-1）

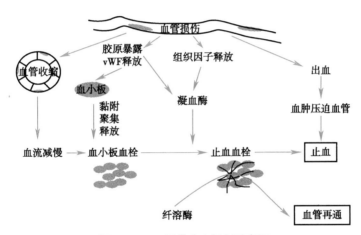

图 5-14-1　正常止血机制示意图

1. 血管因素　血管损伤后局部血管发生收缩，导致管腔变窄、破损伤口缩小或闭合。血管内皮细胞受损后在止血过程中的作用如下：

（1）表达并释放血管性血友病因子（vWF）：导致血小板黏附和聚集。

（2）血管基底胶原暴露激活因子Ⅻ（FⅫ），启动内源性凝血途径。

（3）表达并释放组织因子（TF），启动外源性途径。

（4）表达并释放血栓调节蛋白（TM），调节抗凝系统。

2. 血小板因素

（1）血小板膜糖蛋白Ⅰb（GPⅠb）作为受体，通过 vWF 的桥梁作用，使血小板黏附于受损内皮下的胶原纤维，形成血小板血栓，机械性修复受损血管。

（2）血小板膜糖蛋白Ⅱb/Ⅲa 复合物（GPⅡb/Ⅲa），通过纤维蛋白原互相连接而致血小板聚集。

（3）聚集后的血小板活化，分泌或释放一系列活性物质，如血栓烷 A_2（TXA_2）、5-羟色胺（5-HT）等。

3. 凝血因素　血管内皮损伤时，启动外源和内源性凝血途径，在磷脂等的参与下，经过一系列酶解反应形成纤维蛋白血栓。血栓填塞于血管损伤部位，使出血得以停止。同时，凝血过程中形成的凝血酶等还具有多种促进血液凝固及止血的重要作用。

三、凝血机制

1. 凝血因子　目前已知直接参与人体凝血过程的凝血因子有 14 个。与维生素 K 相关的凝血因子为Ⅱ、Ⅶ、Ⅸ、Ⅹ，都可被华法林抑制。

2. 凝血过程

（1）凝血活酶生成：分为外源性（血液与 TF 接触为起点）和内源性（FⅫ激活为起点）两种途径，在活化的因子Ⅹ（FXa）之后进入共同通路，结果形成凝血活酶。

（2）凝血酶生成：是凝血连锁反应中的关键。

（3）纤维蛋白生成：血浆中的纤维蛋白原转变为纤维蛋白。

四、抗凝系统

1. 抗凝血酶（AT）　AT 是循环中最重要的抗凝物质，主要功能是灭活 FXa 和凝血酶。

2. 蛋白 C 系统　蛋白 C 系统由蛋白 C（PC）、蛋白 S（PS）、血栓调节蛋白（TM）等组成。凝血酶与 TM 形成复合物，裂解 PC，形成活化的 PC（APC），APC 以 PS 为辅助因子，通过灭活 FV 及 FⅧ而发挥抗凝作用。

3. 组织因子途径抑制物（TFPI）　抗 TF/FⅦa 复合物的作用（Ca^{2+} 存在时）、直接对抗 FXa。

4. 肝素　主要作用为灭活 FXa 和凝血酶；作用与 AT 相关。

五、纤维蛋白溶解系统

纤维蛋白溶解系统主要由纤溶酶原及其激活剂、纤溶酶激活剂抑制物等组成。纤溶酶作用于纤维蛋白（原），使其变为纤维蛋白（原）降解产物（FDP）。

六、发病机制（表 5-14-1）

表 5-14-1　出血性疾病的发病机制

发病机制	常见疾病
血管壁异常	
先天性	家族性单纯性紫癜、遗传性出血性毛细血管扩张症、先天性结缔组织病
获得性	过敏性紫癜、败血症、药物性紫癜、营养不良、糖尿病、结缔组织病等

续表

发病机制	常见疾病
血小板数量不足	
生成减少	再障、白血病、MDS、巨幼细胞贫血等
破坏过多	免疫性血小板减少症（ITP）
消耗过多	弥散性血管内凝血（DIC）
分布异常	脾功能亢进等
血小板数量增多（伴血小板功能异常）	原发性血小板增多症
血小板质量异常	
先天性	巨大血小板综合征、血小板无力症
获得性	由抗血小板药物、感染、尿毒症、异常球蛋白血症等引起
凝血异常	
先天性	血友病 A、B、遗传性 FXI缺乏症等
获得性	肝病性凝血障碍、维生素 K 缺乏症等
抗凝和纤溶异常（多为获得性）	肝素使用过量、华法林过量、溶栓药物过量，蛇咬伤
复合性止血机制异常	
先天性	血管性血友病
获得性	弥散性血管内凝血（DIC）

七、诊断

1. 常见表现（表 5-14-2）

表 5-14-2　出血性疾病的常见表现

常见表现	血管壁异常	血小板异常	凝血异常
性别	女性多见	女性多见	80%~90% 发生于男性
阳性家族史	较少见	罕见	多见
皮肤紫癜	常见	多见	罕见
皮肤大片瘀斑	罕见	多见	可见
血肿	罕见	可见	常见
关节腔出血	罕见	罕见	多见
内脏出血	偶见	常见	常见
眼底出血	罕见	常见	少见
月经过多	少见	多见	少见
外伤、手术后出血	少见	可见	多见

> **提示**
>
> 　　一般皮肤、黏膜出血点、紫癜等多为血管、血小板异常所致，而深部血肿、关节出血等则提示可能与凝血障碍等有关。

　　2. 实验室检查

　　（1）筛选试验（表 5-14-3）

表 5-14-3　出血性疾病的常用筛选试验

检测项目	临床意义
出血时间（BT）	延长见于血小板明显减少、血管性血友病、血管壁异常、药物影响等
血小板计数	可提示血小板增多或减少
血块收缩试验	收缩不良见于血小板减少、凝血因子缺乏等
活化部分凝血活酶时间（APTT）	缩短见于 DIC 早期等；延长见于多种凝血因子缺乏等
凝血酶原时间（PT）	延长见于多种凝血因子缺乏等
凝血酶时间（TT）	延长见于纤维蛋白（原）降解产物增多等

　　（2）确诊试验

　　1）血管异常：血 vWF、内皮素等测定。

　　2）血小板异常：血小板数量、形态及功能等测定。

　　3）凝血异常：凝血因子及活性、凝血酶原抗原及活性、纤维蛋白原及活性等测定。

　　4）抗凝异常：①AT 抗原及活性或凝血酶-抗凝血酶复合物（TAT）测定；②PC、PS 及 TM 测定；③FⅧ:C 抗体测定；④狼疮抗凝物或心磷脂类抗体测定。

　　5）纤溶异常：①鱼精蛋白副凝（3P）试验、FDP、D-二聚体测定；②纤溶酶原测定；③t-PA、纤溶酶原激活物抑制物（PAI）及纤溶酶-抗纤溶酶复合物（PIC）测定等。

　　3. 诊断步骤　①确定是否属出血性疾病范畴；②大致区分是血管、血小板异常，亦或为凝血障碍或其他疾病；③判断是数量异常或质量缺陷；④通过病史、家系调查及某些特殊检查，初步确定为先天性、遗传性或获得性；⑤如为先天或遗传性疾病，应进行基因及其他分子生物学检测，以确定其病因的准确性质及发病机制。

　　八、治疗原则

　　1. 病因治疗　主要适用于获得性出血性疾病。

　　（1）处理原发病因：控制感染，积极治疗肝、胆疾病、肾病，抑制异常免疫反应等。

　　（2）避免诱因：可疑的药物、食物等。

2. 止血治疗

（1）补充血小板和／或相关凝血因子。

（2）止血药物

1）收缩血管、改善其通透性的药物：卡巴克络、曲克芦丁、垂体后叶素、维生素 C、糖皮质激素等。

2）合成凝血相关成分所需的药物：维生素 K 等。

3）抗纤溶药物：氨基己酸（EACA）、氨甲苯酸（PAMBA）等。

4）促进止血因子释放的药物：如去氨加压素。

5）重组活化因子Ⅶ（rFⅦa）。

6）局部止血药物：凝血酶、巴曲酶、吸收性明胶海绵等。

（3）促血小板生成的药物：血小板生成素（TPO）、白介素 –11（IL–11）等。

（4）局部处理：局部加压包扎、固定及手术结扎局部血管等。

3. 其他治疗　免疫治疗、血浆置换、手术等。

知识拓展

遗传性出血性疾病目前尚无根治办法，获得性出血性疾病主要针对病因进行预防干预。

第十五章

紫癜性疾病

第一节 过敏性紫癜

一、概述

过敏性紫癜又称 Schönlein-Henoch 综合征,是一种常见的血管变态反应性疾病,由于机体对某些致敏物质发生变态反应,导致毛细血管脆性和通透性增加,血液外渗。

二、常见原因

1. 感染 细菌(主要为 β 溶血性链球菌,以呼吸道感染最常见)、病毒(发疹性病毒感染)、寄生虫(蛔虫感染多见)等。
2. 食物 动物异体蛋白如鱼、虾、蟹等。
3. 药物 抗生素类(如青霉素)、解热镇痛药(如水杨酸类)、磺胺类、阿托品、异烟肼等。
4. 其他 花粉、疫苗接种、虫咬及寒冷刺激等。

三、发病机制

机制不明,与免疫异常有关,病理改变主要为全身性小血管炎。

四、临床表现

1. 前驱症状 发病前 1~3 周可见全身不适、低热、乏力和上呼吸道感染等。
2. 典型表现(表 5-15-1)

表 5-15-1 过敏性紫癜的典型表现

分型	特点
单纯型(最常见)	①皮肤紫癜,局限于四肢,尤其是下肢和臀部 ②紫癜成批反复出现、对称分布,可伴发皮肤水肿、荨麻疹 ③紫癜大小不等,初呈深红色,按之不褪色,可融合成片,7~14d 消退
腹型	①皮肤紫癜 ②消化道症状:因消化道黏膜和腹膜脏层毛细血管受累产生,如腹痛(最常见,多为阵发性绞痛,多位于脐周、下腹或全腹)、呕吐、便血、腹泻等

续表

分型	特点
关节型	①皮肤紫癜 ②关节肿胀、疼痛、压痛、活动受限等,多见于膝、踝、肘、腕等大关节,呈游走性反复发作,经数日痊愈,不留关节畸形
肾型	①皮肤紫癜 ②血尿、蛋白尿、管型尿(肾小球毛细血管袢炎症反应),偶见水肿、高血压及肾衰竭;少数发展为慢性肾炎和肾功能不全
混合型	皮肤紫癜+≥2种以上表现
其他	累及眼部、脑及脑膜血管出现视神经萎缩、虹膜炎、视网膜出血、水肿及中枢神经系统相关表现

 提示

单纯型过敏性紫癜最常见。

五、实验室检查

1. 血常规 白细胞正常或增多,中性粒细胞和嗜酸性粒细胞可增高;血小板计数正常。

2. 尿常规 肾型和混合型可有血尿、蛋白尿、管型尿。

3. 大便常规 腹型患者大便潜血可阳性。

4. 血小板功能及凝血相关检查 出血时间(BT)可能延长,其他均正常。

5. 血清学检查 肾型及合并肾型表现的混合型患者,可有程度不等的肾功能受损。血清 IgA、IgE 多增高。

六、诊断和鉴别诊断

1. 诊断要点

(1)发病前 1~3 周常有低热、咽痛、全身乏力或上呼吸道感染史。

(2)典型四肢皮肤紫癜,可伴腹痛、关节肿痛、血尿。

(3)血小板计数、功能及凝血相关检查正常。

(4)排除其他原因所致的血管炎及紫癜。

2. 鉴别诊断 与遗传性毛细血管扩张症、单纯性紫癜、原发免疫性血小板减少症、风湿性关节炎、肾小球肾炎、系统性红斑狼疮、外科急腹症等相鉴别。

七、治疗

1. 消除致病因素 防治感染、清除局部病灶(如扁桃体炎等)、驱除肠道寄生虫等。

2. **一般治疗**　卧床休息,消化道出血时禁食;注意水、电解质平衡及营养;抗组胺药(盐酸异丙嗪、氯苯那敏等);改善血管通透性的药物(维生素 C 等)。

3. **对症治疗**　腹痛者→阿托品或山莨菪碱解痉止痛;呕吐严重者→止吐药等。

4. **糖皮质激素**　主要用于关节肿痛、严重腹痛合并消化道出血及有急进性肾炎或肾病综合征等严重肾脏病变者。

5. **其他**　上述治疗效果不佳或近期内反复发作者,可酌情使用免疫抑制剂、抗凝疗法(适用于肾型患者)和中医中药(适用于慢性反复发作和肾型患者)。

第二节　原发免疫性血小板减少症

一、概述

原发免疫性血小板减少症(ITP),既往也称特发性血小板减少性紫癜,是一种获得性自身免疫性疾病。ITP 是由于患者对自身血小板抗原免疫失耐受,产生体液免疫和细胞免疫介导的血小板过度破坏和血小板生成受抑,导致血小板减少,伴或不伴皮肤黏膜出血。主要介绍成人 ITP。

二、病因和发病机制

病因未明。发病机制如下。

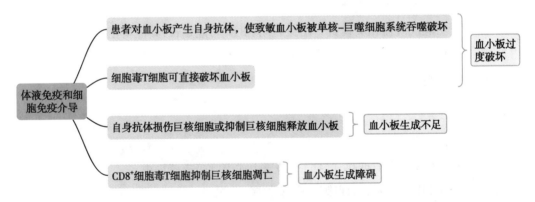

三、临床表现

1. 起病隐袭,反复的皮肤黏膜出血及外伤后止血不易等,鼻出血、牙龈出血、月经过多常见。严重内脏出血少见。乏力常见。出血过多或长期月经过多可出现失血性贫血。

2. 查体可见皮肤紫癜或瘀斑,以四肢远侧端多见;黏膜出血以鼻出血、牙龈出血或口腔黏膜血疱多见;一般无肝、脾、淋巴结肿大。

四、实验室检查

1. 血常规 血小板计数减少、血小板平均体积偏大；可有正细胞或小细胞低色素性贫血。

2. 出凝血及血小板功能检查 凝血功能正常、出血时间延长、血块收缩不良、束臂试验阳性。血小板功能一般正常。

3. 骨髓象 红系、粒系及单核系正常，骨髓巨核细胞的表现如下。

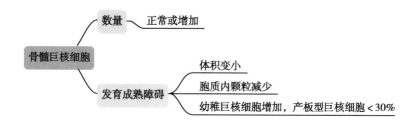

4. 血清学检查 血浆血小板生成素（TPO）水平正常或轻度升高；约70%患者抗血小板自身抗体阳性，部分患者可检测到抗心磷脂抗体、抗核抗体。伴自身免疫性溶血性贫血者（Evans综合征）Coombs试验可呈阳性，血清胆红素水平升高。

五、诊断和鉴别诊断

1. 诊断要点

（1）至少2次检查血小板计数减少，血细胞形态无异常。

（2）骨髓巨核细胞正常或增加，有成熟障碍。

（3）脾一般不大。

（4）排除继发性血小板减少症。

2. 分型（表5-15-2）

表5-15-2 ITP的分型

分期	特点
新诊断的ITP	确诊后3个月以内的ITP患者
持续性ITP	确诊后3~12个月血小板持续减少的ITP患者
慢性ITP	血小板减少持续超过12个月的ITP患者
重症ITP	血小板 $<10 \times 10^9$/L，存在需要治疗的出血症状或常规治疗中发生新的出血症状，需要采用其他升高血小板药物治疗或增加现有治疗的药物剂量
难治性ITP	脾切除后无效或者复发；仍需要治疗以降低出血的危险；除外其他原因引起的血小板减少症，确诊为ITP

3. 鉴别诊断 需排除假性血小板减少症及继发性血小板减少症,如再生障碍性贫血、脾功能亢进、MDS 等。

六、治疗

1. 一般治疗 注意休息,血小板 $<20 \times 10^9/L$ 者,应严格卧床,避免外伤。可应用止血药及止血措施。

2. 观察 患者无明显的出血倾向,血小板计数 $>30 \times 10^9/L$,无手术、创伤,不从事增加出血危险的工作或活动,一般无需治疗。

3. 新诊断患者的一线治疗

(1)糖皮质激素:一般为首选治疗。

1)泼尼松;血小板升至正常或接近正常后,1 个月内尽快减至最小维持量($\leqslant$15mg/d),在减量过程中血小板计数不能维持者应考虑二线治疗。治疗 4 周仍无反应者,应迅速减量至停用。

2)大剂量地塞米松:无需减量和维持,无效者可在半个月后重复 1 次。

(2)静脉输注丙种球蛋白:适用于 ITP 的紧急治疗;不能耐受糖皮质激素治疗的患者;脾切除术前准备;妊娠或分娩前。IgA 缺乏、糖尿病和肾功能不全者慎用。

4. ITP 的二线治疗

(1)适应证:一线治疗无效或需要较大剂量糖皮质激素($>$15mg/d)才能维持的患者。

(2)药物治疗

1)促血小板生成药物:主要用于糖皮质激素治疗无效或难治性 ITP 患者;常用重组人血小板生成素(rhTPO)、艾曲泊帕、罗米司亭。

2)抗 CD20 单克隆抗体(利妥昔单抗)、免疫抑制药物、达那唑等。

(3)脾切除:常规糖皮质激素治疗 4~6 周无效,病程迁延 >6 个月,或糖皮质激素虽有效、维持量 $>$30mg/d,或有糖皮质激素使用禁忌证者可行此法。

5. 急症处理 适用于伴消化系统、泌尿生殖系统、中枢神经系统或其他部位的活动性出血或需要急诊手术的重症 ITP 患者($PLT<10 \times 10^9/L$)。可行血小板输注、静脉输注丙种球蛋白、大剂量甲泼尼龙、促血小板生成药物、重组人活化因子Ⅶ(rhFⅦa)治疗。

第三节 血栓性血小板减少性紫癜

一、概述

血栓性血小板减少性紫癜(TTP)是一种较少见的以微血管病性溶血,血小板减少性紫癜,神经系统异常,伴有不同程度的肾脏损害及发热典型五联征为主要临床表现的严重的弥散性微血管血栓 – 出血综合征。

二、发病机制

TTP 发生的两个必需条件：①广泛的微血管内皮细胞损伤；②血管性血友病因子裂解酶（ADAMTS13）缺乏或活性降低。

三、病因

1. 遗传性 TTP　由 ADAMTS13 基因突变或缺失所致。
2. 获得性 TTP
（1）原发性 TTP：患者体内存在抗 ADAMTS13 自身抗体，或抗 CD36 自身抗体。
（2）继发性 TTP：多由感染、药物、自身免疫性疾病、肿瘤、骨髓移植和妊娠等引起。

四、临床表现

典型的临床表现包括微血管病性溶血、血小板减少性紫癜、神经系统异常、肾脏损害和发热，又称为五联征。并非所有患者均具有五联征表现，其中，出血和神经精神症状最常见。

五、诊断

临床主要根据特征性的五联征表现作为诊断依据。血小板减少伴神经精神症状时应高度怀疑本病。血涂片镜检发现破碎红细胞、vWF 多聚体分析发现 UL-vWF、ADAMTS13 活性降低均有助于诊断。

六、治疗

1. 对高度疑似和确诊病例，应尽快开始积极治疗，首选血浆置换，置换液选择新鲜血浆或新鲜冷冻血浆（FFP）。
2. 其他治疗　糖皮质激素、大剂量静脉免疫球蛋白、长春新碱、环孢素、环磷酰胺、抗CD20 单抗等对获得性 TTP 有效。对高度疑似和确诊病例，仅在出现危及生命的严重出血时才考虑使用输注血小板。

第十六章

凝血障碍性疾病

一、概述

凝血障碍性疾病是凝血因子缺乏或功能异常所致的出血性疾病。大致可分为先天性（多为单一性凝血因子缺乏）和获得性（多为复合性凝血因子减少）两类。

二、血友病

1. 血友病是一组因遗传性凝血活酶生成障碍引起的出血性疾病,包括血友病 A（常见）和血友病 B。

2. 病因　FⅧ缺乏是血友病 A 的发病基础;FⅨ缺乏是血友病 B 的发病基础。

3. 遗传规律　血友病 A、B 均属 X 连锁隐性遗传性疾病。

4. 临床表现

（1）出血:血友病 A 出血较重,血友病 B 则较轻。血友病的出血多为自发性或轻伤、小手术后出血不止;与生俱来,常伴随终身。常表现为软组织或深部肌肉内血肿;负重关节反复出血甚为突出,可致血友病关节。

（2）血肿压迫症状及体征:血肿压迫周围神经可致局部疼痛、麻木及肌肉萎缩;压迫血管可致相应部位坏死或淤血、水肿等。

5. 辅助检查

（1）筛查试验:出血时间、凝血酶原时间、血小板计数及血小板聚集功能正常,APTT延长。

（2）临床确诊实验:FⅧ活性测定辅以 FⅧ:Ag 测定和 FⅨ活性测定辅以 FⅨ:Ag 测定可以确诊血友病 A 和血友病 B,并对血友病进行临床分型,同时应行 vWF:Ag 测定（血友病患者正常）,可与血管性血友病鉴别。

（3）基因诊断试验。

6. 治疗

（1）治疗原则是以替代治疗为主的综合治疗:①加强自我保护,预防损伤出血极为重要;②尽早有效地处理患者出血,避免并发症的发生和发展;③禁用阿司匹林、非甾体抗炎药及其他可能干扰血小板聚集的药物;④家庭治疗及综合性血友病诊治中心的定期随访;⑤出血严重患者提倡预防治疗。

（2）补充缺失的凝血因子是防治血友病的最重要的措施；主要制剂有基因重组的纯化 FⅧ、FⅧ浓缩制剂、新鲜冰冻血浆、冷沉淀物以及凝血酶原复合物等。

三、血管性血友病

1. 血管性血友病（vWD）以自幼发生出血倾向，出血时间延长、血小板黏附性降低、瑞斯托霉素诱导的血小板聚集缺陷、血浆 vWF 抗原缺乏或结构异常为特征。

2. vWF 的作用　①与 FⅧ:C 形成复合物，可稳定和保护后者；②促进血小板的黏附和聚集；③vWF 减少或功能异常导致 FⅧ:C 减少、血小板黏附异常、聚集异常。

3. 临床表现　出血倾向为突出表现。出血以皮肤黏膜为多见，关节肌肉出血少见；男女机会均等；年龄增长后出血症状可相对缓解。

4. 诊断试验　血浆 vWF 抗原测定（vWF:Ag），血浆 vWF 瑞斯托霉素辅因子活性（vWF:RCo）以及血浆 FⅧ凝血活性（FⅧ:C）测定。≥1 项以上诊断试验结果异常者，需进行分型诊断试验。

5. 治疗　包括去氨加压素（DDAVP）、替代治疗和其他治疗。

第十七章

弥散性血管内凝血

一、概述

弥散性血管内凝血（DIC）是在许多疾病基础上，致病因素损伤微血管体系，导致凝血活化，全身微血管血栓形成，凝血因子大量消耗并继发纤溶亢进，引起以出血及微循环衰竭为特征的临床综合征。

二、病因和发病机制

1. 病因　严重感染（主要）、恶性肿瘤（主要）、产科疾病、手术及严重创伤、严重中毒和免疫反应等。

2. 发病机制（图5-17-1）

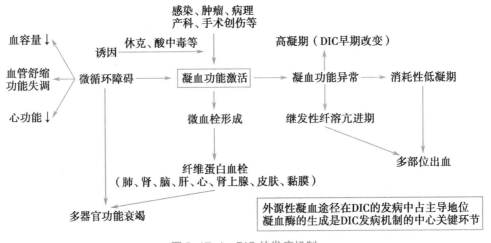

图 5-17-1　DIC 的发病机制

三、病理

1. 微血栓形成（DIC 的基本和特异性病理变化）　主要为纤维蛋白血栓及纤维蛋白-血小板血栓。

2. 凝血功能异常　①高凝状态（早期改变）；②消耗性低凝状态（常构成 DIC 的主要临床特点及实验检测异常）；③继发性纤溶亢进状态（多出现在后期）。

3. 微循环障碍　毛细血管微血栓形成、血容量减少、血管舒缩功能失调、心功能受损等因素造成。

四、临床表现

1. 微血管栓塞

（1）皮肤、消化道：较少出现局部坏死和溃疡。

（2）器官衰竭：更常见，表现为顽固性的休克、呼吸衰竭、意识障碍等。

2. 微血管病性溶血　表现为进行性贫血，贫血程度与出血量不成比例，偶见皮肤、巩膜黄染。

3. 出血倾向　特点为自发性、多发性出血，部位可遍及全身，多见于皮肤、黏膜、伤口及穿刺部位。

4. 休克或微循环衰竭　休克程度与出血量常不成比例。顽固性休克是 DIC 病情严重、预后不良的征兆。

5. 原发病临床表现。

五、诊断

国内诊断标准（2012 版）如下。

1. 临床表现

（1）存在易引起 DIC 的基础疾病。

（2）有下列一项以上的临床表现：①多发性出血倾向；②不易用原发病解释的微循环衰竭或休克；③多发性微血管栓塞的症状、体征。

2. 实验室指标

同时有 3 项以上为异常：①血小板 $<100 \times 10^9/L$ 或进行性下降，肝病、白血病患者血小板 $<50 \times 10^9/L$；②血浆纤维蛋白原含量 $<1.5g/L$ 或进行性下降，或 $>4g/L$，但白血病和其他恶性肿瘤 $<1.8g/L$，肝病 $<1.0g/L$；③3P 试验阳性或血浆 FDP$>20mg/L$，肝病、白血病 FDP$>60mg/L$，或 D- 二聚体水平升高或阳性；④PT 缩短或延长 $>3s$，肝病、白血病 PT 延长 $>5s$，或 APTT 缩短或延长 $>10s$。

六、鉴别诊断

1. 重症肝炎　鉴别要点见表 5-17-1。

表 5-17-1　DIC 与重症肝炎的鉴别要点

鉴别要点	DIC	重症肝炎
微循环衰竭	早、多见	晚、少见
黄疸	轻、少见	重、极常见
肾功能损伤	早、多见	晚、少见

续表

鉴别要点	DIC	重症肝炎
红细胞破坏	多见	罕见
FⅧ：C	降低	正常
D- 二聚体	增加	正常或轻度增加

2. 血栓性血小板减少性紫癜（TTP）　鉴别要点见表 5-17-2。

表 5-17-2　DIC 与 TTP 的鉴别要点

鉴别要点	DIC	TTP
起病及病程	多急骤,病程短	可急可缓,病程长
微循环衰竭	多见	少见
黄疸	轻,少见	较重,极常见
FⅧ：C	降低	正常
血栓性质	纤维蛋白血栓为主	血小板血栓为主
vWF 裂解酶	多为正常	多为显著降低

3. 原发性纤维蛋白溶解亢进症　鉴别要点见表 5-17-3。

表 5-17-3　DIC 与原发性纤维蛋白溶解亢进症的鉴别要点

鉴别要点	DIC	原发性纤维蛋白溶解亢进症
病因或基础疾病	种类繁多	多为手术、产科意外
微循环衰竭	多见	少见
微血管栓塞	多见	罕见
微血管病性溶血	多见	罕见
血小板计数	降低	正常
血小板活化产物	增高	正常
D- 二聚体	增高或阳性	正常或阴性
红细胞形态	破碎或畸形	正常

七、治疗

1. 积极治疗基础疾病及消除诱因　如控制感染等。

2. 抗凝治疗

（1）原则：在治疗基础疾病的前提下,抗凝治疗与补充凝血因子同步进行。

（2）常用药物：肝素，包括普通肝素（用量 <5 000U/6h）、低分子量肝素。

（3）监测：普通肝素常用 APTT 作为监测指标，肝素治疗使 APTT 延长为正常值的 1.5~2.0 倍。普通肝素过量：用鱼精蛋白中和（鱼精蛋白 1mg 可中和肝素 100U）。

3. 替代治疗　包括新鲜冷冻血浆等血液制品、血小板悬液、纤维蛋白原、FⅧ及凝血酶原复合物。

4. 纤溶抑制药物　临床上一般不使用。

5. 溶栓疗法　原则上不使用溶栓剂。

6. 糖皮质激素　适应证：基础疾病需糖皮质激素治疗者；感染－中毒休克且 DIC 已经有效抗感染治疗者；并发肾上腺皮质功能不全者。

知识拓展

早期诊断 DIC 后积极止血、抢救具有举足轻重的意义。

◦ 经 典 试 题 ◦

（执）1. 治疗 DIC 中监测肝素用量的试验是

 A. 血小板计数   B. 3P 试验

 C. 出血时间   D. APTT

 E. 纤维蛋白原定量

（研）2. 提示纤溶异常的实验室检查有

 A. 3P 试验   B. D–二聚体试验

 C. PC、PS 测定   D. FDP 测定

（研）（3~5 题共用题干）

女，30 岁。8 个月来月经量增多，1 周来皮肤瘀斑伴牙龈出血，不挑食，无光过敏和口腔溃疡。查体：脾侧位肋下刚触及。化验血 Hb 85g/L，RBC 4.0×10^{12}/L，WBC 5.1×10^9/L，PLT 25×10^9/L，尿常规（－）。骨髓检查：粒红比例正常，全片见巨核细胞 138 个，其中产板型 4 个。

 3. 最可能的诊断是

 A. 再生障碍性贫血   B. ITP

 C. 脾功能亢进   D. MDS

 4. 最有助于诊断的进一步检查是

 A. 血小板抗体   B. 腹部 B 超

 C. 骨髓活检   D. 骨髓干细胞培养

 5. 若化验血清铁（SI）、铁蛋白（SF）和总铁结合力（TIBC），该患者的检查结果可能是

A. SI 降低, SF 降低, TIBC 降低　　　B. SI 降低, SF 降低, TIBC 增高

C. SI 增高, SF 增高, TIBC 增高　　　D. SI 增高, SF 增高, TIBC 降低

〔执〕(6~8 题共用题干)

男, 32 岁。反复皮肤紫癜 1 个月, 加重并腹痛 2d。查体: 四肢皮肤散在紫癜, 心肺未见异常, 腹平软, 脐周轻压痛, 无反跳痛和肌紧张, 肝脾肋下未触及, 肠鸣音 6 次 /min。临床诊断为过敏性紫癜。

6. 根据目前的临床资料, 首选考虑最可能的临床类型是

A. 单纯型　　　　　　　　　　　　B. 肾型

C. 混合型　　　　　　　　　　　　D. 关节型

E. 腹型

7. 该患者目前不适合的治疗药物是

A. 维生素 C　　　　　　　　　　　B. 泼尼松

C. 芦丁片　　　　　　　　　　　　D. 山莨菪碱

E. 低分子量肝素

【答案与解析】

1. D　2. ABD

3. B。解析: 患者为中年女性, 有出血和血小板减少, 而白细胞正常, 贫血可能与月经量增多有关, 骨髓检查巨核细胞增多, 未见病态造血, 排除再生障碍性贫血和骨髓增生异常综合征(MDS); 而脾侧位肋下刚触及, 不首先考虑脾功能亢进。最可能的诊断是 ITP。故选 B。

4. A　5. B　6. E　7. E

第十八章

血栓性疾病

一、概述

1. 血栓形成　指在一定条件下,血液有形成分在血管(多数为小血管)形成栓子,造成血管部分或完全堵塞、相应部位血供或血液回流障碍的病理过程。

2. 血栓分类　红细胞血栓、血小板血栓、纤维蛋白血栓、混合血栓等。

3. 血栓栓塞　指血栓由形成部位脱落,在随血流移动过程中,部分或全部堵塞某些血管,引起相应组织和/或器官缺血、缺氧、坏死(动脉血栓)及淤血、水肿(静脉血栓)的病理过程。

二、病因和发病机制

1. 病因　可分为遗传性因素和获得性因素(包括多种生理性状态、疾病以及药物因素)。

2. 血栓形成"三要素"　血管壁损伤、血液成分的改变和血流异常。

三、临床表现

1. 静脉血栓形成　多见于深静脉,局部肿胀、疼痛;血栓远端回流受阻,如远端水肿、胀痛等;脱落可导致肺栓塞等相关脏器功能障碍。

2. 动脉血栓　多见于冠状动脉、脑动脉等。发病突然,可有局部剧烈疼痛;相关供血部位结构及功能异常;血栓脱落引起栓塞的表现;缺血性坏死引发的临床表现(发热等)。

3. 微血管血栓　多见于 DIC、TTP 等。主要为皮肤黏膜栓塞性坏死、微循环衰竭及器官功能障碍。

4. 易栓症　分为遗传性易栓症(如遗传性蛋白 C 缺陷症)、获得性易栓症(见于恶性肿瘤、肾病综合征及抗磷脂综合征)。

四、治疗

1. 去除血栓形成诱因,治疗基础疾病。

2. 溶栓治疗和介入溶栓　主要用于新近的血栓形成或血栓栓塞。

3. 静脉血栓治疗原则　抗凝首选普通肝素(UH)和低分子量肝素治疗,总疗程一般不宜超过 10d；长期抗凝以华法林为主。

4. 动脉血栓治疗原则　需持续抗血小板治疗。

5. 易栓症治疗原则　急性期治疗与一般血栓形成相似；根据不同病因，急性期后应长期（6~12 个月）或终身抗凝预防复发，同时注意长期用药的不良反应；易栓症患者在暴露于其他血栓形成危险因素时应考虑预防性抗凝治疗。

6. 对症和一般治疗。

7. 对陈旧性血栓经内科治疗效果不佳而侧支循环形成不良者，可考虑手术治疗。

第十九章

输血和输血反应

一、输血种类

1. 按血源分类

（1）自体输血（表 5-19-1）

表 5-19-1 自体输血

项目	内容
概念	患者需要时,输入自己预先贮存或失血回收的血液
形式	①稀释式自体输血:手术前采出一定量的血液,同时补充晶体液和胶体液,使血液稀释,采出血液于手术后期回输给患者
	②保存式自体输血:把自己的血液预先贮存起来,将来自己需要时回输
	③回收式自体输血:采用自体血回收装置,回收自己在外伤、手术中或手术后的失血,再安全回输
适应证	拟择期手术而预期术中需输血者(术前无贫血);避免分娩时异体输血的孕妇;有严重异体输血反应病史者;稀有血型或曾配血发生困难者;边远地区供血困难而可能需要输血者;预存自体血以备急需时用的健康人
禁忌证	可能患败血症或正在使用抗生素者,肝肾功能异常者,有严重心肺疾病者,贫血、出血和血压偏低者,曾在献血中或献血后 12h 内发生虚脱或意识丧失者,采血可能诱发自身疾病发作或加重者
优点	避免血液传播疾病、避免同种异体输血引起的同种免疫反应及可能的差错、节约血源

（2）异体输血:患者需要时,安全输入与患者血型相同的他人(多数为献血员)提供的血液或血液成分;适用于多种临床需血状态。

2. 按血液成分分类

（1）输全血:安全输入定量源于异体或自体的全部血液成分;种类包括新鲜血和库存血;主要为患者补充红细胞和血浆。输全血不是被提倡的输血形式。

（2）成分血输注:分离或单采合适供体的某种(或某些)血液成分并将其安全地输给患者。

1）血制品:红细胞、血小板、浓缩粒细胞悬液、血浆、血浆冷沉淀物及各类血浆成分等。

　　2）优点：有效成分含量高、治疗针对性强、效率高、节约血源。

　　3.　按输血方式分类

　　（1）加压输血：常用于急性大出血时。

　　（2）加氧输血：常用于贫血患者合并急性呼吸窘迫综合征时。

　　（3）置换输血：当患者血浆内出现某些异常物质（抗凝物、溶血素、胆红素、M 蛋白、外源性有害物质等），且含量远超过患者的自体净化能力时采用。本法在 TTP/ 溶血尿毒症综合征（HUS）时列为首选。某些新生儿溶血可行换血治疗。

　　（4）常规输血：指不加压、不加氧、不置换式输血或血液成分的输血形式。

二、输血程序

　　完成一次输血治疗，程序上至少包含申请输血、供血、核血、输血、输血后评价。

三、输血适应证

　　基于不同的治疗目的，输血可作为不同的治疗手段，包括替代治疗（最主要用途）、免疫治疗、置换治疗和移植治疗。

四、输血不良反应

　　输血不良反应是指在输血过程中或之后，受血者发生了与输血相关的新的异常表现或疾病，包括溶血性和非溶血性两大类。

　　1.　溶血性不良反应　　输血中或输血后，输入的红细胞或受血者本身的红细胞被过量破坏，即发生输血相关性溶血。

　　（1）急性输血相关性溶血（表 5-19-2）

表 5-19-2　急性输血相关性溶血

项目	内容
概念	在输血中或输血后数分钟至数小时内发生的溶血
表现	常出现高热、寒战、心悸、气短、腰背痛、血红蛋白尿甚至无尿、急性肾衰竭、DIC，甚至死亡
实验室检查	提示血管内溶血
原因	供、受血者血型不合（ABO 血型或其亚型不合、Rh 血型不合）；血液保存、运输或处理不当；受血者患溶血性疾病等
处理	立即终止输血，应用大剂量糖皮质激素，碱化尿液、利尿，保证血容量和水、电解质平衡，纠正低血压，防治肾衰竭和 DIC，必要时行透析、血浆置换或换血疗法等

（2）慢性输血相关性溶血：又称迟发性输血相关性溶血。

1）表现：输血数日后出现黄疸、网织红细胞升高等。

2）原因：多见于稀有血型不合、首次输血后致敏产生同种抗体、再次输该供者红细胞后发生同种免疫性溶血。

3）处理：基本同急性输血相关性溶血。

2. 非溶血性不良反应（表 5-19-3）

表 5-19-3　非溶血性不良反应

分类	主要表现	处理
发热	是最常见的非溶血性输血反应,输血过程中发热、寒战	暂时终止输血,用解热镇痛药或糖皮质激素处理有效;可输注去除白细胞制品预防
过敏反应	输血过程中或之后出现荨麻疹、血管神经性水肿,重者为喉头水肿、支气管痉挛、过敏性休克等	减慢甚至停止输血并予抗过敏治疗;重者需对症给予解痉治疗、气管切开、抗休克处理等
传播疾病	各种经输血传播的感染性疾病及污染血导致的各种可能的病原微生物感染	以预防为主,控制献血员资质及血液采集、贮存、运送、质检、输注等环节的无菌化
输血相关性急性肺损伤（TRALI）	导致输血者肺毛细血管内皮损伤和肺间质水肿等的一组临床病症	对症支持治疗,积极抢救,严密观察生命体征,尽早给予肾上腺皮质激素治疗
血小板输注无效	反复输血等导致血小板输注效果差	行血小板抗体检测
其他	①一次过量输血可引起急性心功能不全、左心衰竭、肺淤血等 ②多次输注血制品可致铁负荷过量,反复异体输血可致无效输注、发热、过敏甚至溶血反应;输血相关性移植物抗宿主病;酸碱失衡、高血钾等	

 知识拓展

　　成分输血是目前临床常用的输血类型。血液成分种类繁多,应严格掌握输血的适应证。

第二十章

造血干细胞移植

一、概述

造血干细胞移植（HSCT）是指对患者进行全身照射、化疗和免疫抑制预处理后，将正常供体或自体的造血细胞（HC）注入患者体内，使之重建正常的造血和免疫功能。按 HC 取自健康供体还是患者本身，HSCT 被分为异体 HSCT 和自体 HSCT（auto-HSCT）。

二、人白细胞抗原（HLA）配型

1. HLA 基因复合体，又称主要组织相容性复合体，定位于人 6 号染色体短臂（6p21），在基因数量和结构上具有高度多样性。

2. 与 HSCT 密切相关的是 HLA-I 类抗原 HLA-A、B、C 和 HLA-II 类抗原 DR、DQ、DP。

三、移植物抗宿主病（GVHD）

GVHD 是自体 HSCT 后特有的并发症，是移植治疗相关死亡主要原因之一。

1. 产生要素　①移植物中含免疫活性细胞；②受体表达供体没有的组织抗原；③受体处于免疫抑制状态，不能将移植物排斥掉。

2. 分类　GVHD 可分为急性 GVHD（aGVHD）和慢性 GVHD（cGVHD）两类，经典 aGVHD 发生于移植后 100d 内，cGVHD 发生于 100d 后。

aGVHD 主要累及皮肤、消化道和肝脏这 3 个器官，表现为皮肤红斑和斑丘疹、持续性厌食和 / 或腹泻、肝功能异常等。

医学生血液内科实习提要

1. 扎实基础，练好基本功　入科前熟练掌握缺铁性贫血、再生障碍性贫血、白血病等血液内科常见疾病的基本知识并做好复习，包括病因、发病机制、临床表现；同时要熟悉常用诊断方法（病史询问和体格检查、骨髓穿刺液涂片和病理学检查等实验室检查、影像学检查），常用治疗思路（去除病因、保持正常血液成分及其功能如成分输血、去除异常血液成分和抑制异常功能如放疗、造血干细胞移植），在临床实习过程中做好理论与实践的衔接。

2. 做好个人防护　血液内科的患者大多存在免疫力低下的情况,因此进行相关临床操作、跟随带教老师查房的时候,应戴好口罩、手套等,这样不仅可以降低患者感染的概率,同时也是对自己必要的保护。

3. 主动学习　在血液内科重点学习的专科知识技能主要包括熟悉常见检查报告的临床意义,熟悉常见疾病的诊治思路,掌握骨髓穿刺的适应证和禁忌证及操作要点等。

温故知新

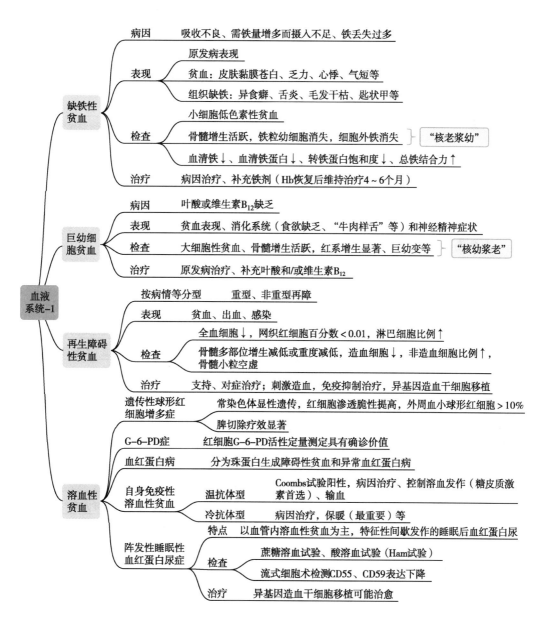

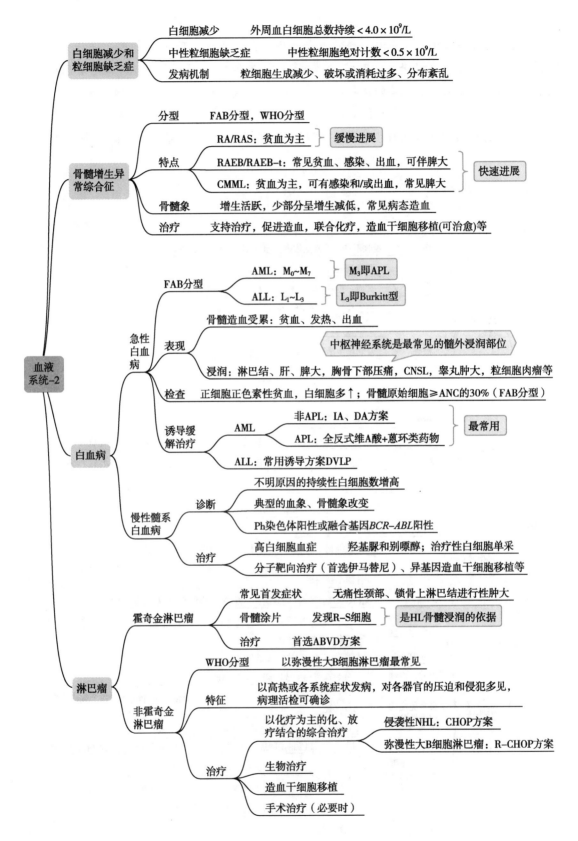

白细胞减少和粒细胞缺乏症
- 白细胞减少　外周血白细胞总数持续 $< 4.0 \times 10^9/L$
- 中性粒细胞缺乏症　中性粒细胞绝对计数 $< 0.5 \times 10^9/L$
- 发病机制　粒细胞生成减少、破坏或消耗过多、分布紊乱

骨髓增生异常综合征
- 分型　FAB分型，WHO分型
- 特点
  - RA/RAS：贫血为主 } 缓慢进展
  - RAEB/RAEB-t：常见贫血、感染、出血，可伴脾大 } 快速进展
  - CMML：贫血为主，可有感染和/或出血，常见脾大 }
- 骨髓象　增生活跃，少部分呈增生减低，常见病态造血
- 治疗　支持治疗，促进造血，联合化疗，造血干细胞移植(可治愈)等

血液系统-2

白血病
- 急性白血病
  - FAB分型
    - AML：$M_0 \sim M_7$ } M_3即APL
    - ALL：$L_1 \sim L_3$ } L_3即Burkitt型
  - 表现
    - 骨髓造血受累：贫血、发热、出血
    - 中枢神经系统是最常见的髓外浸润部位
    - 浸润：淋巴结、肝、脾大，胸骨下部压痛，CNSL，睾丸肿大，粒细胞肉瘤等
  - 检查　正细胞正色素性贫血，白细胞多↑；骨髓原始细胞≥ANC的30%（FAB分型）
  - 诱导缓解治疗
    - AML
      - 非APL：IA、DA方案
      - APL：全反式维A酸+蒽环类药物 } 最常用
    - ALL：常用诱导方案DVLP
- 慢性髓系白血病
  - 诊断
    - 不明原因的持续性白细胞数增高
    - 典型的血象、骨髓象改变
    - Ph染色体阳性或融合基因BCR-ABL阳性
  - 治疗
    - 高白细胞血症　羟基脲和别嘌醇；治疗性白细胞单采
    - 分子靶向治疗（首选伊马替尼）、异基因造血干细胞移植等

淋巴瘤
- 霍奇金淋巴瘤
  - 常见首发症状　无痛性颈部、锁骨上淋巴结进行性肿大
  - 骨髓涂片　发现R-S细胞 } 是HL骨髓浸润的依据
  - 治疗　首选ABVD方案
- 非霍奇金淋巴瘤
  - WHO分型　以弥漫性大B细胞淋巴瘤最常见
  - 特征　以高热或各系统症状发病，对各器官的压迫和侵犯多见，病理活检可确诊
  - 治疗
    - 以化疗为主的化、放疗结合的综合治疗
      - 侵袭性NHL：CHOP方案
      - 弥漫性大B细胞淋巴瘤：R-CHOP方案
    - 生物治疗
    - 造血干细胞移植
    - 手术治疗（必要时）

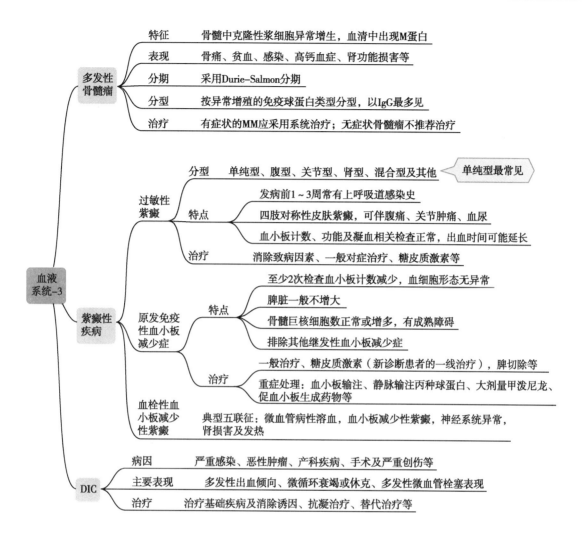

血液系统-3

多发性骨髓瘤
- 特征：骨髓中克隆性浆细胞异常增生，血清中出现M蛋白
- 表现：骨痛、贫血、感染、高钙血症、肾功能损害等
- 分期：采用Durie-Salmon分期
- 分型：按异常增殖的免疫球蛋白类型分型，以IgG最多见
- 治疗：有症状的MM应采用系统治疗；无症状骨髓瘤不推荐治疗

紫癜性疾病

过敏性紫癜
- 分型：单纯型、腹型、关节型、肾型、混合型及其他　　单纯型最常见
- 特点：
  - 发病前1~3周常有上呼吸道感染史
  - 四肢对称性皮肤紫癜，可伴腹痛、关节肿痛、血尿
  - 血小板计数、功能及凝血相关检查正常，出血时间可能延长
- 治疗：消除致病因素、一般对症治疗、糖皮质激素等

原发免疫性血小板减少症
- 特点：
  - 至少2次检查血小板计数减少，血细胞形态无异常
  - 脾脏一般不增大
  - 骨髓巨核细胞数正常或增多，有成熟障碍
  - 排除其他继发性血小板减少症
- 治疗：
  - 一般治疗、糖皮质激素（新诊断患者的一线治疗），脾切除等
  - 重症处理：血小板输注、静脉输注丙种球蛋白、大剂量甲泼尼龙、促血小板生成药物等

血栓性血小板减少性紫癜
- 典型五联征：微血管病性溶血，血小板减少性紫癜，神经系统异常，肾损害及发热

DIC
- 病因：严重感染、恶性肿瘤、产科疾病、手术及严重创伤等
- 主要表现：多发性出血倾向、微循环衰竭或休克、多发性微血管栓塞表现
- 治疗：治疗基础疾病及消除诱因、抗凝治疗、替代治疗等

第六篇　内分泌和代谢性疾病

第一章

总　论

一、概述

1. 内分泌系统　由内分泌腺（垂体、甲状腺、甲状旁腺、肾上腺、性腺等）和分布在心血管、胃肠、肾、脂肪组织、脑（尤其下丘脑）的内分泌组织与细胞组成。

2. 激素的作用方式　内分泌、旁分泌、胞分泌、神经分泌。

3. 激素的分类

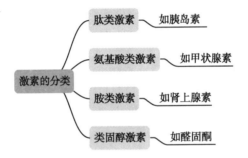

激素的分类
- 肽类激素 —— 如胰岛素
- 氨基酸类激素 —— 如甲状腺素
- 胺类激素 —— 如肾上腺素
- 类固醇激素 —— 如醛固酮

4. 激素合成　生化信号调节激素合成。这些生化信号都是激素特异作用下产生的。例如 Ca^{2+} 调节 PTH 合成；血糖调节胰岛素合成。性腺、肾上腺、甲状腺激素合成依赖它们各自的下丘脑 – 垂体 – 靶腺轴（图 6-1-1）。下丘脑和垂体监测循环内激素的浓度，通过分泌促激素来控制内分泌腺激素的产生。

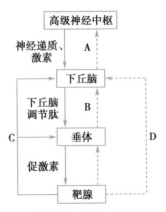

图 6-1-1　下丘脑 – 垂体 – 靶腺轴模式图

注：A. 超短反馈调节；B. 短反馈调节；C. 正反馈调节；D. 长负反馈调节。实线表示兴奋；虚线表示抑制。

二、内分泌疾病

1. **分类**　激素分泌过多(如内分泌腺肿瘤)、激素产生不足(如内分泌腺破坏)、激素在靶组织抵抗(如激素受体突变或受体后信号转导系统障碍)。

2. **常见临床表现**(表 6-1-1)

表 6-1-1　内分泌疾病的常见临床表现

常见表现	常见疾病
身材	①过高:见于巨人症、肢端肥大症等 ②过矮:见于生长激素缺乏症、甲状腺功能减退性矮小症等
营养状况	①肥胖:见于库欣综合征、2 型糖尿病、性腺功能减退症、甲状腺功能减退症、多囊卵巢综合征、代谢综合征等 ②消瘦:见于甲状腺功能亢进症、1 型糖尿病、肾上腺皮质功能减退症、Sheehan 综合征、嗜铬细胞瘤、神经性厌食、血管活性肠肽瘤等
多饮、多尿	见于糖尿病、醛固酮增多症、尿崩症、精神性多饮、原发性甲状旁腺功能亢进症等
色素皮肤沉着	原发性肾上腺皮质功能减退症、异位 ACTH 综合征等
突眼	见于 Graves 病等
高血压	原发性醛固酮增多症、库欣综合征、嗜铬细胞瘤等
毛发脱落	肾上腺皮质功能减退症
皮肤紫纹	库欣综合征
性功能障碍	垂体瘤、库欣综合征等

3. **诊断方法**

(1)临床表现:内分泌疾病有特异的临床表现和体征。例如垂体侏儒症的身材矮小。病史和家族史可以提供有价值的线索,例如妇女腺垂体功能减退症常有产后大出血的病史。

(2)功能诊断(表 6-1-2)

表 6-1-2　内分泌疾病的功能诊断

方法	常用检测指标
激素相关生化异常	低血钾(原发性醛固酮增多症等)、高血糖(糖尿病)、低比重尿(尿崩症)
激素测定	检测皮质醇昼夜节律(采取早晨 8 时、下午 4 时标本)、尿游离皮质醇定量(Cushing 综合征)等
激素代谢产物	尿香草基杏仁酸(VMA)反映儿茶酚胺水平
激素功能试验	①兴奋试验:ACTH 兴奋试验(检测肾上腺产生皮质醇的储备功能)、GnRH 兴奋试验(检查促性腺激素的储备功能) ②抑制试验:大剂量地塞米松抑制试验(检测皮质醇分泌的自主性)

> **ⓘ 提示**
>
> 血液激素浓度是内分泌腺功能的直接证据。

（3）定位诊断（表6-1-3）

表 6-1-3　内分泌疾病的定位诊断

项目	目的	举例
影像学检查	发现原位肿瘤及转移情况	蝶鞍 X 线平片、CT、MRI、B 超等
放射性核素检查	定位肿瘤的存在	甲状腺核素扫描
细针穿刺细胞学检查或活检	鉴别良恶性	甲状腺细针穿刺细胞学检查（FNAC）
静脉导管检查	采集血液标本,测定激素浓度	肾上腺静脉采血（鉴别醛固酮浓度增高来自单侧还是双侧）

（4）病因诊断（表6-1-4）

表 6-1-4　内分泌疾病的病因诊断

项目	举例
自身抗体检测	促甲状腺激素受体抗体（TRAb）诊断甲状腺毒症的病因
染色体检查	主要诊断性分化异常疾病,如 Turner 综合征的染色体核型是 45, XO
基因检查	*CYP21* 基因突变可致先天性肾上腺皮质增生症

4. 治疗（表6-1-5）

表 6-1-5　内分泌疾病的常用治疗

分类	方法	举例
功能亢进	手术切除	切除导致库欣病的垂体 ACTH 瘤
	放射治疗	^{131}I 治疗甲亢
	药物治疗	硫脲类药物治疗甲亢（针对内分泌腺） 米非司酮治疗库欣综合征（阻断糖皮质激素受体）
	化疗	米托坦治疗肾上腺皮质癌
功能减退	替代治疗	氢化可的松治疗肾上腺皮质功能减退症
	补充激素的效应物质	补充钙和活性维生素 D 治疗甲状旁腺功能减退症
	内分泌腺或组织移植	甲状旁腺组织移植治疗甲状旁腺功能减退症

三、代谢性疾病

1. 病因

（1）营养疾病：原发性营养失调（摄入不足、过多或比例不当）、继发性营养失调（器质性或功能性疾病导致）。

（2）代谢疾病：遗传性代谢病（先天性代谢缺陷）、获得性代谢病（理化因素、创伤、感染、器官疾病、精神疾病等）。

2. 分类

（1）营养疾病：一般按某一营养物质的不足或过多分类，如蛋白质营养障碍、糖类营养障碍等。

（2）代谢疾病：一般按中间代谢的主要途径分类，如蛋白质代谢障碍、糖代谢障碍。

3. 诊断原则

（1）营养疾病和代谢疾病常具有特殊的症状和体征，是提供诊断的首要线索，须进行详细的病史询问和体格检查。

（2）实验室检查是确诊依据，对临床前期患者更有价值。

4. 治疗

（1）防治病因和诱因，早期诊断，尽早治疗。

（2）针对发病机制治疗

1）避开和限制环境因素：苯丙酮尿症患者限制进食含苯丙氨酸的食物等。

2）替代治疗：蛋白缺乏症患者补充蛋白质，血友病患者给予抗血友病球蛋白等。

3）调整治疗：氢化可的松治疗先天性肾上腺皮质增生症；别嘌醇治疗痛风等。

（3）遗传咨询和生育指导。

○ 经 典 试 题 ○

〔执〕内分泌疾病定位诊断检查不包括

　　A. 磁共振成像　　　　　　　B. 放射性核素显影

　　C. 超声　　　　　　　　　　D. 静脉导管分段取血

　　E. 血清激素水平测定

【答案】

E

第二章

下丘脑疾病

一、概述

下丘脑是人体的神经 – 内分泌高级调节中枢和转换站,在维持人体内环境稳定和神经 – 内分泌功能方面十分重要,并与水电解质平衡、摄食、生殖、免疫、行为、心理和衰老等生命活动的关系十分密切。

二、下丘脑的功能

1. 下丘脑神经分泌细胞的功能　下丘脑的神经分泌细胞兼有神经细胞和内分泌腺细胞的特性,故这些神经分泌细胞又称"神经内分泌换能细胞",可将传入的神经信号转变为化学信号;另一方面,下丘脑细胞合成和分泌的激素可释放入血,在其他部位发挥生理效应,或以旁分泌 / 自分泌方式调控附近神经细胞的功能。

2. 下丘脑分泌的激素　下丘脑可合成和分泌促性腺激素释放激素(GnRH)、生长激素释放激素(GHRH)、生长抑素(SS)、促甲状腺激素释放激素(TRH)、促肾上腺皮质激素释放激素(CRH)、促黑素细胞激素释放因子(MRF)、催乳素释放抑制因子(PIF)、抗利尿激素(ADH)和催产素等调节性多肽,还可分泌许多神经递质和神经调质、细胞因子、生长因子、兴奋性氨基酸和 NO 等。

三、临床表现

1. 各种不同的病损造成的神经和下丘脑功能异常可导致同样的症状和体征。下丘脑疾病的临床表现也与年龄有关。

2. 下丘脑疾病或下丘脑综合征的临床表现主要包括内分泌功能障碍表现、神经系统表现等。

四、治疗

去除病因,对症治疗。

第三章

垂 体 瘤

一、概述

垂体瘤是颅内常见肿瘤,其中来自腺垂体瘤占大多数。

二、垂体的解剖

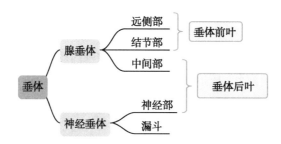

腺垂体能分泌生长激素、催乳素、促甲状腺激素、促肾上腺皮质激素和促性腺激素。中间部的黑素细胞能分泌促黑素细胞激素释放或抑制因子,可影响黑色素的生成。神经垂体能储存和释放 ADH 和催产素。

三、垂体瘤的分类

1. 功能分类(表 6-3-1)

表 6-3-1　垂体瘤的功能分类

分类	细胞类型	分泌产物	肿瘤名称	临床表现
功能性垂体瘤	GH 分泌细胞	GH	GH 瘤	巨人症、肢端肥大症
	PRL 分泌细胞	PRL	PRL 瘤	闭经、泌乳
	ACTH 分泌细胞	ACTH	ACTH 瘤	库欣综合征
	Gn 分泌细胞	FSH/LH	Gn 瘤	性功能减退
	TSH 分泌细胞	TSH	TSH 瘤	垂体性甲亢
	混合性	2 种或以上	混合性瘤	上述的一种为主

续表

分类	细胞类型	分泌产物	肿瘤名称	临床表现
无功能性垂体瘤	—	无生物活性的糖蛋白激素α亚基或有很弱生物活性的糖蛋白激素β亚基	—	无症状,肿瘤压迫垂体或脑组织可出现相应症状
	ACTH 分泌细胞	—	静止型 ACTH 瘤	

2. 形态学分类　大腺瘤,直径≥10mm;微腺瘤,直径<10mm。

3. 病理组织学分类　组织学分类的依据是瘤细胞的光镜和免疫组化表现。常规染色将垂体瘤分为嗜酸、嗜碱、嫌色细胞瘤(最常见)或混合型腺瘤。

四、临床表现

1. 肿瘤占位效应和局部压迫症状

(1)头痛:见于 1/3~2/3 的患者。垂体瘤内出血可引起垂体卒中,可表现为严重头痛、视力急剧减退、眼外肌麻痹、昏睡、昏迷、脑膜刺激征和颅内压增高。

(2)视神经通路压迫症状:压迫视交叉可致双颞侧偏盲,压迫视神经可致视神经萎缩、视力降低。

(3)其他:海绵窦综合征(眼睑下垂、眼外肌麻痹、复视、面部感觉缺失),压迫下丘脑可致尿崩症,侵蚀鞍底及蝶窦可致脑脊液鼻漏。

2. 激素分泌异常综合征

(1)激素分泌过多引起相应综合征。

(2)肿瘤增大压迫正常垂体组织或垂体柄而使垂体相应激素分泌减少,表现为继发性性腺、肾上腺皮质、甲状腺功能减退症和生长激素缺乏等。

五、治疗

垂体瘤的治疗应根据患者的年龄、一般情况、肿瘤的性质和大小、既往治疗史、对生育和发育的影响、治疗者的个人经验而统筹安排。

1. 手术　除了催乳素瘤以外,其他垂体瘤首选手术治疗。应彻底切除肿瘤,尽力保留正常的腺垂体组织,避免术后出现腺垂体功能减退症。

2. 放射治疗　主要作为手术的辅助治疗。

3. 药物治疗　药物可作为 PRL 瘤的主要治疗方法,而其他垂体瘤药物仅作为辅助治疗。

六、催乳素瘤

1. 概述　催乳素(PRL)腺瘤是最多见的垂体功能性肿瘤,可分为微腺瘤(≤10mm)和大腺瘤（>10mm）,女性中微腺瘤占 2/3,绝经后女性多为大腺瘤,男性几乎都是大腺瘤。

2. 临床表现

（1）压迫症状：头痛、视野缺损、癫痫发作、脑脊液鼻漏、视力下降、急性垂体卒中等。

（2）高 PRL 血症表现

1）男性：勃起功能障碍、性欲减退,生精减退、不育,第二性征减退。

2）女性：功能失调性子宫出血、月经稀发或闭经、泌乳、不孕、骨量减少、肥胖等。

3. 诊断

（1）定性诊断：血清 PRL 正常 <20μg/L（生理刺激引起 PRL 升高 ≤100μg/L）,>300μg/L 可确定 PRL 瘤,100~200μg/L 时怀疑 PRL 瘤,并检查有无药物的作用等影响。

（2）定位诊断：CT、MRI。

4. 治疗

（1）多巴胺受体激动药（首选）：适用于有月经紊乱、不孕不育、泌乳、骨质疏松以及头痛、视交叉或其他颅神经压迫症状的所有高 PRL 血症,包括垂体 PRL 腺瘤。

1）溴隐亭：小剂量开始渐次增加,直至需要剂量。

> **提示**
>
> 溴隐亭使 PRL 腺瘤可逆性缩小,停止治疗后腺瘤恢复生长,需长期使用。

2）卡麦角林、喹高利特：为高选择性的多巴胺 D_2 受体激动药,可用于对溴隐亭抵抗或不耐受溴隐亭治疗的 PRL 腺瘤患者。

（2）手术治疗。

（3）放疗。

> **知识拓展**
>
> PRL 瘤以药物治疗为主,多巴胺受体激动剂是主要用药。大 PRL 瘤如果发生严重压迫症状可采用手术治疗。

经典试题

（执）（1~2题共用题干）

男,45 岁。头痛、视物模糊 3 个月余。查体：视力明显减退,视野缺损。查血 T_3、T_4、TSH 降低,血 ACTH、皮质醇降低。

1. 最可能的诊断是

A. 肾上腺肿瘤　　　　　　　　　B. 垂体肿瘤

C. 甲状腺癌　　　　　　　　　　　　D. 艾迪生病

E. 库欣病

2. 进一步应做的检查是

A. 肾上腺 CT　　　　　　　　　　　B. 脑血管造影

C. 甲状腺 ECT　　　　　　　　　　D. 垂体 MRI

E. 胸部 X 线片

【答案】

1. B　2. D

第四章

肢端肥大症和巨人症

一、概述

1. 肢端肥大症和巨人症多指由于 GH 持久过度分泌所引起的内分泌代谢性疾病。发生于青春期前、骨骺未融合者表现为巨人症（较少见）；发生在青春期后、骨骺已融合者表现为肢端肥大症。

2. 病因几乎都是垂体 GH 瘤（大腺瘤多见），可见于异位 GH 分泌瘤、GHRH 分泌瘤，垂体 GH 细胞增生或 GH 瘤偶见。

二、临床表现

1. 巨人症

（1）青少年起病，全身呈正常比例增高，最终身高常≥2m（女性≥1.8m）。面部粗糙、手脚增厚增大。

（2）垂体功能由于压迫而减退，精神不振、全身无力、毛发脱落、性欲减退、生殖器萎缩。

（3）糖耐量异常或糖尿病，可继发多种心血管并发症。

2. 肢端肥大症

（1）骨骼和关节过度增生：面容粗陋（眉弓、颧骨高突，额骨增生，下颌增大前突），肋骨延长呈串珠样，胸廓前后径增大呈桶状；手脚掌骨宽厚如铲状，手指、足趾增宽，平底足（X 线特征）；四肢粗大。

（2）皮肤和软组织增生：全身软组织增生、皮肤增厚、多汗（提示病情活动）、皮脂腺分泌增强，可伴黑棘皮病、皮赘形成等，末端肥大呈典型肢端肥大面貌。

（3）糖代谢异常：胰岛素抵抗、糖耐量异常或糖尿病。

（4）钙磷代谢：高血磷，血钙处于正常水平或正常高限。

（5）心血管系统：心脏增大、心室腔呈向心性肥厚、心力衰竭、高血压等。

（6）呼吸系统：打鼾、睡眠呼吸暂停等。

（7）生殖系统：男性早期外生殖器肥大，性欲可增强，后逐渐减退，发展成阳痿；女性性欲减退、不孕、月经紊乱、闭经。

（8）致肿瘤作用：患者结肠息肉、结肠癌、甲状腺癌、肺癌等疾病发生率可能增加。

3. GH 瘤压迫表现　可引起头痛、视物模糊、视力障碍、垂体功能减退、下丘脑功能障碍甚至垂体卒中等。

三、诊断和鉴别诊断

1. 定性诊断　用于确定 GH 过度分泌，包括血清 GH 水平测定、GH 抑制试验（临床确诊的金标准）、血清胰岛素样生长因子 –1（IGF–1）测定和其他垂体功能的评估。

> ⓘ **提示**
>
> 　　单次随机 GH 水平不能作为肢端肥大症诊断的可靠依据，血 IGF–1 是反映慢性 GH 过度分泌的最优指标。

2. 定位诊断　用于确定 GH 来源，方法有颅骨 X 线、垂体 MRI、垂体 CT、胸腹部 CT 和其他（核素标记的奥曲肽显像、PET 等）。

3. 并发症诊断　包括血压、血脂、血糖、心电图等的检测。

4. 鉴别诊断　非典型病例应与非垂体 GH 瘤所致的肢端肥大症 / 巨人症、体质性巨人和身材过长、单纯性凸颌症、皮肤骨膜肥厚症、妊娠面容等相鉴别。

四、治疗

治疗目标：①严格控制生化指标；②消除或缩小肿瘤，防止复发；③消除或减轻并发症表现，特别是心脑血管、呼吸和代谢方面的紊乱；④垂体功能的保留及重建内分泌平衡。

1. 手术治疗（首选）　尤其适用于蝶鞍内微腺瘤。

2. 药物治疗

（1）适应证：①手术后不能持续改善症状的患者；②有不可接受的麻醉危险、有心血管或肺部并发症，及没有视交叉压迫的大腺瘤患者；③有明显中、重度 GH 过量分泌的症状和体征，没有发现固定的肿块者；④手术或放疗效果不佳或复发者；⑤不能或不愿接受手术或放疗的患者。

（2）种类

1）生长抑素类似物：主要用于手术治疗不能达标者，控制激素分泌水平。如奥曲肽，可缩小腺瘤。

2）多巴胺受体激动剂：如溴隐亭，大剂量使用情况下对 GH 瘤有效。

3）GH 受体拮抗药：如培维索孟，生化治疗目标是控制 IGF–1 至正常水平。

3. 放射治疗　常作为三线治疗方案。

4. 术后监测与长期随访。

第五章

腺垂体功能减退症

一、概述

腺垂体功能减退症是指各种病因损伤下丘脑、下丘脑–垂体通路、垂体而导致一种或多种腺垂体激素分泌不足所致的临床综合征。

二、病因（表6-5-1）

表6-5-1　腺垂体功能减退症的病因

	病因	常见情况
原发性	先天遗传性	Kallman综合征、Prader–Willi综合征等
	垂体缺血性坏死	产后、糖尿病、颞动脉炎和动脉粥样硬化
	垂体瘤	包括原发性（鞍内与鞍旁肿瘤）和转移性肿瘤
	蝶鞍区手术、放疗和创伤	—
	垂体卒中	—
	垂体感染和炎症	脑炎、脑膜炎、流行性出血热、梅毒或疟疾等
	垂体浸润	—
	其他	自身免疫性垂体炎、空泡蝶鞍、海绵窦处颈动脉瘤
继发性	垂体柄破坏	手术、创伤、肿瘤、炎症等
	下丘脑病变及中枢神经系统疾病	肿瘤、炎症、浸润性疾病（如淋巴瘤、白血病）、肉芽肿、糖皮质激素长期治疗和营养不良等

希恩综合征（Sheehan综合征）是指围生期由于前置胎盘、胎盘早剥、胎盘滞留、子宫收缩无力等引起大出血、休克、血栓形成，可使垂体大部分缺血坏死和纤维化而致腺垂体功能减退。

三、表现

1. 腺垂体功能减退症起病隐匿，症状多变，取决于垂体激素缺乏的程度、种类和速度及相应靶腺的萎缩程度。

> **提示**
>
> 　　激素分泌减退的出现一般呈特征性顺序，GH、FSH、LH 分泌不足最早出现，其次为 TSII、ACTH 分泌不足。单纯 PRL 缺乏罕见，提示垂体完全破坏或为遗传综合征。

2. 靶腺功能减退（表 6-5-2）

表 6-5-2　靶腺功能减退

类型	主要表现
性腺功能减退（FSH、LH 缺乏）	为本病最常见的表现。骨质疏松易见，女性常有产后出血、休克、昏迷史，表现为闭经、乳房萎缩、性欲减退或消失、不孕、阴毛和腋毛减少等；男性阳痿、性欲减退、阴毛和腋毛减少、睾丸萎缩等
甲状腺功能减退（TSH 缺乏）	怕冷、皮肤干燥、少汗、便秘、嗜睡、淡漠、心率慢、心电图示低电压
肾上腺皮质功能减退（ACTH 缺乏）	明显乏力、软弱、血压偏低；低血糖；面色苍白、皮肤色素缺失（缺少 ACTH）

3. GH 不足综合征　GH 分泌减少最易出现，容易被忽视。

（1）儿童期：生长停滞。

（2）成人期：肌肉质量减少和力量减弱、耐力下降、中心性肥胖、注意力和记忆力受损、血脂异常、早发动脉粥样硬化和骨质疏松。

4. 垂体瘤引起者　可有头痛、视力障碍，有时可出现颅内压增高的表现。病变累及下丘脑者可出现神经性厌食、体温调节障碍等相关表现。

5. 垂体危象　在全垂体功能减退症基础上，应激可以诱发危象，包括感染（最多见、最重要）、败血症、腹泻、呕吐、急性心肌梗死、脑血管意外、手术、外伤、麻醉及使用镇静药、降糖药等；突出表现为高热、循环衰竭、休克、恶心、呕吐、头痛、神志不清、谵妄、抽搐、昏迷等严重垂危状态。

四、诊断

　　本病诊断主要依据病史、临床表现、血中激素水平测定和腺垂体功能试验。如靶腺激素水平降低而垂体促激素水平正常或降低可以确诊为腺垂体功能减退症。

五、治疗

1. 病因治疗　垂体瘤患者可选择手术、放疗和化疗；Sheehan 综合征重要的是预防。

2. 激素替代治疗　补充糖皮质激素、GH、性激素、甲状腺激素；应激状态下适当增加糖皮质激素量或改为静脉途径。对同时有 ACTH 和 TSH 缺乏者，应首先治疗 ACTH 缺乏，因为甲状腺激素替代治疗会加剧 ACTH 缺乏的临床表现。

3. 垂体危象处理

（1）纠正低血糖：以 50% 葡萄糖溶液 40~80ml 静脉注射,再以 5% 葡萄糖氯化钠溶液持续静脉滴注,纠正低血糖、失水。

（2）大剂量肾上腺皮质激素应用：补液中加入氢化可的松,200~300mg/d,分次应用,或地塞米松 5~10mg/d,分次应用,纠正急性肾上腺功能减退。

（3）纠正水和电解质紊乱：给予 5% 葡萄糖氯化钠溶液静脉输注,血钠严重降低者给予高浓度的氯化钠溶液;记录出入量,避免输液过量。

（4）纠正休克：经上述治疗后血压恢复不满意者,需使用升压药和综合抗休克治疗。

（5）其他：去除诱因（感染最常见、最重要）,对症治疗,慎用镇静药。

知识拓展

垂体肿瘤为引起获得性腺垂体功能减退症的最常见原因,本症治疗主要采用激素替代治疗。

○ 经 典 试 题 ○

（执）（1~2 题共用题干）

女,42 岁。乏力、面色苍白 20 年。感冒后出现恶心、呕吐 1 周,意识模糊 1d。查体：BP 90/60mmHg,血钠 125mmol/L,血钾 4.0mmol/L。眉毛外 1/3、阴毛、腋毛脱落。

1. 需要重点追问的病史是

A. 家族史　　　　　　　　　　B. 毒物接触史

C. 分娩、哺乳史　　　　　　　D. 药物治疗史

E. 不洁饮食史

2. 有助于明确诊断的实验室检查不包括

A. GH 和 PRL　　　　　　　　B. FSH 和 LH

C. ADH　　　　　　　　　　　D. ACTH 和皮质醇

E. T_3、T_4 和 TSH

【答案与解析】

1. C。解析：患者考虑最可能的诊断为腺垂体功能减退症。生育后妇女因产后腺垂体缺血性坏死所致腺垂体功能减退称为 Sheehan 综合征。根据该患者发病情况,应着重询问生育史。故选 C。

2. C。解析：Sheehan 综合征患者往往因围生期大出血、休克而有全垂体功能减退症,引起垂体激素缺乏,主要表现为各靶腺（性腺、甲状腺、肾上腺）功能减退。GH、PRL、FSH、LH、ACTH 等均为垂体相关激素。故选 C。

第六章

生长激素缺乏性矮小症

一、概述

1. 生长激素缺乏性矮小症指因垂体生长激素（GH）缺乏或生长激素生物效应不足所致的躯体生长障碍，又称儿童生长激素缺乏症（GHD）。

2. 按病因可分为特发性、获得性和遗传性。

二、临床表现

主要包括生长迟缓、性腺发育障碍、智力与年龄相称（精神方面常有自卑感）、骨发育延迟和骨代谢异常、Laron 综合征（目前唯一有效的措施是用重组人 IGF–1 替代治疗）。

三、治疗

1. 人生长激素　基因重组人 GH（rhGH）临床治疗生长激素缺乏性矮小症效果显著；使用过程中应当监测甲状腺功能。

2. 胰岛素样生长因子 –1　近年来用于治疗 GH 不敏感综合征。

3. 针对原发病治疗　继发性生长激素缺乏性矮小症应注意原发病治疗。

第七章

尿　崩　症

一、概述

尿崩症(DI)是指抗利尿激素缺乏(中枢性尿崩),或肾对抗利尿激素不敏感(肾性尿崩症),致肾小管重吸收水的功能障碍,导致多尿、低比重尿、低渗尿、烦渴、多饮为特征的一组综合征。本章重点介绍中枢性尿崩症。

二、病因

1. 继发性　下丘脑神经垂体及附近部位的占位(颅咽管瘤、松果体瘤等),头部创伤(下丘脑垂体的手术),脑部感染性疾病等。

2. 遗传性　少数中枢性尿崩症有家族史,呈常染色体显性遗传。还有常染色体隐性遗传性、X连锁隐性遗传性尿崩症。Wolfram综合征极为罕见。

3. 特发性　病因不明。

三、临床表现

1. 多尿　尿量可达4~10L/d;尿渗透压50~200mOsm/(kg·H$_2$O),尿比重<1.005,色淡如清水。部分患者症状较轻,尿量2.5~5L/d,控制饮水时尿比重可>1.010,尿渗透压可超过血浆渗透压,称为部分性尿崩症。

2. 烦渴与多饮　由于低渗性多尿,导致血浆渗透压轻度升高,刺激下丘脑口渴中枢,患者喜大量饮水;充分供水,一般情况可不受影响。若水分不能及时补充,可出现软弱、发热、精神症状、谵妄,甚至死亡等高钠血症的表现。

3. 合并腺垂体功能不全　尿崩症的症状反而减轻,糖皮质激素替代治疗后症状再现或加重(糖皮质激素有促进水排泄的作用)。

4. 获得性尿崩症　除上述表现外,尚有原发病的症状与体征。

四、诊断

1. 诊断依据　①尿量多,一般4~10L/d;②低渗尿,尿渗透压<血浆渗透压,一般低于200mOsm/(kg·H$_2$O),尿比重多<1.005;③禁水试验不能使尿渗透压明显增加,而注射加压素后尿量减少、尿渗透压较注射前增加>9%;④去氨加压素(DDAVP)或加压素(AVP)治疗有明显效果。

2. 诊断方法

（1）禁水 – 加压素试验（表 6-7-1）

表 6-7-1 禁水 – 加压素试验

对象	禁水后	注射加压素后
正常成人	①尿量明显减少 ②尿渗透压超过 800mOsm/（kg·H$_2$O）	尿渗透压一般不升高，或少数升高 <5%
中枢性尿崩症	①尿量仍多 ②尿渗透压常不超过血浆渗透压	尿渗透压进一步升高，至少升高 >9%
肾性尿崩症	尿液不浓缩	仍无反应

（2）血浆精氨酸加压素（AVP）测定：正常人血浆 AVP（随意饮水）为 2.3~7.4pmol/L，禁水后可明显升高。中枢性尿崩症患者血浆 AVP 则不能达正常水平，禁水后也不增加或增加不多。

（3）中枢性尿崩症的病因诊断：应进行视野检查、蝶鞍 CT 或 MRI 等检查以明确有无垂体或附近的病变。

五、鉴别诊断

应与原发性烦渴、肾性尿崩症、妊娠性尿崩症、糖尿病等相鉴别。

六、治疗

1. 病因治疗 继发性尿崩症应尽量治疗并发症。

2. 激素替代治疗 包括去氨加压素（首选）、鞣酸加压素注射液和垂体后叶素水剂。

3. 非激素类抗利尿药物 包括氢氯噻嗪和氯磺丙脲。

━━━━━○ 经 典 试 题 ○━━━━━

（执）控制中枢性尿崩症患者尿量最佳的药物是

    A. 氢氯噻嗪   B. 呋塞米

    C. 垂体后叶素   D. 去氨加压素

    E. 油剂鞣酸加压素

【答案】

    D

第八章

抗利尿激素分泌失调综合征

一、概述

抗利尿激素分泌失调综合征（SIADH）是指内源性抗利尿激素（ADH）分泌异常增多或作用增强，导致水潴留、尿排钠增多以及稀释性低钠血症等临床表现的一组综合征。

二、病因

1. **常见病因** 恶性肿瘤（肺小细胞癌引起多见）、呼吸系统及神经系统疾病、炎症、药物、外科手术。

2. **特发性 SIADH** 病因不明，多见于老年患者。

三、诊断和鉴别诊断

1. **诊断依据** ①血钠降低（常 <130mmol/L）；②尿钠增高（常 >30mmol/L）；③血浆渗透压常 <275mOsm/（kg·H_2O）；④尿渗透压 >100mOsm/（kg·H_2O），可高于血浆渗透压；⑤正常血容量（无血容量减少的临床表现如心率增快、黏膜干燥，血 BUN、Cr、尿酸下降）；⑥除外肾上腺皮质功能减低、甲状腺功能减退、利尿药使用等原因。

2. **病因诊断** 首先考虑恶性肿瘤的可能性，特别是肺燕麦细胞癌，有时可先出现SIADH，以后再出现肺癌的影像学发现。其次应除外中枢神经系统疾病、肺部感染、药物等因素。

3. **鉴别诊断** 应与肾失钠所致低钠血症、胃肠消化液丧失、甲状腺功能减退症、脑性盐耗综合征、顽固性心力衰竭、晚期肝硬化伴腹腔积液或肾病综合征等相鉴别。

四、治疗

1. **病因治疗** 纠正基础疾病。

2. **对症治疗**

（1）限制水摄入：轻至中度 SIADH 每天限制摄入量在 0.8~1.0L，症状即可好转。

（2）严重患者伴神志错乱、惊厥或昏迷：静脉输注 3% 氯化钠溶液，每小时 1~2ml/kg。频繁监测血钠，控制血钠 24h 内升高不超过 10~12mmol/L。当恢复至 120mmol/L 左右，病情改善，即停止高渗盐水滴注，继续采用其他治疗措施。

提示

　　血钠升高过速,可引起中枢性脑桥脱髓鞘病变。

（3）有水中毒者,可同时注射呋塞米。

3. 抗利尿激素受体拮抗药　可选用托伐普坦片。

知识拓展

　　SIADH 的临床特点为低钠血症、低血浆渗透压、尿钠增加、高渗尿（尿渗透压常高于血浆渗透压）。同时,患者甲状腺功能、肾上腺皮质功能正常。

第九章

非毒性甲状腺肿

一、概述

非毒性甲状腺肿是指由非炎症和非肿瘤原因导致的甲状腺弥漫性或结节性肿大,且无临床甲状腺功能异常表现。可分为弥漫性非毒性甲状腺肿和非毒性多结节性甲状腺肿。

二、弥漫性非毒性甲状腺肿

1. 概述　本病又称单纯性甲状腺肿,是指甲状腺弥漫性肿大,不伴结节及甲状腺功能异常。女性发病率高。

2. 分类　地方性甲状腺肿、散发性甲状腺肿。

3. 病因和发病机制

（1）碘缺乏（引起地方性甲状腺肿的主要因素）:碘缺乏→甲状腺激素合成不足→反馈性引起垂体分泌过量的 TSH →刺激甲状腺增生肥大。

（2）遗传:遗传缺陷或基因突变可引起甲状腺激素合成障碍→甲状腺肿发生。

（3）环境因素:食物和水中的碘化物、致甲状腺肿物质、药物等→抑制甲状腺激素合成或直接引起甲状腺肿大。嗜烟酒、胰岛素抵抗等可能与甲状腺肿发生相关。

4. 病理

（1）甲状腺呈弥漫性肿大。

（2）初期:腺体弥漫性滤泡增生,间质血管充血;病变进展后逐步形成大小不等、质地不一的自主功能结节。

（3）后期:部分腺体发生出血、坏死、囊性变、纤维化或钙化。

5. 临床表现

（1）大多数无明显症状,甲状腺重度肿大压迫气管或食管→呼吸不畅或吞咽困难。

（2）甲状腺常轻、中度弥漫性肿大,质地较软,表面光滑。胸骨后甲状腺肿→头部和上肢静脉回流受阻,Pemberton 动作（双手上举在头顶合拢）→可见面部充血和颈静脉怒张。

6. 诊断和鉴别诊断

（1）血清 T_4、T_3、TSH:基本正常。碘缺乏者 T_4 可轻度下降,T_3/T_4 比值增高。

（2）血清甲状腺球蛋白（Tg）水平:正常或增高。

（3）TPO 抗体滴度测定:有助于排除自身免疫性甲状腺炎。

（4）检测尿碘：了解碘营养水平。尿碘中位数（MUI）<100μg/L 为碘缺乏。MUI 100~200μg/L 是最适当的碘营养状态。

（5）超声（首选）：可明确甲状腺肿特征和程度，即甲状腺肿呈弥漫性或结节性，是否压迫颈部其他结构，是否存在颈部淋巴结肿大等。

（6）CT 或 MRI 检查：主要用于明确甲状腺与邻近组织的关系及向胸骨后延伸的情况。

（7）其他：^{99m}Tc– 高锝酸盐（^{99m}TcO$_4$）、^{123}I 或 ^{131}I 核素扫描等。

7. 防治

（1）甲状腺肿本身无需治疗，有压迫症状可手术。

（2）碘缺乏者需改善碘营养状态，食盐碘化（10~15mg/kg 盐）是预防碘缺乏病的有效措施。WHO 建议妊娠和哺乳期妇女碘摄入量的标准为每日 250μg，MUI 150~250μg/L。

三、非毒性多结节性甲状腺肿

1. 概述　非毒性多结节性甲状腺肿（MNG）是指甲状腺结节性肿大，不伴甲状腺功能异常。

2. 病因　可能与遗传、自身免疫和环境等多因素相关。

3. 病理　甲状腺结节大小不等，组织形态多样，可见囊性改变、囊内充满胶质，结节滤泡上皮细胞增生，广泛纤维化，出血、坏死、钙化或淋巴细胞浸润。

4. 临床表现

（1）大部分无自觉症状，常因无意发现或做检查发现颈部肿大。

（2）可见吞咽困难、呼吸困难、Pemberton 征等。

（3）颈前区突发疼痛（常为结节内出血）、声嘶（提示喉返神经受累）时应警惕恶性病变。

5. 诊断

（1）甲状腺肿大、变形，可扪及多个大小不一的结节。

（2）甲状腺功能正常，血清 TSH 水平有助于排除亚临床甲状腺功能亢进或减退。

（3）其他：吞钡检查，CT 或 MRI，超声检查等。超声检查是评估结节恶性风险的首选方法，必要时行细针穿刺细胞学检查（FNAC）明确。

6. 治疗

（1）大多数仅需定期随访，行超声检查动态评估甲状腺结节。

（2）当 MNG 引起局部压迫或影响外观时，可行手术治疗或放射性碘治疗。甲状腺肿大引起压迫症状，尤其是胸骨后甲状腺肿或有急性梗阻症状时，首选手术治疗。

第十章

甲状腺功能亢进症

一、概述

1. 甲状腺毒症　是指血液循环中甲状腺激素过多,引起以神经、循环、消化等系统兴奋性增高和代谢亢进为主要表现的一组临床综合征。根据甲状腺功能状态,甲状腺毒症可分为甲状腺功能亢进类型和非甲状腺功能亢进类型。

2. 甲状腺功能亢进症(简称甲亢)　是指甲状腺腺体本身产生甲状腺激素过多而引起的甲状腺毒症,病因包括弥漫性毒性甲状腺肿(Graves 病)、结节性毒性甲状腺肿和甲状腺自主高功能腺瘤等。本章主要讨论 Graves 病,我国临床甲亢 80% 以上是由 Graves 病引起的。

二、病因和发病机制

1. Graves 病(GD)属于自身免疫病

(1) Graves 病与自身免疫性甲状腺炎、Graves 眼病同属自身免疫性甲状腺病(AITD)。

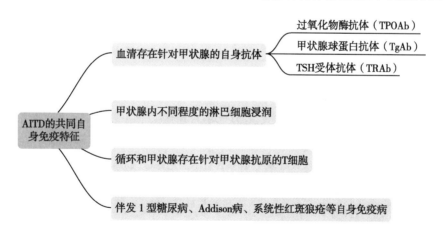

(2) Graves 病的特征性自身抗体:TSH 受体抗体(TRAb),分类如下。

1) 甲状腺刺激性抗体(TSAb):是 Graves 病甲亢的致病抗体,与 TSH 竞争性地结合于TSH 受体(TSHR),导致甲状腺滤泡上皮细胞增生,引起 T_3、T_4 分泌增加。TSAb 对 TSHR 的刺激不触发下丘脑 – 垂体 – 甲状腺轴的负反馈调节,导致甲亢。

2) 甲状腺刺激阻断性抗体(TSBAb):阻断 TSH 与 TSHR 的结合,引起甲状腺功能减退症。

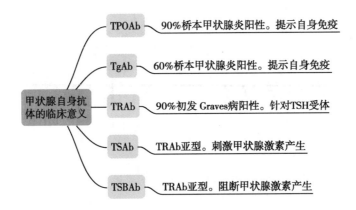

2. 遗传和环境因素 Graves 病有显著的遗传倾向。外部因素包括感染、碘摄入量和环境毒素；内部因素包括 HLA、CTLA4、PTPN22、CD40、IL-2R、FCRL3、Tg 和 TSHR 等基因多态性以及应激、妊娠、性别、染色体失活偏移等。

3. 患者甲状腺呈不同程度弥漫性肿大。甲状腺滤泡上皮细胞增生，呈高柱状或立方状，滤泡腔内的胶质减少或消失，滤泡间可见不同程度的淋巴细胞（以 T 细胞为主，伴少数的 B 细胞和浆细胞）浸润。

三、临床表现

1. 常见表现（表 6-10-1）

表 6-10-1 Graves 病的常见表现

项目	表现
甲状腺肿大	弥漫性肿大、质地中等、无压痛，少数病例甲状腺不肿大；可有震颤，闻及血管杂音，结节性甲状腺肿伴甲亢可触及结节性肿大的甲状腺；甲状腺自主性高功能腺瘤可扪及孤立结节
全身症状	怕热、多汗、乏力、消瘦
心血管系统	心悸、心率增快、心脏扩大、心力衰竭、S_1 增强、心律失常（房颤多见）、收缩压升高、舒张压降低、脉压增加等
消化系统	食欲亢进、大便次数增多或腹泻、含有不消化食物（肠蠕动加快）
神经系统	易激动、失眠、手抖
生殖系统	女性月经稀少
肌肉骨骼	可伴发周围性瘫痪（亚洲、青壮年男性多见）、甲亢性肌病（近端肌肉进行性无力、萎缩）、重症肌无力
单纯性突眼	与甲状腺毒症所致的交感神经兴奋性增高有关。眼球轻度突出，眼裂宽；瞬目减少；下视露白；上视无额纹；集合运动不良；预后较好
浸润性突眼	眼球明显突出，超过眼球突度参考值上限的 3mm 以上（中国人群突眼度女性 16mm，男性 18.6mm）

> **ℹ 提示**
>
> 周期性瘫痪可见双侧对称性肌无力、弛缓性瘫痪,双下肢易受累,发作时低血钾、尿钾正常,可见窒息(呼吸肌瘫痪)。

2. 特殊表现和类型

(1)Graves 眼病(GO)(表 6-10-2)

表 6-10-2　Graves 眼病

项目	内容
又称	甲状腺相关性眼病(TAO)、浸润性突眼
发病	25%~50% 的 GD 患者伴有 GO,男性多见,双侧受累多见;突眼可与甲亢同时发生,可在甲亢之后出现;5% 以眼病为主,称为甲状腺功能正常型 GO(EGO)
病理	①眶后淋巴细胞浸润,眶后成纤维细胞分泌大量黏多糖和糖胺聚糖(GAG)在组织沉积,透明质酸增多,导致眼外肌和脂肪肿胀损伤,引起突眼 ②眼外肌组织可见淋巴细胞浸润,主要是 T 细胞。TSH 受体是 GD 和 GO 的共同抗原("共同抗原"学说) ③大多数 GO 患者存在高滴度 TRAb
表现	①症状:眼内异物感、胀痛、畏光、流泪、复视、斜视、视力下降 ②查体:眼睑肿胀,结膜充血水肿,眼球活动受限,严重者眼球固定,眼睑闭合不全、角膜外露可致角膜溃疡、全眼炎,甚至失明
病情评估	GO 临床活动状态评估(CAS)≥3 分→ GO 活动

CAS 的项目:球后疼痛 >4 周;眼运动时疼痛 >4 周;眼睑充血;结膜充血;眼睑肿胀;复视(球结膜水肿);泪阜肿胀;突眼度增加 >2mm;任一方向眼球运动减少 5°;视力表视力下降≥1 行。

(2)胫前黏液性水肿(表 6-10-3)

表 6-10-3　胫前黏液性水肿

项目	内容
又称	Graves 皮肤病变
发病	见于少数 GD 患者,白种人中多见
部位	多见于胫骨前下 1/3 部位,也见于足背、踝关节、肩部、手背、手术瘢痕等,面部偶见
表现	①皮损大多对称 ②早期皮肤增厚变粗,汗毛粗糙,可见斑块或结节,圆形或椭圆形,棕红色或红褐色或暗紫色,高起周围皮肤 ③晚期皮肤粗厚如橘皮或树皮样
病理	肌肉组织肿胀(细胞外基质的黏多糖堆积)、肌肉纤维破坏,淋巴细胞片状浸润,主要是 T 细胞

（3）甲状腺危象（表6-10-4）

表6-10-4　甲状腺危象

项目	内容
原因	与甲状腺激素大量进入循环有关
发病	多见于较重甲亢未予治疗或治疗不充分者
诱因	感染、手术、创伤、精神刺激等
表现	高热/过高热、大汗、心动过速（>140次/min）、烦躁、谵妄、恶心、呕吐、腹泻,严重可见心衰、休克及昏迷等
处理	高度疑似本症及有危象前兆者应按甲亢危象处理

（4）甲状腺毒症心脏病（表6-10-5）

表6-10-5　甲状腺毒症心脏病

项目	内容
甲状腺毒症对心脏的作用	①增强心脏 β 受体对儿茶酚胺的敏感性 ②直接作用于心脏收缩蛋白,增强正性肌力作用 ③继发于甲状腺激素导致的外周血管扩张,阻力下降,心输出量代偿性增加
表现	①高排出量型心力衰竭:心动过速和心脏排出量增加→心脏失代偿引起心衰;年轻甲亢患者多见,甲亢控制后可恢复 ②心脏泵衰竭:已有或潜在的缺血性心脏病被诱发或加重→发生心衰;老年甲亢患者多见 ③心房颤动:可与心衰并存;可由本病引起,甲状腺毒症纠正后心房颤动可消失 ④心律失常:多见室上性

（5）淡漠型甲亢:老年患者多见,起病隐匿,高代谢症状不典型,眼征和甲状腺肿均不明显,可有明显消瘦、心悸、乏力、头晕、晕厥、神经质或神志淡漠、腹泻、厌食。可伴房颤、肌肉震颤、肌病等体征,多无甲状腺肿大。

（6）T_3型甲状腺毒症（表6-10-6）

表6-10-6　T_3型甲状腺毒症

项目	内容
原因	甲亢时产生的T_3、T_4比例失调（T_3>T_4）;老年人多见,碘缺乏地区多见
表现	可见于Graves病、毒性结节性甲状腺肿和自主性高功能腺瘤,一般甲亢的病情较轻
实验室检查	TT_4、FT_4正常,TT_3、FT_3升高,TSH减低,^{131}I摄取率增加

（7）妊娠期一过性甲状腺毒症:因高浓度人绒毛膜促性腺激素（hCG）刺激TSH受体所致,常伴妊娠剧吐。无甲状腺肿,无眼征,血清hCG浓度升高,病程自限。

四、辅助检查（表6-10-7）

表6-10-7　甲亢的辅助检查

常用指标	特点
TSH	反映甲状腺功能最敏感的指标,甲亢时 TSH<0.1mU/L;敏感 TSH(sTSH)是筛查甲亢的一线指标,可诊断亚临床甲亢
TT_4	①是诊断甲亢的主要指标之一,测定的是血清中结合于蛋白的 T_4,80%~90% 与甲状腺素结合球蛋白(TBG)结合 ②妊娠、雌激素、急性病毒性肝炎、先天因素等→TBG ↑→TT_4 ↑ ③雄激素、糖皮质激素、低蛋白血症、先天因素等→TBG ↓→TT_4 ↓
TT_3	80% 由 T_4 在外周组织转化而来,其余由甲状腺产生;大多数甲亢时血清 TT_3 与 TT_4 同时升高。TT_3 增高可以先于 TT_4 出现
FT_3、FT_4	直接反映甲状腺功能状态,是诊断临床甲亢的主要指标,但稳定性不如 TT_4、TT_3
^{131}I 摄取率	①甲亢患者总摄取↑、摄取峰值前移,在 3~6h 出现 ②主要用于甲状腺毒症病因的鉴别:甲亢所致甲状腺毒症 ^{131}I 摄取率↑,甲状腺炎症所致甲状腺毒症 ^{131}I 摄取率↓ ③孕妇和哺乳者不能用
TRAb	是诊断 GD 的一线指标,反映有针对 TSH 受体抗体存在,不能反映这种抗体的功能
TSAb	有早期诊断意义,反映抗体产生了对甲状腺细胞的刺激功能
彩色多普勒(CFD)	鉴别甲亢(甲状腺血流信号增强呈片状分布)和甲状腺炎症破坏引起的甲状腺毒症
甲状腺放射性核素扫描	对诊断甲状腺自主高功能腺瘤有意义
眼部 CT/MRI	排除其他原因所致的突眼,评估眼外肌受累情况

注:TSH:促甲状腺激素;TT_4:血清总甲状腺素;TT_3:血清总三碘甲腺原氨酸;FT_4:游离甲状腺素;FT_3:游离三碘甲腺原氨酸。

五、诊断和鉴别诊断

1. 甲亢的诊断　高代谢症状和体征 + 甲状腺肿大 + 血清甲状腺激素水平增高、TSH减低。

 提示

　　仅血清 TT_3 增高→T_3 型甲亢;仅血清 TT_4 增高→T_4 型甲亢。

2. GD 的诊断

（1）必备条件：甲亢确诊 + 甲状腺弥漫性肿大（少数可没有）。

（2）辅助条件：①眼球突出和其他浸润性眼征；②胫前黏液性水肿；③TRAb、TPOAb 阳性。

3. 鉴别诊断　①甲状腺毒症原因的鉴别：主要是甲亢和破坏性甲状腺毒症的鉴别，其主要鉴别方法包括临床表现、超声和 ^{131}I 摄取率。②甲亢的原因鉴别：即 Graves 病、结节性毒性甲状腺肿、甲状腺自主高功能腺瘤的鉴别，主要依靠放射性核素扫描和超声。

六、治疗

1. 抗甲状腺药物（ATD）治疗

（1）临床应用（表 6-10-8）

表 6-10-8　ATD 的临床应用

项目	特点
药理作用	抑制碘的有机化和甲状腺酪氨酸偶联，减少甲状腺激素的合成，但对已合成的激素没有抑制作用
适应证	①轻中度病情；②轻中度甲状腺肿大；③老人、孕妇和患其他严重疾病不宜手术者；④手术后复发且不适宜 ^{131}I 治疗者；⑤手术前和 ^{131}I 治疗前；⑥中至重度活动的 GO 患者
疗程	①治疗期：症状控制需 4~8 周，每 4 周监测甲状腺功能 1 次 ②维持期：血清甲状腺激素达到正常后减量，维持 12~18 个月；每 2 个月监测甲状腺功能 1 次
治疗效果	①缓解：停药 1 年，血清 TSH 和甲状腺激素正常；最佳停药指标：甲状腺功能正常和 TRAb 阴性 ②复发：ATD 治疗的复发率约为 50%，复发可选择 ^{131}I 或者手术治疗

（2）常用药物（表 6-10-9）

表 6-10-9　ATD 的常用药物

项目	甲巯咪唑（MMI）	丙硫氧嘧啶（PTU）
类别	咪唑类	硫脲类
特点	可每天单次使用	发挥作用较 MMI 迅速，但须 6~8h 给药一次
临床应用	首选用药	妊娠 1~3 个月甲亢、甲状腺危象首选
治疗期	10~30mg/d，1 次 /d，口服	50~150mg/ 次，2~3 次 /d，口服
维持期	5~10mg/d，1 次 /d，口服	50~100mg/ 次，2~3 次 /d，口服

> **提示**
>
> ATD 治疗期间不主张联合使用左甲状腺素。

（3）药物副作用

1）粒细胞缺乏症：可以在数天内发生，中性粒细胞 $<1.5 \times 10^9/L$ 时应停药；不应换用另外一种 ATD（存在交叉反应）。应定期观察白细胞计数的变化，还应监测有无发热、咽痛等临床症状。

2）皮疹：轻度可给予抗组胺药，或换用另外一种 ATD；严重皮疹反应者需停药，不能换用其他 ATD，选择 ^{131}I 或手术治疗。

3）中毒性肝病（表 6-10-10）

表 6-10-10　ATD 所致中毒性肝病

项目	MMI	PTU
发生率	0.4%	2.7%
表现	胆汁淤积	损伤肝细胞，转氨酶升高
鉴别	甲亢本身引起的轻度肝功能异常	
处理	治疗前后监测肝功能，首选 MMI；有两种情况优先选择 PTU（致畸危险小于 MMI），妊娠 T_1 期（1~3 个月）甲亢和甲状腺危象	

4）血管炎：PTU 可诱发抗中性粒细胞胞质抗体（ANCA）阳性的小血管炎，随用药时间延长，发生率增加，亚洲患者多见。

5）胎儿皮肤发育不良等畸形：妊娠 6 周内不服用 ATD 可预防。

2. 放射碘治疗（表 6-10-11）

表 6-10-11　放射碘治疗

项目	特点
治疗机制	^{131}I 被甲状腺摄取后释放出 β 射线（射程 2mm）破坏甲状腺组织细胞，而不累及相邻组织，减少甲状腺激素产生
适应证	甲状腺中度以上肿大，ATD 过敏，ATD 治疗或术后复发，合并心脏病者，伴 WBC、PLT 或全血细胞减少，合并肝肾等脏器功能损害，浸润性突眼，拒绝手术治疗或有手术禁忌证
禁忌证	妊娠、哺乳期
注意	轻度和稳定期的中、重度 GO 可单用 ^{131}I 治疗；活动期可加用糖皮质激素
治疗效果	①^{131}I 治疗甲亢的治愈率达 85% 以上，未治愈者 6 个月后进行第二次治疗；②甲状腺功能减退症：难以避免，及早发现（每 4 周 1 次监测甲状腺功能），终身甲状腺素替代治疗
并发症	放射性甲状腺炎、诱发甲状腺危象、加重活动性 GO

3. **复方碘溶液** 用于术前准备减少出血和甲状腺危象。

ℹ️ **提示**

甲亢患者应当食用无碘食盐,忌用含碘药物和含碘造影剂。

---

4. **β受体拮抗药** 可阻断甲状腺激素对心脏的兴奋作用;阻断外周组织 T_4 转化为 T_3,常在 ATD 治疗初期使用,可较快控制甲亢症状。通常应用普萘洛尔。

5. **手术治疗**

(1)适应证:①甲状腺肿大显著(>80g),有压迫症状;②中、重度甲亢,长期服药无效,或停药复发或不能坚持服药者;③胸骨后甲状腺肿;④细针穿刺细胞学(FNAC)证实甲状腺癌或者怀疑恶变;⑤ATD 治疗无效或过敏的妊娠患者,手术需要在妊娠 4~6 个月施行。

(2)术式:甲状腺次全切除术。

6. **甲状腺危象治疗**

(1)针对诱因治疗。

(2)PTU:可抑制甲状腺激素合成和抑制外周组织 T_4 向 T_3 转换。

(3)复方碘溶液(SSPI):可抑制甲状腺激素释放;服用 PTU 1h 后使用。

(4)β受体拮抗药:选用普萘洛尔;可阻断甲状腺激素对心脏的刺激作用和抑制外周组织 T_4 向 T_3 转换。

(5)糖皮质激素:可用氢化可的松;防止和纠正肾上腺皮质功能减退。

(6)上述常规治疗效果不满意时,可选用腹膜透析、血液透析或血浆置换等措施迅速降低血浆甲状腺激素浓度。

(7)降温:高热者予物理降温,避免用乙酰水杨酸类药物。

(8)其他支持治疗。

7. **GO 的治疗**

(1)一般治疗:高枕卧位,限制钠盐及使用利尿药,减轻眼部水肿。注意眼睛保护,可戴有色眼镜。睡眠时眼睑不能闭合者可使用盐水纱布或眼罩保护角膜。

(2)泼尼松:用于活动性 GO。

(3)球后外照射:与糖皮质激素联合使用可增加疗效。严重病例或不能耐受大剂量糖皮质激素时采用本疗法。

(4)治疗 GO 时甲亢的处理

1)加重 GO 的危险因素:吸烟、T_3>5nmol/L、活动期持续 >3 个月、TSAb>50%、甲亢治疗后发生甲减。

2)处理:轻度活动性 GO 时,治疗甲亢可选择 ATD、^{131}I 和手术任何一种方法。当伴危险因素之一或选择 ^{131}I 治疗时,需同时使用糖皮质激素,预防 GO 加重。

(5)眶减压手术:糖皮质激素和球后外照射无效,角膜感染或溃疡、压迫视网膜和视神经改变时,可行眶减压手术。

（6）戒烟。

8. 妊娠期甲亢治疗

（1）怀孕时机:患者正在接受 ATD 治疗,血清 TT_3、TT_4 达到正常范围,停用 ATD 后 3 个月可以怀孕。

（2）孕期治疗:怀孕和妊娠 T1 期忌用 ATD,T1 期需要 ATD 治疗时,优先选择 PTU;妊娠 T2 和 T3 期选择 MMI。

（3）预防胎儿甲减:监测母体血清 FT_4,1 次 / 月,作为调整剂量的依据。

（4）预防新生儿甲亢:妊娠期诊断为 GD 或怀孕前诊断为 GD,需监测妊娠 18~22 周和 30~34 周的 TRAb;TRAb>5U/L 或超过参考值的 3 倍与新生儿甲亢相关。

（5）哺乳期治疗:推荐 MMI 20mg/d,在哺乳后服用,服药后 3h 再哺乳。

> **知识拓展**
>
> GD 临床上以高代谢症群、甲状腺弥漫性肿大、GO 和胫前黏液性水肿为特点,治疗包括 ATD、^{131}I 及甲状腺次全切除术三种,各有优缺点。

○ 经 典 试 题 ○

（研）1. 甲状腺危象的处理中,不恰当的是

　　A. 首选丙硫氧嘧啶

　　B. 碘剂应在服用抗甲状腺药物后使用

　　C. 使用糖皮质激素有助于增强应激能力

　　D. 高热时应选用乙酰水杨酸类解热药

（执）2. 甲状腺药物治疗过程中,需立即停药的情况是

　　A. 药物性甲状腺功能减退症　　　　B. 甲状腺危象

　　C. 甲亢性心脏病　　　　　　　　　D. 粒细胞缺乏

　　E. 浸润性突眼

（研）（3~5 题共用题干）

　　女性,35 岁。乏力、心悸 1 年余,近 2 个月症状加重,伴厌食、消瘦、手颤。查体:甲状腺弥漫性肿大,心率 126 次 /min,心律整齐。实验室检查提示 FT_3、FT_4 显著增高,TSH 降低。

　　3. 该患者最可能的诊断是

　　A. Graves 病　　　　　　　　　　B. 自身免疫甲状腺炎

　　C. 多结节性毒性甲状腺肿　　　　　D. 亚急性甲状腺炎

4. 为进一步确诊,下列检查项目中意义重大的是

A. 促甲状腺激素受体抗体   B. ^{131}I 摄取率

C. 甲状腺 B 超   D. 甲状腺核素显像

5. 对该患者治疗,应首选的方法是

A. 手术治疗   B. 咪唑类药物

C. 碘制剂   D. ^{131}I 治疗

【答案】

1. D   2. D   3. A   4. A   5. B

第十一章

甲状腺功能减退症

一、概述

甲状腺功能减退症（甲减）是由各种原因导致的低甲状腺激素血症或甲状腺激素抵抗而引起的全身性低代谢综合征，其病理特征是黏多糖在组织和皮肤堆积，表现为黏液性水肿。

二、分类

1. 按病变部位分类

（1）**原发性甲减（最常见）**：由于甲状腺本身病变所致，多见于自身免疫、甲状腺手术和甲亢 ^{131}I 治疗。

（2）**中枢性甲减**：由于垂体或下丘脑疾病导致 TRH、TSH 分泌不足所致；多见于垂体外照射、垂体大腺瘤、颅咽管瘤及产后大出血。

 提示

三发性甲减是指下丘脑病变引起的甲减。

（3）**甲状腺激素抵抗综合征**：甲状腺激素在外周组织实现生物效应障碍引起。

2. 按病变原因分类　药物性甲减、手术后甲减、特发性甲减、垂体或下丘脑肿瘤手术后甲减等。

3. 按甲状腺功能减低程度分类　临床甲减、亚临床甲减。

三、病因

成人甲减的主要病因如下。

1. 自身免疫损伤　自身免疫性甲状腺炎（最常见）

2. 甲状腺破坏　手术、^{131}I 治疗。

3. 碘过量。

4. 抗甲状腺药物。

四、临床表现（表 6-11-1）

表 6-11-1　甲减的临床表现

项目	表现
一般表现	怕冷、少汗、表情淡漠、面色苍白、颜面水肿、唇厚舌大、常有齿痕、毛发稀疏、乏力、动作缓慢、体重增加
皮肤	干燥粗糙、脱屑、皮肤温度低、手(脚)掌皮肤可呈姜黄色，少数可见胫前黏液性水肿
肌肉和关节	跟腱反射时间延长，关节疼痛
心血管系统	窦性心动过缓，心音减弱，心包积液和心力衰竭
呼吸系统	睡眠呼吸暂停
消化系统	腹胀、便秘
神经系统	记忆力减退、嗜睡
血液系统	可有贫血
生殖系统	性欲减低、阳痿、女性月经紊乱，或者月经过多、不孕
黏液性水肿昏迷	嗜睡、低温(<35℃)、呼吸徐缓、心动过缓、血压下降、四肢肌肉松弛、反射减弱或消失

五、辅助检查

1. 血清 TSH、TT_4 和 FT_4

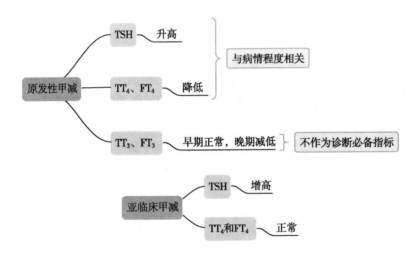

2. TPOAb、TgAb　是确定原发性甲减病因和诊断自身免疫性甲状腺炎的主要指标。我国学者随访发现：当初访时 TPOAb>50U/ml 和 TgAb>40U/ml，临床甲减和亚临床甲减的发生率显著增加。

3. 其他　轻、中度贫血，血清总胆固醇、心肌酶谱可升高，少数病例血清催乳素水平升高、蝶鞍增大。

六、诊断和鉴别诊断

1. 诊断

（1）甲减的症状和体征。

（2）实验室检查

1）血清 TSH 增高，FT₄ 减低→原发性甲减；寻找甲减病因，若 TPOAb 阳性→考虑病因为自身免疫性甲状腺炎。

2）血清 TSH 减低或正常，TT₄、FT₄ 减低→考虑中枢性甲减，行 TRH 刺激试验证实。进一步寻找垂体和下丘脑的病变。

2. 鉴别诊断

（1）低 T_3 综合征：即甲状腺功能正常的病态综合征，血清 TT_3、FT_3 水平减低，血清 rT_3 增高，血清 T_4、TSH 水平正常。

（2）与导致贫血、蝶鞍增大、心包积液、水肿的其他疾病相鉴别。

七、治疗

1. 左甲状腺素（L-T₄）治疗

（1）目标：将血清 TSH 和甲状腺激素水平恢复到正常范围内，需终身服药。

（2）治疗剂量：取决于病情、年龄、体重和个体差异，儿童剂量高、老年人剂量低、妊娠时应加量。均从小剂量开始，逐渐递增到合适剂量。甲减越严重，起始剂量越小，递增越慢。

> ⓘ 提示
>
> 患者 >50 岁服用 L-T₄ 前应常规检查心脏状态。

（3）激素指标监测：治疗初期，每 4~6 周测定一次，根据结果调整剂量，直到达到治疗目标；治疗达标后，每 6~12 个月复查一次。

2. 亚临床甲减　有高脂血症、血清 TSH>10mU/L 时，给予 L-T₄ 治疗。

3. 黏液性水肿昏迷的治疗

（1）补充甲状腺激素，首选 L-T₄ 静脉注射，患者清醒后改为口服。

（2）若患者 24h 无改善，可给予 T₃。

（3）保温、供氧、保持呼吸道通畅，必要时气管切开、机械通气等。

（4）氢化可的松持续静脉滴注，患者清醒后逐渐减量。

（5）根据需要补液，但入水量不宜过多。

（6）控制感染，治疗原发疾病。

知识拓展

甲减只是功能诊断,需要同时明确其病因和发病部位。

○ 经 典 试 题 ○

(执)1. 关于原发性甲状腺功能减退症替代治疗,<u>不正确</u>的是

　A. 从小剂量开始逐增至最佳剂量　　B. 替代过程中需要定期监测

　C. 替代用量应注意个体化　　D. 确诊后即刻足量替代

　E. TSH 是评价疗效的最佳指标

(研)(2~4 题共用题干)

男,68 岁。近 5 个月来渐进性乏力、食欲下降,1 个月来嗜睡,出现活动后胸闷、心悸,下肢水肿,便秘,无体重下降。既往无糖尿病、冠心病病史。查体:T 36℃,P 52 次 /min,BP 100/85mmHg,神情淡漠,高枕位,颜面水肿,皮肤干燥,颈静脉充盈,甲状腺不大,双肺(－),心界向两侧扩大,心律整,心音低,肝肋下 1.5cm,双下肢胫前非凹陷性水肿(＋),跟腱反射减弱。

　2. 该患者最可能的诊断是

　A. 渗出性心包炎　　B. 甲状腺功能减退症

　C. 慢性心力衰竭　　D. 慢性肾衰竭

　3. 为明确诊断需要做的实验室检查是

　A. NT–proBNP　　B. TSH、T_3、T_4

　C. Cr、BUN　　D. Na^+、K^+、Cl^-

　4. 最佳治疗措施是

　A. 替代治疗　　B. 手术治疗

　C. 免疫抑制治疗　　D. 放射治疗

【答案】

　1. D　2. B　3. B　4. A

第十二章

甲 状 腺 炎

第一节 亚急性甲状腺炎

一、概述

亚急性甲状腺炎是最常见的痛性甲状腺疾病,属于自限性甲状腺炎,绝大多数可以治愈,一般不遗留甲状腺功能减退症。

> ⓘ **提示**
>
> 亚急性甲状腺炎又称肉芽肿性甲状腺炎、巨细胞性甲状腺炎和 de Quervain 甲状腺炎。

二、病因

40~50 岁女性多见,春秋季节多见;与病毒感染相关,如流感病毒、柯萨奇病毒、腺病毒和腮腺炎病毒等。

三、临床表现

1. 起病前 1~3 周常有病毒性咽炎、腮腺炎、麻疹或其他病毒感染的前驱症状。
2. 甲状腺部位明显疼痛,可放射至耳部,吞咽时疼痛加重。
3. 可有全身不适、食欲减退、肌肉疼痛、发热、心动过速等。
4. 查体见甲状腺轻、中度肿大,有时单侧肿大明显,质地较硬,触痛明显,少数有淋巴结肿大。
5. 甲状腺毒症表现多数不明显。炎症消失后可有一过性甲减表现。
6. 病程一般 2~4 个月,多可自行恢复。

四、实验室检查（表 6-12-1）

表 6-12-1 亚急性甲状腺炎的实验室检查

分期	实验室结果
甲状腺毒症期	血清 T_3、T_4 升高，TSH 降低，^{131}I 摄取率降低，血沉加快
甲减期	血清 T_3、T_4 下降至正常水平以下，TSH 回升至高于正常值，^{131}I 摄取率逐渐恢复
恢复期	血清 T_3、T_4、TSH、^{131}I 摄取率恢复正常

五、诊断

依据急性炎症的全身症状，甲状腺轻、中度肿大，中等硬度，触痛显著；典型实验室 3 期表现可诊断。

六、治疗

1. 轻型者应用阿司匹林和吲哚美辛等非甾体抗炎药，中、重型者应用泼尼松。
2. 甲状腺毒症者可用普萘洛尔。
3. 一过性甲减者可补充左甲状腺素。

第二节 自身免疫性甲状腺炎

一、概述

1. 自身免疫性甲状腺炎（AIT）属于自身免疫性甲状腺病，以甲状腺的炎症破坏为主，严重者发生甲减。
2. AIT 和 GD 具有共同的遗传背景，两者的甲状腺功能可相互转化。
3. AIT 包括桥本甲状腺炎（HT）、萎缩性甲状腺炎（AT）、甲状腺功能正常的甲状腺炎、无痛性甲状腺炎、产后甲状腺炎、药物性甲状腺炎、桥本甲状腺毒症。

 提示

AIT 是最常见的自身免疫性甲状腺病。

二、病理

HT 甲状腺坚硬，肿大。正常的滤泡结构被淋巴细胞、浆细胞及其淋巴生发中心代替。甲状腺滤泡孤立，呈小片状，滤泡变小，萎缩，其内胶质稀疏。可见 Askanazy 细胞。纤维化程度不等,间质内可见淋巴细胞浸润。甲减时 90% 的甲状腺滤泡被破坏。

三、临床表现

1. 甲状腺功能正常的 AIT　早期仅 TPOAb 阳性,没有临床症状;晚期出现甲状腺功能减退的表现。

2. HT　多以甲状腺肿或甲减症状首次就诊,甲状腺中度肿大,质地坚硬。

3. AT　甲状腺萎缩,伴甲减的表现。

四、辅助检查

1. 甲状腺功能正常时,TPOAb 和 TgAb 滴度显著增高,是最有意义的诊断指标。

2. 甲状腺功能损伤时,可出现亚临床甲减和临床甲减。

3. ^{131}I 摄取率降低。

4. 甲状腺扫描核素分布不均,可见 "冷结节"。

5. 甲状腺细针穿刺细胞学检查(FNAC)可见浸润的淋巴细胞。

五、诊断

凡是弥漫性甲状腺肿大,特别是伴峡部锥体叶肿大,不论甲状腺功能如何,都应怀疑 HT。如血清 TPOAb 和 TgAb 显著增高,诊断即可成立。

六、治疗

尚无针对病因的治疗措施。限制碘摄入量可能有帮助。仅有甲状腺肿、无甲减者一般不需要治疗。临床治疗主要针对甲减和甲状腺肿的压迫症状,可给予 L-T_4、糖皮质激素和手术治疗。

第三节　无痛性甲状腺炎

本病甲状腺的淋巴细胞浸润较 HT 轻,仅有局灶性浸润,表现为短暂、可逆性的甲状腺滤泡破坏。女性多见。半数患者甲状腺轻度肿大,弥漫性、质地较硬,无局部触痛;甲状腺功能变化类似亚急性甲状腺炎,甲减的严重程度与 TPOAb 的滴度相关。产后甲状腺炎是无痛性甲状腺炎的变异型,发生在产后。

第十三章

甲状腺结节与甲状腺癌

一、甲状腺结节

1. 病因

（1）良性甲状腺结节：多结节性甲状腺肿、桥本甲状腺炎、囊肿、滤泡性腺瘤等。

（2）恶性结节：多为甲状腺癌，少数为原发性甲状腺淋巴瘤或转移性甲状腺癌（乳腺癌、肾癌等）。

2. 临床表现

（1）大多数甲状腺结节可无任何临床症状而在检查中无意发现。

（2）出现呼吸困难、吞咽困难或声音嘶哑等压迫症状或周围组织侵犯时，高度提示恶性结节可能。

（3）提示结节为甲状腺癌的危险因素：①儿童；②成人年龄 <30 岁或 >60 岁；③男性；④儿童时期头颈部放射线照射史或放射性尘埃暴露史；⑤全身放射治疗史；⑥有甲状腺癌或多发性内分泌腺瘤病（MEN）2 型家族史；⑦结节迅速增大；⑧伴持续性声嘶、发声障碍、吞咽困难或呼吸困难；⑨结节形状不规则、坚硬、固定；⑩颈部淋巴结肿大。

3. 辅助检查　超声引导下细针穿刺细胞学检查是目前术前鉴别甲状腺良恶性的金标准。仍不能确定者，可行分子诊断检测。

4. 治疗

（1）结节出现压迫症状、临床疑似恶性或恶性结节，应行手术治疗。

（2）具有自主功能的"热结节"可采用放射性碘治疗。

（3）良性结节应长期随访并定期行甲状腺超声检查。

 提示

甲状腺结节最主要的是良恶性的评估。

二、甲状腺癌

1. 概述

（1）甲状腺滤泡上皮源性的恶性肿瘤按组织学特征分类：①分化型甲状腺癌（DTC），

包括甲状腺乳头状癌（PTC）和甲状腺滤泡状癌（FTC）；②未分化型甲状腺癌（ATC）。

（2）源于甲状腺 C 细胞的恶性肿瘤为甲状腺髓样癌（MTC）。

2. 病理

（1）PTC

1）特征性表现：癌组织形成乳头状结构，间质砂砾体（同心圆的钙盐沉积）和典型的癌细胞核特征（毛玻璃状核、可见核沟和核内假包涵体形成）。

2）转移途径：常见淋巴转移，血行转移的常见部位为骨和肺。

（2）FTC

1）病理表现：镜下可见分化程度不同但结构尚完整的滤泡等。

2）转移途径：常见血行播散，以骨、肺和中枢神经系统转移多见。

PTC 是甲状腺癌中最常见的病理类型。

3. 临床表现　以甲状腺结节最多见，多数患者无明显临床症状，仅在检查中无意发现。少数以颈部淋巴结病理性肿大或远处转移癌为首发表现。可有肿瘤压迫邻近组织和远处转移的相应表现。

4. 诊断　超声引导下细针穿刺细胞学检查是术前诊断最准确的手段。

5. 治疗　主要包括手术治疗（是 DTC 的首选治疗方案）、术后放射性碘治疗和 TSH 抑制治疗。

第十四章

库欣综合征

一、概述

库欣综合征为各种病因造成肾上腺分泌过多糖皮质激素（主要是皮质醇）所致病症的总称，其中以垂体促肾上腺皮质激素（ACTH）分泌亢进所引起的库欣病最多见。

二、病因

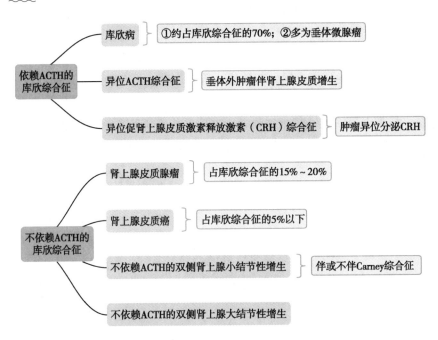

三、临床表现

1. 类型（表6-14-1）

表6-14-1　库欣综合征的类型

类型	特点
典型病例	向心性肥胖、满月脸、多血质、紫纹等；多为库欣病、肾上腺腺瘤、异位 ACTH 综合征中的缓进型
重型	体重减轻，高血压，水肿，低钾性碱中毒；癌肿所致重症，进展迅速

续表

类型	特点
早期病例	以高血压为主,均匀肥胖、向心性尚不典型、全身情况较好,尿游离皮质醇明显增高
并发症为主	心力衰竭、脑卒中、病理性骨折、精神症状或肺部感染等,年龄较大,库欣综合征易被忽略
周期性或间歇性	反复发作,能自行缓解

2. 典型表现(表 6-14-2)

表 6-14-2　库欣综合征的典型表现

表现	特点
向心性肥胖、满月脸	脸圆而呈暗红色,锁骨上窝、颈背部和腹部脂肪堆积增多,四肢相对瘦小
多血质外貌	与皮肤菲薄、微血管易透见及红细胞计数、血红蛋白增多有关
皮肤表现	皮肤薄、微血管脆性增加,轻微损伤即可引起瘀斑,下腹部、大腿内外侧等处出现紫红色条纹,皮肤色素沉着、颜色加深
肌肉系统	肌无力、下蹲后起立困难
神经系统	情绪不稳定、烦躁、失眠等,严重者精神变态
心血管表现	高血压常见,常伴动脉硬化和肾小球动脉硬化,可并发左心室肥大、心力衰竭和脑血管意外;易发生动静脉血栓,使心血管并发症的发生率增加
免疫系统	免疫功能减弱,肺部感染多见、化脓性感染不易局限,可见感染中毒症状;炎症反应不显著,发热不明显,易漏诊
性功能障碍	男性性欲减退、阴茎缩小、睾丸变软。女性月经减少、不规则或停经,痤疮常见;出现明显男性化(乳房萎缩、多毛、喉结增大、阴蒂肥大)者要警惕肾上腺皮质癌
代谢障碍	糖耐量降低,部分出现类固醇性糖尿病;低钾性碱中毒(主要见于肾上腺皮质癌、异位 ACTH 综合征);钠潴留可致水肿;骨质疏松;儿童生长发育受抑

> **提示**
>
> 库欣综合征患者出现紫红色条纹,是由于肥胖、皮肤薄、蛋白分解亢进、皮肤弹性纤维断裂所致。

3. 各种类型的病因及特点

(1)库欣病

1)最常见,多为垂体微腺瘤,微腺瘤呈不完全自主性,可被大剂量外源性糖皮质激素抑制(大剂量地塞米松可抑制),也受 CRH 兴奋;约 10% 为大腺瘤,可有压迫占位症状,向鞍外伸展。少数为恶性肿瘤，伴远处转移。

2）少数患者垂体无腺瘤，而呈 ACTH 细胞增生，可能原因为下丘脑功能紊乱。肾上腺皮质呈双侧弥漫性增生，尤其是束状带细胞。

（2）异位 ACTH 综合征

1）缓慢发展型：肿瘤恶性度低，病程长，表现及实验室检查类似库欣病。

2）迅速进展型：肿瘤恶性度高，发展快，无典型库欣综合征表现，血 ACTH，血、尿皮质醇增高明显。

（3）肾上腺皮质腺瘤：成年男性多见，腺瘤呈圆形或椭圆形，直径 3~4cm，包膜完整；起病缓慢，病情中度严重，多毛及雄激素增多表现少见。

（4）肾上腺皮质癌：病情重、进展快；瘤体积大，直径 5~6cm 或更大，可穿过包膜；晚期可转移至淋巴结、肝、肺、骨等部位；重度库欣病表现伴显著高血压、低血钾性碱中毒，可产生过量雄激素，可有腹痛、背痛、侧腹痛、触及肿块。

（5）原发性色素沉着结节性肾上腺病：表现为不依赖 ACTH 的双侧小结节性增生。

1）患者多为儿童或青年。

2）一部分患者的临床表现同一般库欣综合征；另一部分为家族性，呈显性遗传，往往伴面、颈、躯干皮肤及口唇、结膜、巩膜着色斑及蓝痣，还可伴皮肤、乳房、心房黏液瘤，睾丸肿瘤，垂体生长激素瘤等，称为 Carney 综合征。

3）血 ACTH 低或检测不到，大剂量地塞米松不能抑制；肾上腺体积正常或轻度增大，有许多小结节，多为棕色或黑色。

4）发病机制目前已知与蛋白激酶 A 的调节亚基 1α（PRKAR1A）发生突变有关。

（6）不依赖 ACTH 的肾上腺大结节性增生：双侧肾上腺增大，有多个直径 >5mm 的良性结节，一般无色素沉着。垂体 CT、MRI 检查均无异常发现。病情进展较腺瘤患者为缓。病因现已知与 ACTH 以外的激素、神经递质的受体在肾上腺皮质细胞上异位表达有关。

四、诊断和鉴别诊断

1. 各型库欣综合征共有的糖皮质激素分泌异常

（1）血浆皮质醇：库欣综合征患者血皮质醇浓度早晨高于正常，晚上不明显低于清晨（表示正常的昼夜节律消失）。

（2）尿游离皮质醇分泌增多：多在 304nmol/24h 以上，能反映血中游离皮质醇水平，诊断价值高。

（3）小剂量地塞米松抑制试验

1）每 6h 口服地塞米松 0.5mg，或每 8h 服 0.75mg，连服 2d，第 2d 尿 17-羟皮质类固醇不能被抑制到对照值的 50% 以下，或尿游离皮质醇不能抑制到 55nmol/24h 以下。

2）一次口服地塞米松法：测第 1d 血浆皮质醇作为对照值，当天午夜口服地塞米松 1mg，次日晨血浆皮质醇不能抑制到对照值的 50% 以下。

2. 不同病因引起的库欣综合征的鉴别（表6-14-3）

表 6-14-3　不同病因引起的库欣综合征的鉴别

项目	垂体性库欣病	肾上腺皮质腺瘤	肾上腺皮质癌	异位 ACTH 综合征
尿 17- 羟皮质类固醇	一般中度增多	一般中度增多	明显增高	较肾上腺癌更高
尿 17- 酮皮质类固醇	中度增多	正常或增高	明显增高	明显增高
血、尿皮质醇	轻中度升高	轻中度升高	重度升高	较肾上腺癌更高
大剂量地塞米松抑制试验	多数被抑制,少数不能被抑制	不能被抑制	不能被抑制	不能被抑制,少数可被抑制
血浆 ACTH 浓度	清晨略高于正常,晚上不像正常那样下降	降低	降低	明显增高,低度恶性者可轻度增高
ACTH 兴奋试验	有反应,高于正常	约半数无反应,半数有反应	绝大多数无反应	有反应,少数异位 ACTH 分泌量特别大者无反应
低血钾性碱中毒	严重者可有	无	常有	常有
蝶鞍 X 线片	小部分患者蝶鞍扩大	不扩大	不扩大	不扩大
蝶鞍区断层摄片,CT 扫描,MRI	大多显示微腺瘤,少数为大腺瘤	无垂体瘤表现	无垂体瘤表现	无垂体瘤表现
放射性碘化胆固醇肾上腺扫描	两侧肾上腺像,增大	瘤侧显像,增大	癌侧显像,或不显影	两侧显像,增大
肾上腺超声检查,CT 扫描、MRI	双侧肾上腺增大	显示肿瘤	显示肿瘤	双侧肾上腺增大

3. 鉴别诊断　需与肥胖症、酗酒兼有肝损伤者、抑郁症相鉴别。

五、治疗

1. 库欣病

（1）首选经蝶窦切除垂体微腺瘤。

（2）不能手术或不能摘除垂体微腺瘤的,病情严重者:宜选择一侧肾上腺全切、对侧大部分或全切除;术后作激素替代治疗。术后应做垂体放疗,否则会出现 Nelson 综合征（出现垂体微腺瘤或原有垂体瘤增大、血浆 ACTH 明显增高、皮肤色素沉着加深）。

对病情较轻者以及儿童病例,可作垂体放疗,在放疗奏效之前用药物治疗。

（3）垂体大腺瘤:需作开颅手术治疗,尽可能切除肿瘤,术后辅以放疗。

（4）影响神经递质的药物：对催乳素升高者，可试用溴隐亭。血清素拮抗药赛庚啶、γ-氨基丁酸促效剂丙戊酸钠治疗本病以及 Nelson 综合征。

（5）经上述治疗仍未满意奏效者：可用阻滞肾上腺皮质激素合成的药物，必要时行双侧肾上腺切除，术后激素替代治疗。

2. 肾上腺腺瘤

（1）手术切除可根治，经腹腔镜切除一侧肿瘤术后恢复较快。

（2）腺瘤大多为单侧性，术后需较长期激素（氢化可的松或可的松）替代治疗，直到肾上腺皮质恢复功能，多数患者于 6 个月至 1 年或更久可逐渐停用替代治疗。

3. 肾上腺腺癌 尽早手术治疗，不能根治或已转移者可用肾上腺皮质激素合成阻滞药治疗。

4. 异位 ACTH 综合征 治疗原发恶性肿瘤，可选择手术、放疗和化疗；如能根治，库欣综合征可缓解；不能根治需用肾上腺皮质激素合成阻滞药。

5. 不依赖 ACTH 的大结节性或小结节性双侧肾上腺增生 双侧肾上腺切除 + 替代治疗。

6. 阻滞肾上腺皮质激素合成的药物

（1）米托坦：使肾上腺皮质束状带及网状带萎缩、出血、细胞坏死，主要用于肾上腺癌。

（2）美替拉酮：抑制肾上腺皮质 11β- 羟化酶→抑制皮质醇的生物合成。

（3）氨鲁米特：抑制胆固醇转变为孕烯醇酮→使皮质激素的合成受阻。

（4）酮康唑：可使皮质类固醇产生量减少。

7. 库欣综合征患者进行垂体或肾上腺手术前后的处理

（1）原因：切除垂体或肾上腺病变，皮质醇分泌量锐减，有发生急性肾上腺皮质功能不全的危险。

（2）处理：麻醉前静脉注射氢化可的松 100mg，以后每 6h 1 次 100mg，次日起剂量渐减，5~7d 可视病情改为口服生理维持剂量。剂量和疗程应根据疾病的病因、手术后临床状况及肾上腺皮质功能检查而定。

知识拓展

库欣综合征的临床表现主要是因糖皮质激素长期过多分泌所致蛋白质、脂肪、糖、电解质代谢严重紊乱并伴有多种其他激素分泌异常。治疗取决于病因。

◦ 经 典 试 题 ◦

（研）（1~3 题共用题干）

男，46 岁。有乏力、腰背痛 2 年，常有便秘，既往高血压病史 5 年。查体：腹部稍膨隆,四肢近端较细,胸椎 X 线提示有骨质疏松,B 超显示左侧肾上腺可见一个直径约 3.5cm 肿物,临床拟诊为"皮质醇增多症"。

1. 上述描述中,对提示"皮质醇增多症"诊断意义不大的是

A. 腹部膨隆　　　　　　　　　　B. 高血压

C. 骨质疏松　　　　　　　　　　D. 便秘

2. 为进一步确定"皮质醇增多症"诊断,最有价值的检查是

A. 血 ACTH　　　　　　　　　　B. 小剂量地塞米松抑制试验

C. 大剂量地塞米松抑制试验　　　D. 肾上腺 CT

3. 患者确诊为"肾上腺腺瘤",对该患者的治疗原则,正确的是

A. 手术切除 + 终身激素替代治疗　B. 单纯手术切除腺瘤

C. 手术切除 + 短期激素替代治疗　D. 手术切除 + 较长期激素替代治疗

（执）(4~5 题共用题干)

女,28 岁。脸部变圆伴血压升高 6 个月,闭经 2 个月,无高血压家族史。查体:BP 160/100mmHg,向心性肥胖,满月脸,水牛背,腹部见宽大紫纹,双下肢水肿。实验室检查:血钠 149mmol/L,血钾 3.2mmol/L。

4. 该患者最可能的诊断是

A. 单纯性肥胖　　　　　　　　　B. 原发性醛固酮增多症

C. 库欣综合征　　　　　　　　　D. 妊娠

E. 嗜铬细胞瘤

5. 为明确诊断,该患者首先要做的检查是

A. 肾素、醛固酮　　　　　　　　B. 催乳素

C. 尿绒毛膜促性腺激素　　　　　D. 促肾上腺皮质激素、皮质醇

E. 肾上腺素

【答案】

1. D　2. B　3. D　4. C　5. D

第十五章

原发性醛固酮增多症

一、概述

原发性醛固酮增多症（PA）简称原醛症，是由肾上腺皮质病变引起醛固酮分泌增多，导致潴钠排钾、体液容量扩增、肾素–血管紧张素系统受抑制，表现为高血压和低血钾的临床综合征。

二、病因分类（表 6-15-1）

表 6-15-1　原发性醛固酮增多症的病因分类

分类	特点
醛固酮瘤（Conn 综合征）	多见，多为一侧腺瘤，直径 1~2cm；血浆醛固酮浓度与 ACTH 的昼夜节律平行，对血浆肾素无明显反应；少数腺瘤患者取站立位后引起的肾素升高可导致醛固酮增多，称为肾素反应性腺瘤
糖皮质激素可治性醛固酮增多症（GRA）	多于青少年期起病，可为家族性，以常染色体显性方式遗传，也可散发，肾上腺呈大、小结节性增生，其血浆醛固酮浓度与 ACTH 的昼夜节律平行，用生理替代性的糖皮质激素数周后可使醛固酮分泌量、血压、血钾恢复正常
特发性醛固酮增多症（特醛症）	多见，双侧肾上腺球状带增生，有时伴结节。少数患者双侧肾上腺结节样增生，为原发性肾上腺增生所致原醛症
醛固酮癌	少见，为分泌大量醛固酮的肾上腺皮质癌，还分泌糖皮质激素、雄激素
异位醛固酮分泌性腺瘤或腺癌	极罕见，可发生于肾内的肾上腺残余组织或卵巢内

三、病理生理

1. 钠潴留　导致细胞外液扩张、血容量增多、高血压；细胞外液达到一定量时排钠系统启动，肾近曲小管重吸收钠减少，心钠肽分泌增多，从而使钠代谢达到近于平衡的状态，这种情况称为对盐皮质激素的"脱逸"现象。

2. 钾丢失　导致神经、肌肉、心脏及肾的功能障碍，引起碱中毒。

3. 低血钙　碱中毒时血钙降低，加上醛固酮促进尿镁排出，可导致肢端麻木、手足抽搐。

4. 其他　醛固酮直接作用于心血管系统，对心脏结构和功能有不良影响。

四、临床表现

1. 早期　仅有高血压,无低血钾症状,醛固酮分泌增多及肾素－血管紧张素系统受抑制,血浆醛固酮/肾素比值上升。

2. 高血压,轻度钾缺乏期　血钾轻度下降或呈间歇性低血钾或在某种诱因下(用利尿药)出现低血钾。

3. 高血压,严重钾缺乏期

(1)高血压(最常见):随病情进展,血压逐渐升高。

(2)低血钾症状

1)肌无力和周期性瘫痪:劳累和使用利尿药为诱因,麻痹多累及下肢,严重时可有呼吸、吞咽困难。

2)肢端麻木、手足抽搐:低钾时不明显,补钾后明显。

3)心律失常:阵发性室上性心动过速多见,严重时心室颤动;ECG 示 QT 间期延长、T 波增宽、降低或倒置,U 波明显,T、U 波连成驼峰状。

4)肾小管浓缩功能减弱,夜尿多、继发口渴及多饮;易见尿路感染,蛋白尿增多,少数发生肾功能减退。

(3)其他:①胰岛素释放减少,作用减弱,可出现糖耐量减低;②长期缺钾等代谢紊乱,可致儿童生长发育障碍。

五、辅助检查

1. 血尿生化检查

(1)低血钾:一般在 2~3mmol/L,严重者更低。

(2)高尿钾:低血钾时,尿 K^+>25mmol/24h。

(3)高血钠:血钠一般在正常高限或略高于正常。

(4)碱血症:血 pH 和 CO_2 结合力为正常高限或略高于正常。

2. 尿液检查　尿 pH 为中性或偏碱性;尿比重常在 1.010~1.018,少数呈低渗尿;可见蛋白尿,少数发生肾功能减退。

3. 醛固酮测定　血浆、尿醛固酮均增多,立位及低钠时血浆醛固酮增高。

> ℹ️ 提示
>
> 极度低钾时,醛固酮分泌受抑制,血、尿醛固酮增高可不太显著,补钾后醛固酮升高更明显。

4. 肾素、血管紧张素Ⅱ测定　基础值降低。血醛固酮水平增高而肾素、血管张素Ⅱ水平降低为原醛症的特征。

> **提示**
>
> 血浆醛固酮/血浆肾素活性比值>30为原醛症可能；>50具有诊断意义，是原醛症的最佳检出试验。

六、诊断和鉴别诊断

1. 诊断 高血压、低血钾者，血浆及尿醛固酮增高，肾素、血管紧张素II降低，螺内酯可纠正电解质代谢紊乱并降低高血压，可诊断。经检出试验和证实试验诊断为原醛症的患者需进行分型检查进一步明确病因。

2. 鉴别诊断

（1）非醛固酮所致盐皮质激素过多综合征：包括真性和表象性盐皮质激素过多综合征2组。患者有高血压、低血钾性碱中毒，肾素-血管紧张素系统受抑制，但血、尿醛固酮不高，反而降低。

（2）Liddle综合征：为常染色体显性遗传疾病；患者有高血压、肾素受抑制，但醛固酮低，常伴低血钾，用螺内酯无效。

（3）高血压的恶性型：肾缺血引起肾素水平增高，常有氮质血症或尿毒症。一般无碱中毒，可有酸中毒、低血钾，进展快。

（4）肾动脉狭窄所致高血压：在上腹中部或肋脊角区可闻及血管杂音，肾动脉造影可确诊。

七、治疗

1. 手术治疗 是醛固酮腺瘤的根治方法。

（1）术前：低盐饮食+应用螺内酯，以缓解低血钾和高血压。待血钾正常，血压下降后，减至维持量时即进行手术。

（2）术中：静脉滴注氢化可的松100~300mg，术后逐步递减，约1周后停药。

2. 药物治疗

（1）螺内酯：用于不能手术的肿瘤患者及特发性增生型患者。

> **提示**
>
> 螺内酯长期应用，可出现男性乳腺发育、阳痿，女性月经不调等不良反应，可改用氨苯蝶啶或阿米洛利。

（2）钙通道阻滞药：可使部分原醛症患者醛固酮产生量减少（醛固酮合成需要钙参与），血钾和血压恢复正常。

（3）糖皮质激素：适用于 GRA，一般血钾上升快而高血压难以纠正，可加用钙通道阻滞药等其他降血压药。

（4）ACEI：对特醛症患者有效。

（5）化疗药物：醛固酮癌预后不良，米托坦、氨鲁米特、酮康唑等可暂时减轻醛固酮分泌过多所致的临床症状，对病程无改善。

经 典 试 题

（研）（1~3 题共用题干）

男，30 岁。2 个月来自觉乏力、口渴、夜尿增多，1 周前因劳累感乏力症状明显加重，伴下肢无力，行走困难，来院检查发现血压增高。既往体健，无烟酒嗜好，无高血压病家族史。查体：BP 160/90mmHg，心、肺、腹均未见阳性体征。尿常规：比重 1.011，蛋白（±）。心电图可见高 U 波。

1. 该患者最可能的诊断是

A. 原发性高血压

B. 肾性高血压

C. 糖尿病并发高血压

D. 原发性醛固酮增多症

2. 为进一步明确病情，首选的检查是

A. 肾功能检查

B. 超声心动图检查

C. 血、尿电解质检查

D. 糖化血红蛋白检查

3. 下列对该患者治疗不恰当的药物是

A. 氨苯蝶啶

B. 氨氯地平

C. 螺内酯

D. 呋塞米

（执）（4~5 题共用题干）

女，28 岁。发现血压升高 3 年，下肢无力 1 年。无高血压家族史，查体：BP 160/100mmHg，无向心性肥胖，无满月脸和水牛背，未见紫纹，双下肢无水肿。实验室检查：尿比重 1.005，尿 pH 7.0，余正常。血钠 149mmol/L，血钾 3.1mmol/L，肝、肾功能正常。

4. 该患者最可能的诊断是

A. 库欣综合征

B. 嗜铬细胞瘤

C. 1 型糖尿病

D. 原发性醛固酮增多症

E. 慢性肾小球肾炎

5. 患者高血压的特效治疗药物是

A. ARB

B. α 受体拮抗药

C. β 受体拮抗药

D. ACEI

E. 螺内酯

【答案与解析】

1. D。解析：原发性醛固酮增多症是由肾上腺皮质病变使醛固酮分泌增多，导致高血压和低血钾的临床综合征。该患者为中年男性，主要表现为乏力、口渴、夜尿增多，近 1 周出现下肢无力、行走困难，心电图高 U 波，可考虑为低血钾，同时又有高血压，考虑最可能为原发性醛固酮增多症。典型糖尿病也可见多饮、多尿、多食、消瘦，但持续高血糖是其基本特征。故选 D。

2. C

3. D。解析：呋塞米是排钾利尿药，原发性醛固酮增多症患者常有低血钾，不宜应用。故选 D。

4. D　5. E

第十六章

原发性慢性肾上腺皮质功能减退症

一、概述

原发性慢性肾上腺皮质功能减退症（又称 Addison 病），是由于双侧肾上腺的绝大部分被毁所致。继发性者由下丘脑 – 垂体病变引起。

二、病因

1. 肾上腺结核　常见，常先有或同时有肺、肾、肠等其他部位结核病灶。
2. 自身免疫性肾上腺炎　可检出抗肾上腺的自身抗体；可伴有其他自身免疫性疾病如 1 型糖尿病。
3. 其他　双侧肾上腺切除、放疗破坏、长期应用肾上腺酶系抑制药物等。

三、临床表现

1. 最具特征的表现　全身皮肤色素加深，暴露处、摩擦处、乳晕、瘢痕等处尤为明显，黏膜色素沉着见于牙龈、舌部、颊黏膜等处，系垂体 ACTH、黑素细胞刺激素分泌增多所致。
2. 神经、精神系统　乏力、淡漠、易疲劳，嗜睡、意识模糊和精神失常。
3. 胃肠道　食欲减退，嗜咸食，胃酸过少，消化不良；恶心、呕吐、腹泻者提示病情加重。
4. 代谢障碍　低血糖症状。
5. 肾　可出现低钠血症。
6. 生殖系统　女性阴毛、腋毛减少或脱落、稀疏，月经失调或闭经，但病情轻者仍可生育；男性常有性功能减退。
7. 心血管系统　血压降低，心脏缩小，心音低钝；可有头晕、眼花、直立性晕厥。
8. 抵抗力　对感染、外伤等各种应激的抵抗力减弱，应激时可出现肾上腺危象。
9. 由结核引起且病灶活跃或伴其他脏器活动性结核者　低热、盗汗等，体质虚弱，消瘦更严重。
10. 其他并存自身免疫病的相应临床表现。
11. 肾上腺危象
（1）诱因：感染、创伤、手术、分娩、中断糖皮质激素治疗等应激情况。
（2）表现：恶心、呕吐、腹痛或腹泻、严重脱水、血压降低、心率快、脉细弱、精神失常，常有高热、低血糖症、低钠血症；甚至休克、昏迷、死亡。

四、诊断

当临床表现疑为原发性慢性肾上腺皮质功能减退症时，需依据实验室检查确诊：

1. 血浆总皮质醇水平及 24h 尿游离皮质醇（UFC）明显降低，ACTH 兴奋试验（最具诊断价值）血皮质醇及 24h UFC 水平不升高也证实肾上腺皮质储备功能减退。

2. 同时血浆 ACTH 水平明显升高，常比正常人高 5~50 倍。

3. 肾上腺结核在 CT、B 超检查时发现钙化灶、肾上腺增大等改变，自身免疫性肾上腺炎时肾上腺可萎缩，抗肾上腺抗体阳性有助于自身免疫性肾上腺炎诊断。

五、治疗

1. 基础治疗

（1）糖皮质激素替代治疗：根据患者情况确定合适的基础量。在清晨睡醒时服全日量的 2/3，下午 4 时前服余下 1/3；有发热等并发症时适当加量。

（2）食盐：每日摄入盐至少 8~10g，有大量出汗、腹泻时应酌情增加。

（3）盐皮质激素：充分摄盐后仍有头晕、乏力、血压偏低，可加用盐皮质激素。

2. 病因治疗　如有活动性结核者积极给予抗结核治疗；有自身免疫病者，应检查是否有其他腺体功能减退，如存在，则需相应治疗。

> ⓘ 提示
>
> 　　Addison 病患者需要终生糖皮质激素替代治疗。

3. 肾上腺危象治疗

（1）补液：迅速补充生理盐水（于初治的第 1、2d 内迅速补充生理盐水每日 2 000~3 000ml）+ 葡萄糖（避免低血糖）。对于以糖皮质激素缺乏为主、脱水不甚严重者补盐水量适当减少。

（2）补充糖皮质激素：立即静脉注射氢化可的松 100mg，使血糖皮质激素水平达到普通人严重应激时的水平；以后每 6h 加入补液中静脉滴注 100mg，第 2、3d 可减至每日 300mg，分次静脉滴注。病情好转后逐渐减量，呕吐停止、可进食者改为口服。

（3）治疗感染及其他诱因。

4. 外科手术或其他应激时治疗　①严重应激时给予氢化可的松 >300mg/d。大多数外科手术可在数日内递减，直到维持量；②较轻的短暂应激，每日给氢化可的松 100mg 即可，以后酌情递减。

○ 经 典 试 题 ○

（执）女，28 岁。恶心、呕吐、乏力、头晕 1 周，近 2 个月体重减低，皮肤变黑。查体：卧位 BP 90/60mmHg，心率 99 次 /min，立位 BP 75/50mmHg，心率 99 次 /min。身高 169cm，体重 50kg，皮肤黑，甲状腺Ⅰ度肿大，心、肺、腹未见异常，实验室检查：血钠 124mmol/L，血钾 5.84mmol/L，血糖 3.54mmol/L。该患者最可能的诊断是

　　A. 甲状腺功能减退症　　　　　　　B. 垂体卒中

　　C. 原发性慢性肾上腺皮质功能减退症　D. 慢性肾衰竭

　　E. 真菌感染

【答案】

　　C

第十七章

嗜铬细胞瘤

一、概述

嗜铬细胞瘤起源于肾上腺髓质、交感神经节或其他部位的嗜铬组织,可以持续或间断产生儿茶酚胺,引起持续性或阵发性高血压和多个器官功能、代谢紊乱。

二、肿瘤部位及生化特征

1. 部位

(1)位于肾上腺者占 80%~90%,大多为一侧性。

(2)肾上腺外嗜铬细胞瘤称为副神经节瘤,主要位于腹部,多在腹主动脉旁(占 10%~15%),肾门、肾上极、肝门区等处少见。

2. 分泌的去甲肾上腺素和肾上腺素

(1)肾上腺髓质的嗜铬细胞瘤:产生去甲肾上腺素(主要)和肾上腺素。

(2)肾上腺外的嗜铬细胞瘤:除主动脉旁嗜铬体所致者外,只产生去甲肾上腺素。

3. 分泌的肽类激素　①舒血管肠肽、P 物质→面部潮红;②阿片肽、生长抑素→便秘;③血管活性肠肽、血清素、胃动素→腹泻;④神经肽 Y →面色苍白、血管收缩;⑤舒血管肠肽、肾上腺髓质素→低血压或休克。还可释放嗜铬粒蛋白,其血中浓度增高有助于诊断。

三、临床表现

1. 心血管系统

(1)阵发性高血压型:为特征性表现。

1)诱因可为情绪激动、体位改变、吸烟、创伤、灌肠、扪压肿瘤、麻醉诱导和药物(如组胺、胰高血糖素)等。

2)平时血压不高,发作时血压骤升,可达(200~300)/(130~180)mmHg,伴剧烈头痛、大汗淋漓、心动过速、面色苍白,心前区及上腹部紧迫感;可有心前区疼痛、心律失常、焦虑、恐惧感、恶心、呕吐、视物模糊、复视。特别严重者可并发急性左心衰竭或脑血管意外。

3)每次一般持续数分钟,发作过后有皮肤潮红、全身发热、流涎、瞳孔缩小等迷走神经兴奋表现,尿量增多。

4)随病程演进,发作渐频,时间渐长,一部分可发展为持续性高血压伴阵发性加剧。

> **提示**
>
> 　　阵发性高血压发作时所伴随的头痛、心悸、多汗三联症对于嗜铬细胞瘤的诊断有重要意义。

　　（2）持续性高血压型

　　1）高血压患者考虑嗜铬细胞瘤可能的情况：对常用降压药效果不佳，但对 α 受体拮抗药、钙通道阻滞药有效；伴交感神经过度兴奋（多汗、心动过速），高代谢（低热、体重降低），头痛，焦虑，烦躁，伴血压波动大或直立性低血压。

　　2）急进型（恶性）高血压：儿童或少年多见。患者舒张压 >130mmHg，眼底损害严重，短期内可出现视神经萎缩，以致失明，可发生氮质血症、心力衰竭、高血压脑病。需用抗肾上腺素药控制病情，并及时手术。

　　（3）低血压、休克：可发生低血压、休克，或出现高血压和低血压相交替的表现。

　　（4）心脏：长期后负荷增加导致心肌肥厚、扩张、心衰，非心源性肺水肿；儿茶酚胺性心肌病，心律失常；部分患者可发生心肌退行性变、坏死、炎症性改变。

　　2. 代谢紊乱

　　（1）基础代谢增高：耗氧量增加、发热、消瘦。

　　（2）糖代谢紊乱：血糖过高。

　　（3）脂代谢紊乱：脂肪分解增加、血游离脂肪酸增加。

　　（4）电解质紊乱：低钾血症（可能与儿茶酚胺促使 K^+ 进入细胞内及促进肾素、醛固酮分泌有关）、高钙血症（可能为肿瘤分泌甲状旁腺激素相关蛋白所致）。

　　3. 其他表现

　　（1）消化系统：可见便秘、肠扩张（肠蠕动、张力减弱）；肠坏死、出血、穿孔（儿茶酚胺使胃肠壁内血管发生增殖性及闭塞性动脉内膜炎）；胆石症（与儿茶酚胺使胆囊收缩减弱、Oddi 括约肌张力增强，引起胆汁潴留有关）。

　　（2）泌尿系统：病程长、病情重者可有肾功能减退。膀胱内嗜铬细胞瘤患者排尿时常引起高血压发作。

　　（3）血液系统：血容量减少，血细胞重新分布，外周血 WBC 增多、RBC 可增多。

　　（4）腹部肿块：少数患者在左或右侧中上腹部可触及肿块，扪及时有可能诱发高血压。恶性嗜铬细胞瘤可转移到肝，引起肝大。

　　（5）伴发其他疾病：嗜铬细胞瘤可伴发于一些因基因突变而致的遗传性疾病，如 2 型多发性内分泌腺瘤病等。

　　四、诊断

　　1. 血、尿儿茶酚胺及其代谢产物测定

　　（1）持续性高血压型患者尿儿茶酚胺及其代谢物香草基杏仁酸（VMA）及甲氧基肾上

腺素（MN）和甲氧基去甲肾上腺素（NMN）均升高，常在正常高限的两倍以上，其中 MN、NMN 的敏感性和特异性最高。

（2）阵发性者平时儿茶酚胺可不明显升高，而在发作后才高于正常，故需测定发作后血或尿儿茶酚胺。

（3）休克、低血糖、高颅内压可使内源性儿茶酚胺增高。

> ⓘ 提示
>
> 摄入咖啡、可乐、左旋多巴、拉贝洛尔、普萘洛尔、四环素等，可出现假阳性结果。

2. 药理试验　若阵发性患者始终不发作，可做胰高血糖素激发试验，患者静脉注射胰高血糖素 1mg 后血儿茶酚胺升高 >3 倍，或去甲肾上腺素升至 2 000pg/ml，血压上升。

3. 影像学检查　必须在用 α 受体拮抗药控制血压后进行，否则造影剂可能加重高血压。

（1）B 超：可对直径 >1cm 的肾上腺肿瘤作定位诊断。

（2）CT 扫描：对 90% 以上的肿瘤可准确定位。

（3）MRI：有助于鉴别嗜铬细胞瘤和肾上腺皮质肿瘤。

（4）放射性核素标记的间碘苄胍（MIBC）：可显示儿茶酚胺的肿瘤，适用于转移性、复发性或肾上腺外肿瘤，并可显示其他的神经内分泌瘤。

（5）放射性核素标记的奥曲肽作闪烁显像：有助于嗜铬细胞瘤及另一些神经内分泌瘤细胞的定位诊断。

（6）静脉导管术：在不同部位采血测儿茶酚胺的浓度，根据其浓度差别，大致确定肿瘤的部位。

五、治疗

嗜铬细胞瘤大多为良性，可手术切除获得根治。

1. 术前用药

（1）术前用口服酚苄明、哌唑嗪等 α 受体拮抗药先控制高血压≥2 周，酚苄明宜用到手术前一日为止。起始用小剂量以避免严重的直立性低血压，逐渐加量至血压得到控制。

（2）术前 β 受体拮抗药不必常规应用，如有心动过速或心律失常则可用，使用之前必须先用 α 受体拮抗药，因单独用 β 受体拮抗药，可阻断 β 受体介导的舒血管效应而使血压升高，甚至发生肺水肿。

2. 高血压危象的处理　立即静脉缓慢推注酚妥拉明 1~5mg，同时密切观察血压，当血压下降至 160/100mmHg 左右停止推注，继之以 10~15mg 溶于 5% 葡萄糖生理盐水 500ml 中缓慢静脉滴注。也可舌下含服钙通道阻滞药硝苯地平 10mg。

3. 术中处理

（1）术中接触肿瘤时，可出现急骤血压升高和 / 或心律失常。

（2）对血压骤升者,给予酚妥拉明静脉推注,继之以静脉滴注或硝普钠静脉滴注维持。

（3）对心律失常者,给予 β_2 受体拮抗药或利多卡因等。

4. 术后效果 嗜铬细胞瘤切除后,血压多能恢复正常,但在手术后第 1 周,血压仍可偏高,同时血、尿儿茶酚胺也可偏高。因此,在手术后 1 个月左右,应根据血压状态和血、尿儿茶酚胺,方能更准确地判断治疗效果。

5. 恶性嗜铬细胞瘤治疗 较困难,一般对放疗和化疗不敏感,可用抗肾上腺素药对症治疗。

 知识拓展

嗜铬细胞瘤诊断依赖血、尿儿茶酚胺及其代谢物测定等。一旦确诊并定位,应及时手术切除肿瘤。

○· 经 典 试 题 ·○

（执）1. 女,22 岁。阵发性心悸,头痛、大汗 3 月余,多在体位变化、情绪激动时发作,体重减轻约 5kg,发作时面色苍白、多汗,血压最高时达 220/110mmHg,心率 100 次 /min,静脉注射酚妥拉明后 1min 血压可降至 150/100mmHg,肾上腺 CT 示右肾上腺有一直径约 5cm 类球形占位。最可能的诊断是

    A. 肾病综合征　　　　　　　　　　B. 嗜铬细胞瘤

    C. 库欣综合征　　　　　　　　　　D. 甲状腺功能亢进症

    E. 原发性醛固酮增多症

（研）（2~4 题共用题干）

女,32 岁。3 年来发现持续性高血压,血压为（150~160）/（90~100）mmHg,最高为 210/110mmHg。常因情绪激动或体位改变而诱发血压升高,伴头痛、心悸、出汗,口服多种降压药效果不佳。查体:T 36.7℃,P 90 次 /min,BP 168/95mmHg,甲状腺（－）,双肺（－）,心界不大,心律不整,可闻及期前收缩 5~6 次 /min,心尖部 S_1 增强,腹部未闻及血管杂音,双下肢不肿。

    2. 最可能的诊断是

    A. 原发性高血压　　　　　　　　　B. 原发性醛固酮增多症

    C. 嗜铬细胞瘤　　　　　　　　　　D. 肾动脉狭窄

    3. 对确诊最有价值的检查是

    A. 超声心动图　　　　　　　　　　B. 肾及肾上腺 CT

    C. 肾动脉 B 超　　　　　　　　　　D. 腹部 X 线

    4. 患者因病情而烦躁、焦虑,测血压 200/108mmHg,心率 108 次 /min,应首选药物为

A. α受体拮抗药   B. β受体拮抗药

C. 醛固酮受体拮抗药   D. 血管紧张素转换酶抑制剂

【答案与解析】

1. B

2. C。解析:患者为青年女性,表现为持续性高血压,常因情绪激动或体位改变而诱发血压升高,伴头痛、心悸、出汗等症状,对多种降压药效果不佳,符合嗜铬细胞瘤的临床特征。原发性醛固酮增多症主要表现为高血压、低血钾,螺内酯治疗有效;肾动脉狭窄是一种进展迅速或突然加重的高血压,四肢血压不对称,腹部血管有杂音,药物控制不佳。故选 C。

3. B   4. A

第十八章

原发性甲状旁腺功能亢进症

一、分类

甲状旁腺功能亢进症（甲旁亢），分类如下。

1. 原发性甲旁亢　是由于甲状旁腺本身病变（增生、肿瘤）导致甲状旁腺激素（PTH）分泌过多，导致血钙升高、血磷降低；主要临床表现为反复发作的肾结石、消化性溃疡、精神改变与广泛的骨吸收。

2. 继发性甲旁亢　是由于各种原因导致的低钙血症，刺激甲状旁腺代偿性分泌过多 PTH，常见于肾功能不全、骨软化症和小肠吸收不良等。

3. 三发性甲旁亢　是在继发性甲旁亢的基础上由于腺体受到持久和强烈的刺激，部分增生组织转变为腺瘤，自主地分泌过多 PTH，主要见于肾衰竭患者。

二、病因

组织病理：甲状旁腺腺瘤（占总数的 80%~85%）> 增生 > 腺癌。大多数病因不明。

三、临床表现

1. 高钙血症

（1）神经精神症状：记忆力减退、情绪不稳定、个性改变、倦怠、四肢近端肌无力、肌萎缩。血清钙 >3mmol/L 时，易出现幻觉、狂躁和昏迷。

（2）消化系统：食欲减退、腹胀、消化不良、便秘、恶心、呕吐。约 5% 的患者伴急性或慢性胰腺炎发作。也可引起顽固性多发性消化性溃疡。

（3）软组织钙化影响肌腱、软骨等处，可引起非特异性关节痛。

（4）皮肤钙盐沉积可引起皮肤瘙痒。

> **提示**
>
> 慢性胰腺炎为甲旁亢的一个重要诊断线索，一般胰腺炎时血钙降低，如患者血钙正常或增高，应考虑甲旁亢存在的可能性。

2. 骨骼系统

（1）早期：骨痛,腰背部、髋部、肋骨多见,四肢局部压痛。

（2）后期：纤维囊性骨炎,常发生于远端指（趾）骨和颅骨骨膜下骨吸收、骨囊肿、长骨棕色瘤、骨质疏松和骨折,可出现骨骼畸形、行走困难、卧床不起。

3. 肾脏

（1）高血钙影响肾小管的浓缩功能：多尿、口渴、多饮。

（2）肾结石：反复发作的肾绞痛和血尿。

（3）肾钙质沉着症：肾功能逐渐减退,最后引起肾功能不全。

4. 其他 ①甲旁亢常为 MEN 的一部分,为常染色体显性遗传。可与垂体瘤及胰岛细胞瘤同时存在,即 MEN1 型。也可与嗜铬细胞瘤及甲状腺髓样癌同时存在,即 MEN2A 型。②约 1/3 患者属无症状型甲旁亢,或仅有一些非本病特有的症状。

5. 高钙危象 为重度高钙血症,伴明显脱水,威胁生命。

四、辅助检查

1. 血 血清总钙 >2.75mmol/L 或血清游离钙 >1.28mmol/L 应高度怀疑；血清磷一般降低（肾功能不全时可不低）,碱性磷酸酶升高,血氯常升高。

2. 尿 血钙升高时,尿钙增加；尿磷增加。

3. 血 PTH 测定 可直接了解甲状旁腺功能。全分子 PTH（1-84）测定是原发性甲旁亢的主要诊断依据。

4. X 线检查 与病变的严重程度和病程相关。典型表现为普遍性骨质疏松,弥漫性脱钙；头颅相显示毛玻璃样或颗粒状,少见局限性透亮区；指（趾）有骨膜下吸收,皮质外缘呈花边样改变；腹部平片示肾或输尿管结石、肾钙化。

5. 骨密度测定和骨超声速率检查 显示骨量丢失和骨强度减低。

五、诊断和鉴别诊断

1. 定性诊断 患者有相应临床症状＋高血钙（>2.75mmol/L）、低血磷、高尿钙、碱性磷酸酶升高、高 PTH。

> ⓘ 提示
>
> 早期、无症状患者血清 PTH 增高的同时伴有高钙血症是原发性甲旁亢的重要诊断依据。

2. 定位诊断 颈部超声、放射性核素检查、^{99m}Tc-MIBI 扫描、颈部和纵隔 CT 扫描等。

3. 鉴别诊断 应与恶性肿瘤性高钙血症、结节病、维生素 D 过量、代谢性骨病（如骨质疏松症、骨质软化症、肾性骨营养不良）等相鉴别。

六、治疗

主要采用手术治疗,对高钙血症极轻微,或年老、体弱不能手术的,可用药物治疗。

1. 手术探查治疗 手术切除腺瘤是该病最佳治疗方法。如手术成功,血清 PTH 及血液和尿液中钙、磷水平异常可获得纠正。

2. 无症状性甲旁亢者 定期随访。手术适应证:①有骨吸收病变的 X 线表现或骨密度降低;②活动性尿路结石或肾功能减退;③血清钙水平≥3mmol/L;④PTH> 正常值 2 倍;⑤严重的精神病、溃疡病、胰腺炎等。

3. 药物治疗 对不选择手术、手术失败或不能耐受手术的患者必须保持足够的水化,避免使用利尿药及长期制动。常用二膦酸盐。

4. 高钙危象的治疗 ①大量滴注生理盐水;②应用二膦酸盐,如帕米膦酸钠;③呋塞米静脉注射,促使尿钙排出;④降钙素皮下或肌内注射;⑤血液透析或腹膜透析降低血钙;⑥应用糖皮质激素(氢化可的松或地塞米松)。

第十九章

甲状旁腺功能减退症

一、概述

甲状旁腺功能减退症（甲旁减）是指 PTH 分泌过少和 / 或效应不足而引起的一组临床综合征。其临床特点是手足搐搦、癫痫样发作、低钙血症和高磷血症。

二、病因

1. 特发性　病因未明，可能与 PTH 生物合成异常或钙离子受体激活突变有关。
2. 颈部损伤　甲状腺手术、颈部放疗、甲状旁腺腺瘤切除过多。
3. 严重低镁　可暂时抑制 PTH 分泌，引起可逆性甲旁减（ Mg^{2+} 为 PTH 释放所必需 ）。
4. 假性甲旁减　PTH 受体或受体后缺陷，使 PTH 对靶细胞的作用受阻，导致 PTH 抵抗，致甲状旁腺增生和 PTH 分泌增多。

三、病理生理

低血钙和高血磷是甲旁减的临床生化特征。

四、临床表现

1. 低钙血症增高神经肌肉应激性　指端或口周麻木和刺痛，手足抽搐，面神经叩击征（ Chvostek 征 ）、束臂加压试验（ Trousseau 征 ）阳性。
2. 神经、精神表现　惊厥或癫痫样全身抽搐，可伴喉痉挛与喘鸣；长期慢性低钙血症还可引起锥体外神经症状（包括典型帕金森病表现）；少数可见颅内压增高与视神经乳头水肿；自主神经功能紊乱；烦躁、易激动、抑郁或精神病。
3. 外胚层组织营养变性　白内障常见，牙齿发育障碍，牙齿钙化不全；皮肤干燥、脱屑等。
4. 转移性钙化　多见于脑基底节（苍白球、壳核和尾状核），常对称性分布，出现较早，并可成为癫痫的重要原因，是本病特征性表现。其他软组织、肌腱、脊柱旁韧带等钙化。
5. 其他　慢性低血钙患者常感无力、头痛，全身发紧，举步困难，张口困难、口吃或吐字不清。智力可减退。

五、辅助检查

1. 血钙　血清钙 <2.2mmol/L，有症状者的血清总钙一般 ≤1.88mmol/L，血清游离钙 ≤0.95mmol/L；血清磷多增高（>2mmol/L），尿钙、尿磷排出量减少，血碱性磷酸酶正常。

2. PTH　多降低，也可正常。

3. 心电图　QT 间期延长，主要为 ST 段延长，伴异常 T 波。

4. 脑电图　可出现癫痫样波。

六、诊断和鉴别诊断

1. 诊断　根据临床表现，血钙降低、血磷增高，且能排除肾功能不全者，诊断基本确定。血清 PTH 降低，或滴注外源性 PTH 后尿磷与尿 cAMP 显著增加，诊断肯定。

2. 鉴别诊断　特发性甲旁减需与严重低镁血症、假性甲旁减等鉴别。

七、治疗

甲旁减是终身性疾病，治疗目的包括控制症状、减少并发症的发生和避免维生素 D 中毒。

1. 急性低钙血症的治疗　①发生手足抽搐、喉痉挛、癫痫样发作等情况时，即刻静脉注射 10% 葡萄糖酸钙 10~20ml，注射时间以 10~15min 为宜，必要时重复注射；②可采用持续静脉滴注 10% 葡萄糖酸钙 100ml，注意监测血钙水平；③发作严重时可短期用地西泮或苯妥英钠。

2. 间歇期处理　①提倡维生素 D 和钙剂治疗联合应用；②对伴低镁血症者，应立即补充镁；③对药物治疗无效或已发生各种并发症的甲旁减患者，可考虑甲状旁腺移植。

知识拓展

　　甲旁减的实验室检查主要表现为低钙血症、高磷血症，PTH 低于正常。

第二十章

多发性内分泌腺瘤病

一、概述

多发性内分泌腺瘤病（MEN）为常染色体显性遗传疾病，有≥2个的内分泌腺体累及。肿瘤可为良性或恶性，可具功能性或无功能性，可同时出现或先后发生。临床上可分为 MEN1、MEN2（又分为 MEN 2A、MEN 2B），混合型 MEN。

二、病因

1. MEN1 为 *MEN1* 基因突变所致。
2. MEN2 为 *RET* 基因突变所致。

三、临床表现

1. 当发现一种内分泌腺肿瘤时，应想到存在其他内分泌腺肿瘤的可能。
2. MEN1 可表现为甲状旁腺功能亢进症（最常见且最早出现）、肠胰内分泌瘤、垂体瘤、肾上腺腺瘤等病变。
3. MEN2 可表现为甲状腺髓样癌（最常见且最早出现）、嗜铬细胞瘤和甲状旁腺功能亢进症（MEN 2A 多见）、黏膜神经瘤（见于 MEN 2B）和类 Marfan 综合征体态（见于 MEN 2B）等。

四、治疗

1. MEN1 甲状旁腺功能亢进症的治疗　行手术治疗。
2. MEN2 甲状腺髓样癌的治疗　作全部甲状腺切除术及中心性淋巴结切除。如同时存在嗜铬细胞瘤，应先切除嗜铬细胞瘤。已有转移者手术治疗为姑息性而不能根治。化疗及放疗用于晚期患者。

 知识拓展

MEN 少见，一般有家族遗传倾向。当发现一种内分泌腺肿瘤时，应想到存在其他内分泌腺肿瘤的可能。

第二十一章

伴瘤内分泌综合征

一、概述

伴瘤内分泌综合征,又称异位激素综合征,包括起源于非内分泌组织的肿瘤产生的某种激素,或起源于内分泌腺的肿瘤除产生自身激素外,还释放非自身激素所引起的临床表现。

二、诊断

1. 诊断依据

(1)肿瘤和内分泌综合征同时存在,而肿瘤又非发生于正常时分泌该激素的内分泌腺。

(2)肿瘤伴血或尿中激素水平异常升高。

(3)激素分泌呈自主性,不能被正常的反馈机制所抑制。

(4)排除其他可引起有关综合征的原因。

(5)肿瘤经特异性治疗后激素水平下降,内分泌综合征症状缓解。

2. 有助于诊断的检查 血中嗜铬粒蛋白 A 测定、放射性核素标记的奥曲肽闪烁显像术。

三、常见表现

伴瘤高钙血症、异位 ACTH 综合征、异位抗利尿激素综合征、伴瘤低血糖症、异位人绒毛膜促性腺激素综合征(常见于肺癌)、非垂体肿瘤所致肢端肥大症、非垂体肿瘤产生催乳素、肿瘤产生肾素引起高血压和肿瘤所致骨软化症。

 知识拓展

找到肿瘤是伴瘤内分泌综合征治疗成功的关键。

第二十二章

糖 尿 病

第一节 糖 尿 病

一、概述

1. 定义　糖尿病(DM)是一组由多病因引起以慢性高血糖为特征的代谢性疾病,是由于胰岛素分泌和/或利用缺陷所引起。

2. 胰岛的解剖生理

(1)胰岛是胰腺中散在分布的细胞团,主要由 β、α、δ 及 PP 4 种内分泌细胞组成。

(2)β 细胞分泌胰岛素,α 细胞分泌胰高血糖素。

(3)胰岛素调节物质代谢的生理作用

1)调节糖代谢:促进组织细胞对葡萄糖的摄取和利用,加速葡萄糖合成为糖原,促进葡萄糖转变为脂肪。

2)调节脂肪代谢:促进脂肪合成,抑制其分解。

3)调节蛋白质代谢:促进蛋白质合成,抑制其分解。

二、病因、发病机制和自然史

糖尿病的病因和发病机制极复杂,至今未完全阐明。总的来说,遗传因素与环境因素共同参与其发病。

1. 糖尿病自然进程中都会经历的几个阶段

(1)患者已存在糖尿病相关的病理生理改变(如自身免疫抗体阳性、胰岛素抵抗、胰岛 β 细胞功能缺陷)相当长时间,但糖耐量仍正常。

(2)随病情进展首先出现糖调节受损(IGR),包括空腹血糖受损(IFG)和/或糖耐量减退(IGT),IGR 代表了正常葡萄糖稳态和糖尿病高血糖之间的中间代谢状态;最后进展至糖尿病。

2. 1 型糖尿病(T1DM)　绝大多数是自身免疫性疾病,遗传因素和环境因素共同参与其发病。某些外界因素(如病毒感染、化学毒物和饮食等)作用于有遗传易感性的个体,激活 T 淋巴细胞介导的一系列自身免疫反应,引起选择性胰岛 β 细胞破坏和功能衰竭,体内胰岛素分泌不足进行性加重,最终导致糖尿病。近年来证实,部分 T1DM 存在胰岛素抵抗。

3. 2型糖尿病（T2DM） 也是由遗传因素及环境因素共同作用而引起的多基因遗传性复杂病,目前对病因和发病机制仍然认识不足。

（1）遗传因素与环境因素:同卵双生子中T2DM的同病率接近100%,但起病和病情进程则受环境因素的影响而变异甚大。环境因素包括年龄增长、现代生活方式、营养过剩、体力活动不足、子宫内环境以及应激、化学毒物等。在遗传因素和上述环境因素共同作用下所引起的肥胖特别是中心性肥胖,与胰岛素抵抗和T2DM的发生密切相关。

（2）胰岛素抵抗和β细胞功能缺陷:是T2DM发病的两个主要环节。

（3）胰岛α细胞功能异常和胰高血糖素样肽–1（GLP-1）分泌缺陷。

1）胰高血糖素由胰岛α细胞分泌,参与保持血糖稳态。正常进餐后血糖升高,可刺激早时相胰岛素和GLP-1分泌,抑制α细胞分泌胰高血糖素,从而使肝糖输出减少,防止出现餐后高血糖。

2）T2DM患者胰高血糖素分泌增多,肝糖输出增加。

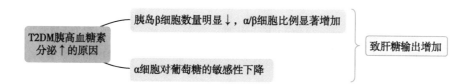

3）T2DM患者GLP-1分泌缺陷。

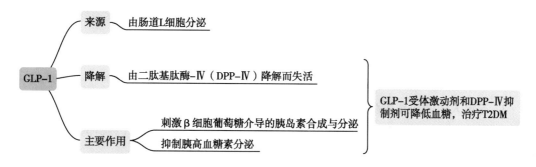

三、分型（表6-22-1）

表6-22-1　DM的分型

分型	特点
1型糖尿病（T1DM）	胰岛β细胞破坏,胰岛素绝对缺乏,包括免疫介导性（1A）、特发性（1B）
2型糖尿病（T2DM）	存在胰岛素抵抗和胰岛素分泌缺陷
其他特殊类型糖尿病	病因相对明确,如库欣综合征、药物所致糖尿病、胰腺炎等所致
妊娠糖尿病（GDM）	妊娠期间发生的不同程度的糖代谢异常

四、临床表现

1. 基本表现 "三多一少",即多尿(渗透性利尿)、多饮(缺水)、多食(血糖低、易饥)、体重减轻(胰岛素缺乏,蛋白质负氮平衡,脂肪分解增加);可见皮肤瘙痒、视物模糊。许多患者可无症状。

2. 常见糖尿病类型的临床特点(表 6-22-2)

表 6-22-2 常见糖尿病类型的临床特点

项目	T1DM	T2DM
起病年龄	青少年多见	成人多见
起病方式	多急剧	缓慢而隐袭
起病时体重	多正常或消瘦	多超重或肥胖
"三多一少"症状	常典型	不典型或无症状
急性并发症	易发生酮症酸中毒	老年患者易发生高渗高血糖状态
肾病	主要死因	较 T1DM 少
心血管病	较少	主要死因
脑血管病	较少	较多
胰岛素及 C- 肽释放试验	低下或缺乏	峰值延迟或不足
胰岛素治疗及反应	依赖外源性胰岛素生存,对胰岛素敏感	不依赖胰岛素生存,应用时对胰岛素抵抗

3. 青年人中的成年发病型糖尿病(MODY) 是一组高度异质性的单基因遗传病。主要临床特征:①有三代或以上家族发病史,且符合常染色体显性遗传规律;②发病年龄 <25 岁;③无酮症倾向,至少 5 年内不需用胰岛素治疗。

4. 线粒体基因突变糖尿病 ①母系遗传;②发病早,β 细胞功能逐渐减退,自身抗体阴性;③身材多消瘦;④常伴神经性耳聋或其他神经肌肉表现。

5. 糖皮质激素所致糖尿病 多数患者停用后糖代谢可恢复正常。使用糖皮质激素时均应监测血糖,及时调整降糖方案,首选胰岛素控制高血糖。

6. 妊娠糖尿病 GDM 常在妊娠中、末期出现,一般呈轻度无症状性血糖增高。GDM 妇女分娩后血糖一般可恢复正常,但未来发生 T2DM 的风险显著增加。

五、并发症

1. 急性严重代谢紊乱 糖尿病酮症酸中毒(DKA)、高渗高血糖综合征。

2. 感染性疾病 糖尿病容易并发各种感染,血糖控制差者更易发生也更严重。

(1)细菌感染:肾盂肾炎和膀胱炎;疖、痈等皮肤化脓性感染。

(2)真菌感染:足癣、体癣,真菌性阴道炎、巴氏腺炎(多为白念珠菌感染)。

(3)结核分枝杆菌感染:糖尿病合并肺结核的发生率显著增高,病灶多呈渗出干酪性,易扩展播散,影像学表现多不典型。

3. 慢性并发症 在各种并发症中,微血管病变是糖尿病的特异性并发症,典型改变是微血管基底膜增厚和微循环障碍。可累及全身各组织器官,以糖尿病肾病和视网膜病变尤为重要。微血管是指微小动脉和微小静脉之间、管腔直径在100μm以下的毛细血管及微血管网。

(1)糖尿病肾病

1)多见于病史 >10 年的患者。

2)病理改变

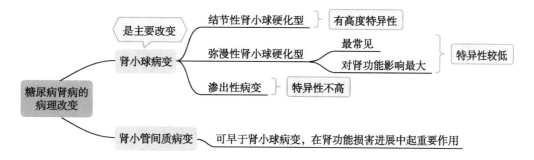

3)分期(表 6-22-3)

表 6-22-3　糖尿病肾病的分期

分期	改变	尿白蛋白排泄率(UAER)	肾小球滤过率(GFR)
I 期	肾小球超滤过,肾小球入球小动脉扩张	正常	明显↑
II 期	肾小球毛细血管基膜(GBM)增厚,系膜基质轻度增宽	多正常,可间歇性增高	轻度↑
III 期	GBM 增厚及系膜基质增宽明显,小动脉壁出现玻璃样变	20~200μg/min	正常或↑
IV 期	肾小球病变更重,部分肾小球硬化,灶状肾小管萎缩及间质纤维化,肾功能减退	>200μg/min	↓
V 期	尿毒症、多数肾单位闭锁,血肌酐升高、血压升高	降低	↓

注:UAER 正常 <10μg/min。

4）糖尿病患者除可发生肾脏微血管病变外,也常合并高血压、血脂异常、动脉粥样硬化症及其他慢性肾脏疾病,这些因素共同引起及促进了糖尿病 CKD 的发生和发展。

（2）糖尿病视网膜病变

1）多见于病史 >10 年的患者。

2）分期（表 6-22-4）

表 6-22-4　糖尿病视网膜病变的分期

分期		视网膜改变
非增殖期视网膜病变（NPDR）	I期	微血管瘤、小出血点
	II期	硬性渗出
	III期	棉絮状软性渗出
增殖期视网膜病变（PDR）	IV期	新生血管形成、玻璃体积血
	V期	纤维血管增殖、玻璃体机化
	VI期	牵拉性视网膜脱离、失明

> ⓘ 提示
>
> 出现 PDR 时,常合并糖尿病肾病及神经病变。

3）其他:心脏微血管病变和心肌代谢紊乱可引起心肌广泛灶性坏死,称为糖尿病心肌病,可诱发心力衰竭、心律失常、心源性休克和猝死。可与其他心脏病共存。

（3）动脉粥样硬化性心血管疾病（ASCVD）:为大血管病变。动脉粥样硬化的易患因素如肥胖、高血压、血脂异常等在糖尿病（主要是 T2DM）人群中的发生率均明显增高,致糖尿病人群动脉粥样硬化的患病率较高,发病更早,病情进展较快;侵犯冠状动脉、脑动脉、四肢动脉、主动脉等。

（4）糖尿病神经病变

1）中枢神经系统并发症:①伴随严重 DKA、高渗高血糖综合征或低血糖症出现的神志改变;②缺血性脑卒中;③脑老化加速及老年性痴呆等。

2）周围神经病变:以远端对称性多发性神经病变最常见,常呈对称性,首先出现手套、袜套样感觉异常;晚期感觉丧失,累及运动神经可有肌无力、肌萎缩,出现感觉性共济失调及神经性关节病（Charcot 关节）。

3）自主神经病变:一般认为有症状者预后不良。

（5）糖尿病足:是非外伤截肢的最主要原因。由于末梢神经病变、下肢动脉血供不足、感染可发生足部畸形、溃疡、坏疽等。

> **ⓘ 提示**
>
> 特异并发症微血管病变发生的中心环节是长期高血糖;糖尿病大血管病变的本质是动脉粥样硬化,其患病率高、发病年龄轻、病情进展快、脏器受累多。

六、辅助检查(表6-22-5)

表6-22-5　糖尿病的辅助检查

项目	特点
尿糖测定	尿糖阳性是诊断糖尿病的重要线索,阴性不能排除糖尿病可能(并发肾脏病变时肾糖阈升高,血糖升高,尿糖阴性)
血糖测定	反映瞬时血糖状态。是诊断糖尿病的主要依据,也是判断糖尿病病情和控制情况的主要指标
口服葡萄糖耐量试验(OGTT)	①成人在无摄入任何热量8h后,清晨口服75g无水葡萄糖,溶于250~300ml水中,5~10min内饮完,测定空腹及开始饮葡萄糖水后2h静脉血浆葡萄糖 ②当血糖高于正常范围而又未达到糖尿病诊断标准时,须进行OGTT
糖化血红蛋白(GHbA1)测定	以HbA1c最主要。HbA1c与血糖升高的程度和持续时间相关,可反映近8~12周的平均血糖水平
糖化血浆白蛋白测定	反映近2~3周内平均血糖水平,为近期病情监测的指标
胰岛素释放试验	反映基础和葡萄糖介导的胰岛素释放功能,受血清胰岛素抗体和外源性胰岛素影响
C肽释放试验	反映基础和葡萄糖介导的胰岛素释放功能,不受血清胰岛素抗体和外源性胰岛素影响
其他	并发症的相关检查(酮体、电解质、酸碱平衡检查)、病因和发病机制的检查(胰岛素敏感性检查、基因分析等)

七、诊断

1. 诊断标准　糖尿病症状 + 以下任意1项可诊断。

(1)随机血糖(任意时间点)≥11.1mmol/L。

(2)空腹血糖(FPG)≥7.0mmol/L。

(3)OGTT 2h血糖(2hPG)≥11.1mmol/L。

提示

> 若无典型"三多一少"的症状,需再测一次予证实,诊断才能成立。

2. 糖代谢状态分类(表6-22-6)

表6-22-6 糖代谢状态分类

糖代谢分类	静脉血浆葡萄糖/(mmol/L)	
	FPG	糖负荷后2h血糖(2hPPG)
正常血糖(NGR)	3.9~6.0	<7.8
空腹血糖受损(IFG)	6.1~<7.0	<7.8
糖耐量减低(IGT)	<7.0	7.8~<11.1
糖尿病(DM)	≥7.0	≥11.1

八、治疗

1. 治疗目标 近期目标是控制高血糖和相关代谢紊乱以消除糖尿病症状和防止急性严重代谢紊乱;远期目标是预防和/或延缓糖尿病慢性并发症的发生和发展,维持良好健康和学习、劳动能力,降低病死率和延长寿命。

2. 综合管理

(1)糖尿病教育:是重要的基础管理措施,是决定糖尿病管理成败的关键。

(2)医学营养治疗:是基础管理措施。

1)合理控制总热量:成人正常体重者完全卧床时给予能量15~20kcal/(kg·d),休息状态为25~30kcal/(kg·d);轻体力劳动30~35kcal/(kg·d);中度体力劳动35~40kcal/(kg·d);重体力劳动>40kcal/(kg·d)。

2)营养物质分配:膳食中碳水化合物供给量占总热量的50%~60%,蛋白质占15%~20%,脂肪占25%~30%。

3)合理餐次分配:每日三餐按1/5、2/5、2/5或1/3、1/3、1/3等模式分配。

(3)运动治疗:在糖尿病管理中占重要地位,尤其对肥胖的T2DM患者,运动可增加胰岛素敏感性,有助于控制血糖和体重。T1DM患者宜在餐后进行体育锻炼。

(4)病情监测:①血糖监测,基本指标包括空腹血糖、餐后血糖和HbA1c;②危险因素监测;③并发症的监测。

(5)药物治疗

1)磺脲类(表6-22-7)

表 6-22-7 口服降糖药——磺脲类

项目	要点
药理作用	刺激 β 细胞分泌胰岛素，促分泌作用不依赖血糖浓度，作用前提是机体尚保存一定数量有功能的 β 细胞
适应证	新诊断的 T2DM 非肥胖患者、饮食和运动治疗血糖控制不理想时
禁忌证	T1DM、β 细胞功能很差或有严重并发症的 T2DM、儿童患者、孕妇及哺乳期妇女，大手术围术期，全胰腺切除术后，对本药过敏等
不良反应	低血糖反应（最常见、最重要）、体重增加、皮肤过敏反应、消化系统症状、心血管系统影响
常用药物	格列本脲（作用强、廉价，老年人、肝肾功能不好者慎用）；格列吡嗪、格列齐特、格列喹酮（均作用温和，老年人适用，中度肾功能减退宜用格列喹酮）
用法	小剂量，餐前半小时服用

2）格列奈类（表 6-22-8）

表 6-22-8 口服降糖药——格列奈类

项目	要点
药理作用	主要刺激胰岛素早时相分泌而降低餐后血糖，吸收快、起效快、作用时间短
适应证	T2DM 早期餐后高血糖阶段或以餐后高血糖为主的老年患者
禁忌证	同磺脲类
不良反应	低血糖、体重增加
常用药物	瑞格列奈、那格列奈、米格列奈

3）双胍类（表 6-22-9）

表 6-22-9 口服降糖药——双胍类

项目	要点
药理作用	抑制肝葡萄糖输出，改善外周组织对胰岛素的敏感性、增强组织对葡萄糖的摄取和利用，可能有助于延缓或改善糖尿病血管并发症，不增加体重
适应证	T2DM 治疗一线用药、联合胰岛素用于治疗 T1DM
禁忌证	肝肾功能不全、缺氧及高热、慢性胃肠病、慢性营养不良；T1DM 不宜单独用本药；T2DM 合并急性严重代谢紊乱、严重感染、孕妇和哺乳期妇女等；对本药过敏；酗酒者
不良反应	消化道反应（主要副作用）、皮肤过敏反应、乳酸性酸中毒（最严重）、低血糖（少见）和维生素 B_{12} 缺乏
常用药物	二甲双胍（GFR<45ml/min 禁忌使用）

4）噻唑烷二酮类（表6-22-10）

表 6-22-10　口服降糖药——噻唑烷二酮类

项目	要点
药理作用	通过激活过氧化物酶体增殖物激活受体 γ（PPARγ），增强靶组织对胰岛素的敏感性而降糖
适应证	单独或联合其他降糖药用于 T2DM 患者，尤其是肥胖、胰岛素抵抗明显者
禁忌证	T1DM、孕妇、哺乳期妇女、儿童；心力衰竭、活动性肝病、严重骨质疏松等
不良反应	体重增加、水肿，单独使用不引起低血糖
常用药物	罗格列酮、吡格列酮

5）α-葡萄糖苷酶抑制剂（表6-22-11）

表 6-22-11　口服降糖药——α-葡萄糖苷酶抑制剂（AGI）

项目	要点
药理作用	抑制 α-葡萄糖苷酶，延迟碳水化合物的吸收，降低餐后高血糖
适应证	适用于以碳水化合物为主要食物成分，或空腹血糖正常（或不太高）而餐后血糖明显升高者
禁忌证	胃肠功能紊乱者、孕妇、哺乳期妇女、儿童，肝、肾功能不全者慎用，T1DM 不宜单独使用
不良反应	胃肠道反应，单用本药不引起低血糖
常用药物	阿卡波糖、伏格列波糖、米格列醇
用法	在进食第一口食物后立即服用

6）DPP-Ⅳ抑制剂（表6-22-12）

表 6-22-12　口服降糖药——DPP-Ⅳ抑制剂

项目	要点
适应证	单独使用，或与其他口服降糖药、胰岛素联合应用治疗 T2DM
禁忌证	孕妇、儿童、对本药过敏、T1DM、DKA 患者的治疗
不良反应	发生率低。可能出现头痛、超敏反应、肝酶升高、上呼吸道感染、胰腺炎、关节痛等
常用制剂	沙格列汀、西格列汀、维格列汀、利格列汀、阿格列汀

7）钠-葡萄糖共转运蛋白 2（SGLT-2）抑制剂：①通过抑制近段肾小管管腔侧细胞膜上的 SGLT-2 的作用而抑制葡萄糖重吸收，降低肾糖阈、促进尿葡萄糖排泄，从而降低血糖；②可单独使用，或与其他口服降糖药物及胰岛素联合使用治疗 T2DM；③T1DM，T2DM

GFR<45ml/min 者禁用。

8）胰岛素

适应证：①T1DM；②各种严重的糖尿病急性或慢性并发症；③手术、妊娠和分娩；④新发病且与 T1DM 鉴别困难的消瘦糖尿病患者；⑤新诊断的 T2DM 伴明显高血糖，或在糖尿病病程中无明显诱因出现体重显著下降者；⑥T2DM β 细胞功能明显减退者；⑦某些特殊类型糖尿病。

特点：①短效胰岛素，皮下注射后发生作用快，但持续时间短，可静脉注射用于抢救DKA；②中效胰岛素，主要提供基础胰岛素，可控制两餐饭后高血糖；③长效胰岛素，无明显作用高峰，主要提供基础胰岛素。

使用原则和方法：胰岛素治疗应在综合治疗基础上进行；胰岛素治疗方案应力求模拟生理性胰岛素分泌模式；从小剂量开始，根据血糖水平逐渐调整至合适剂量。

采用替代胰岛素治疗方案后，有时早晨空腹血糖仍然较高，可能原因为：①黎明现象，即夜间血糖控制良好，无低血糖发生，仅于黎明短时间内出现高血糖，可能由于清晨皮质醇、生长激素等分泌增加所致；②Somogyi 效应，即夜间曾有低血糖，在睡眠中未被察觉，但导致体内胰岛素拮抗激素分泌增加，继而发生低血糖后的反跳；③夜间胰岛素应用不足。

> 提示
> 夜间多次（于 0、2、4、6、8 时）测定血糖，有助于鉴别早晨高血糖的原因。

胰岛素抗药性：指在无 DKA 也无拮抗胰岛素因素存在时，每日胰岛素需要量超过 100U或 200U，机制不明，极少发生。经适当治疗后抗药性可消失。

胰岛素的不良反应：①低血糖，为主要不良反应；②过敏反应；③轻度水肿，可自行缓解；④视物模糊，常于数周内自然恢复；⑤脂肪营养不良，为注射部位皮下脂肪萎缩或增生。

9）GLP-1 受体激动剂：均需皮下注射，可使 HbA1c 降低 1.0%~1.5%，可显著降低体重。如艾塞那肽、贝那鲁肽和利拉鲁肽等。禁用于有胰腺炎病史者、T1DM 或 DKA 患者的治疗。

（6）其他：代谢手术治疗糖尿病、胰腺移植和胰岛细胞移植、糖尿病慢性并发症的防治（强调早期防治）、妊娠合并高血糖状态的管理、围术期管理。

3. 综合控制目标（表 6-22-13）

表 6-22-13　糖尿病的综合控制目标

项目	目标值
血糖 /（mmol/L）	空腹：4.4~7 非空腹：≤10
HbA1c/%	<7.0
血压 /mmHg	<130/80

续表

项目	目标值
TG/（mmol/L）	<1.7
HDL–C/（mmol/L）	男性：>1.0
	女性：>1.3
LDL–C/（mmol/L）	未合并 ASCVD：<2.6
	合并 ASCVD：<1.8
体重指数 /（kg/m²）	<24
尿蛋白 / 肌酐比值 /（mg/mmol）	男性：<2.5
	女性：<3.5
尿白蛋白排泄率 /（μg/min）	<20
主动有氧活动 /（min/ 周）	≥150

第二节　糖尿病酮症酸中毒

一、概述

1. 糖尿病酮症酸中毒（DKA）为最常见的糖尿病急症,以高血糖、酮症、酸中毒为主要表现,是胰岛素不足和拮抗胰岛素激素过多共同作用所致的严重代谢紊乱综合征。

2. DKA 的阶段

（1）早期血酮升高称酮血症,尿酮排出增多称酮尿症,统称为酮症。

（2）酮体中 β– 羟丁酸和乙酰乙酸为酸性代谢产物,消耗体内储备碱,初期血 pH 正常,属代偿性酮症酸中毒,晚期血 pH 下降,为失代偿性酮症酸中毒。

（3）病情进一步发展,出现神志障碍,称糖尿病酮症酸中毒昏迷。

 提示

　　酮体包括乙酰乙酸、β– 羟丁酸和丙酮。

二、诱因

感染（最常见）、胰岛素治疗中断或不适当减量、各种应激、酗酒及某些药物（如糖皮质激素、拟交感药物等）。

三、病理生理

1. 酸中毒　β– 羟丁酸、乙酰乙酸以及蛋白质分解产生的有机酸增加,循环衰竭、肾脏排出酸性代谢产物减少导致酸中毒。

2. **严重失水** 高血糖、高血酮和酸性代谢产物引起渗透性利尿,酮体从肺排出带走大量水分,厌食、呕吐使水分入量减少,从而引起细胞外失水;血浆渗透压增加,水从细胞内向细胞外转移引起细胞内失水。

3. **电解质平衡紊乱** 渗透性利尿使 Na^+、K^+、Cl^-、磷酸根等大量丢失,厌食、恶心、呕吐使电解质摄入减少,引起电解质紊乱。

(1)DKA 时总钠缺失,但因失水血液浓缩,故血钠可表现为正常、降低或增高。

(2)治疗前血钾可正常、偏低或增高,治疗时若补钾不足可出现严重低钾血症。

4. **携带氧系统失常** DKA 时血氧解离曲线左移。酸中毒时,血氧解离曲线右移,释放氧增加(Bohr 效应),起代偿作用。若纠正酸中毒过快,失去这一代偿作用,可使组织缺氧加重,尤以脑缺氧加重、导致脑水肿最重要。

5. **周围循环衰竭和肾功能障碍** 可见低血容量性休克、少尿、急性肾衰竭。

6. **中枢神经功能障碍** 可见意识障碍、昏迷。

四、临床表现

1. **早期** "三多一少"表现加重。

2. **酸中毒失代偿** 疲乏、食欲减退、恶心呕吐,多尿、口干、头痛、嗜睡,深大呼吸(代偿性排出 CO_2),呼气有烂苹果味道(丙酮)。

3. **后期** 严重失水,尿量减少、眼眶下陷、皮肤黏膜干燥,血压下降率加快,四肢厥冷。

4. **晚期** 意识障碍,昏迷。

5. **其他** 少数表现为腹痛。常有感染,体温不高,甚至偏低,提示预后不良。

五、辅助检查

1. **尿液检查** 尿糖强阳性、尿酮阳性,可有蛋白尿和管型尿。

2. **血液检查**

(1)血糖:一般为 16.7~33.3mmol/L,可 >55.5mmol/L。

(2)血酮体:升高(高血酮 >1.0mmol/L,>3.0mmol/L 提示酸中毒);血 β- 羟丁酸升高。

(3)血气分析:pH<7.35(失代偿时)、AG(阴离子间隙)增加、BE(剩余碱)负值增大、实际和标准碳酸氢根减少、CO_2 结合力降低。

(4)其他:低血钠、低血氯、治疗后补钾不足可出现严重低血钾;血尿素氮和肌酐常偏高;血浆渗透压轻度上升;血清淀粉酶和脂肪酶升高;白细胞数及中性粒细胞比例升高。

六、诊断

1. 对于原因不明的恶心呕吐、酸中毒、失水、昏迷、休克的患者,尤其是呼吸有酮味(烂苹果味)、血压低而尿量多者,要考虑 DKA。如血糖 >11mmol/L 伴酮尿和酮血症,血 pH<7.3

和 / 或血碳酸氢根 <15mmol/L 可确诊。

2. DKA 的酸中毒程度判断（表 6-22-14）

表 6-22-14　DKA 的酸中毒程度判断

酸中毒分度	pH	HCO$_3^-$
轻度	<7.3	<15mmol/L
中度	<7.2	<10mmol/L
重度	<7.1	<5mmol/L

七、鉴别诊断

1. 其他类型糖尿病昏迷　低血糖昏迷、高渗高血糖综合征、乳酸性酸中毒。

2. 其他疾病所致昏迷　尿毒症、脑血管意外等。

八、治疗

1. 补液　是关键。原则为先快后慢，先盐后糖。

（1）轻度脱水不伴酸中毒者可口服补液，中度以上的 DKA 患者须静脉补液。

（2）通常先用生理盐水，开始时在 1~2h 内补入 1 000~2 000ml 生理盐水。当血糖 <13.9mmol/L，根据血钠情况，改为 5% 葡萄糖液或葡萄糖生理盐水 + 短效胰岛素（2∶1~4∶1）。

（3）鼓励患者喝水，也可使用胃管灌注温 0.9% 氯化钠或温开水，呕吐、胃肠胀气或上消化道出血者不宜使用。

2. 胰岛素治疗（消除酮体）

（1）小剂量（短效）胰岛素治疗方案：每小时 0.1U/kg 胰岛素，通常采用短效胰岛素 + 生理盐水持续静脉滴注，可加用首次负荷量，静脉注射短效胰岛素 10~20U。

（2）血糖每小时降低 3.9~6.1mmol/L 为宜，每 1~2h 复查血糖。

（3）血糖到达 13.9mmol/L 后改用 5% 葡萄糖溶液或葡萄糖生理盐水 + 胰岛素静脉滴注，每 4~6h 复查血糖，调节胰岛素比例及每 4~6h 皮下注射一次短效胰岛素 4~6U。病情稳定后过渡到胰岛素常规皮下注射。

3. 纠正电解质紊乱

（1）补钾

1）治疗前血钾正常：尿量 >40ml/h，立即补钾；尿量 <30ml/h，待尿量增加后补钾。

2）治疗前血钾低于正常：在开始胰岛素和补液治疗同时立即开始补钾。

3）治疗前血钾高于正常：暂缓补钾。

（2）纠酸：一般经输液和胰岛素治疗后，酸中毒可自行纠正。pH<7.1，HCO$_3^-$<5mmol/L 时，可用等渗碳酸氢钠（1.25%~1.4%）溶液。补碱不宜过多过快。

4. 诱因治疗和防治并发症　积极处理休克、严重感染、心力衰竭、心律失常、肾衰竭、脑水肿等。

> ⓘ 提示
>
> 　　DKA 患者应尽快补液以恢复血容量、纠正失水状态，降低血糖，纠正电解质及酸碱平衡失调，同时积极寻找和消除诱因，防治并发症，降低病死率。

第三节　高渗高血糖综合征

一、概述

1. 特点　高渗高血糖综合征（HHS）以严重高血糖、高血浆渗透压、脱水为特点，无明显酮症，患者可有不同程度的意识障碍或昏迷，部分可伴酮症。

2. 好发人群　主要见于老年 T2DM，超过 2/3 的患者原来无糖尿病病史。

二、诱因

引起血糖增高和脱水的因素：急性感染、外伤、手术、脑血管意外等应激状态；使用糖皮质激素、利尿药、甘露醇等药物；水摄入不足或失水，透析治疗，静脉高营养疗法等。

三、临床表现

1. 起病缓慢，最初表现为多尿、多饮，食欲减退。

2. 逐渐出现严重脱水和神经精神症状，患者反应迟钝、烦躁或淡漠、嗜睡，逐渐陷入昏迷，晚期尿少甚至尿闭。与 DKA 相比，失水更为严重、神经精神症状更为突出。

四、辅助检查

1. 血糖　>33.3mmol/L（一般 33.3~66.8mmol/L）。

2. 有效血浆渗透压　>320mOsm/L（一般 320~430mOsm/L）。

3. 血钠　正常或增高。

4. 尿酮体　阴性或弱阳性，一般无明显酸中毒。

五、诊断

凡遇原因不明的脱水、休克、意识障碍及昏迷均应考虑到本病的可能性，尤其是血压低而尿量多者，无论有无糖尿病病史，应进行有关检查以肯定或排除本病。

六、治疗

1. 补液

（1）失水可达体重的 10%~15%,输液要更为积极小心,24h 补液量可达 6 000~10 000ml。

（2）休克患者应另予血浆或全血。

（3）如无休克或休克已纠正,在输入生理盐水后血浆渗透压 >350mOsm/L,血钠 >155mmol/L 时,可考虑输入适量低渗溶液如 0.45% 氯化钠。

2. 胰岛素
血糖下降至 16.7mmol/L 时,应开始输入 5% 葡萄糖液并按每 2~4g 葡萄糖加入 1U 胰岛素。胰岛素用量较小。

3. 其他
及时补钾,一般不补碱。防治脑水肿。

─○ 经 典 试 题 ○─

（研）1. 对鉴别糖尿病酮症酸中毒与高渗高血糖综合征意义最小的检查是

    A. 血糖测定   B. 尿酮体检查

    C. 血气分析检查   D. 血电解质检查

（研）2. 男,20 岁。近半年来乏力日渐明显,体重下降约 15kg,食欲尚可,尿量增多。2d 前外出就餐后感恶心、腹痛伴腹泻 6 次,粪便为不消化胃内容物,1d 来精神恍惚来院,既往曾有过测量出血糖增高。查体:T 36.8℃,P 118 次 /min,R 28 次 /min,BP 88/58mmHg。嗜睡状,消瘦,呼吸深快,皮肤干燥,双肺（−）,心律整,心音正常,腹软,肠鸣音活跃,四肢发凉。最可能的诊断是

    A. 甲状腺危象   B. 食物中毒

    C. 感染中毒性休克   D. 糖尿病酮症酸中毒

（研）3. 男,82 岁。体型较消瘦,3 个月前口服葡萄糖耐量试验诊为糖尿病,平时空腹血糖 6.5~7.2mmol/L,餐后 2h 血糖 12~14mmol/L,有冠心病心衰病史 10 年,结肠癌术后 5 年。为控制血糖,应首选的药物是

    A. 二甲双胍   B. 阿卡波糖

    C. 胰岛素   D. 那格列奈

（执）4. 男,20 岁。神志不清 2h 入院,既往患 1 型糖尿病 5 年,长期皮下注射胰岛素,近 3d 因腹泻而停用。体检:血压 70/50mmHg,皮肤中度失水征,呼吸深大,有烂苹果味,心率 130 次 /min。实验室检查尿糖、尿酮体均为阳性,血糖明显升高,pH<7.35。最可能的诊断是

    A. 高渗性非酮症糖尿病昏迷   B. 糖尿病酮症酸中毒

    C. 感染性休克   D. 低血糖昏迷

    E. 糖尿病乳酸性酸中毒

〔执〕(5~6题共用题干)

女,65 岁。诊断 2 型糖尿病 1 年,饮食、运动控制,检测空腹血糖 7.5mmol/L,餐后 2h 血糖 11.4mmol/L。既往体健。查体:身高 160cm,体重 70kg,心肺查体未见异常。

5. 其降血糖药首选

A. 格列本脲

B. 二甲双胍

C. 格列吡嗪

D. 胰岛素

E. 阿卡波糖

6. 患者服药后 2 个月复诊,糖化血红蛋白 6.3%。患者目前降糖治疗方案首选是

A. 加用瑞格列奈

B. 加用阿卡波糖

C. 维持二甲双胍

D. 换用格列喹酮

E. 换用胰岛素

【答案与解析】

1. A　2. D

3. D。解析:老年男性,新诊断的糖尿病,空腹血糖稍高,餐后血糖升高明显,首选药物为那格列奈,该药通过与胰岛 β 细胞上磺酰脲受体相结合,引起钙通道开放,促进胰岛素分泌;能有效控制餐后血糖水平,具有起效快、作用时间短,引起心血管副作用和低血糖发生率低等特点。阿卡波糖也用于降低餐后血糖水平但消化道不良反应较多。故选 D。

4. B。解析:糖尿病酮症酸中毒是糖尿病急性并发症,可有感染、胰岛素治疗中断等诱因;常伴有头痛、嗜睡、烦躁、呼吸深快,呼气中有烂苹果味。随病情进一步发展,出现严重失水、尿量减少、皮肤弹性差、眼球下陷、脉细速、血压下降,至晚期时各种反射迟钝甚至消失,嗜睡甚至昏迷。该患者表现符合上述特点,故选 B。

5. B　6. C

第二十三章

低血糖症

一、概述

低血糖症是一组由多种病因引起的血浆（或血清）葡萄糖水平降低，并足以引起相应症状和体征的临床综合征。

二、病因

1. 非糖尿病患者的低血糖症　①药物（最常见），如喹诺酮类等；②非胰岛素介导的低血糖症，如肝衰竭等重症疾病、非胰岛细胞肿瘤、肾上腺皮质功能减退症等；③胰岛素介导的低血糖症，如β细胞肿瘤、β细胞功能性疾病（胰岛细胞增生症）、胰岛素自身免疫性低血糖等；④婴儿持续性高胰岛素血症性低血糖。

2. 糖尿病患者的低血糖　如外源性胰岛素和刺激内源性胰岛素分泌的药物（如促胰岛素分泌剂：格列本脲、格列齐特、格列吡嗪、格列美脲、瑞格列奈、那格列奈）会刺激葡萄糖的利用增加，如使用不当可引起低血糖。

三、临床表现

1. 典型症状　低血糖症状、发作时血糖浓度 <2.8mmol/L、血糖上升后症状缓解（Whipple 三联征）。

2. 自主神经低血糖症状　震颤、心悸和焦虑（儿茶酚胺介导的肾上腺素能症状），及出汗、饥饿和感觉异常（乙酰胆碱介导的胆碱能症状）。

3. 大脑神经元低血糖症状　认知损害行为改变、精神运动异常，癫痫发作和昏迷。

4. 体征　面色苍白和出汗常见。心率和收缩压上升，但上升幅度不会很大。部分可见永久性神经功能损害。

四、实验室检查

对非糖尿病疑似低血糖的患者，应做下列实验室检查。

1. 血糖测定。

2. 血浆胰岛素测定　一般血糖浓度 <55mg/dl（3.0mmol/L）时，免疫化学发光分析（ICMA）测得的血浆胰岛素浓度 3μU/ml 符合内源性高胰岛素血症（如胰岛素瘤）。

3. 测定血浆相关激素 为进一步探寻低血糖病因,需要同时测定自发性低血糖症状发作时的血糖、胰岛素、C 肽,胰岛素原和 β- 羟丁酸水平以及胰岛素自身抗体,并且观察注射 1.0mg 胰高血糖素后的血糖反应。通过这些步骤可以鉴别内源性或外源性胰岛素介导的低血糖和可能的病因。

(1)血浆 C 肽水平和胰岛素原测定:血糖浓度 <55mg/dl(3.0mmol/L)的患者,若血浆 C 肽浓度为 0.6ng/ml(0.2nmol/L),胰岛素原至少 5.0pmol/L,可确定为内源性高胰岛素血症。

(2)在禁食试验的终点,所有胰岛素瘤患者血浆 β- 羟丁酸值均为 2.7mmol/L 或更低。血浆 β- 羟丁酸水平和血糖对胰高血糖素的反应可用于对胰岛素和 C 肽水平处于临界范围的患者进行确诊。

五、诊断

1. 定性诊断 典型 Whipple 三联征可确诊低血糖症。

2. 病因诊断 测定血浆或血清胰岛素、C 肽、β- 羟丁酸、胰岛素原,并结合功能试验,判断低血糖可能病因。

3. 功能试验 包括禁食评估、72h 禁食试验和血糖对胰高血糖素的反应。

(1)禁食评估:部分患者在禁食尤其整夜禁食时,可能导致症状性低血糖的发作,可在观察期间重复测定血糖。

(2)72h 禁食试验

1)注意事项:①准确记录禁食开始时间。②停用所有非必需的药物。③允许饮水。④每 6h 采集 1 次血液样本用于测定血糖;血糖浓度 <60mg/dl(3.3mmol/L)时,采集样本频率应增加至每 1~2h 一次。

2)终止指征:当血糖浓度 ≤45mg/dl(2.5mmol/L)、患者出现低血糖症状或体征时、禁食已 72h,或血糖浓度 <55mg/dl(3mmol/L)且之前证实存在 Whipple 三联征时,可以终止禁食试验。

3)意义:72h 禁食试验是诊断胰岛素瘤的标准试验。72h 禁食期间没有出现低血糖的症状和体征且没有测得低血糖浓度,则表明 72h 禁食试验结果正常,但不能排除存在仅导致餐后症状的低血糖疾病。

4. 定位诊断 除了胰岛素抗体或循环中口服降糖药呈阳性结果的患者外,其余所有胰岛素介导的低血糖患者都需进行定位检查。B 超、CT、MRI 可检出大部分胰岛素瘤,必要时可行超声内镜或选择性动脉钙刺激试验。

六、治疗

1. 轻中度低血糖 口服糖水、含糖饮料,或进食糖果、饼干、面包、馒头等即可缓解;对药物相关性低血糖,应及时停用相关药物。

2. 重者和疑似低血糖昏迷患者 及时测定血糖,及时给予 50% 葡萄糖液 60~100ml 静脉注射,继以 5%~10% 葡萄糖液静脉滴注,必要时可加用氢化可的松 100mg 和 / 或胰高血糖素 0.5~1mg 肌内或静脉注射。

3. 使用胰岛素或促胰岛素分泌剂联合 α– 葡萄糖苷酶抑制剂的患者,应使用纯葡萄糖来治疗有症状的低血糖。

七、胰岛素瘤

1. **概念** 胰岛素瘤是最常见的胰腺分泌胰岛素的功能性神经内分泌瘤。胰岛素瘤可发生在任何年龄,约 90% 为良性肿瘤,90% 为孤立性,90% 发生在胰腺内,约 90% 的肿瘤直径 <2cm。

2. **临床特点** 空腹低血糖常见,可表现为自主神经症状和神经元低血糖症状,部分可见体重增加、餐后低血糖可能是低血糖的一个特征。

3. **诊断** 在自发性或诱发性低血糖发作时(如对空腹低血糖患者禁食 72h)血清胰岛素浓度异常的高,结合定位检查即可诊断胰岛素瘤。

4. **治疗** 手术切除胰岛素瘤是首选治疗;对不能手术患者,可考虑内科治疗(如二氮嗪、奥曲肽)。

知识拓展

严重低血糖发作时应尽快纠正,包括静脉推注 50% 葡萄糖、5%~10% 葡萄糖静脉滴注维持、肌内注射胰高血糖素等。如血糖恢复正常而意识仍未恢复,必须按急性脑病进行重症监护和综合急救。

◦ 经 典 试 题 ◦

(执)低血糖症是指血浆葡萄糖浓度低于

    A. 2.0mmol/L   B. 3.3mmol/L

    C. 2.8mmol/L   D. 3.0mmol/L

    E. 4.0mmol/L

【答案】

C

第二十四章

血脂异常和脂蛋白异常血症

一、概述

血脂异常通常指血清中胆固醇（CH）、甘油三酯（TG）、低密度脂蛋白胆固醇（LDL-C）水平升高，高密度脂蛋白胆固醇（HDL-C）水平降低。由于在血浆中脂质以脂蛋白的形式存在，血脂异常表现为脂蛋白异常血症。

二、血脂、载脂蛋白和脂蛋白

1. 血脂是血浆中的中性脂肪（CH 和 TG）和类脂（磷脂、糖脂、固醇、类固醇等）的总称。CH 主要以游离 CH 和胆固醇酯的形式存在，TG 由甘油分子中的 3 个羟基被脂肪酸酯化形成。

2. 血脂不溶于水，与载脂蛋白（Apo）结合形成脂蛋白被运输和利用。

3. 血浆脂蛋白是由载脂蛋白和 CH、TG、磷脂（PL）等组成的球形大分子复合物。血浆脂蛋白分为 6 类：乳糜微粒（CM）、极低密度脂蛋白（VLDL）、中间密度脂蛋白（IDL）、低密度脂蛋白（LDL）、高密度脂蛋白（HDL）及脂蛋白（a）[Lp（a）]。

三、分类

常用分类方法有表型分类（按 WHO 分类）、病因分类和临床分类，其中临床分类（表 6-24-1）较实用。

表 6-24-1 血脂异常的临床分类

类型	TC	TG	HDL-C	对应 WHO 分类
高 CH 血症	↑↑	→	→	IIa
高 TG 血症	→	↑↑	→	IV、I
混合型高脂血症	↑↑	↑↑	→	IIb、III、IV、V
低 HDL-C 血症	→	→	↓	

注：↑示浓度升高；→示浓度正常；↓示浓度降低。

四、临床表现

1. 黄色瘤　由脂质局部沉积引起的局限性皮肤隆起，质地柔软，最常见于眼睑周围。

2. **早发性角膜环** 由角膜脂质沉积所致,位于角膜外缘呈灰白色或白色。

3. **眼底改变** 见于严重高 TG 血症患者。

4. **动脉粥样硬化** 导致心脑血管和周围血管病变。严重高 CH 血症可出现游走性多关节炎。严重高 TG 血症可引起急性胰腺炎。

五、诊断和鉴别诊断

1. **诊断** 主要依据询问病史、查体和实验室检查。采用《中国成人血脂异常防治指南(2016 年修订版)》关于我国血脂合适水平及异常分层标准(表 6-24-2)。

表 6-24-2 血脂异常诊断及分层标准 单位:mmol/L

分层	TC	LDL-C	HDL-C	非-HDL-C	TG
理想水平	—	<2.6	—	<3.4	—
合适水平	<5.2	<3.4	—	<4.1	<1.7
边缘升高	5.2~6.19	3.4~4.09	—	4.1~4.89	1.7~2.29
升高	≥6.2	≥4.1	—	≥4.9	≥2.3
降低	—	—	<1.0	—	—

2. **筛查** 早期检出血脂异常并对其血脂进行动态监测,是防治动脉粥样硬化性心血管疾病(ASCVD)的必要措施。血脂筛查的重点人群:①有血脂异常、冠心病或动脉粥样硬化家族史,尤其是直系亲属中有早发冠心病或其他动脉粥样硬化病史;②有 ASCVD 病史;③有多项 ASCVD 危险因素(高血压、糖尿病、肥胖、过量饮酒以及吸烟史);④有皮肤或肌腱黄色瘤。

3. **鉴别诊断** 需与甲状腺功能减退症、库欣综合征、肾病综合征、系统性红斑狼疮引起的继发性血脂异常相鉴别。

六、治疗

1. **原则** 根据 ASCVD 危险程度决定干预策略,将降低 LDL-C 作为首要干预靶点,调脂首选他汀类药物。

2. **治疗性生活方式干预** 控制饮食、增加运动、戒烟、限盐、限制饮酒、禁烈性酒。

3. **药物治疗**

(1)他汀类:为 HMG-CoA 还原酶抑制剂,适用于高 CH 血症、混合型高脂血症和 ASCVD;需监测肝、肾功能和血清肌酸激酶(可能发生横纹肌溶解)。

(2)贝特类:适用于高 TG 血症和以 TG 升高为主的混合型高脂血症。

(3)胆酸螯合剂:适用于高 CH 血症和以 TC 升高为主的混合型高脂血症。

(4)烟酸类:适用于高 TG 血症和以 TG 升高为主的混合型高脂血症。

（5）肠道 CH 吸收抑制剂——依折麦布：适用于高 CH 血症和以 TC 升高为主的混合型高脂血症。

（6）普罗布考：适用于高 CH 血症，尤其是 HoFH 和黄色素瘤患者。

（7）其他：高纯度鱼油制剂、新型调脂药物（ApoB$_{100}$ 合成抑制剂等）、中药、脂蛋白血浆置换和手术治疗。

4. 特殊人群血脂异常的管理

（1）糖尿病：≥40 岁的糖尿病患者应控制血清 LDL-C<2.6mmol/L、HDL-C>1.0mmol/L。用药首选他汀类药物，如合并高 TG 伴或不伴低 HDL-C 者，可采用他汀类与贝特类药物联合应用。

（2）高血压：中等危险的高血压患者均应启动他汀治疗，根据不同危险程度确定调脂达标值。

（3）代谢综合征：血脂代谢紊乱的治疗目标是 LDL-C<2.6mmol/L、TG<1.7mmol/L、HDL-C≥1.0mmol/L。

（4）慢性肾脏疾病（CKD）：在可耐受时，推荐 CKD 患者接受他汀类治疗。治疗目标见表 6-24-3。CKD 患者是他汀类引起肌病的高危人群，发病风险与他汀剂量密切相关，故应避免大剂量应用。

表 6-24-3　CKD 的治疗目标　　　　　　　　　　　　　单位：mmol/L

病情	LDL-C	非 -HDL-C
轻、中度 CKD	<2.6	<3.4
重度 CKD、CKD 合并高血压或糖尿病	<1.8	<2.6

知识拓展

　　及早识别血脂异常并给予早期干预，可防治动脉粥样硬化、减少心脑血管事件、降低糖尿病等代谢综合征的风险，从而降低死亡率。

第二十五章

肥　胖　症

一、概述

1. 肥胖症是一种以体内脂肪过度蓄积和体重超常为特征的慢性代谢性疾病,由遗传因素、环境因素等多种因素相互作用所引起。

2. 肥胖是引起高血压、糖尿病、心脑血管病、肿瘤等慢性非传染性疾病的危险因素和病理基础。

二、病因和发病机制

肥胖发生的机制是能量摄入超过能量消耗。肥胖是遗传因素、环境因素、内分泌调节异常、炎症、肠道菌群失调等多种原因相互作用的结果。

三、临床表现

1. 轻度肥胖症多无症状。

2. 中重度肥胖症可引起气急、关节痛、肌肉酸痛、体力活动减少以及焦虑、忧郁等。

3. 肥胖是多种疾病的基础疾病,还可伴随或并发阻塞性睡眠呼吸暂停综合征、胆囊疾病、某些肿瘤发病率增高等。

四、诊断和鉴别诊断

1. 肥胖程度评估　最常采用人体测量学指标。

（1）体重指数（BMI）：BMI= 体重（kg）/［身高（m）］^{2}。BMI 18.5~23.9kg/m^2 为正常,24.0~27.9kg/m^2 为超重,≥28.0kg/m^2 为肥胖。

（2）理想体重：理想体重 ±10% 为正常,超过理想体重 10.0%~19.9% 为超重,超过理想体重 20.0% 以上为肥胖。

（3）腰围：是用于评价中心型肥胖的首选指标,男性≥85cm、女性≥80cm 作为中心性肥胖的切点。

（4）腰/臀比（WHR）：男性 >0.9,女性 >0.85 可诊断为中心性肥胖。

（5）CT 或 MRI：计算皮下脂肪厚度或内脏脂肪量,是评估体内脂肪分布最准确的方法。

2. 鉴别诊断　需与库欣综合征、下丘脑性肥胖、原发性甲状腺功能减退等鉴别。

五、治疗

1. 治疗的主要环节是减少热量摄取及增加热量消耗。

2. 原则　制定个体化减肥目标；强调以饮食、运动等行为治疗为主的综合治疗，必要时辅以药物或手术治疗。继发性肥胖症进行病因治疗，处理并发症及伴发病。

[附] 代谢综合征

1. 概述　代谢综合征（MS）是指人体的蛋白质、脂肪、碳水化合物等物质发生代谢紊乱的病理状态，是一组复杂的代谢紊乱症候群。MS 的中心环节是肥胖和胰岛素抵抗。MS 是糖尿病、心脑血管疾病的危险因素。

2. 诊断　符合以下条件≥3 项可确诊。

（1）中心型肥胖和 / 或腹型肥胖：腰围男性≥90cm，女性≥85cm。

（2）高血糖：空腹血糖≥6.1mmol/L 或糖负荷后 2h 血糖≥7.8mmol/L 和 / 或已确诊为糖尿病并治疗者。

（3）高血压：血压≥130/85mmHg 和 / 或已确诊为高血压并治疗者。

（4）空腹 TG≥1.7mmol/L。

（5）空腹 HDL–C<1.04mmol/L。

3. 防治　先采用生活方式干预，然后对各种危险因素进行药物治疗。

第二十六章

水、电解质代谢和酸碱平衡失常

第一节 水、钠代谢失常

一、概述

1. 生物细胞的活动和代谢都必须在液态环境中进行。正常机体体液及其组分的波动范围很小,以保持体液容量、电解质、渗透压和酸碱度等的相对恒定。

2. 体液中的溶质分为电解质和非电解质两类。细胞外液主要电解质有 Na^+、Cl^-、HCO_3^-;细胞内液主要电解质有 K^+ 和 HPO_4^{2-}。

3. 血浆渗透压正常范围为 280~310mOsm/L,<280mOsm/L 为低渗,>310mOsm/L 为高渗。

4. 血浆有效渗透压(mOsm/L)=2([Na^+]+[K^+])+ 葡萄糖(单位均为 mmol/L);Na^+ 是维持血浆渗透压平衡的主要因素。

二、失水

1. 定义 失水是指体液丢失所造成的体液容量不足。根据水和电解质(主要是 Na^+)丢失的比例和性质,临床上将失水分为高渗性失水、等渗性失水和低渗性失水。

2. 病因

(1)高渗性失水:摄水不足、失水过多(经肾丢失如尿崩症、肾外丢失如大量出汗、水向细胞内转移)。

(2)等渗性失水:消化道丢失(呕吐、腹泻等)、皮肤丢失(大面积烧伤等)、组织间液贮积(腹腔积液引流等)。

(3)低渗性失水:补充水分过多、肾丢失(过量使用利尿药等)。

3. 临床表现

(1)高渗性失水(表 6-26-1):失水 > 失钠,细胞外液量减少,渗透压升高。

(2)等渗性失水:出现少尿、口渴,重者血压下降;渗透压基本正常。

(3)低渗性失水(表 6-26-2):早期发生有效循环血容量不足和尿量减少,但无口渴;重者导致细胞内低渗和细胞水肿。

4. 诊断和鉴别诊断 根据病史、临床表现及必要的实验室检查诊断。三种失水的比较见表 6-26-3。

表 6-26-1　高渗性失水的临床表现

高渗性失水程度	失水量占体重比例	表现
轻度	2%~3%	尿量减少、尿比重增高,伴渴感减退
中度	4%~6%	严重口渴、咽下困难、声音嘶哑、心率加快、皮肤干燥、弹性下降、乏力、头晕、烦躁等
重度	7%~14%	神经系统症状(躁狂、谵妄、定向力失常、幻觉、晕厥和脱水热);失水量 >15% 时,可出现高渗性昏迷、低血容量性休克、尿闭及急性肾衰竭

表 6-26-2　低渗性失水的临床表现

低渗性失水程度	血钠浓度 /(mmol/L)	表现
轻度	约 130	疲乏、尿少、口渴、头晕、尿钠极低或测不出
中度	约 120	恶心、呕吐、肌肉痉挛、静脉塌陷、直立性低血压,尿钠测不出
重度	约 110	四肢发凉、体温低、脉搏细数等休克征象,木僵等神经症状,严重者昏迷

表 6-26-3　三种失水的比较

表现	高渗性失水	等渗性失水	低渗性失水
脱水外貌	不明显	较明显	很明显
口渴	明显	有	无
肌肉挛痛	无	有	有
精神状态	烦躁、谵妄	烦躁或淡漠	淡漠、嗜睡
体温	升高	正常或降低	正常或降低
血压	正常,严重者下降	降低	降低,严重者休克
尿量	很少	减少	正常,严重者减少
尿钠	正常	减少	明显减少
血钠	>145mmol/L	130~145mmol/L	<130mmol/L
血液浓缩	+	+~++	++~+++
血浆渗透压	>310mOsm/L	正常	<280mOsm/L
失水、失钠与血浆浓度	失水 > 失钠	平衡	失水 < 失钠

5. 防治

（1）原则：严密注意每日出入液量，监测血电解质等指标的变化，积极治疗原发病，避免不适当的脱水、利尿、鼻饲高蛋白饮食等。已发生失水时，应依据失水的类型、程度和机体情况，决定补液方案。

（2）补液总量：应包括已丢失液体量及继续丢失的液体量两部分。

1）已丢失量：可依据失水程度、原体重、血钠浓度、血细胞比容计算。

2）继续丢失量：包括生理需要量（约 1 500ml/d）及继续发生的病理丢失量（如大量出汗、肺呼出、呕吐等）。

（3）补液种类

1）高渗性失水：补水为主，补钠为辅；适当补钾及碱性液。补液中含钠液体约占 1/3。

2）等渗性失水：补充等渗溶液为主；等渗性失水补液中含钠液体约占 1/2。

3）低渗性失水：补充高渗液为主；补液中含钠液体约占 2/3。

（4）补液方法

1）途径：尽量口服或鼻饲、必要时通过静脉补充。

2）速度：先快后慢；重症者开始 4~8h 内补充液体总量的 1/3~1/2，其余在 24~48h 补完。

3）注意事项：记录 24h 出入量，密切监测体重、血压、脉搏、电解质、酸碱度，见尿补钾（尿量 >30ml/h），纠正酸碱平衡紊乱等。

三、水过多和水中毒

1. 概念 水过多是指机体摄入或输入水过多，以致水在体内潴留，引起血液渗透压下降和循环血量增多的一种病理状态。若过多的水进入细胞内，导致细胞内水过多则称为水中毒。

2. 病因和发病机制 多因水调节机制障碍而又未限制饮水或不恰当补液引起，包括抗利尿激素代偿性分泌增多、抗利尿激素分泌失调综合征（SIADH）、肾排泄水障碍、肾上腺皮质功能减退症、渗透阈重建、抗利尿激素用量过多。

3. 临床表现

（1）急性：起病急，精神神经表现突出，如头痛、精神失常、定向力障碍、共济失调、癫痫样发作、嗜睡与躁动交替出现以至昏迷，也可呈头痛、呕吐、血压增高、呼吸抑制、心率缓慢等颅内高压表现。

（2）慢性：轻度水过多仅有体重增加。

1）血浆渗透压 <260mOsm/L（血钠 125mmol/L）时，有疲倦、表情淡漠、恶心、食欲缺乏和皮下组织肿胀等表现。

2）血浆渗透压 <240~250mOsm/L（血钠 115~125mmol/L）时，出现头痛、嗜睡、神志错乱、谵妄等神经精神症状。

3）血浆渗透压降至 230mOsm/L（血钠 110mmol/L）时，可发生抽搐或昏迷。

> 血钠在 48h 内迅速降 108mmol/L 可致神经系统永久性损伤或死亡。

4. 诊断和鉴别诊断　根据病史,结合临床表现及必要的实验室检查,一般可作出诊断。本病应与缺钠性低钠血症鉴别。水过多和水中毒时尿钠一般 >20mmol/L,缺钠性低钠血症的尿钠常明显减少或消失。

5. 防治

（1）轻症:限制进水量,使入水量 < 尿量,适当服用依他尼酸或呋塞米等袢利尿药。

（2）急重症:保护心、脑功能,纠正低渗状态。

1）高容量综合征:以脱水为主,减轻心脏负荷;首选呋塞米或依他尼酸等。

2）低渗血症（特别是已出现精神神经症状者）:应迅速纠正细胞内低渗状态,限水、利尿,使用 3%~5% 氯化钠液,一般以分次补给为主。纠正钾代谢失常及酸中毒。

四、低钠血症

1. 概念　低钠血症是指血清钠 <135mmol/L 的一种病理生理状态,与体内总钠量无关。

2. 分类　缺钠性低钠血症（低渗性失水）、稀释性低钠血症（水过多）、转移性低钠血症（钠从细胞外转移进细胞内）、特发性低钠血症、脑性盐耗损综合征（CSW）。

3. 治疗　以治疗原发病因为主。CSW 可补充晶体电解质和水,必要时应用 AVP 拮抗药（托伐普坦）。此外可用皮质醇,但不宜长期应用。

五、高钠血症

1. 概念　高钠血症是指血清钠 >145mmol/L,机体总钠量可增高、正常或减少。

2. 分类　包括浓缩性高钠血症、潴钠性高钠血症和特发性高钠血症。

3. 防治　积极治疗原发病,限制钠的摄入量,防止钠输入过多。

第二节　钾代谢失常

一、概述

1. 钾的主要生理作用是维持细胞的新陈代谢、调节渗透压与酸碱平衡、保持神经肌肉的应激性和心肌的正常功能。

2. 肾脏是排钾的主要器官,尿钾排出量受钾的摄入量、远端肾小管钠浓度、血浆醛固酮和皮质醇的调节。

> ⓘ 提示
>
> Na$^+$/K$^+$-ATP 酶是维持细胞钾代谢平衡的重要因素。

二、低钾血症

1. 概念　低钾血症是指血清钾 <3.5mmol/L 的一种病理生理状态。

> ⓘ 提示
>
> 钾缺乏症是指体内总钾量丢失,为造成低钾血症的主要原因。

2. 病因

(1) 缺钾性低钾血症:体内总钾量、细胞内钾和血清钾浓度降低。

1) 摄入不足:长期禁食、偏食、厌食。

2) 排出过多:①胃肠失钾(见于长期大量的恶心、呕吐、胃肠引流等);②肾脏失钾(见于肾脏疾病、内分泌疾病、利尿药、补钠过多、酸碱中毒等)。

3) 其他:见于烧伤,放腹腔积液,腹腔引流,透析等。

(2) 转移性低钾血症:总钾量正常,细胞外钾转移到胞内。

1) 常见原因:①呼吸性或代谢性碱中毒,或酸中毒恢复期;②输注高渗糖及加用胰岛素;③周期性瘫痪。

2) 其他:①EPO 或造血原料的补充,新生 RBC 利用钾;②反复输注洗涤冷冻过的 RBC,血液中钾进入细胞内;③棉籽油或氯化钡中毒;④低温疗法;⑤急性应激状态。

(3) 稀释性低钾血症:总钾量和细胞内钾正常,见于水过多和水中毒,或过多过快补液而未及时补钾。

3. 临床表现

(1) 缺钾性低钾血症(表 6-26-4)

表 6-26-4　缺钾性低钾血症的临床表现

部位	特点
骨骼肌	①血清钾 <3.0mmol/L 时疲乏、软弱、乏力;<2.5mmol/L 时全身性肌无力,肢体弛缓性瘫痪,腱反射减弱或消失,重者窒息 ②可伴麻木、疼痛等感觉障碍 ③慢性者常伴肌纤维溶解、坏死、萎缩和神经退变等病变
消化系统	恶心、呕吐、腹胀、肠蠕动减弱或消失,严重肠黏膜水肿
中枢神经系统	萎靡不振,反应迟钝,定向力障碍,甚至嗜睡、昏迷

续表

部位	特点
循环系统	①早期:心肌应激性增加、心动过速,房性、室性期前收缩;严重者低钾性心肌病,心肌坏死、纤维化 ②ECG:T 波宽而低,QT 间期延长,出现 U 波,重者 T 波倒置,出现多源性早搏,室性心动过速,可因心室扑动、心室颤动等猝死
泌尿系统	长期或严重低钾,可致肾小管上皮细胞变性坏死、多尿、烦渴,发生失钾性肾病,出现蛋白尿和管型尿等
酸碱平衡紊乱	细胞外 Na^+ 和 H^+ 进入细胞内,肾远端小管细胞的 Na^+ 与 K^+ 交换减弱、而 H^+–Na^+ 交换增强,导致代谢性碱中毒、细胞内酸中毒、反常性酸性尿

（2）转移性低钾血症（又称周期性瘫痪）:主要为发作性弛缓性瘫痪或肢体软弱乏力,常在半夜或凌晨突发,多以双下肢为主,可自行缓解。

（3）稀释性低钾血症:主要见于水过多或水中毒时。

4. 诊断　一般根据病史,结合血清钾测定可作出诊断。特异的心电图表现（如低 T 波、QT 间期延长和 U 波）有助于诊断。

5. 防治

（1）要点:积极治疗原发病,给予富钾食物。对缺钾性低钾血症者,除积极治疗原发病外,应及时补钾。在血容量减少、周围循环衰竭、休克致肾功能障碍时,除非有严重心律失常或呼吸麻痹等紧急情况,应待补充血容量排尿达到 30~40ml/h 后,继续观察 6h,给予补钾。通常在尿量 >500ml/d 可予以补钾。

（2）补钾量:参照血清钾水平,大致估计。如血钾 3.0~3.5mmol/L,可补钾 100mmol（相当于氯化钾 8.0g）。

 提示

　　补钾一般每日≤200mmol。

（3）种类:饮食（肉、青菜、水果、豆类等）补钾;药物（最常用 KCl）补钾。

（4）补钾方法

1）途径:首选口服氯化钾,严重者静脉滴注补钾。

2）速度:静脉补钾以 20~40mmol/h 为宜。

3）浓度:静脉补钾以含钾 20~40mmol/L 为宜。

（5）注意事项:①补钾时应注意肾功能和尿量;②如停止静脉补钾 24h 后血钾仍正常,可改为口服;③细胞外钾进入细胞内缓慢,细胞内外平衡需要 15h,疾病时更慢,应注意一过性高血钾;④难治性低钾血症应注意纠正碱中毒、低镁血症;⑤补钾会加重低钙血症,应注意补钙；⑥不宜长期使用氯化钾肠溶片。

三、高钾血症

1. 概念 高钾血症是指血清钾浓度 >5.5mmol/L 的一种病理生理状态，此时的体内钾总量可增多（钾过多）正常或缺乏。

2. 病因

（1）钾过多性高钾血症

1）肾排钾减少（主要）：GFR 下降（少尿型急性、慢性肾衰竭）；肾小管排钾减少（肾上腺皮质功能减退；低肾素性低醛固酮血症，肾小管酸中毒，应用 β 受体拮抗药、ACEI 等）。

2）钾摄入过多：摄入含钾高的食物或药物，输注大量库存血。

（2）转移性高血钾（细胞内钾释放或转移到细胞外，机体总钾量可增多、正常或减少）

1）细胞破坏：重度溶血，大面积烧伤、创伤、化疗，血液透析，横纹肌溶解症等。

2）细胞膜转移功能障碍：代谢性酸中毒 H^+ 进入细胞内，K^+ 移至细胞外；严重失水、休克致组织缺氧等。

（3）浓缩性高钾血症：见于重度失水、失血休克、酸中毒、缺氧等。

（4）假性高钾血症：如试管内溶血、静脉穿刺技术不良等。

3. 临床表现 常被原发病掩盖。

（1）主要表现：心肌收缩功能降低、心音低钝，可使心脏停搏于舒张期；心率减慢、室性期前收缩、房室传导阻滞、心室颤动及心跳停搏。

（2）心电图：是诊断高钾血症程度的重要参考指标；T 波高尖，PR 间期延长，P 波消失，QRS 波群延长。

（3）其他：血压早期升高，晚期降低，出现皮肤苍白、湿冷等，疲乏无力，四肢松弛性瘫痪，腱反射消失，动作迟钝、嗜睡等中枢神经症状。

4. 诊断 有血钾增高和 / 或肾排钾减少的原发病 + 血清钾 >5.5mmol/L，可确诊。心电图可作为诊断病情判定和疗效观察的重要指标。

5. 防治

（1）原则：治疗原发病，控制钾摄入，停用升高血钾的药物，保护心肌，降低血钾。

（2）对抗钾的心脏抑制作用：可选用乳酸钠或碳酸氢钠液、钙剂（对抗钾对心肌的毒性）、高渗盐水、葡萄糖和胰岛素、选择性 β_2 受体激动剂（可促进钾进入细胞内，如沙丁胺醇）。

（3）促进排钾

1）经肾排钾：给予高钠饮食，排钾性利尿药。

2）经肠排钾：采用阳离子交换树脂。

3）透析疗法：用于肾衰竭伴急重症高钾血症者，以血液透析为最佳。

（4）减少钾的来源：①停止高钾饮食或含钾药物；②供给高糖高脂饮食或静脉营养；③清除体内积血，坏死组织；④不用库存血；⑤控制感染。

第三节　酸碱平衡失常

一、概述

人体主要通过体液缓冲系统调节、肺调节、肾调节和离子交换调节等四组缓冲对来维持及调节酸碱平衡。其中体液缓冲系统最敏感,包括碳酸氢盐系统、磷酸盐系统、血红蛋白及血浆蛋白系统,以碳酸氢盐系统最重要。

 提示

> 正常时,$[HCO_3^-]/[H_2CO_3]$ 为 $20:1$。

二、酸碱平衡指标

1. pH　正常动脉血 pH 为 7.35~7.45,>7.45 为碱中毒,<7.35 为酸中毒。

提示

> pH_{NR}(非呼吸性 pH)不受呼吸因素的影响,可反映代谢性酸碱平衡情况。正常动脉血 pH_{NR} 为 7.40。

2. H^+ 浓度　与 pH 呈反对数关系。

3. 二氧化碳分压($PaCO_2$)

(1)正常动脉血为 35~45mmHg,平均 40mmHg,反映肺泡中的 CO_2 浓度。

(2)增高,表示通气不足→呼吸性酸中毒;降低,表示换气过度→呼吸性碱中毒。

4. 标准碳酸氢盐(SB)

(1)SB 是在标准条件下所测得的 HCO_3^- 含量;正常值为 22~26mmol/L。

(2)SB 不受呼吸因素的影响,反映 HCO_3^- 的储备量,是代谢性酸碱平衡的重要指标。

(3)SB 增加→代谢性碱中毒,SB 减低→代谢性酸中毒。

5. 实际碳酸氢盐(AB)

(1)AB 是在实际条件下所测得的 HCO_3^- 含量,正常 AB=SB。

(2)AB 反映机体实际的 HCO_3^- 含量,受呼吸因素的影响。

(3)AB 与 SB 的关系(表 6-26-5)

6. 缓冲碱(BB)　是反映代谢性酸碱平衡的指标,BB 减少表示酸中毒,增加表示碱中毒。

7. 碱剩余(BE)或碱缺乏(BD)　临床常用的 BE 正常值为 0 ± 3mmol/L。BE 表示代谢性碱中毒,BD 表示代谢性酸中毒;BE 和 BD 不受呼吸因素的影响。

表 6-26-5　AB 与 SB 的关系

关系	提示意义
AB>SB	呼吸性酸中毒（CO_2 潴留）
AB<SB	呼吸性碱中毒（CO_2 排出增多）
均低	①AB=SB：失代偿的代谢性酸中毒 ②AB<SB：代偿后的代谢性酸中毒或代偿后的呼吸性碱中毒，或代谢性酸中毒和呼吸性碱中毒并存
均高	①AB=SB：失代偿的代谢性碱中毒 ②AB>SB：代偿后的代谢性碱中毒或代偿后的呼吸性酸中毒，或为代谢性碱中毒合并呼吸性酸中毒

8. 二氧化碳结合力（CO_2CP）　正常值 22~29mmol/L。受代谢和呼吸双重因素的影响，减少可能为代谢性酸中毒或代偿后的呼吸性碱中毒，增多可能为代谢性碱中毒或代偿后的呼吸性酸中毒。

9. 阴离子间隙（AG）　指可测定的阳离子减去可测定的阴离子之差；正常值 8~16mmol/L。

三、酸碱平衡失常

体内产生或摄入的酸性或碱性物质超越了其缓冲、中和与排除的速度和能力，在体内蓄积，即发生酸碱平衡失常。单纯性酸碱失调各因素指标变化规律，见表 6-26-6。

表 6-26-6　单纯性酸碱失调各因素指标变化规律

名称	血 pH	HCO_3^-	$PaCO_2$
代谢性酸中毒	↓	↓	↓
代谢性碱中毒	↑	↑	↑
呼吸性酸中毒	↓	↑	↑
呼吸性碱中毒	↑	↓	↓

四、代谢性碱中毒（简称"代碱"）

1. 病因　大多数是由于各种原因致肾小管 HCO_3^- 重吸收过多（如血容量不足、Cl^- 或钾丧失）引起。

2. 临床表现

（1）轻者被原发病掩盖。

（2）重者呼吸浅慢，神经肌肉兴奋性增高，常有面部及四肢肌肉抽动、手足搐搦，口周及手足麻木。可出现头昏、躁动、谵妄乃至昏迷。伴低钾血症时可有弛缓性瘫痪。

3. 防治

（1）要点：避免碱摄入过多,轻、中度者以治疗原发病为主,循环血容量不足时用生理盐水扩容,低钾血症者补钾,低氯血症者给予生理盐水等。严重者亦应首选生理盐水。

（2）其他药物

1）氯化铵：可提供 Cl^-,且铵经肝转化后可提供 H^+；不能用于肝功能障碍、心力衰竭和伴呼吸性酸中毒患者。

2）稀盐酸：可直接提供 Cl^- 和 H^+。

3）盐酸精氨酸：适用于肝功能不全所致的代碱。

4）乙酰唑胺：主要用于心力衰竭、肝硬化等容量负荷增加性疾病及噻嗪类利尿药所致代碱的治疗,也适合呼吸性酸中毒合并代碱者。

五、呼吸性碱中毒（简称"呼碱"）

1. 病因

（1）中枢性换气过度：非低氧因素所致［分离（转换）障碍、脑补外伤、药物中毒等］,低氧因素所致（剧烈运动缺氧、阻塞性肺疾病等）。

（2）外周性换气过度：胸外伤、呼吸道阻塞突然解除、胸廓或腹部手术后等。

2. 代偿机制

（1）CO_2 减少,呼吸浅而慢,使 CO_2 潴留,H_2CO_3 升高而代偿。

（2）持续较久时,肾排 H^+ 减少,HCO_3^- 排出增多,HCO_3^-/H_2CO_3 在低水平达到平衡（代偿性呼碱）。

3. 临床表现

（1）主要为换气过度和呼吸加快。

（2）碱中毒可刺激神经肌肉兴奋性增高,急性轻者可有口唇、四肢发麻、刺痛,肌肉颤动；重者有眩晕、昏厥、视力模糊、抽搐；可伴胸闷、胸痛、口干、腹胀等；脑电图和肝功能异常。

4. 防治

（1）主要是病因治疗,如心理疏导解除分离（转换）障碍患者的顾虑,合理给氧,加强呼吸机的管理,积极治疗原发病等。

（2）乙酰唑胺口服有利于排出 HCO_3^-。对持续时间较长患者,可试用 β 受体拮抗药减慢呼吸。

六、混合型酸碱平衡障碍

在临床实践中,酸碱平衡失常几乎均为混合型,且随病情变化和治疗干预而不断改变。因此,必须正确识别和判断患者酸碱平衡失常的实际状况。

知识拓展

　　肾脏对水、电解质和酸碱平衡的调节在维持机体内环境稳态方面发挥重要作用。水、电解质和酸碱平衡紊乱应尽早诊断,积极去除诱因和治疗原发病,及时纠正水、电解质和酸碱失衡。

第二十七章

高尿酸血症

一、概述

1. 定义　高尿酸血症是一种常见的生化异常,由尿酸盐生成过量和/或肾脏尿酸排泄减少,或两者共同存在而引起。目前将血尿酸 >420μmol/L(7mg/dl)定义为高尿酸血症。

2. 临床分类

(1)原发性:多由先天性嘌呤代谢异常所致,常与肥胖、糖脂代谢紊乱、高血压、动脉硬化和冠心病等聚集发生有关。

(2)继发性:见于由其他疾病、药物、膳食产品或毒素引起的尿酸盐生成过量或肾脏清除减少所致。

3. 按尿酸形成的病理生理机制分类　将高尿酸血症分为尿酸生成增多和尿酸排泄减少。

二、临床表现

大多数原发性高尿酸血症患者没有临床症状,常有代谢综合征的临床表现。少数患者可以发展为痛风,表现为急性关节炎、痛风肾和痛风石等。

三、诊断

1. 日常饮食下,非同日两次空腹血尿酸水平 >420μmol/L 即可诊断为高尿酸血症。如出现特征性关节炎表现、尿路结石或肾绞痛发作,伴有高尿酸血症应考虑痛风。关节液穿刺或痛风石活检证实为尿酸盐结晶可作出诊断。

2. X 线检查、CT 或 MRI 扫描对明确诊断具有一定的价值。

3. 急性关节炎期诊断有困难者,秋水仙碱试验性治疗有诊断意义。

四、治疗

原发性高尿酸血症与痛风的防治目的:控制高尿酸血症,预防尿酸盐沉积;迅速终止急性关节炎的发作;防止尿酸结石形成和肾功能损害。措施包括一般治疗(控制饮食总热量、限制饮酒和高嘌呤食物等)、药物治疗等。

第二十八章

骨质疏松症

一、概述

1. 概念　骨质疏松症（OP）是一种以骨量降低和骨组织微结构破坏为特征，导致骨脆性增加和易于骨折的代谢性骨病。

2. 分类

（1）继发性 OP：常由内分泌代谢疾病（如性腺功能减退症、甲亢、甲旁亢、库欣综合征、1 型糖尿病等）或全身性疾病引起。

（2）原发性 OP

1）Ⅰ型原发性 OP：即绝经后骨质疏松症（PMOP），发生于绝经后女性。本章主要介绍 PMOP。

2）Ⅱ型原发性 OP：即老年性 OP，见于老年人。

二、危险因素

1. 骨吸收因素

（1）性激素缺乏：雌激素缺乏使破骨细胞功能增强，骨丢失加速，是 PMOP 的主要病因。雄激素缺乏参与老年性 OP 的发病。

（2）活性维生素 D 缺乏和甲状旁腺素（PTH）增高：导致骨转换率加速和骨丢失。

（3）细胞因子表达紊乱：IL-1、IL-6、肿瘤坏死因子（TNF）增高，护骨素减少，导致破骨细胞活性增强和骨吸收增加。

2. 骨形成因素

（1）峰值骨量降低：青春发育期是人体骨量增加最快的时期，约在 30 岁达到峰值骨量（PBM）；PBM 后，OP 的发生主要取决于骨丢失的量和速度。

（2）骨重建功能衰退：可能是老年性 OP 的重要发病原因。

3. 骨质量下降　导致骨脆性和骨折风险增高。骨质量主要与遗传有关。

4. 不良的生活方式和生活环境　OP 和 OP 性骨折的危险因素很多，如高龄、吸烟、制动、体力活动过少等。蛋白质摄入不足、营养不良和肌肉功能减退是老年性 OP 的重要原因。

三、临床表现

1. 骨痛和肌无力

（1）较重患者常诉腰背疼痛、乏力或全身骨痛，骨痛常为弥漫性，无固定部位，检查不能发现压痛区（点）。

（2）乏力常于劳累或活动后加重，负重能力下降或不能负重。

（3）四肢骨折或髋部骨折时肢体活动明显受限，局部疼痛加重，有畸形或骨折阳性体征。

2. 骨折

（1）常因轻微活动、创伤、弯腰、负重、挤压或摔倒后发生骨折。

（2）多发部位为脊柱、髋部和前臂。

（3）脊柱压缩性骨折多见于 PMOP，突出表现为身材缩短；有时出现突发性腰痛，卧床而取被动体位。

（4）髋部骨折多在股骨颈部（股骨颈骨折），多见于老年性 OP，通常于摔倒或挤压后发生。

3. 并发症　驼背和胸廓畸形者常伴胸闷、气短、呼吸困难。易并发上呼吸道和肺部感染。髋部骨折者常因感染、心血管病或慢性衰竭而死亡。

四、诊断

1. 诊断标准　详细的病史和体检是临床诊断的基本依据，但确诊有赖于 X 线检查或骨密度（BMD）测定。

2. 疾病程度

（1）低骨量：低于同性别 PBM 的 1 个标准差（SD）以上，但小于 2.5 个 SD。

（2）OP：低于 PBM 的 2.5 个 SD 以上。

（3）严重 OP：OP 伴一处或多处骨折。

3. 骨代谢转换率评价

（1）骨形成指标：血清骨源性碱性磷酸酶、骨钙素和 I 型胶原羧基前肽等。

（2）骨吸收指标：尿钙／尿肌酐比值、吡啶啉、脱氧吡啶啉和血抗酒石酸酸性磷酸酶（TRAP）等。

五、治疗

1. 一般治疗　包括改善营养状况、补充钙剂和维生素 D、加强运动、纠正不良生活习惯和行为偏差、避免使用致 OP 药物（抗癫痫药、苯妥英、苯巴比妥、扑米酮等）和对症治疗（如疼痛者给予适量非甾体抗炎药）。

2. 特殊治疗

（1）雌激素补充治疗：主要用于 PMOP 的预防，有时也可作为治疗方案之一。

（2）二膦酸盐：抑制破骨细胞生成和骨吸收；主要用于骨吸收明显增强的代谢性骨病。

（3）降钙素：抑制骨吸收，主要适用于高转换型 OP；OP 伴或不伴骨折；变形性骨炎；急性高钙血症或高钙血症危象。

（4）PTH：小剂量可促进骨形成，增加骨量；对老年性 OP、PMOP、雌激素缺乏的年轻妇女和糖皮质激素所致的 OP 均有治疗作用。

（5）其他药物：包括小剂量氟化钠等。

3. OP 性骨折的治疗　治疗原则包括复位、固定、功能锻炼和抗 OP 治疗。

第二十九章

性发育异常疾病

一、概述

性发育异常疾病（DSD）主要有染色体性别分化异常疾病、性腺性别分化异常疾病及表型性别分化异常疾病（女性假两性畸形和男性假两性畸形）。

二、染色体性别异常疾病

1. Klinefelter 综合征（简称克氏综合征）

（1）本病又称精曲小管发育不全症，病因是性染色体异常，即患者具有两条或两条以上 X 染色体。

（2）典型表现为睾丸小而硬、男性乳房发育、呈类无睾体型、智力发育障碍、第二性征发育不全等。

（3）血淋巴细胞的染色体核型分析可明确诊断。

（4）治疗：雄激素终身治疗，使血睾酮达到正常中等水平；辅助生殖技术可帮助患者生育。

2. Turner 综合征（特纳综合征）

（1）本病又称先天性卵巢发育不全症，是由于 X 染色体部分或完全缺失以及结构异常所致的一种疾病。

（2）临床表现为身材矮小，性腺发育不全、淋巴水肿、躯体和内脏畸形，轻型者仅表现为最终身高略矮、卵巢早衰等。第二性征发育不全，无乳房发育，无阴毛及腋毛生长，外生殖器为女性幼稚型。

（3）染色体核型分析是确诊的直接依据。典型 Turner 综合征的染色体核型为 45，XO。

医学生内分泌科实习提要

1. 扎实基础，练好基本功　入科前熟练掌握甲状腺功能亢进症、糖尿病、库欣综合征、原发性醛固酮增多症、嗜铬细胞瘤等内分泌科常见疾病的基本知识并做好复习，包括病因、发病机制、临床表现、常用诊断和治疗方法，在临床实习过程中做好理论与实践的衔接。

2. 熟悉典型疾病　初入内分泌科实习时要好好学习每种典型疾病相应的检查项目与实验内容,这样有助于更深入地了解病情及治疗效果、预后等。内分泌患者需要做好监测的项目纷繁复杂,比如血糖、血压、血钾、血钠、血钙、出入量等,要有条理地记录各项指标变化。

3. 主动学习　在内分泌科重点学习的专科知识技能主要包括熟悉常见检查报告的临床意义,熟悉常见疾病的诊治思路,熟悉甲状腺穿刺活检的适应证和禁忌证及操作要点等。

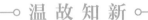

温 故 知 新

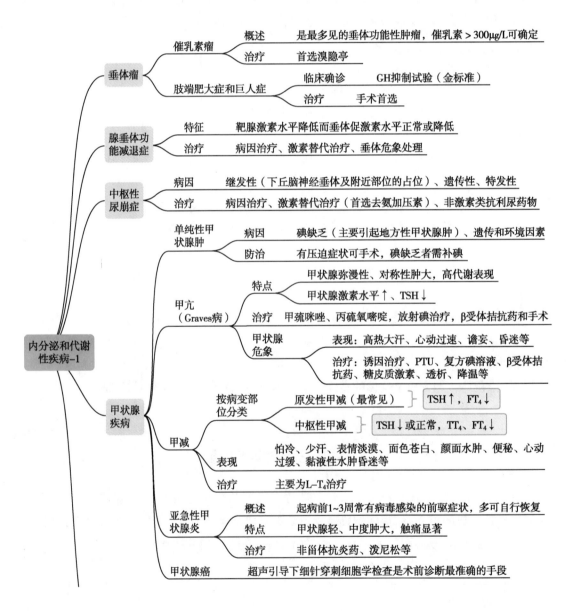

内分泌和代谢性疾病-2

甲状旁腺疾病

原发性甲旁亢
- 组织病理：甲状旁腺腺瘤最多见
- 表现：主要为反复发作的肾结石、消化性溃疡、精神改变与广泛的骨吸收
- 治疗：主要为手术治疗

甲旁减
- 临床特点：手足搐搦、癫痫样发作、低钙血症和高磷血症
- 治疗：推荐联合钙剂和维生素D治疗

库欣综合征
- 典型表现：向心性肥胖、满月脸、多血质外貌、紫纹等
- 分类
  - 库欣病，异位ACTH综合征、异位CRH综合征 —— 依赖ACTH
  - 肾上腺皮质腺瘤，肾上腺皮质癌，不依赖ACTH的双侧大、小结节性增生 —— 不依赖ACTH
- 治疗：手术、药物

原发性醛固酮增多症
- 特点：高血压、低血钾、高血钠，肾素↓、血管紧张素Ⅱ↓、醛固酮↑
- 治疗：手术（可根治醛固酮腺瘤）、药物（螺内酯等）

原发性慢性肾上腺皮质功能减退症
- 特征表现：全身皮肤色素加深、龈、舌部、颊黏膜等色素沉着
- 治疗：激素替代、病因治疗、肾上腺危象治疗等

嗜铬细胞瘤
- 特征表现：阵发性高血压，伴剧烈头痛、大汗淋漓、心动过速等
- 治疗：手术切除，术前用α受体拮抗药控制

糖尿病

主要分型
- T1DM：青少年多见，胰岛β细胞破坏，肾病为主要死因
- T2DM：成年人多见，胰岛素抵抗和分泌缺陷，心血管病为主要死因

检查
尿糖、血糖、OGTT、糖化血红蛋白、胰岛素释放试验、C肽释放试验等

治疗
糖尿病教育、医学营养治疗、运动治疗、病情监测和药物治疗等

糖尿病酮症酸中毒
- 特征：深大呼吸，呼气有烂苹果味，失水、昏迷、休克
- 检查：血糖一般为16.7~33.3mmol/L，血酮体升高，尿糖强阳性、尿酮阳性
- 补液：先快后慢，先盐后糖
- 治疗：补液，胰岛素治疗，纠正电解质紊乱，诱因治疗和防治并发症

高渗高血糖综合征
- 表现：多尿、多饮，食欲减退；严重脱水和精神神经症状
- 检查：血糖>33.3mmol/L，血浆渗透压>320mOsm/L，尿酮体阴性或弱阳性
- 治疗：补液，胰岛素治疗（用量较小）

低血糖症
- Whipple三联征：低血糖症状、血糖浓度<2.8mmol/L、血糖上升后症状缓解
- 治疗
  - 轻中度：口服糖水、含糖饮料等
  - 重者和疑似低血糖昏迷：静脉给予葡萄糖

第七篇　风湿性疾病

第一章

总　论

一、概念

风湿性疾病是一组累及骨与关节及其周围软组织（如肌肉、肌腱、滑膜、滑囊、韧带和软骨等）及其他相关组织和器官的慢性疾病。

二、分类（表 7-1-1）

表 7-1-1　风湿性疾病的分类

分类	常见疾病
弥漫性结缔组织病（CTD）	类风湿关节炎（RA）、系统性红斑狼疮（SLE）、多发性肌炎 / 皮肌炎、系统性血管炎综合征等
脊柱关节炎	强直性脊柱炎（AS）、银屑病关节炎、肠病性关节炎、反应性关节炎等
退行性变	骨关节炎（OA）
遗传、代谢和内分泌相关性风湿病	痛风等
感染相关风湿病	风湿热等
肿瘤相关风湿病	原发性（滑膜瘤、滑膜肉瘤等）、继发性（多发性骨髓瘤、转移癌等）
神经血管疾病	神经性关节病、压迫性神经病变等
骨与软骨病变	骨质疏松、骨软化、骨炎等
非关节性风湿病	关节周围病变（滑囊炎、肌腱病等）、椎间盘病变、特发性腰痛等
其他有关节症状的疾病	周期性风湿病、间歇性关节积液、慢性肝炎等

三、病理（表 7-1-2）

表 7-1-2　常见风湿性疾病的病理特点

常见疾病	病理特点
RA	滑膜炎、骨质破坏（非炎症性）
SLE	小血管炎
AS	附着点炎

常见疾病	病理特点
干燥综合征	唾液腺炎、泪腺炎
OA	关节软骨变性
系统性硬化症	间质性肺炎、皮下纤维组织增生、微血管病
多发性肌炎 / 皮肌炎	肌炎、间质性肺炎,肌萎缩
血管炎	不同大小的动、静脉炎
痛风	关节腔炎症

四、临床表现

1. 常见关节炎的特点（表 7-1-3）

表 7-1-3 常见关节炎的特点

项目	RA	AS	OA	痛风性关节炎	SLE
流行病学	中青年女性	青年男性	中老年	中年男性	育龄女性
起病方式	缓	缓	缓	急骤	不定
常见首发部位	近端指间关节（PIP）、掌指关节（MCP）、腕	膝、髋、踝	膝、腰、远端指间关节（DIP）	第1跖趾（MTP）关节	手关节/其他部位
疼痛特点	持续、休息后加重	休息后加重、活动减轻	活动后加重	剧烈、夜间重	不定
肿胀特点	软组织为主	软组织为主	骨性肥大	红、肿、热	软组织为主
关节变形	常见	外周关节少见,中轴关节常见	可见	少见	多无
受累关节分布	对称性多关节炎	非对称性下肢大关节	少关节炎*	负重关节明显	反复发作
脊柱炎和/或骶髂关节病变	偶有	必有,功能受限	腰椎增生,唇样变	无	无

注:*少关节炎指累及 3 个或 3 个以下的关节,多关节炎指累及 4 个及 4 个以上的关节。

2. 常见弥漫性结缔组织病的临床症状及体征（表7-1-4）

表 7-1-4　常见弥漫性结缔组织病的临床症状及体征

疾病名称	临床症状及体征
SLE	颧部蝶形红斑、环形红斑、盘状红斑、脱发、口腔溃疡、多关节肿痛、颜面、眼睑和下肢水肿、紫癜、精神症状、癫痫、偏瘫、截瘫、习惯性流产
原发性干燥综合征	口干、眼干、腮腺肿大、猖獗龋齿、紫癜、夜尿增多、肢体弛缓性瘫痪
多发性肌炎/皮肌炎	四肢近端肌痛及肌无力、吞咽困难、上眼睑紫红色水肿性红斑、Gottron征、颈部呈V形充血、颈背部及双上臂外侧红斑、技工手、甲周红斑、皮下钙化、干咳、劳力性呼吸困难
系统性硬化症	雷诺现象、指端缺血性溃疡、硬指、皮肤肿硬、失去弹性、吞咽困难、反酸、干咳、劳力性呼吸困难、肺底爆裂音、杵状指
肉芽肿性多血管炎	鞍鼻、咯血、劳力性呼吸困难、少尿、手足麻木、突眼、可触性紫癜
大动脉炎	发热,盗汗,无脉,颈部、腹部血管杂音,高血压
白塞病	口腔溃疡、外阴溃疡、毛囊炎、结节红斑、针刺反应、关节肿痛、葡萄膜炎、视力下降

五、辅助检查

1. 常规检查　血、尿、便常规检查,肝、肾功能等。
2. 常用自身抗体及临床意义（表7-1-5）

表 7-1-5　临床常用自身抗体及临床意义

抗体	临床意义
抗dsDNA抗体	常被作为SLE活动的指标,与疾病活动性和预后有关,可用于药物疗效观察
抗核小体抗体	多见于活动性狼疮,特别是狼疮肾炎
抗组蛋白抗体（AHA抗体）	可在多种结缔组织病中出现,对药物性狼疮有诊断价值
抗Sm抗体	对SLE的诊断有较高特异性,是目前公认的SLE的血清标记抗体
抗Scl-70抗体	为系统性硬化症（SSc）的血清标记性抗体
抗SSB抗体	对诊断干燥综合征（SS）有高度特异性,原发性SS阳性率为65%~85%
抗SSA抗体	主要见于原发性SS,可见于SLE、RA等
抗Jo-1抗体	为多发性肌炎/皮肌炎的血清标记性抗体
抗U_1RNP抗体	对结缔组织病的诊断和鉴别诊断有意义

续表

抗体	临床意义
抗核糖体抗体	即抗 rRNP 抗体，为 SLE 特异性自身抗体，与中枢神经系统受累有关
抗着丝点抗体（ACA）	是 SSc 的局限型 CREST 综合征的特异性抗体
抗核仁抗体	与 SSc 有关
类风湿因子（RF）	无特异性，RA 患者中阳性率较高，5% 的正常老年人可阳性
抗环瓜氨酸多肽（CCP）抗体	抗 CCP 抗体在早期 RA 时可出现，可作为 RF 阴性 RA 的诊断依据
抗中性粒细胞胞质抗体（ANCA）	有助于诊断血管炎
抗磷脂抗体（APLs）	常检测抗心磷脂抗体、狼疮抗凝物、抗 β_2-GPI 抗休，常见于 SLE、抗磷脂综合征等结缔组织病及非结缔组织病

3. 人类白细胞抗原（HLA）检测、关节液检查、病理检查和影像学检查。

六、治疗

1. 治疗措施 明确诊断后应早期治疗。治疗措施包括一般治疗（教育、生活方式、物理治疗、锻炼、对症等），药物治疗，手术治疗（矫形、滑膜切除、关节置换等）。

2. 常用药物 主要包括 NSAIDs、糖皮质激素、改善病情的抗风湿药（DMARDs）及生物制剂。临床常用的 DMARDs 见表 7-1-6。

表 7-1-6 临床常用的 DMARDs

药名	药理作用	主要副作用
甲氨蝶呤（MTX）	抑制嘌呤、嘧啶核苷酸的合成	胃肠道反应、口炎、肝功能损害、骨髓抑制
环磷酰胺	交联 DNA 和蛋白，使细胞生长受阻	胃肠道反应、脱发、骨髓抑制、肝损害、致畸、出血性膀胱炎、性腺抑制等
吗替麦考酚酯	抑制鸟嘌呤核苷酸	胃肠道反应、骨髓抑制、感染、致畸
柳氮磺吡啶	在肠道分解为 5-氨基水杨酸和磺胺吡啶。前者抑制前列腺素，清除致炎性氧离子	肝损害、过敏反应、胃肠道反应
硫唑嘌呤	干扰腺嘌呤、鸟嘌呤核苷酸的合成	骨髓抑制、胃肠道反应、肝功能损害
来氟米特	抑制嘧啶核苷酸的合成	腹泻、肝功能损害、皮疹、WBC 下降、脱发、致畸

续表

药名	药理作用	主要副作用
抗疟药	改变细胞溶酶体的 pH,减弱巨噬细胞的抗原提呈功能和 IL-1 的分泌	视网膜损害等
环孢素	抑制、改变 T 细胞的生长和反应	高血压、肝损害、肾损害
雷公藤多苷	抑制淋巴细胞增殖等	白细胞减少、胃肠道反应

 知识拓展

　　风湿性疾病的诊断常以关节的表现和演变为切入点,兼顾多系统表现,寻找炎症和免疫反应的证据,并结合特征性血清学检查和影像学检查,才能最终正确诊断。

◦ 经 典 试 题 ◦

(研)1. 病理和临床类型中呈退行性变的风湿性疾病是

　　A. 银屑病关节炎 　　　　　　　　B. 强直性脊柱炎

　　C. 骨关节炎 　　　　　　　　　　D. 类风湿关节炎

(执)2. 下列关于类风湿因子(RF)与类风湿关节炎(RA)的描述,不正确的是

　　A. 高滴度 RF 阳性对诊断 RA 有意义

　　B. RF 高滴度是 RA 预后不良的指标之一

　　C. RF 阳性可见于 RA 以外的其他疾病

　　D. 部分 RA 患者的血清 RF 阴性

　　E. RF 阳性是诊断 RA 的必备条件

【答案】

　1. C 　2. E

第二章

风　湿　热

一、概述

风湿热（RF）是一种因 A 组链球菌（GAS）感染咽部引起的迟发性、非化脓性后遗症。任何年龄均可发病,最常见人群是 5~15 岁的儿童和青少年。多发于冬春阴雨季节,寒冷和潮湿是重要的诱因。

二、诊断

Jones（1992 年）AHA 修订标准如下。

1. 主要表现　心脏炎、多关节炎（最常见）、舞蹈病、环形红斑、皮下结节。

2. 次要表现　关节痛、发热、急性反应物（ESR、CRP）增高、心电图 P-R 间期延长。

3. 有前驱链球菌感染的证据　咽喉拭子培养或快速链球菌抗原试验阳性、链球菌抗体效价升高。

三、治疗

1. 适当休息,避免劳累和受刺激。

2. 应用抗生素（青霉素）消灭咽部链球菌感染灶。如青霉素过敏,可改用头孢菌素类或红霉素族抗生素和阿奇霉素等。

3. 抗风湿治疗　阿司匹林（单纯关节受累者首选）、泼尼松（用于心脏炎患者）、丙戊酸（治疗舞蹈病）。

第三章

类风湿关节炎

一、概述

类风湿关节炎（RA）是一种以侵蚀性、对称性多关节炎为主要临床表现的慢性、全身性自身免疫性疾病。呈全球性分布，是造成人类丧失劳动力和致残的主要原因之一。

二、病因和发病机制

1. 遗传易感性　研究表明本病有家族聚集倾向，HLA-DRB1 等位基因突变与 RA 发病相关。
2. 环境因素
（1）未证实有导致患病的直接感染因子。
（2）某些感染（细菌、支原体和病毒等）可能通过激活 T、B 淋巴细胞，分泌致炎因子，产生自身抗体，影响 RA 的起病和进展。
（3）吸烟能够显著增加 RA 发生风险，并且与 ACPA 阳性的 RA 更相关。
3. 免疫紊乱（主要发病机制）
（1）活化的 $CD4^+T$ 细胞和 MHC-Ⅱ型阳性的抗原提呈细胞（APC）浸润关节滑膜。
（2）自身抗原（关节滑膜组织的某些特殊成分或体内产生的内源性物质）被 APC 提呈给活化的 $CD4^+T$ 细胞→启动特异性免疫应答→引起相应关节炎症状。
（3）活化的 B 细胞、巨噬细胞及滑膜成纤维细胞等作为抗原提呈及自身抗体来源细胞，在 RA 滑膜炎症性病变的发生及演化中发挥重要作用。

三、病理

1. 滑膜炎
（1）急性期：以渗出和细胞浸润为主，滑膜下层小血管扩张，内皮细胞肿大、细胞间隙增大，间质有水肿和中性粒细胞浸润。
（2）慢性期：滑膜肥厚，突向关节腔内或形成绒毛样突起，侵入骨质。绒毛又名血管翳，是造成关节破坏、畸形、功能障碍的病理基础。
2. 血管炎　可发生在 RA 关节外的任何组织。类风湿结节是血管炎的一种表现，结节中心纤维素样坏死，周围有上皮样细胞浸润，环状排列，被肉芽组织（含有大量淋巴细胞、浆细胞）包绕。

提示

滑膜炎是 RA 的基本病理改变。

四、临床表现

1. **一般情况** 多慢性起病,中年女性多见。以对称性双手、腕、足等多关节肿痛为首发表现,常伴晨僵,可伴低热、乏力、肌肉酸痛、体重下降等全身症状。少数急性起病,在数天内出现典型关节症状。

2. **关节表现**

（1）关节痛和压痛（最早出现）:多为对称性、持续性,时轻时重;最常见于腕、掌指、近端指间关节,其次是足趾、膝、踝、肘、肩等关节;疼痛关节常伴压痛,受累皮肤常有褐色色素沉着。

（2）晨僵:晨起明显、活动后减轻;>1h 有意义,为活动性的指标之一。

（3）关节肿胀:多因关节腔积液、滑膜增生和软组织水肿所致。受累关节均可肿胀,多呈对称性。

（4）关节畸形（晚期表现）:最常见的是掌指关节的半脱位、手指向尺侧偏斜、腕和肘关节强直、"天鹅颈"样及"纽扣花"样表现。

（5）特殊关节受累:颈椎受累→颈痛、活动受限,寰枢椎关节半脱位（最严重）;颞颌关节受累→说话、咀嚼疼痛,张口受限;肩、髋关节受累→局部疼痛、活动受限。

（6）关节功能障碍:关节肿痛和结构破坏都会引起关节活动障碍,可根据影响生活的程度分为 4 级（表 7-3-1）。

表 7-3-1 关节功能障碍分级

分级	表现
Ⅰ级	能照常进行日常生活和各项工作
Ⅱ级	能进行一般的日常生活和某种职业工作,其他项目活动受限
Ⅲ级	能进行一般的日常生活,参与某种职业工作或其他项目活动受限
Ⅳ级	日常生活的自理和参与工作的能力均受限

 提示

晨僵可见于多种关节炎,但 RA 最突出。

3. **关节外表现**（表 7-3-2）

表 7-3-2　RA 的关节外表现

分类	表现
皮肤类风湿结节	①为特异性皮肤表现（可见于 30%~40% 的患者），提示病情活动 ②多见于关节隆突部及受压部位皮下（前臂伸面、尺骨鹰嘴下方、跟腱、滑囊等处）；结节大小不一，呈对称性，质硬、无压痛 ③几乎所有脏器如心、肺、胸膜、眼等均可累及
心脏	以心包炎最常见，多见于 RF 阳性、有类风湿结节的患者
肺	男性多于女性，表现为肺间质病变（是最常见的肺病变，活动后气短，肺纤维化，高分辨率 CT 有助诊断）、胸膜炎（单侧或双侧少量渗出性胸腔积液）、结节样改变（尘肺患者合并 RA 时易出现大量肺结节，称为 Caplan 综合征）
神经系统	神经受压常见，正中神经→腕管综合征，胫后神经→跗管综合征；继发血管炎，可致手足麻木多发性单神经炎；C_1~C_2 颈椎受累可见脊髓病变
血液系统	①以正细胞正色素性贫血最常见，可有小细胞低色素性贫血（因病变本身或因服用非甾体抗炎药所致） ②活动期常见血小板增多，病情缓解后下降 ③Felty 综合征，指 RA 伴脾大、中性粒细胞减少，甚至贫血和血小板减少；患者关节外表现非常突出，多合并有下肢溃疡、色素沉着，皮下结节，关节畸形等
肾	很少累及，偶有轻微膜性肾病、肾小球肾炎、肾内小血管炎及肾脏淀粉样变
血管炎	常见于长病程、血清 RF 阳性且病情活动的 RA 患者，皮肤表现各异，包括瘀点、紫癜、指（趾）坏疽等
眼	干眼症等

五、辅助检查

1. 血液学改变

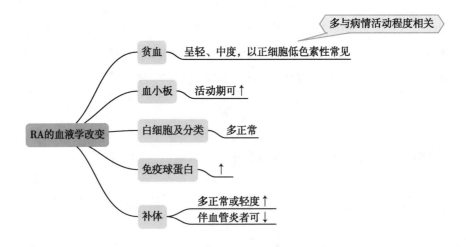

2. 炎症标志物 ESR↑、C反应蛋白（CRP）↑，为反映病情活动度的主要指标。

3. RF因子 是RA患者血清中针对IgG Fc片段上抗原表位的一类自身抗体。可分为IgM、IgG和IgA型。常规工作中主要检测IgM型RF；RF并非RA的特异性抗体，也见于慢性感染、自身免疫性疾病和部分正常老年人。

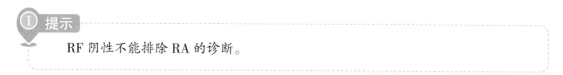

> **提示**
>
> RF阴性不能排除RA的诊断。

4. 抗瓜氨酸化蛋白抗体（ACPA） 部分患者RF和ACPA均为阴性，称为血清学阴性RA。

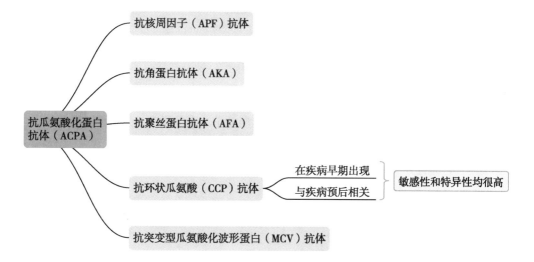

抗瓜氨酸化蛋白抗体（ACPA）
- 抗核周因子（APF）抗体
- 抗角蛋白抗体（AKA）
- 抗聚丝蛋白抗体（AFA）
- 抗环状瓜氨酸（CCP）抗体 —— 在疾病早期出现；与疾病预后相关 —— 敏感性和特异性均很高
- 抗突变型瓜氨酸化波形蛋白（MCV）抗体

5. 关节滑液 关节炎症时滑液增多，呈淡黄色透明、黏稠状，滑液中WBC增加（5 000~50 000/µl），以多核白细胞为主。该检查可用于证实关节炎症，但尚不能确诊RA。

6. X线检查 双手、腕关节及其他受累关节的X线片对RA诊断、监测疾病进展及判断治疗效果很重要。

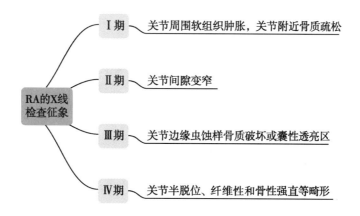

RA的X线检查征象
- Ⅰ期 关节周围软组织肿胀，关节附近骨质疏松
- Ⅱ期 关节间隙变窄
- Ⅲ期 关节边缘虫蚀样骨质破坏或囊性透亮区
- Ⅳ期 关节半脱位、纤维性和骨性强直等畸形

7. 关节 MRI 对早期诊断极有意义。可显示关节软组织病变、滑膜水肿、增生和血管翳形成,以及骨髓水肿等。

8. 关节超声 显示关节腔、关节滑膜、滑囊、关节腔积液、关节软骨厚度及形态等,反映滑膜增生情况,指导关节穿刺及治疗。

9. 关节镜及针刺活检 关节镜对诊断及治疗均有价值。

六、诊断和鉴别诊断

1. 诊断标准 参考美国风湿病学会(ACR)1987 年修订的分类标准,符合以下标准中至少 4 项即可诊断(要求前 4 项的病程≥6 周)。

(1)晨僵:>1h。

(2)关节炎:≥3 个关节区有软组织肿胀或积液。

(3)对称性关节炎。

(4)手关节炎:腕、掌指或近端指间关节区中,至少有一个关节区肿胀。

(5)类风湿结节。

(6)血清 RF(+)。

(7)影像学改变:手和腕的后前位像上有典型的 RA 影像学改变,必须包括骨质侵蚀或受累关节及其邻近部位有明确的骨质脱钙。

2. 2010 年新的分类标准(表 7-3-3) 由 ACR 和欧洲抗风湿病联盟(EULAR)联合提出,总得分≥6 分可确诊 RA。

表 7-3-3 2010 年 ACR/EULAR 的 RA 分类标准

项目		评分
关节受累情况	1 个中大关节	0
	2~10 个中大关节	1
	1~3 个小关节	2
	4~10 个小关节	3
	>10 个(至少 1 个小关节)	5
血清学指标	RF(-)、抗 CCP 抗体(-)	0
	RF(+)或抗 CCP 抗体低滴度阳性	2
	RF(+)或抗 CCP 抗体高滴度阳性(正常上限 3 倍)	3
滑膜炎持续时间	<6 周	0
	≥6 周	1
急性时相反应物	CRP 和 ESR 均正常	0
	CRP 或 ESR 均正常	1

注:受累关节指关节肿胀疼痛,小关节包括掌指关节、近端指间关节、第 2~5 跖趾关节、腕关节,不包括第 1 腕掌关节、第 1 跖趾关节和远端指间关节;大关节指肩、肘、髋、膝和踝关节。

3. 鉴别诊断

（1）RA 与骨关节炎的鉴别（表 7-3-4）

表 7-3-4　RA 与骨关节炎的鉴别

项目	RA	OA
发病人群	30~50 岁女性多见	中老年人
常见关节受累	对称性多关节,腕、掌指、近端指间关节	膝、脊柱等负重关节
体征	梭形肿胀	骨性肥大
晨僵	>1h	<0.5h
辅助检查	RF、ACPA 多（+）	RF、ACPA 均（-）
X 线检查	关节破坏、畸形	关节边缘呈唇样增生或骨疣形成,多为非对称性关节狭窄

（2）RA 与强直性脊柱炎的鉴别（表 7-3-5）

表 7-3-5　RA 与强直性脊柱炎的鉴别

项目	RA	AS
发病人群	30~50 岁女性多见	青壮年男性
常见关节受累	对称性多关节,腕、掌指、近端指间关节	主要为骶髂及脊柱关节,外周关节受累以非对称性的下肢大关节炎为主
RF	多（+）	（-）
类风湿结节	有	无
HLA-B27	（-）	多（+）

（3）银屑病关节炎：多于银屑病若干年后发生,远端指间关节受累更明显,表现为该关节的附着端炎和手指炎。RF 多（-）,HLA-B27 可（+）。

（4）系统性红斑狼疮：抗 dsDNA 抗体、抗 Sm 抗体等阳性,关节病变一般为非侵蚀性,关节外系统性症状突出如蝶形红斑、脱发、皮疹等。

4. 病情判断

（1）判断 RA 的活动性指标包括疲劳的程度、晨僵持续时间、关节疼痛及肿胀的数目和程度以及炎性指标等。

（2）影响预后的因素：病程、躯体功能障碍（如 HAQ 评分）关节外表现、血清中自身抗体是否阳性,以及早期出现 X 线提示的骨破坏等。

七、治疗

1. 治疗原则　早期、达标、个体化方案。治疗的主要目标是达到临床缓解或低疾病活动度,临床缓解是指没有明显的炎症活动症状和体征。

2. **一般治疗** 患者教育、休息、关节制动(急性期)、功能锻炼(恢复期)、物理疗法等。急性期、发热以及内脏受累宜卧床休息。

3. **药物治疗** 初始治疗必须应用一种 DMARDs。

(1)**NSAIDs**:可缓解症状,不能控制病情,应联合 DMARDs 使用。避免两种或两种以上 NSAIDS 同时服用;选择性 COX-2 抑制剂可减少胃肠道不良反应。

(2)传统 DMARDs:**MTX(首选、联合治疗的基本药物)**,通常 4~6 周起效,疗程至少半年。其他有来氟米特(可致畸,孕妇禁用)、抗疟药(包括羟氯喹和氯喹)、柳氮磺吡啶等。

(3)生物 DMARDs:TNF-α 拮抗药、IL-6 拮抗药目前应用最普遍,如最初 DMARDs 方案治疗未能达标,或存在有预后不良因素时应考虑加用生物制剂。与 MTX 合用可增加疗效和减少不良反应。

(4)**糖皮质激素(GC):有抗炎作用,小剂量、短疗程、联合 DMARDs 应用**。关节腔注射 GC 有利于减轻关节炎症状,一年内不宜超过 3 次。使用 GC 时注意补充钙剂和维生素 D。

(5)植物制剂:如雷公藤多苷。

> **ⓘ 提示**
>
> 药物治疗为 RA 最重要的治疗措施。

4. **外科治疗** 人工关节置换(用于晚期有畸形并失去功能的关节)、滑膜切除术(术后易复发,须同时应用 DMARDs)。

◦ 经 典 试 题 ◦

(研)1. 下列关于类风湿关节炎关节表现的叙述,错误的是

    A. 可有明显而持久的晨僵   B. 关节结构破坏有一定的可逆性

    C. 受累关节多呈对称性、持续性   D. 凡受累关节均可肿胀

(研)2. 下列不属于类风湿关节炎诊断标准的是

    A. 晨僵   B. 关节肿

    C. 关节畸形   D. 类风湿结节

(执)(3~4题共用题干)

女,45 岁。双手近端指间关节,双腕和双踝关节肿痛 5 个月。查体:双手近端指间关节梭形肿胀,压痛(+),实验室检查:ESR 45mm/h,RF 阳性,抗环瓜氨酸肽抗体阳性。

3. 最可能的诊断是

    A. 骨关节炎   B. 类风湿关节炎

C. 痛风性关节炎

D. 脊柱关节炎

E. 系统性红斑狼疮

4. 控制病情进展首选的药物是

A. 甲氨蝶呤

B. 布洛芬

C. 阿司匹林

D. 环磷酰胺

E. 泼尼松

【答案】

1. B　2. C　3. B　4. A

第四章

成人 Still 病

一、概述

成人 Still 病是一组病因不明的临床综合征,主要以发热、一过性皮疹、关节痛、关节炎、咽痛和白细胞计数升高为主要临床表现,常伴肝、脾、淋巴结肿大。

二、发病机制

发病机制至今不清楚。发病的重要环节是单核 – 巨噬细胞活化。从目前研究来看,本病发病机制是通过各种免疫活性细胞之间的相互作用、致炎细胞因子的刺激,引起体内无菌性炎症反应,且在后续病程中还能维持炎症的持续状态。

三、临床表现

发热(以弛张热多见)、皮疹、关节痛/关节炎(常累及膝和腕关节等)是最主要的症状和体征。还可见咽痛、扁桃体肿大、淋巴结肿大、浆膜腔积液及脏器功能受损等。

四、诊断

目前以日本标准(Yamaguchi 标准)被认为诊断的准确性最好,符合≥5 条以下情况(主要标准必备至少 2 条)可考虑诊断。

1. 主要标准　发热≥39℃并持续 >1 周;关节炎/关节痛持续 >2 周;典型皮疹;白细胞≥10×10^9/L,多形核白细胞 >80%。
2. 次要标准　咽痛;淋巴结和/或脾大;肝功能异常;类风湿因子和抗核抗体阴性。
3. 排除标准　排除肿瘤性疾病、感染性疾病和其他风湿性疾病。

五、治疗

主要药物治疗:NSAIDs(轻型患者首选)、糖皮质激素(特别适合 NSAIDs 治疗效果不佳、减量复发或伴随系统损害)、免疫抑制剂(协同糖皮质激素控制病情,减少激素相关不良反应)。

第五章

系统性红斑狼疮

一、概述

系统性红斑狼疮(SLE)是由于体内产生大量致病性自身抗体和免疫复合物,造成组织损伤,临床可出现多个器官和系统的损害。我国以女性多见,尤其是20~40岁的育龄女性。在全世界的种族中,汉族人 SLE 发病率位居第二。

二、病因和发病机制

1. 病因　遗传(研究证明 SLE 是多基因相关疾病)、环境(阳光、药物、化学制剂、微生物病原体等)、雌激素。

2. 发病机制　尚未完全阐明。目前认为主要是外来抗原(如病原体、药物等)→激活易感者的 B 细胞→B 细胞通过交叉反应与模拟自身组织组成成分的外来抗原相结合、并提呈抗原给 T 细胞→在 T 细胞活化刺激下,B 细胞产生大量自身抗体,造成大量组织损伤。

（1）致病性自身抗体:以 IgG 型为主,与自身抗原有很高的亲和力。

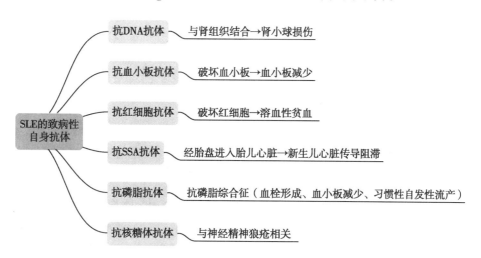

（2）致病性免疫复合物:SLE 是一种免疫复合物病,自身抗体(如抗双链 DNA 抗体)和相应的自身抗原(如双链 DNA)结合形成免疫复合物,沉积在组织造成组织损伤。

提示

免疫复合物沉积于肾导致狼疮肾炎、沉积于小血管壁导致血管炎。

（3）CD8[+]T 细胞和 NK 细胞功能失调：失调后致不能抑制 CD4[+]T 细胞，在 CD4[+]T 细胞的刺激下，B 细胞持续活化，产生自身抗体。T 细胞的功能异常导致新抗原不断出现，使自身免疫持续存在。

三、病理

1. 主要改变　炎症反应和血管异常，可出现在身体的任何器官。

2. 特征性改变

（1）苏木紫小体：指细胞核受抗体作用变性为嗜酸性团块。

（2）洋葱皮样病变：指小动脉周围有显著向心性纤维增生，明显表现于脾中央动脉，以及心瓣膜的结缔组织反复发生纤维蛋白样变性而形成赘生物。

四、临床表现（表 7-5-1）

表 7-5-1　SLE 的临床表现

部位	特点
全身表现	活动期常出现发热，常见低、中度热，疲倦乏力、消瘦、食欲缺乏、肌痛、体重下降等
皮肤黏膜	面部蝶形红斑（特征性表现）、盘状红斑、光过敏、指端缺血、面部及躯干皮疹；脱发、口腔及鼻黏膜溃疡→提示病情活动
浆膜炎	急性期可见多发性浆膜炎，包括双侧中小量胸腔积液、中小量心包积液
关节和肌肉	对称性多关节疼痛（指、腕、膝关节常见，红肿少见）、Jaccoud 关节病（可恢复的非侵蚀性关节半脱位，关节功能正常，X 线检查多无关节骨破坏）；肌痛、肌无力、肌炎；小部分可见股骨头坏死
心脏	心包炎（心包积液）、心肌炎、心律失常、疣状心内膜炎、心绞痛、急性心肌梗死
呼吸系统	肺间质病变，主要是急性、亚急性的磨玻璃样改变和慢性期纤维化；弥漫性肺泡出血；肺动脉高压
消化系统	食欲减退、腹痛、呕吐、腹泻等，可见急腹症（如急性胰腺炎），与 SLE 活动性相关
肾脏	27.9%~70% 患者可见肾脏受累，表现为蛋白尿、血尿、管型尿、水肿、高血压、肾衰竭；输尿管扩张和肾积水
神经系统	神经精神狼疮（NP-SLE）又称"狼疮脑病"，可累及中枢神经系统（癫痫、脑血管病变、无菌性脑膜炎、急性意识错乱等）和外周神经系统（吉兰-巴雷综合征、自主神经病等）

续表

部位	特点
血液系统	活动期贫血、WBC 和/或血小板↓,部分为 Coombs 试验阳性的溶血性贫血,可见无痛性淋巴结肿大、脾大
抗磷脂综合征（APS）	动静脉血栓形成、反复自发流产、血小板↓、血清可出现抗磷脂抗体
干燥综合征	部分可继发干燥综合征,出现唾液腺和泪腺功能不全
眼部表现	视网膜出血、渗出、视盘水肿等眼底病变（视网膜血管炎所致）,血管炎可累及视神经,影响视力

五、辅助检查

1. 自身抗体

（1）抗核抗体（ANA）:为筛选试验,特异性低。

（2）抗 dsDNA 抗体（标记抗体）:多出现于活动期,滴度与疾病活动性密切相关。稳定期患者滴度增高,提示复发风险较高。

（3）抗 Sm 抗体（标记抗体）:特异性高,敏感性低。

（4）抗 RNP 抗体:特异性不高,与 SLE 的雷诺现象和肺动脉高压相关。

（5）抗 SSA（Ro）抗体:与皮肤病变、光过敏、白细胞减低、平滑肌受累、新生儿狼疮等相关。

（6）抗 SSB（La）抗体:与继发干燥综合征相关,阳性率低于抗 SSA（Ro）抗体。

（7）抗 rRNP 抗体:常提示处于活动期、有 NP-SLE 或其他重要内脏损害。

（8）抗磷脂抗体:结合其特异的临床表现可诊断是否合并有继发性 APS。

（9）抗组织细胞抗体:抗红细胞膜抗体,现以 Coombs 试验测得。抗血小板相关抗体导致血小板减少,抗神经元抗体多见于 NP-SLE。

（10）其他:部分可出现 RF,少数可出现 ANCA。

2. 补体 降低,常检测 CH50、C3（提示 SLE 活动）和 C4（提示 SLE 活动、SLE 易感）。

3. 病情活动度指标 抗 dsDNA 抗体↑、补体↓、CSF 变化、蛋白尿↑、ESR↑、CRP↑等。

4. 肾活检 对狼疮肾炎的诊断、治疗和预后估计均有价值。

5. 一般检查 血、尿常规,肝、肾功能及影像学检查等异常。有狼疮脑病者常有脑脊液压力↑及蛋白含量↑,但细胞数、氯化物和葡萄糖水平多正常。

六、诊断和鉴别诊断

1. 诊断标准（按 ACR 1997 年推荐的 SLE 分类标准） 以下标准中满足≥4 项,除外感染、肿瘤和其他结缔组织病后,可诊断。

（1）颊部红斑:两颧突出部位的固定红斑。

（2）盘状红斑:片状高起于皮肤,可有脱屑、毛囊栓和陈旧病变处的萎缩性瘢痕。

（3）光过敏:日光照射后出现皮疹,或原有皮疹加重。

（4）口腔溃疡:一般为无痛性。

（5）非侵蚀性关节炎:累及至少2个外周关节,有压痛、肿胀或积液。

（6）浆膜炎:胸膜炎、心包炎。

（7）肾脏受累:尿蛋白 >0.5g/d 或 +++,或管型(红细胞、血红蛋白、颗粒或混合管型)。

（8）血液学疾病:溶血性贫血,或白细胞减少,或淋巴细胞减少,或血小板减少。

（9）神经系统受累:癫痫或精神症状,除外药物或已知的代谢紊乱。

（10）ANA 阳性:在任何时候和未用药物诱发 "药物性狼疮" 的情况下,ANA 滴度异常。

（11）免疫指标:抗 dsDNA 抗体(+)/抗 Sm 抗体(+)/抗磷脂抗体(+)。

2. 鉴别诊断　SLE 应与类风湿关节炎、各种皮炎、原发免疫性血小板减少症和原发性肾小球肾炎、原发性干燥综合征等相鉴别。

七、治疗

治疗原则:急性期用药物诱导缓解,尽快控制病情活动;病情缓解后调整用药,并维持缓解治疗,保持缓解状态,保护重要脏器功能并减少药物副作用。

1. 一般治疗　心理治疗,避免阳光暴晒和紫外线照射,急性期休息,积极控制感染,避免诱发狼疮的药物,缓解期行防疫注射;对症治疗(如对 SLE 神经精神症状可给予相应的降颅内压、抗癫痫、抗抑郁等)。

2. 药物治疗　活动期主要治疗方案为糖皮质激素(泼尼松)+ 免疫抑制剂。

（1）糖皮质激素:在诱导缓解期,病情稳定后 2 周或 6 周后缓慢减量。病情允许,可小剂量长期应用。激素冲击治疗可用于狼疮危象者。

（2）免疫抑制剂:活动期加用免疫抑制剂有利于更好地控制 SLE 活动,保护重要脏器功能,减少复发,以及减少长期激素的需要量和副作用。有重要脏器受累时,诱导缓解期首选环磷酰胺或吗替麦考酚酯,维持治疗中可选 1~2 种免疫抑制剂长期维持。

> ⓘ 提示
>
> 羟氯喹应作为 SLE 的背景治疗,在诱导缓解和维持治疗中长期应用。

（3）其他

1）生物制剂:目前用于临床和临床试验治疗 SLE 的生物制剂主要有贝利木单抗(抗 BAFF 抗体)和利妥昔单抗(抗 CD20 单克隆抗体)。

2）合并抗磷脂综合征者:合理应用阿司匹林或华法林抗血小板、抗凝治疗。

3）病情危重或治疗困难病例：酌情选择静脉注射大剂量免疫球蛋白（IVIG）、血浆置换、造血干细胞或间充质干细胞移植等。

3. SLE 与妊娠

（1）缓解半年以上、无中枢神经系统、肾或其他脏器严重损害、口服泼尼松剂量 <15mg/d 者可妊娠。

（2）非缓解期应避孕，妊娠可诱发 SLE 活动。

（3）妊娠前半年停用免疫抑制剂，羟氯喹可全程使用。

知识拓展

SLE 的治疗一般需要联合应用糖皮质激素和免疫抑制剂，以尽快控制病情活动、减少器官损伤，并维持病情长期缓解。

经 典 试 题

（研）1. 代表系统性红斑狼疮疾病活动性的自身抗体是

    A. 抗 SSA（Ro）抗体   B. 抗 rRNP 抗体

    C. 抗 Sm 抗体   D. 抗核抗体

（执）2. 狼疮肾炎诱导期治疗中，以下免疫抑制剂中首选的是

    A. 硫唑嘌呤   B. 甲氨蝶呤

    C. 环磷酰胺   D. 来氟米特

    E. 雷公藤

（研）3. 女，32 岁。因发热、关节痛 2 周入院。辅助检查示：血 WBC 5.6×10^9/L，Hb 96g/L，PLT 108×10^9/L，网织红细胞 3.0%，尿蛋白（＋），尿 RBC 5~7 个 /HP。该患者诊断为系统性红斑狼疮。下列辅助检查结果与其病情相符合的是

    A. Coombs 试验（＋）

    B. 外周血涂片可见破碎红细胞

    C. 血清抗肾小球基底膜抗体阳性

    D. 尿红细胞位相显示 80% 红细胞形态正常

（执）4. 女，21 岁。关节疼痛、口腔溃疡 4 个月，双手指遇冷变白、变紫 2 个月，发热、下肢水肿 2 周。实验室检查：血 Hb 89g/L，WBC 2.3×10^9/L，PLT 80×10^9/L；尿蛋白（++）；尿红细胞（++）。最可能的诊断是

    A. 再生障碍性贫血   B. 肾结核

    C. 系统性红斑狼疮   D. 急性肾小球肾炎

    E. 类风湿关节炎

【答案与解析】

1. B 2. C

3. A。解析：系统性红斑狼疮是最常见的一种自身免疫性疾病，10%的患者有溶血性贫血。溶血性贫血的主要的发病机制是继发免疫，辅助检查可有Coombs试验（＋）。故选A。

4. C

第六章

抗磷脂综合征

一、概述

抗磷脂综合征（APS）是一种以反复动、静脉血栓形成，习惯性流产，血小板减少以及抗磷脂抗体持续中、高滴度阳性为主要特征的非炎症性自身免疫性疾病。

二、病因和发病机制

1. 病因尚不明确，可能与遗传、感染等因素有关，部分患者继发于其他弥漫性结缔组织疾病。

2. 自身抗体的产生和存在是本病发生发展的主要基础。

（1）抗磷脂抗体通过影响血管内皮细胞功能和血小板功能、促进磷脂依赖性凝血过程、干扰抗凝物质等诱发血栓形成及凝血。

（2）通过与胎盘抗凝蛋白结合、减少合体细胞融合等导致病态妊娠。

（3）抗磷脂抗体与红细胞膜结合可引起 Coombs 试验阳性的溶血性贫血。

（4）与血小板磷脂结合直接破坏血小板等。

三、临床表现

病态妊娠（以自发性流产和死胎最常见）和血栓形成是 APS 的主要临床表现，不同类型血管受累表现不同。

四、辅助检查

1. 常规检查　血小板减少、中性粒细胞减少、溶血性贫血、Fisher-Evans 综合征。

2. 特异性指标　抗心磷脂抗体（最常用，为筛选试验）、狼疮抗凝物（特异性较高）、抗 β_2-GPI 抗体（与血栓相关性强，是可靠的诊断依据）等。

五、诊断与鉴别诊断

APS 的诊断同时需要依靠临床表现和实验室检查。APS 的鉴别诊断主要依据不同的临床表现加以鉴别。

六、治疗

1. 治疗目的　预防血栓形成和避免妊娠失败。
2. 治疗措施　包括抗凝（是治疗关键）、糖皮质激素、免疫抑制剂及对症支持治疗。

知识拓展

　　APS 静脉血栓形成最常见的是下肢深静脉血栓和肺栓塞。

第七章

脊柱关节炎

一、总论

1. 脊柱关节炎（SpA）是一类以累及脊柱、关节、韧带和肌腱为主要表现的慢性炎症性风湿病的总称，包括强直性脊柱炎（AS）、反应性关节炎、银屑病关节炎、炎症性肠病关节炎、幼年脊柱关节炎及未分化脊柱关节炎。

2. 共同特点　①最突出的特征是中轴关节（尤其是骶髂关节）炎症；②炎症性外周关节炎常累及下肢关节，并为不对称性；③常见指/趾炎（香肠指/趾）和附着点炎（韧带或肌腱的骨骼附着处炎症）；④与 HLA-B27 密切关联；⑤阳性家族史；⑥皮肤和生殖器病变、眼和肠道炎症、与先前或持续性感染性疾病相关。

3. SpA 临床特征　①炎性腰背痛；②关节炎；③附着点炎；④眼葡萄膜炎；⑤指（趾）炎；⑥银屑病；⑦克罗恩病/溃疡性结肠炎；⑧对 NSAIDs 治疗反应良好；⑨SpA 家族史；⑩HLA-B27 阳性，CRP 升高。

> **提示**
>
> 腰背痛发生 <40 岁、隐匿性发作、运动后可改善、休息后无缓解、夜间痛（起床后缓解），以上 5 项满足 4 项可诊断为炎性腰背痛。

4. 按骨关节损害部位分类

（1）中轴型 SpA：对 <45 岁，腰背痛持续≥3 个月的患者，符合 1）或 2），可诊断为 SpA。

1）影像学提示骶髂关节炎，伴≥1 项 SpA 临床特征。

2）HLA-B27 阳性，伴≥2 项 SpA 临床特征。

（2）外周型 SpA：无炎性腰背痛，仅有外周症状，当出现关节炎、肌腱端炎或指（趾）炎任意 1 项，加上 1）或 2），可诊断。

1）符合任意 1 项 SpA 临床特征：①葡萄膜炎；②银屑病；③克罗恩病/溃疡性结肠炎；④前驱感染；⑤HLA-B27 阳性；⑥影像学提示骶髂关节炎。

2）符合≥2 项其他 SpA 临床特征：①关节炎；②肌腱端炎；③指（趾）炎；④炎性背痛既往史；⑤SpA 家族史。

5. 治疗

（1）中轴型 SpA：NSAIDs、TNF 抑制剂、DMARDs。

（2）外周型 SpA：甲氨蝶呤、柳氮磺吡啶、来氟米特有效。

二、强直性脊柱炎

1. 发病机制　本病与 HLA-B27 高度相关。本病是遗传和环境因素共同作用引发的多基因遗传病，其中主要易感基因是 *HLA-B27*。AS 可能还与泌尿生殖道沙眼衣原体、志贺菌、沙门菌和结肠耶尔森菌等某些肠道病原菌感染有关。

2. 病理

（1）基本病变：为附着点病（炎），指肌腱、韧带和关节囊等附着于骨关节部位的非特异性炎症、纤维化乃至骨化。

1）早期：骶髂关节滑膜炎，软骨变性、破坏，软骨下骨板破坏以及炎症细胞浸润等。反复炎症可致附着点侵蚀、附近骨髓炎症、水肿乃至受累部位新骨形成、关节间隙消失。

2）晚期：椎体方形变、韧带钙化、脊柱呈"竹节样"变等。

（2）其他：葡萄膜炎和虹膜炎不少见，主动脉根炎和心肌及传导系统病变较少见。骨折常为继发病变。

3. 临床表现

（1）发病情况：起病隐匿，20~30 岁男性多见；包括幼年型 AS（<16 岁），晚发型 AS（>40 岁）。

（2）关节症状

1）首发症状：常为下腰背痛伴晨僵，夜间休息或久坐时加重，活动后减轻，持续 >3 个月。部分为非对称性下肢大关节（髋、膝或踝关节）痛，反复发作与缓解，可伴发骨关节破坏。

2）最典型和常见症状：炎性腰背痛，附着点炎导致足跟痛、足底痛、臀部痛、胸痛、胸廓活动受限。

3）晚期表现：腰椎各方向活动受限、胸廓活动度减低，脊柱自下而上强直。

（3）关节外症状：眼葡萄膜炎、虹膜炎、升主动脉根部扩张和主动脉瓣病变以及心脏传导系统异常；肾功能异常、上肺间质性肺炎等少见，晚期可见严重骨质疏松。

（4）体征：骶髂关节压痛，脊柱前屈、后伸、侧弯和转动受限，胸廓活动度减低，枕墙距异常（>0）等。

4. 辅助检查

（1）实验室检查：活动期 ESR ↑、CRP ↑，RF 阴性，HLA-B27 多阳性。

（2）影像学检查：放射学骶髂关节炎是诊断的关键。

1）骶髂关节 X 线特征分级

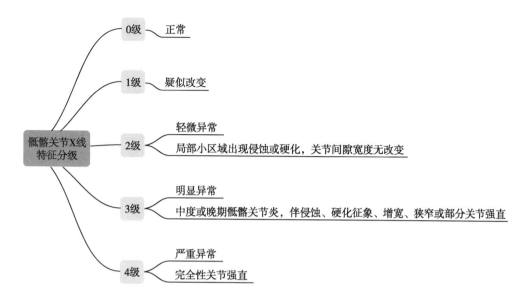

2）CT：能发现骶髂关节的轻微变化，有利于早期诊断。

3）MRI：显示关节和骨髓的水肿、脂肪变性等急慢性炎症变化。能比 CT 更早发现骶髂关节炎。

5. 诊断

（1）临床标准

1）腰痛、晨僵 >3 个月，活动改善，休息无改善。

2）腰椎额状面和矢状面活动受限。

3）胸廓活动度低于相应年龄、性别的正常人。

（2）放射学标准：双侧≥2 级或单侧 3~4 级骶髂关节炎。

（3）诊断：①肯定 AS，符合放射学标准 +≥1 条临床标准；②可能 AS，符合 3 项临床标准，或符合放射学标准而不伴任何临床标准。

6. 鉴别诊断　应与其他原因引起的慢性腰痛和僵硬相鉴别，如外伤、骨折等；以外周关节炎为首发症状者，应注意与 RA、OA 相鉴别。

7. 治疗

（1）非药物治疗：患者教育，规律锻炼和物理治疗。晚期还需注意正确的立、坐、卧姿势，避免负重等。

（2）药物治疗：NSAIDs 和抗 TNF 拮抗药为一线用药。对急性眼葡萄膜炎、肌肉关节的炎症可考虑局部直接注射糖皮质激素。

（3）外科手术：全髋关节置换术、脊柱矫形术等，注意适应证的选择。

经典试题

〔执〕（1~2题共用题干）

男，31岁。双侧臀区交替性疼痛9年余，间断腰痛6年。疼痛主要发生在夜间，伴有晨僵。近3周症状加重，有夜间痛醒现象。查体：腰部活动受限，右侧"4"字试验阳性。实验室检查：血沉24mm/h，HLA-B27（+）。

1. 最可能的诊断是

A. 腰椎间盘突出症　　　　　　　B. 类风湿关节炎

C. 腰椎肿瘤　　　　　　　　　　D. 腰椎管狭窄症

E. 强直性脊柱炎

2. 最恰当的治疗是

A. 骨科牵引　　　　　　　　　　B. 骨科手术

C. 口服甲氨蝶呤　　　　　　　　D. 休息理疗

E. 口服非甾体抗炎药

【答案】

1. E　2. E

第八章

干燥综合征

一、概述

干燥综合征是一种以侵犯泪腺、唾液腺等外分泌腺体、B 淋巴细胞异常增殖、组织淋巴细胞浸润为特征的弥漫性结缔组织病。可分为原发性和继发性,本章主要介绍原发性干燥综合征(pSS)。pSS 的好发年龄为 30~60 岁,女性多见。

二、病因和发病机制

尚不明确,遗传、感染、环境等多因素参与发病。

1. HLA-DRB1*0301、DQA1*0501、DQB1*0201 单倍体型与 pSS 发病易感的相关性最强。易感人群在感染某些病毒如 EB 病毒后,可诱发自身免疫反应。

2. 异常增殖的 B 细胞分化为浆细胞,产生大量免疫球蛋白及自身抗体,尤其是抗 SSA 和 SSB 抗体。

3. pSS 还伴明显的炎症过程,通过多种细胞因子和炎症介质造成组织损伤,尤其在外分泌腺体。

> **提示**
>
> 外周血 T 细胞减少、B 细胞过度增殖是 pSS 患者免疫异常的最突出特点。

三、病理

主要累及外分泌腺体,以唾液腺和泪腺为代表。

四、临床表现

1. 局部表现

(1)口腔干燥症:唾液腺病变可引起口干(进固体食物需要水),猖獗性龋齿(牙齿变黑,片状脱落,只留残根,是本病特征之一),唾液腺炎(腮腺受累最常见,单侧或双侧间歇性腮腺肿痛);舌受累,出现舌痛,舌面干、裂、潮红,舌乳头萎缩("镜面舌"样改变)。

> **ⓘ 提示**
>
> 腮腺持续肿大应警惕恶性淋巴瘤。

（2）干燥性角结膜炎：眼干涩、异物感、少泪，眼睑肿胀、角膜溃疡等，穿孔失明者少见。

2. 系统表现（表7-8-1）　可出现全身症状，如乏力、低热等，约2/3的患者出现其他外分泌腺体和系统损害。

表7-8-1　pSS的全身表现

累及部位	表现
皮肤黏膜	高出皮面的紫癜样皮疹（为特征性表现）、下肢多见、米粒大小、边界清楚的丘疹，压之不褪色；还可见荨麻疹样皮疹、结节红斑等
肌肉骨骼	关节痛（多见）、关节肿（骨质破坏少）、肌炎
肾	远端肾小管损害多见，表现为周期性低钾性麻痹、肾钙化、肾结石、肾性尿崩症、肾性骨病；部分患者肾小球损害较明显
呼吸系统	鼻干、干燥性咽喉炎、干燥性气管/支气管炎、干咳、呼吸困难，部分患者影像学可见肺大疱、间质性肺炎，可出现呼吸衰竭、肺动脉高压
消化系统	吞咽困难、萎缩性胃炎、慢性腹泻，可有亚临床胰腺炎、肝脏损害（部分并发原发性胆汁性胆管炎）
神经系统	周围和中枢神经系统均可累及，以周围神经损害多见
血液系统	可见WBC和/或PLT减少，非霍奇金淋巴瘤（多为大B细胞来源）
甲状腺	甲状腺功能异常，部分可伴自身免疫性甲状腺炎的表现

五、辅助检查

1. 常规检查　正细胞正色素性贫血（20%）、白细胞数↓（16%）、血小板↓（13%）；亚临床肾小管酸中毒（约50%）；60%~70%的患者ESR↑、C反应蛋白↑。

2. 自身抗体　ANA阳性（多见）、抗SSA抗体阳性（敏感性高）、抗SSB抗体阳性（特异性强）；可有抗U1RNP抗体、抗着丝点抗体（ACA）、RF、抗心磷脂抗体（ACL）阳性。部分患者可检测到抗α-fodrin抗体，抗毒蕈碱受体3（M_3）抗体可能与口眼干有关。

3. 高球蛋白血症　以IgG升高为主，为多克隆性。少数可见巨球蛋白血症。

4. 其他检查

（1）干燥性角结膜炎检测

1）Schirmer（滤纸）试验：正常为15mm/5min，≤5mm/5min为阳性。

2）泪膜破裂时间（BUT试验）：<10s为阳性。

3）眼部染色：即OSS染色评分，≥3分为阳性。

> ℹ️ **提示**
>
> OSS 染色评分受试者在试验前不能使用滴眼液,5 年内未行角膜手术或眼睑整容手术。

（2）口干燥症检查

1）唾液流率:未经刺激唾液流量 >0.5ml/min 为正常,≤0.1ml/min 为阳性。

2）腮腺造影:腮腺导管不规则、狭窄或扩张,碘液淤积于腺体末端呈葡萄状或雪花状。

3）涎腺放射性核素扫描:观察 ^{99m}Tc 化合物的吸收、浓聚和排泄。

（3）唇腺活检:凡淋巴细胞聚集≥50 个即为 1 个灶,每 4mm² 唾液腺组织中有≥1 个灶,则为阳性,可作为诊断依据。

六、诊断和鉴别诊断

1. 分类诊断标准 必须除外头、颈、面部放疗史,丙型肝炎病毒感染,艾滋病,淋巴瘤,结节病,移植物抗宿主病,抗乙酰胆碱药物的使用（如阿托品、莨菪碱、溴丙胺太林、颠茄等）及 IgG4 相关疾病。

（1）口腔症状:3 项中有≥1 项。

1）每日感口干持续 3 个月以上。

2）成年后腮腺反复或持续肿大。

3）吞咽干性食物时需用水帮助。

（2）眼部症状:3 项中有≥1 项。

1）每日感到不能忍受的眼干持续 3 个月以上。

2）有反复的沙子进眼或砂磨感觉。

3）每日需用人工泪液 3 次或 3 次以上

（3）眼部体征:下述检查≥1 项阳性。

1）Schirmer 试验（+）（≤5mm/5min）。

2）角膜染色（+）（≥4 van Bijsterveld 计分法）。

（4）组织学检查:下唇腺病理示淋巴细胞灶≥1 个（每 4mm² 组织）。

（5）唾液腺受损:下述检查≥1 项阳性。

1）唾液流率（+）（≤1.5ml/15min）。

2）腮腺造影（+）。

3）唾液腺同位素检查（+）。

（6）自身抗体:抗 SSA 或抗 SSB 抗体（+）（双扩散法）。

2. 诊断标准

原发性干燥综合征:符合上述 4 条或 4 条以上,包含（4）和 / 或（6）,可诊断;或符合

（3）（4）（5）（6）中任意 3 项阳性可诊断。

继发性干燥综合征：有潜在结缔组织病，符合（1）和（2）中任意 1 条，同时符合（3）（4）（5）中任意 2 项。

3. **鉴别诊断** 应与 SLE、RA 及其他原因的口眼干（糖尿病、药物、丙型肝炎病毒感染等）相鉴别。

七、治疗

没有内脏损害者以替代和对症治疗为主，有内脏损害者需行免疫抑制治疗。

1. **口眼干** 保持口腔清洁，防止龋齿和继发感染；人工唾液、人工泪液等减轻局部症状；应用 M_3 受体激动剂毛果芸香碱。

2. **系统治疗** 有内脏损害者，可用糖皮质激素、免疫抑制剂。

3. **对症处理** 低钾血症以静脉补钾为主，稳定后口服。肌肉、关节痛可用 NSAIDs。

4. **生物制剂** 抗 CD20 单克隆抗体。

 知识拓展

干燥综合征患者淋巴瘤的发生率比正常人群高；诊断须以血中抗 SSA 和 / 或抗 SSB 抗体以及典型的外分泌腺的灶性淋巴细胞浸润为依据。

◦ 经 典 试 题 ◦

（研）（1~2 题共用题干）

女，30 岁。近 1 个月来无明显诱因出现口、眼干燥，半个月来出现四肢关节疼痛，以肘、膝关节明显，一直未诊治。近几日来进食固体食物须用水吞服，无多饮、多尿，大便正常。既往体健。查体：T 36.8℃，血压 120/80mmHg，舌体干燥，口腔异味大，心肺腹检查未见异常，肘、膝关节稍肿胀、轻压痛，下肢不肿。血常规：Hb 94g/L，RBC 3.1×10^{12}/L，WBC 3.5×10^9/L，PLT 126×10^9/L。

1. 该患者最可能的诊断是

A. 干燥综合征　　　　　　　　B. 系统性红斑狼疮

C. 类风湿关节炎　　　　　　　D. 糖尿病

2. 最具有诊断意义的实验室检查是

A. 血清抗 Sm 抗体　　　　　　B. 空腹血糖

C. 血清 RF　　　　　　　　　　D. 血清抗 SSA、SSB 抗体

【答案】

1. A　2. D

第九章

原发性血管炎

第一节 概　论

一、概述

血管炎是指在病理上以血管壁炎症为特征的一组炎性自身免疫性疾病,分为原发性和继发性。原发性血管炎是指不合并有另一种已明确疾病的系统性血管炎,继发性血管炎是指继发于另一确诊疾病的血管炎,如感染、肿瘤、弥漫性结缔组织病等。

二、分类（表 7-9-1）

表 7-9-1　原发性血管炎的分类

分类	常见病
累及大血管的系统性血管炎	大动脉炎、巨细胞动脉炎
累及中等大小血管的系统性血管炎	结节性多动脉炎、川崎病
累及小血管的系统性血管炎	①ANCA 相关血管炎:肉芽肿性多血管炎、显微镜下多血管炎、嗜酸性肉芽肿性多血管炎 ②免疫复合物性小血管炎:抗肾小球基底膜病、冷球蛋白性血管炎、IgA 血管炎、低补体血症性荨麻疹性血管炎
累及血管大小可变的系统性血管炎	贝赫切特病、科根综合征
单器官血管炎	皮肤白细胞破碎性血管炎、皮肤动脉炎、原发性中枢神经系统血管炎、孤立性主动脉炎
与系统性疾病相关的血管炎	红斑狼疮相关血管炎、类风湿关节炎相关血管炎、结节病相关血管炎
与可能病因相关的血管炎	丙肝病毒相关冷球蛋白血症性血管炎、乙肝病毒相关血管炎、梅毒相关主动脉炎、血清病相关免疫复合物性血管炎、药物相关免疫复合物性血管炎、药物相关 ANCA 相关血管炎、肿瘤相关血管炎

三、病因和发病机制

1. **病因**　尚不完全清楚。一般认为与遗传、感染(病毒、细菌等)、药物有关。

2. 发病机制　发病机制不清,但可能与遗传、感染、固有免疫系统和获得性免疫系统异常有关。中性粒细胞、巨噬细胞、淋巴细胞、内皮细胞以及它们各自分泌的细胞因子、自身抗体与补体都参与了发病。

（1）感染:直接损伤血管。

（2）巨噬细胞及其细胞因子

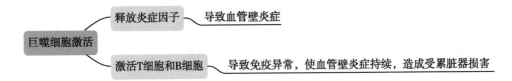

（3）自身抗体:抗中性粒细胞胞质抗体（ANCA）是第一个被证实参与原发性血管炎发病的自身抗体。ANCA 的靶抗原为中性粒细胞胞质内的各种成分:丝氨酸蛋白酶 3（PR3）、髓过氧化物酶（MPO）、弹性蛋白酶、乳铁蛋白等,其中 PR3 和 MPO 是主要的靶抗原。

（4）补体系统:参与固有免疫。

四、病理

基本改变是血管壁的炎症和坏死。

五、诊断

1. 临床表现

（1）表现多样,无特异性:取决于受累血管的类型、大小以及受累的器官。

（2）全身表现:乏力、发热、关节及肌肉痛、消瘦、皮疹等。

（3）脏器受累表现:可累及肺、肾、神经等不同器官系统,出现不同的表现。

2. 辅助检查

（1）ANCA:与小血管炎相关。在大、中血管炎中极少有 ANCA 阳性。将肉芽肿性多血管炎（GPA）、显微镜下多血管炎（MPA）、嗜酸性肉芽肿性多血管炎（EGPA）统称为 ANCA 相关血管炎。

（2）抗内皮细胞抗体（AECA）:在部分大动脉炎、川崎病、贝赫切特病中可见阳性,也可见于感染及多种非血管炎性疾病,故诊断血管炎的特异性和敏感性不高。

（3）活检:是确诊血管炎的金标准。

（4）血管造影:是诊断大、中血管炎的重要依据,及了解病变范围最确切、可靠的方法。

（5）血管彩色多普勒超声检查:非创伤性检查,适于检查较大的、较浅表的血管管壁、管腔和狭窄状况。

（6）CT 和 MRI:CT 作为诊断大、中血管炎的依据,MRI 对大血管炎的诊断和病情判断很有价值。

六、治疗

1. 原则　早期诊断,早期治疗。

2. 糖皮质激素　是基础治疗药物。

3. 免疫抑制剂　环磷酰胺最常用;有脏器受累时加用。

4. 有急进性肾、肺部损害和病情危重者　可行血浆置换、免疫吸附、静脉注射大剂量免疫球蛋白等。

5. 生物制剂　TNF-α 拮抗药对某些类型的系统性血管炎有一定的疗效,利妥昔单抗对 ANCA 相关血管炎效果好。

第二节　大 动 脉 炎

一、概述

大动脉炎(TA)指主动脉及其一级分支的慢性、肉芽肿性全层炎症,引起受累动脉的狭窄或闭塞;少数也可引起动脉扩张或动脉瘤,造成所供血器官缺血,曾称为无脉症、高安病等。好发于亚洲、中东地区,女性发病率高。

二、病理

分三期,依次为急性期、慢性期和瘢痕期。

三、诊断

采用 1990 年美国风湿病学会(ACR)关于大动脉炎分类标准,符合下述 6 条中 3 条者可诊断本病,同时需除外先天性主动脉狭(缩)窄、肾动脉肌纤维发育不良、动脉粥样硬化等。

1. 年龄≤40 岁。

2. 肢体间歇性跛行。

3. 一侧或双侧肱动脉搏动减弱。

4. 双上肢血压差 >10mmHg。

5. 一侧或双侧锁骨下动脉或腹主动脉区闻及血管杂音。

6. 动脉造影异常。

四、治疗

1. 急性活动期　采用泼尼松(龙),快速进展性疾病者可予大剂量甲泼尼龙冲击治疗。

单用激素疗效不佳者可合用免疫抑制剂。

2. 血管狭窄造成重要脏器缺血 可行手术治疗,如血管重建术等,对严重肾动脉狭窄造成的顽固性高血压,可考虑肾切除术。

第三节 巨细胞动脉炎

一、概述

巨细胞动脉炎(GCA)又称颞动脉炎,是一种发生于老年人的慢性、肉芽肿性动脉全层炎症,病因未明。常累及主动脉弓及其一级分支,尤其是颞动脉。典型表现为颞部头痛、间歇性下颌运动障碍和视力障碍。

二、病理

GCA为累及管壁全层的肉芽肿性动脉炎,血管壁全层有炎症细胞浸润,常有内膜增生和内弹力层断裂,可有巨细胞肉芽肿性病变。随病变发展,管壁增厚、管腔狭窄,可继发血栓形成。

三、诊断

采用ACR 1990年GCA分类诊断标准,符合以下3条可诊断。

1. 发病年龄≥50岁。

2. ESR≥50mm/h。

3. 新近出现的头痛。

4. 颞动脉有压痛,搏动减弱(非因动脉粥样硬化所致)。

5. 颞动脉活检示血管炎,表现以单个核细胞为主的浸润或肉芽肿性炎症,并且常有多核巨细胞。

四、治疗

1. 糖皮质激素治疗效果明显,选择泼尼松(龙),但激素减量后易复发,需小剂量长期维持。激素缓慢减量过程中复发者,可加用免疫抑制剂。

2. 视力改变患者,需要甲泼尼龙冲击治疗3d后,继以泼尼松(龙)40~60mg/d治疗4~6周后,缓慢减量。

3. IL-6单抗治疗有良好疗效。

第四节　结节性多动脉炎

一、概述

结节性多动脉炎（PAN）为主要影响中、小动脉的坏死性血管炎，男性发病多于女性，发病高峰年龄 40~50 岁。

二、病理

PAN 为中、小动脉的局灶性全层坏死性血管炎，病变好发于血管分叉处。任何部位动脉均可受累，但肺动脉少见。急性期血管炎症损伤主要为纤维素样坏死和多种炎症细胞浸润，血管壁结构被完全破坏，形成动脉瘤，可见血栓形成。

三、诊断

采用 1990 年 ACR 的分类标准，以下 10 项符合 3 项可诊断。注意排除相关疾病。

1. 体重下降　病初即有，无节食或其他因素。
2. 睾丸痛或触痛。
3. 皮肤网状青斑。
4. 肌痛、肌无力或下肢触痛。
5. 高血压（舒张压≥90mmHg）。
6. BUN>14.3mmol/L，Cr>133μmol/L。
7. 单神经炎或多发性神经炎。
8. 乙型肝炎病毒　HBsAg 阳性或 HBsAb 阳性。
9. 动脉造影异常　显示内脏动脉闭塞或动脉瘤，除外其他原因引起。
10. 中小动脉活检　血管壁有中性粒细胞或中性粒细胞、单核细胞浸润。

四、治疗

1. 对 <65 岁，无神经系统、肾脏和心脏损害的特发性系统性 PAN 患者，可单用泼尼松治疗；有脏器损害患者，可用泼尼松 1mg/（kg·d）或相当剂量的糖皮质激素联合环磷酰胺治疗（首选环磷酰胺）。

2. 乙型肝炎相关的系统性 PAN　需在抗病毒治疗的同时联合糖皮质激素治疗。对血管炎相关脏器受累控制不佳者，可联合免疫抑制剂治疗。对重症者，可联合使用血浆置换。

第五节　ANCA 相关血管炎

一、概述

1. 定义　ANCA 相关血管炎是一组以血清中能够检测到 ANCA 为最突出特点的系统性小血管炎,主要累及小血管(小动脉、微小动脉、微小静脉和毛细血管),但也可有中、小动脉受累。包括显微镜下多血管炎、嗜酸性肉芽肿性多血管炎和肉芽肿性多血管炎。

2. 病因　遗传因素、感染,尤其是细菌感染与发病关系密切。

3. 发病机制　除 ANCA 抗体外,感染对血管壁的直接损害也起了很重要的作用。虽然 ANCA 参与发病,但在受累脏器中仅有极少量或无免疫复合物沉积。

4. 病理　以小血管全层炎症、坏死、伴或不伴肉芽肿形成为特点,可见纤维素样坏死和中性粒细胞、淋巴细胞、嗜酸性粒细胞等多种细胞浸润,是诊断 ANCA 相关血管炎的金标准。

5. 辅助检查　常见贫血、白细胞、血小板计数升高等,蛋白尿、血尿、红细胞管型、血沉、C 反应蛋白升高;肾功能损害者血肌酐水平升高;ANCA 阳性是这组血管炎最突出的实验室检查特征。

6. 治疗原则

(1)诱导缓解:常用足量糖皮质激素 + 免疫抑制剂(环磷酰胺最常用)联合治疗。

(2)维持缓解:主要为小剂量糖皮质激素 + 免疫抑制剂(如硫唑嘌呤、甲氨蝶呤等)。

(3)针对 CD20$^+$B 细胞的单克隆抗体(利妥昔单抗):可用于 ANCA 相关血管炎的诱导治疗、缓解治疗。

二、显微镜下多血管炎

1. 概述　平均发病年龄为 50 岁,男性发病率高。

2. 主要临床表现

(1)肾受累(约 78%):最常见,可见镜下血尿、蛋白尿、红细胞管型尿,急剧恶化后可出现肾功能不全。

(2)肺受累(约 50%):咳嗽、咳痰及咯血,肺部常见浸润影、结节等,上呼吸道受累较少。

(3)神经系统受累(57.6%):外周神经受累多见,表现为多发性单神经炎与周围神经炎,中枢神经系统受累相对少见。

(4)全身表现:多数患者有全身症状如发热、关节痛 / 关节炎、肌痛、乏力、食欲减退和体重下降等。

(5)ANCA 阳性(84.6%):大部分为 p-ANCA 阳性及 MPO-ANCA 阳性,少部分为 c-ANCA 阳性。

3. 诊断　采用美国风湿病学会（ACR）与欧洲抗风湿病联盟（EULAR）联合制定的 MPA 分类标准（表 7-9-2），总分≥6 分可诊断 MPA。

表 7-9-2　ACR/EULAR 联合制定的 MPA 分类标准

条目	定义	得分
临床标准	鼻腔血性分泌物、溃疡、鼻痂或鼻窦 - 鼻腔充血 / 不通畅、鼻中隔缺损或穿孔	-3
实验室标准	p-ANCA 或 MPO-ANCA 抗体阳性	6
	胸部影像检查提示肺纤维化或肺间质病变	5
	极少或没有免疫复合物沉积的肾小球肾炎	1
	c-ANCA 或 PR3-ANCA 抗体阳性	-1
	嗜酸性粒细胞计数≥1×10^9/L	-4

 提示

　　MPA 常表现为坏死性肾小球肾炎和肺毛细血管炎。

三、嗜酸性肉芽肿性多血管炎

1. 概述　嗜酸性肉芽肿性多血管炎（EGPA）以过敏性哮喘、嗜酸性粒细胞增多、发热和肉芽肿性血管炎为特征，主要受累组织为心、肺、消化道、肾、外周神经、皮肤，病理特点为坏死性小血管炎，组织中有嗜酸性粒细胞浸润和肉芽肿形成。

2. 主要临床表现

（1）皮肤：红斑丘疹、出血性皮疹、皮肤或皮下结节，结节活检阳性率高。

（2）关节和肌肉：关节痛，肌痛等。

（3）呼吸系统：上呼吸道受累以过敏性鼻炎、鼻息肉、鼻塞最多见，可伴听力下降和耳聋。哮喘是主要表现，药物不易控制；可见多变的肺组织浸润影伴咳嗽、咳痰。

（4）心脏：不常见，但占死亡原因的 50% 以上。

（5）消化道：可有腹痛、腹泻、腹部包块。

（6）肾：受累轻，很少出现肾衰。

（7）神经系统：在 3 种 ANCA 相关血管炎中，EGPA 引起神经系统病变者最多。外周神经系统和中枢神经系统均受累，以外周神经系统病变最常见。

3. 实验室检查　可有嗜酸性粒细胞和 IgE 水平增高，约 1/3 患者 ANCA 阳性，多为 p-ANCA。

4. 诊断　采用 1990 年 ACR 制定的 EGPA 分类标准，具备以下条件≥4 条可诊断 EGPA。

（1）哮喘。

（2）鼻窦病变。

（3）游走性或一过性肺浸润。

（4）单发或多发性神经病变。

（5）外周血嗜酸性粒细胞增多 >10%。

（6）病理提示血管外嗜酸性粒细胞浸润。

四、肉芽肿性多血管炎（GPA）

1. 概述　GPA 过去称为韦格纳肉芽肿，在 3 种 ANCA 相关血管炎中，GPA 出现上呼吸道和肺部受累最常见。

2. 主要临床表现　典型三联征为上呼吸道、肺、肾病变。

（1）一般情况：发热、乏力、纳差、消瘦、关节痛。

（2）上呼吸道：鼻咽部溃疡、鼻咽部骨与软骨破坏、鼻中隔或软腭穿孔、"鞍鼻"畸形。气管受累常导致气管狭窄。

（3）肺：咳嗽、咳痰、咯血、胸痛、气短。部分可见迁移性或多发性肺病变，X 线检查可见中下肺野结节和浸润、空洞，亦可见胸腔积液。

（4）肾：不同程度的肾脏病变，重者可出现肾衰竭。

3. 诊断　采用 1990 年 ACR 制定的 GPA 分类标准，以下条件符合 2 项即可诊断。

（1）鼻或口腔炎症：口腔溃疡、脓涕或血涕。

（2）胸部 X 线异常：结节、固定浸润灶或空洞。

（3）尿沉渣：RBC>5 个 /HP 或红细胞管型。

（4）活检：动脉壁、动脉周围或血管外部区域有肉芽肿炎症。

> ⓘ 提示
>
> 临床上 GPA 以上、下呼吸道坏死性肉芽肿和系统性坏死性血管炎为特点。

第六节　贝赫切特病

一、概述

贝赫切特病（BD）以口腔溃疡、外阴溃疡、眼炎为临床特征，累及多个系统的慢性疾病，病情为反复发作和缓解交替。

二、病理

累及大、中、小、微血管的血管炎,且动、静脉均可受累。

三、临床表现

1. 基本症状(表 7-9-3)

表 7-9-3　BD 的基本症状

基本症状	特点
口腔溃疡	是首发、最基本且必需的症状,反复发作、每年 >3 次、多个痛性溃疡(颊黏膜、舌缘、唇、软腭等处)、7~14d 自行消退、一般不留瘢痕,亦有持续数周不愈后遗瘢痕者
外阴溃疡	约 80% 患者可见,男性多见于阴囊、阴茎;女性多见于大、小阴唇,其次为阴道
皮肤病变	结节性红斑(最常见)、假性毛囊炎、痤疮样毛囊炎、浅表栓塞性静脉炎
眼炎	葡萄膜炎、视网膜炎(视网膜血管炎所致),反复发作可致视力障碍、失明

2. 系统性症状(表 7-9-4)

表 7-9-4　BD 的系统性症状

项目	特点
消化道受累(肠白塞)	多发性溃疡(基本病变),可见腹痛(最多见,右下腹痛常见)、腹胀、恶心、呕吐、吞咽困难等,可合并溃疡出血、肠麻痹、腹膜炎、瘘管形成等
神经系统(神经白塞)	起病急骤,脑、脊髓任何部位都可受损,表现各异;可分为脑膜脑炎、脑干损害、良性颅内高压、脊髓损害、周围神经系统损害等类型
心血管(血管白塞)	指大、中血管病变,可出现大、中动静脉炎,心脏受累不多
关节炎	关节痛见于 30%~50% 患者,膝关节痛最多见
肺	病变少见,肺小动脉炎可出现咯血、胸痛、气短、肺栓塞
肾	受累罕见,受累可出现血尿、蛋白尿、高血压。膀胱镜检查可见到膀胱黏膜多发性溃疡
附睾炎	表现为附睾肿大、疼痛或压痛
其他	部分患者在疾病活动时发热,以低热多见,乏力、体重下降

四、辅助检查

1. 针刺反应是目前唯一特异性较强的试验,针刺 48h 后局部出现红色丘疹或伴白色疱疹为阳性。

2. 急性期可有贫血、血白细胞和血小板计数增高，ESR 增快，C 反应蛋白增高。可有轻度球蛋白增高，部分患者抗内皮细胞抗体（AECA）阳性。约 40% 患者 PPD 试验强阳性。

五、诊断和鉴别诊断

1. **诊断标准**　每年 >3 次肯定的口腔溃疡出现，并有下列 4 项中任意 2 项相继或同时出现，可诊断。

（1）反复外阴溃疡。

（2）**眼炎**：包括前葡萄膜炎、后葡萄膜炎、视网膜血管炎、裂隙灯显微镜下的玻璃体内有细胞出现。

（3）**皮肤病变**：包括结节红斑、假性毛囊炎、丘疹性脓疱疹，未用过糖皮质激素、非青春期者出现的痤疮样结节。

（4）针刺试验阳性。

2. **鉴别诊断**　应与反应性关节炎、Steven-Johnson 综合征、SLE 等相鉴别。

六、治疗

1. **对症治疗**

（1）NSAIDs：对关节炎有效。

（2）秋水仙碱：对结节性红斑、关节病变可能有效，有时对口腔溃疡有一定疗效。

（3）局部应用糖皮质激素：用于口腔溃疡、轻型前葡萄膜炎。

（4）沙度利胺：治疗黏膜溃疡，特别是口腔溃疡。

2. **内脏血管炎和眼炎**　主要应用糖皮质激素 + 免疫抑制剂。

3. **生物制剂**　对于新发的后葡萄膜炎、顽固的后葡萄膜炎、神经白塞、血管白塞、肠白塞、皮肤黏膜受累、关节炎，经常规治疗无效，可考虑使用肿瘤坏死因子拮抗药。

4. **手术**　有动脉瘤者可选择。

 知识拓展

贝赫切特病多见于东亚、中东及地中海，有"丝绸之路病"之称。

○ **经 典 试 题** ○

（研）（1~2 题共用题干）

女，31 岁。反复口腔溃疡伴间断双膝关节游走性肿痛 1 年，近 1 周自觉左眼视物不清，并出现间断下腹痛。

1. 该患者最可能的诊断是

A. 系统性红斑狼疮   B. 风湿热

C. 类风湿关节炎   D. 贝赫切特病

2. 该病皮肤特征性的表现是

A. 结节性红斑   B. 盘状红斑

C. 类风湿结节   D. 环形红斑

【答案】

1. D   2. A

第十章

特发性炎症性肌病

一、概述

1. 特发性炎症性肌病（IIM）是一组以横纹肌和皮肤慢性炎症为特征的异质性疾病，主要表现为对称性近端肌无力和肌酶升高。

2. IIM 包括多发性肌炎（PM）、皮肌炎（DM）、包涵体肌炎（IBM）、非特异性肌炎（NSM）和免疫介导的坏死性肌病（IMNM）。

二、病理

1. 特点　肌纤维肿胀，横纹消失，肌浆透明化，肌纤维膜细胞核增多，肌组织内炎症细胞浸润。

2. 浸润细胞　PM 主要为 $CD8^+T$ 细胞浸润，DM 主要为 B 细胞和 $CD4^+T$ 细胞浸润。

三、临床表现

以对称性近端肌无力为特征，可累及其他器官。

1. 骨骼肌　对称性四肢近端肌无力为其主要临床表现，常亚急性起病，病情于数周至数个月发展至高峰。部分伴自发性肌痛与肌肉压痛。

2. 皮肤　皮疹可出现在肌炎之前、同时或之后，皮疹与肌肉受累程度常不平行。典型皮疹如下。

（1）向阳性皮疹：眶周的红色或紫红色斑疹，常伴水肿，头面部胸前 V 区光敏性皮疹（V 形征）和肩背部（披肩征）。

（2）Gottron 疹：四肢肘、膝、掌指关节、指间关节伸侧紫红色丘疹，上覆细小鳞屑。

（3）技工手：双手桡侧掌面皮肤出现角化、裂纹，皮肤粗糙脱屑。

（4）甲周病变：甲根皱襞处毛细血管扩张性红斑或瘀点等，其他有皮肤萎缩、色素沉着或脱失、毛细血管扩张或皮下钙化。

3. 其他　肺部受累是最常见的肌肉外表现，间质性肺炎（最常见）、肋间肌和膈肌受累均可导致呼吸困难。部分患者伴发恶性肿瘤，称为肿瘤相关性皮肌炎。心脏受累者有心律失常、充血性心力衰竭等。

4. 包涵体肌炎　好发于中老年人，以缓慢进行性肌无力和肌萎缩为主要特点，常表现为屈指无力；屈腕无力＞伸腕无力；股四头肌无力（≤Ⅳ级）。主要病理特点包括：①炎症细胞浸润 1 个肌纤维的局部，这个肌纤维的其他部分形态完整；②镶边空泡；③细胞内类淀粉样物质沉积；④电镜检查发现管丝包涵体。

四、辅助检查

1. 血清肌酶谱　肌酸激酶（CK）、醛缩酶、天冬氨酸氨基转移酶、丙氨酸氨基转移酶、乳酸脱氢酶增高，尤以 CK 升高最敏感。

2. 肌电图　为肌源性损害（低波幅，短程多相波等）。

3. 肌活检　约 2/3 患者表现为典型肌炎改变。

4. 自身抗体　①肌炎特异性抗体，抗氨酰 tRNA 合成酶抗体（如抗 Jo-1 抗体）、抗 Mi-2 抗体、抗 TIF1γ、抗 SRP 抗体等；②肌炎相关抗体，如抗 RO52 抗体、抗 RO60 抗体等。

（1）抗 Jo-1 抗体：与雷诺现象、技工手、关节炎、发热、肺间质病变有关，称为"抗合成酶综合征"。

（2）抗 Mi-2 抗体：与皮疹有关，预后较好。

（3）抗 SRP 抗体：与心肌炎有关，对激素治疗反应差。

5. 一般检查　血常规可见轻度贫血、白细胞计数增高，血清肌红蛋白增高，广泛肌肉损伤时可出现肌红蛋白尿。

五、治疗

1. 首选糖皮质激素，可合用免疫抑制剂。

2. 危重症者可用甲泼尼龙冲击、免疫抑制剂、大剂量免疫球蛋白静脉冲击治疗。

3. 皮肤损害者可加用羟氯喹。

4. 少数病例应用肿瘤坏死因子拮抗药、CD20 单抗等，疗效较好。

第十一章

系统性硬化症

一、概述

系统性硬化症（SSc）是以局限性或弥漫性皮肤增厚、纤维化为特征，并累及心、肺和消化道等器官的自身免疫疾病。

二、病因

一般认为与遗传易感性、环境因素（重要）、性别、免疫异常等多因素有关。

三、病理

病理特点是受累组织广泛的血管病变、胶原增殖、纤维化。

四、临床表现

1. 早期表现　起病隐匿。雷诺现象最先出现（约 80% 患者），可先于本病的其他表现（如关节炎、内脏受累）几个月甚至 10 余年（大部分 5 年内）出现。

2. 皮肤受累　为本病的标志性病变，呈对称性分布。一般先见于手指及面部，然后向躯干蔓延。

（1）肿胀期：呈非凹陷性水肿，皮肤紧绷、腊肠样，手背肿胀，逐渐波及前臂。

（2）硬化期：皮肤增厚变硬如皮革，不易提起、不能紧握拳头，可呈"面具脸"。

（3）萎缩期：皮肤萎缩、光滑且薄，屈曲挛缩不能伸直，皮肤溃疡，色素沉着和色素脱失相间，形成"椒盐征"。皮下组织钙化，指端溃疡、瘢痕，指骨变短。

> **ⓘ 提示**
>
> SSc 患者面部受累造成正常面纹消失，使面容刻板、鼻尖变小、鼻翼萎缩变软，嘴唇变薄、内收，口周有皱褶，张口度变小，称为"面具脸"，为特征性表现之一。

3. 肌肉和骨关节　关节痛、晚期关节僵直固定，肌无力，可有轻度肌炎表现或合并多发性肌炎。

4. 心脏　病变与心肌纤维化有关。最常见的是缓慢发展的无症状心包积液；可见传导阻滞和心律失常等。

5. 肺 2/3 以上患者有肺部受累,是最主要的死亡原因。活动后气短(最早出现),最常见的是间质性肺疾病,以非特异性间质性肺炎为主;肺动脉高压多见,最终进展为右心衰竭。

6. 消化道 约 70% 患者出现消化道异常。食管受累最常见,出现吞咽困难、胃灼热感、夜间胸骨后痛;消化道出血;吸收不良综合征;大便失禁。

7. 肾 肾脏损害提示预后不佳。表现为镜下血尿、高血压、蛋白尿、内生肌酐清除率下降等,短时间内血压急速升高伴肾功能恶化称为硬皮病肾危象,是死亡的主要原因。

8. 其他 常伴眼干和/或口干症状。神经系统受累多见于局限型,包括三叉神经痛等。本病与胆汁性肝硬化及自身免疫性肝炎密切相关。可伴甲状腺功能减退及甲状腺纤维化。

五、分型

1. 弥漫皮肤型 SSc 特点为皮肤纤维化。除累及肢体远端和近端、面部和颈部外,尚可累及胸部和腹部皮肤。病情进展快,多伴有内脏病变。抗 Scl-70 抗体阳性率高。

2. 局限皮肤型 SSc 特点为皮肤病变局限于肘(膝)的远端,可有颜面和颈部受累;病情进展慢。CREST 综合征为本病的一种特殊类型。

3. 无皮肤硬化的 SSc 具有雷诺现象、特征性的内脏器官表现和血清学异常,但临床无皮肤硬化的表现。

4. 硬皮病重叠综合征 上述 3 种情况之一与诊断明确的类风湿关节炎、系统性红斑狼疮、多发性肌炎/皮肌炎同时出现。常见抗 PM-Scl 抗体、抗 U1RNP 抗体阳性。

5. 未分化 SSc 具有雷诺现象,伴 SSc 的某些临床和/或血清学特点,无 SSc 的皮肤增厚。

六、辅助检查

1. ANA 90% 以上患者呈阳性。

2. 抗拓扑异构酶 I(Scl-70)抗体 是系统性硬化症的特异性抗体。

3. ACA 多见于局限型患者。

4. 抗核仁抗体 可阳性。

5. 影像学检查 吞钡透视、高分辨率 CT 和超声心动图等。

七、诊断和鉴别诊断

1. 诊断标准 根据雷诺现象、皮肤表现、特异性内脏受累以及特异性抗体等,可依据以下 2 个标准诊断。

(1)1980 年美国风湿病学会制定的 SSc 分类标准:具备以下 1 个主要标准或≥2 个次要标准就可诊断。

1)主要标准:对称性近端皮肤硬化(对称性手指及掌指关节近端的硬皮病),类似皮肤改变可同时累及肢体的全部、颜面、颈部和躯干。

2）次要标准：指端硬化；指端凹陷性瘢痕或指垫变薄；双肺底纤维化。

（2）2013年美国风湿病学会/欧洲风湿病联盟制定的SSc分类标准新标准：适用于任何可疑患有SSc的患者，但不适用于除手指外皮肤增厚或临床表现用硬皮病样病变解释更为合理的患者。患者总分≥9分可诊断为SSc。

2. 鉴别诊断 SSc需与局灶硬皮病、嗜酸性筋膜炎等鉴别。

八、治疗

1. 糖皮质激素 可减轻早期或急性期的皮肤水肿，但不能阻止疾病进展，大剂量可能诱发肾危象。

2. 免疫抑制剂 用于合并脏器受累者；与激素合用可提高疗效和减少糖皮质激素用量。

3. 雷诺现象 需戒烟，手足保暖，应用钙通道阻滞药等。

4. 指端溃疡 可使用前列环素类似物、5-磷酸二酯酶抑制剂或内皮素受体拮抗药以减少新发。

5. 肺动脉高压 氧疗、利尿药和强心剂以及抗凝。

6. 硬皮病肾危象 使用ACEI治疗，肾衰竭可行血液透析或腹膜透析治疗。

7. 其他 对症处理各系统的症状。

 知识拓展

雷诺现象几乎出现在所有系统性硬化病患者中。

第十二章

复发性多软骨炎

一、概述

复发性多软骨炎（RP）是一种罕见的、病因及发病机制不甚清楚的、免疫介导的全身性炎症性疾病,主要累及含有软骨结构及含有蛋白聚糖成分的器官。

二、临床表现

1. 特点　呈现反复发作和缓解。
2. 主要表现　耳、鼻、咽喉、气管、支气管的炎症,还可累及心血管、关节、眼、皮肤和肾脏。最常见和特征性的表现是耳郭软骨炎。

三、辅助检查

1. 抗软骨细胞抗体阳性、抗Ⅱ型胶原抗体阳性有助于诊断。
2. 胸部 CT 和纤维支气管镜检查可见气管、支气管普遍狭窄。

四、诊断

符合 2 项主要标准,或 1 项主要标准 +2 项次要标准可确诊。
1. 主要标准　①耳软骨炎;②鼻软骨炎;③喉、气管软骨炎。
2. 次要标准　①眼部症状(结膜炎,巩膜炎,巩膜外层炎,葡萄膜炎);②听力障碍;③眩晕;④血清阴性多关节炎。

五、治疗

急性发作期应卧床休息,保持呼吸道通畅,预防窒息。症状不严重者给予非甾体抗炎药,严重者选用糖皮质激素。可酌情加用免疫抑制剂。其他对症治疗,如氨苯砜治疗软骨炎症和关节炎可能有效。

第十三章

骨 关 节 炎

一、概述

骨关节炎（OA）是一种以关节软骨损害为主，并累及整个关节组织的最常见的关节疾病，最终发生关节软骨退变、纤维化、断裂、溃疡及整个关节面的损害。多见于中老年人。

二、病因和发病机制

1. 危险因素　年龄（最密切），性别，肥胖，遗传易感性，关节结构及力线异常，创伤，长期从事反复使用某些关节的职业或剧烈的文体活动，吸烟及存在其他疾病等。

2. 发病机制　生物机械学、生物化学、炎症基因突变及免疫学因素参与发病→引发级联退行性反应→出现关节软骨的特征性改变，并影响到所有关节结构。

三、病理

包括软骨变性（最基本改变），软骨下骨增厚、硬化，关节边缘骨赘形成，关节近旁出现骨囊肿，滑膜炎。

四、临床表现

1. 关节痛　常有肥大、压痛、骨摩擦音、活动受限；活动后加重、休息后缓解，严重时休息时也疼痛，晨僵≤30min。

2. 好发部位（表7-13-1）

表7-13-1　骨关节炎的好发部位

部位	特点
手	①中、老年女性多见，远端指间关节最常累及 ②指间关节伸面内、外侧骨样肿大结节，Heberden结节（远端指间关节）、Bouchard结节（近端指间关节） ③指间关节蛇样畸形，"方形手"（第一腕掌关节骨质增生）
膝	①早期疼痛和僵硬，单侧或双侧交替，上下楼时明显 ②关节胶化，关节肿胀、压痛、骨摩擦感以及膝内翻畸形等 ③病情进展后行走失平衡，下蹲、下楼无力，不能持重、活动受限、关节挛曲，可有关节"打软""绞锁现象"

续表

部位	特点
髋关节	①男性患病率高,隐匿疼痛,可放射至腹股沟、臀部、大腿内侧 ②活动受限、跛行
足	①第 1 跖趾关节受累最多见;局部可有关节红、肿、热、痛 ②骨性肥大、外翻

3. 特殊类型(表 7-13-2)

表 7-13-2　骨关节炎的特殊类型

类型	表现
全身性 OA	①中年以上女性多见 ②累及多个指间关节,Heberden 结节、Bouchard 结节,同时存在至少 3 个部位如膝、髋、脊柱的累及 ③与 HLA-A1、B8 等遗传基因相关
侵蚀性炎症性 OA	①主要累及指间关节,疼痛、压痛、冻胶样囊肿,有明显炎症表现 ②放射学检查见明显的骨侵蚀
弥漫性特发性骨肥厚	脊椎边缘骨桥形成、外周关节骨赘形成;老年人多见,与 HLA-B27 无关
快速进展性 OA	髋关节多见,疼痛剧烈;6 个月内关节间隙减少≥2mm

五、辅助检查

1. 一般检查　血沉、C 反应蛋白正常或轻度升高,RF 和自身抗体阴性。

2. 关节液检查　黄色,黏度正常,凝固试验阳性,白细胞数 $<2 \times 10^6$/L,葡萄糖含量很少。

3. X 线检查　可见关节间隙变窄、软骨下骨化、关节边缘骨赘形成、骨囊性变。

六、诊断

1990 年美国风湿病学会关于手、膝和髋 OA 的分类标准,如下。

1. 手 OA　手疼痛、酸痛、晨僵 + 下列 3 项可诊断:远端指间关节硬性组织肥大≥2 个、10 个指定关节中硬性组织肥大≥2 个、掌指关节肿胀 <3 个、10 个指定的指关节中关节畸形≥1 个。10 个指定关节是指双侧第 2、3 指远端和近端指间关节及第 1 腕掌关节。

2. 膝 OA　有以下 2 种方法。

(1)膝痛 +≥3 项(≥50 岁、晨僵 <30min、骨摩擦感、骨压痛、骨性肥大、膝触之不热)。

(2)膝痛和骨赘 +≥1 项(≥40 岁、晨僵 <30min、骨摩擦感)。

3. 髋关节 OA　髋痛 +≥2 项(ESR≤20mm/h、X 线示股骨和 / 或髋臼骨赘、髋关节间隙狭窄)。

七、治疗

1. **非药物治疗**　患者教育，自我调理，减少易感因素等。

2. **控制症状**　NSAIDs 止痛、抗炎。

3. **改善病情、保护软骨**　氨基葡萄糖、硫酸软骨素、关节腔注射透明质酸，适用于轻、中度患者。

4. **手术治疗**　关节疼痛严重影响日常生活、非手术治疗无效的患者可行关节置换术。膝关节明显外翻或内翻者，可行力线调整手术。

> **知识拓展**
>
> 骨关节炎是中年以上人群丧失劳动能力、生活不能自理的主要原因。

第十四章

痛　风

一、概述

痛风是嘌呤代谢紊乱和 / 或尿酸排泄障碍导致的一组异质性疾病，40 岁以上男性多见，女性多在更年期后发病，常有家族遗传史，常伴肥胖、高脂血症、高血压、高血糖、动脉硬化和冠心病等。

二、临床表现（表 7-14-1）

表 7-14-1　痛风的临床表现

表现	特点
无症状期	仅见高尿酸血症；是否发展为痛风，取决于尿酸水平和持续时间
急性关节炎期和间歇期（此期无症状）	①常在午夜或清晨急骤发病，关节剧痛，局部红肿热痛，功能障碍 ②发作呈自限性，多于 2 周内自然缓解，可反复发作，发作间隙无症状 ③单侧第 1 跖趾关节最常见 ④血尿酸可正常或升高，可伴发热等 ⑤关节液或痛风石中发现尿酸盐结晶 ⑥秋水仙碱可迅速缓解症状
慢性关节炎期和痛风石	①痛风石为特征性表现，常见于耳郭、关节周围、鹰嘴、跟腱、髌骨滑囊，为黄白色赘生物，破溃后排出白色粉状或糊状物 ②慢性关节炎时受累关节非对称性不规则肿胀、疼痛，关节内痛风石可造成关节骨质破坏
肾病变	①痛风性肾病：起病隐匿，表现为尿浓缩功能下降、肾功能不全及高血压、水肿、贫血等 ②尿酸性肾石病：肾绞痛、血尿、排尿困难、肾积水、肾盂肾炎或肾周围炎等 ③急性肾衰竭：突然少尿、无尿等

三、辅助检查

1. 尿酸　血和尿的尿酸水平升高。

2. 关节液或痛风石检查　偏振光显微镜下可见双折光的针形尿酸盐结晶（诊断金标准）。

3. 关节超声 可见双轨征或不均匀低回声与高回声混杂团块影。

4. X 线检查 可见穿凿样、虫蚀样骨质缺损（特征性改变）。

5. CT 受累处不均匀斑点状高密度痛风石影像。

四、诊断和鉴别诊断

1. 诊断 主要根据临床表现和辅助检查等诊断。

2. 鉴别诊断 可与 RA、化脓性关节炎、创伤性关节炎相鉴别。

五、治疗与预防

1. 一般原则 禁烟限酒；规律饮食和作息，减少高嘌呤食物、富含果糖饮料摄入，增加新鲜蔬菜摄入，大量饮水（>2 000ml/d）；规律运动，防止剧烈运动或突然受凉；控制体重。

2. 急性期治疗 一线药物：NSAIDs、秋水仙碱、糖皮质激素，尽早使用。

（1）NSAIDs（表 7-14-2）

表 7-14-2 痛风急性期的药物治疗——NSAIDs

项目	特点
作用	有效缓解急性痛风性关节炎症状
常用药物	吲哚美辛、双氯芬酸、依托考昔等
不良反应	胃肠道溃疡及出血、心血管系统不良反应
禁忌证	活动性消化性溃疡，伴肾功能不全者慎用

（2）秋水仙碱：小剂量有效，48h 内效果好。

（3）糖皮质激素：用于 NSAIDs、秋水仙碱治疗无效或禁忌、肾功能不全者。

> ⓘ 提示
>
> 急性期不做降尿酸治疗，但已服用降尿酸药物者无需停用。

3. 慢性期和发作间歇期

（1）目标：血尿酸 <6mg/dl，保持终身。

> ⓘ 提示
>
> 有痛风石、慢性关节炎、痛风频繁发作者，治疗目标是血尿酸 <5mg/dl，但不应 <3mg/dl。

（2）抑制尿酸合成药（表7-14-3）

表 7-14-3　抑制尿酸合成药

项目	别嘌醇	非布司他
作用机制	抑制黄嘌呤氧化酶,阻断次黄嘌呤、黄嘌呤向尿酸转化	
不良反应	胃肠道症状、皮疹、药物热、肝酶升高、骨髓抑制等	肝功能异常、腹泻等

（3）促进尿酸排泄药:可抑制尿酸经肾小管重吸收,增加尿酸排泄。主要用于尿酸排泄减少、对别嘌醇过敏或疗效不佳者;如苯溴马隆、丙磺舒。有尿酸性结石者不宜用,磺胺过敏者禁用丙磺舒。用药期间应碱化尿液并保持尿量。

> **提示**
>
> 降尿酸初期可预防性使用小剂量秋水仙碱3~6个月,以减少痛风急性发作。

4. 治疗伴发病　治疗高血压（氯沙坦/氨氯地平）、高脂血症（非诺贝特/阿托伐他汀）等。

5. 手术治疗　剔除痛风石,对残毁关节进行矫形等。

> **知识拓展**
>
> 高尿酸血症是痛风最重要的生化基础,痛风的诊断依据包括血尿酸增高、典型临床表现、关节液或痛风石中发现尿酸盐结晶。

◦ 经 典 试 题 ◦

（执）男,34岁。饮啤酒后右膝关节红肿疼痛1d。3个月前左踝关节曾有相似症状发生,服非甾体抗炎药1周后好转。既往银屑病史10年。最可能的诊断是

　　A. 痛风性关节炎　　　　　　　　B. 类风湿关节炎

　　C. 银屑病关节炎　　　　　　　　D. 化脓性关节炎

　　E. 强直性脊柱炎

【答案】

A

第十五章

纤维肌痛综合征

一、概述

纤维肌痛综合征（FMS）是一种以全身弥漫性疼痛及发僵为主要临床特征，常伴有疲乏无力、睡眠障碍、情感异常和认知功能障碍等多种伴发症状的慢性疼痛性非关节性风湿病。分为原发性和继发性。

二、病因

尚不清楚，目前认为与睡眠障碍、神经内分泌变化、免疫紊乱、氨基酸浓度改变及心理因素有关。

三、临床表现

1. 特征性症状
（1）慢性全身性广泛性疼痛（核心症状），常伴触痛，疼痛性质多样，以中轴骨骼（颈、胸、下背部）、肩胛带及骨盆带肌肉最常见。
（2）广泛的、呈对称分布的压痛点，分布具有一致性。常见9对（18个）解剖位点压痛，如枕骨下肌肉附着点两侧，第5、7颈椎横突间隙前面的两侧，两侧斜方肌上缘中点等。
（3）部分可见晨僵，其严重程度与睡眠、病情活动度有关。
2. 其他症状　在天气潮冷、精神紧张和过度劳累时加重；局部受热、精神放松、良好睡眠、适度活动时减轻。
（1）睡眠障碍（失眠、易醒、多梦及精神不振）、严重疲劳、头痛、呼吸困难、抑郁或焦虑等。
（2）部分可见肠易激综合征。
（3）部分可见膀胱刺激症状、骨盆疼痛、雷诺现象、不宁腿综合征等。

四、诊断

参考1990年美国风湿病学会的诊断标准，同时满足下述2个条件者可诊断为纤维肌痛综合征。

1. 持续 3 个月以上的全身性疼痛,包括身体的左、右侧,腰的上、下部及中轴(颈椎或前胸或胸椎或下背部)均疼痛。

2. 压痛点　以拇指按压,压力为 4kg,18 个压痛点中至少有 11 个疼痛。

五、治疗

无特异治疗,综合治疗是主要的治疗,包括运动、减轻精神压力和对症止痛。

医学生风湿免疫科实习提要

1. 扎实基础,练好基本功　入科前需熟悉风湿性疾病的分类,熟练掌握系统性红斑狼疮、类风湿关节炎、痛风、干燥综合征等风湿免疫科常见疾病的基本知识并做好复习,包括病因、发病机制、临床表现,熟悉诊断标准和治疗方法,在临床实习过程中做好理论与实践的衔接。

2. 熟悉病史询问　临床患者的病情常比较复杂,一个原认为单纯是某个系统的疾病也可能会合并有免疫病的基础。免疫病常常复发缓解交替,症状多样,如蝶形红斑常见于系统性红斑狼疮患者,妇产科患者多次不明原因流产者要考虑有没有抗磷脂综合征的可能,为明确诊断,均需要详细、系统地询问病史。

3. 主动学习　在风湿免疫科重点学习的专科知识技能主要包括熟悉常见检查报告(尤其是抗核抗体谱及常见标志性抗体的检查报告、各类关节炎的 X 线特点)的临床意义,熟悉常见疾病的诊治思路等。

温故知新

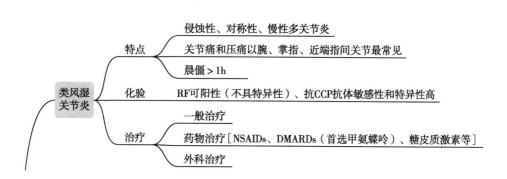

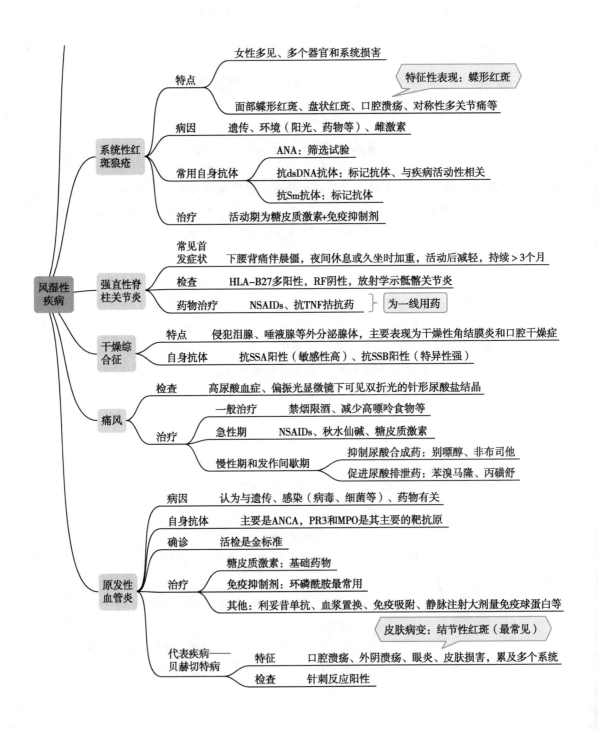

系统性红斑狼疮
- 特点
  - 女性多见、多个器官和系统损害
  - 特征性表现：蝶形红斑
  - 面部蝶形红斑、盘状红斑、口腔溃疡、对称性多关节痛等
- 病因：遗传、环境（阳光、药物等）、雌激素
- 常用自身抗体
  - ANA：筛选试验
  - 抗dsDNA抗体：标记抗体、与疾病活动性相关
  - 抗Sm抗体：标记抗体
- 治疗：活动期为糖皮质激素+免疫抑制剂

强直性脊柱关节炎
- 常见首发症状：下腰背痛伴晨僵，夜间休息或久坐时加重，活动后减轻，持续>3个月
- 检查：HLA-B27多阳性，RF阴性，放射学示骶髂关节炎
- 药物治疗：NSAIDs、抗TNF拮抗药 } 为一线用药

干燥综合征
- 特点：侵犯泪腺、唾液腺等外分泌腺体，主要表现为干燥性角结膜炎和口腔干燥症
- 自身抗体：抗SSA阳性（敏感性高）、抗SSB阳性（特异性强）

痛风
- 检查：高尿酸血症、偏振光显微镜下可见双折光的针形尿酸盐结晶
- 治疗
  - 一般治疗：禁烟限酒、减少高嘌呤食物等
  - 急性期：NSAIDs、秋水仙碱、糖皮质激素
  - 慢性期和发作间歇期
    - 抑制尿酸合成药：别嘌醇、非布司他
    - 促进尿酸排泄药：苯溴马隆、丙磺舒

原发性血管炎
- 病因：认为与遗传、感染（病毒、细菌等）、药物有关
- 自身抗体：主要是ANCA，PR3和MPO是其主要的靶抗原
- 确诊：活检是金标准
- 治疗
  - 糖皮质激素：基础药物
  - 免疫抑制剂：环磷酰胺最常用
  - 其他：利妥昔单抗、血浆置换、免疫吸附、静脉注射大剂量免疫球蛋白等
- 代表疾病——贝赫切特病
  - 皮肤病变：结节性红斑（最常见）
  - 特征：口腔溃疡、外阴溃疡、眼炎、皮肤损害，累及多个系统
  - 检查：针刺反应阳性

风湿性疾病

第八篇　理化因素所致疾病

第一章

总　　论

一、概述

理化因素所致疾病的特点是病因明确,有特殊的临床表现。诊断时,在考虑环境因素的同时,尚需结合接触史、临床表现和实验室检查,然后再与其他类似临床表现的疾病鉴别,综合分析判断。

二、致病因素

1. 物理致病因素　高温、低温、高气压、低气压、电流等。
2. 化学致病因素　农药、药物、毒品、蛇毒、空气中有毒气体、有毒元素及化合物等。

三、防治原则

包括迅速脱离有害环境和危害因素(首要措施)、稳定患者生命体征、针对病因和发病机制治疗、对症支持治疗。

第二章

中　毒

第一节　概　述

一、概述

1. **中毒**　指进入人体的化学物质达到中毒量产生组织和器官损害引起的全身性疾病。

2. **按暴露毒物的毒性、剂量和时间分类**

（1）急性中毒：指机体一次大剂量暴露或24h内多次暴露于某种或某些有毒物质引起急性病理变化而出现的临床表现。

（2）慢性中毒：指长时间暴露，毒物进入人体蓄积中毒而出现的临床表现。

3. **按毒物来源和途径分类**　工业性毒物；药物；农药；有毒动植物。

二、病因和中毒机制

1. **病因**

（1）职业中毒：在生产、保管、运输、使用过程中，因毒物进入人体而引起的中毒。

（2）生活中毒：误食、意外接触毒物、用药过量、自杀或谋害等情况下发生的中毒。

2. **毒物侵入途径**　通常，毒物经消化道（常见）、呼吸道或皮肤黏膜等途径进入人体引起中毒。毒物对机体产生毒性作用的快慢、强度和表现与毒物侵入途径和吸收速度有关。

3. **中毒机制**　①腐蚀作用；②造成组织和器官缺氧；③麻醉作用；④抑制酶活性；⑤干扰细胞或细胞器功能；⑥竞争相关受体。

4. **影响毒物作用的因素**　①毒物状态：化学结构和物理性质、中毒途径、毒物的量和接触时间；②机体状态；③毒物相互作用，可能产生毒性相加或抵消作用。

三、临床表现

1. **急性中毒**

（1）皮肤黏膜和眼部表现（表8-2-1）

表 8-2-1　急性中毒的皮肤黏膜和眼部表现

部位	表现	常见中毒
皮肤黏膜	灼伤	强酸、强碱、甲醛、苯酚、甲酚皂溶液（来苏儿）、百草枯等
	发红	一氧化碳中毒（樱桃红）
	发绀	亚硝酸盐、苯胺或硝基苯等
	黄疸	毒蕈、鱼胆或四氯化碳中毒
眼部	瞳孔扩大	阿托品、莨菪碱类中毒
	瞳孔缩小	有机磷杀虫药（OPI）中毒、氨基甲酸酯类杀虫药中毒
	视神经炎	甲醇中毒

（2）神经系统表现（表 8-2-2）

表 8-2-2　急性中毒的神经系统表现

表现	常见中毒
昏迷	催眠、镇静或麻醉药中毒；有机溶剂中毒；窒息性毒物（一氧化碳、氰化物）中毒；农药中毒；致高铁血红蛋白毒物中毒
谵妄	阿托品、乙醇或抗组胺药中毒
肌纤维颤动	OPI 中毒、氨基甲酸酯类杀虫药中毒、急性异烟肼中毒、铅中毒等
惊厥	窒息性毒物、四亚甲基二砜四胺（毒鼠强）、植物、药物、重金属等中毒
瘫痪	蛇毒、三氧化二砷、可溶性钡盐或磷酸三邻甲苯酯中毒
精神失常	一氧化碳、酒精、阿托品、抗组胺药中毒或药物依赖戒断综合征等

（3）呼吸系统表现（表 8-2-3）

表 8-2-3　急性中毒的呼吸系统表现

表现	常见中毒
呼出特殊气味	氰化物中毒（苦杏仁味）、OPI 或砷中毒（蒜味）、硝基苯中毒（鞋油味）、锌或磷化铝中毒（鱼腥味）、甲苯或其他溶剂（胶水味）、苯酚、甲酚皂溶液中毒（苯酚味）、乙醇中毒（酒味）
呼吸加快	水杨酸类、甲醇等中毒（兴奋呼吸中枢）；刺激性气体（二氧化氮、氟化氢、溴化氢、磷化氢、二氧化硫等）中毒
呼吸减慢	催眠药或吗啡中毒
肺水肿	刺激性气体、OPI 或百草枯等中毒

（4）其他表现（表8-2-4）

表8-2-4　急性中毒的其他表现

部位	表现	常见中毒
循环系统	心律失常	洋地黄中毒（兴奋迷走神经）；拟肾上腺素药、三环类抗抑郁药中毒（兴奋交感神经）；氨茶碱中毒
	心搏骤停	洋地黄、奎尼丁等中毒（心肌毒性作用）；窒息性气体中毒（缺氧）；可溶性钡盐、排钾利尿药中毒（严重低钾血症）
	休克	强酸、强碱；三氧化二砷中毒、麻醉药过量、严重巴比妥类中毒
泌尿系统	中毒后肾损害	肾小管堵塞（砷化氢中毒）、肾缺血或肾小管坏死（头孢菌素类、氨基糖苷类抗生素、毒蕈和蛇毒等中毒）
血液系统	溶血性贫血、黄疸	砷化氢中毒、苯胺或硝基苯等中毒
	出血	水杨酸类或肝素过量、蛇毒咬伤中毒（止凝血障碍）
	白细胞减少	氯霉素、抗肿瘤药或苯等中毒
全身	发热	阿托品、二硝基酚或棉酚等中毒

2. 慢性中毒（表8-2-5）

表8-2-5　慢性中毒的临床表现

部位	表现	常见中毒
神经系统	痴呆	四乙铅或一氧化碳（CO）等中毒
	帕金森病	一氧化碳、吩噻嗪或锰等中毒
	周围神经病	铅、砷或OPI中毒
消化系统	中毒性肝病	砷、四氯化碳、三硝基甲苯或氯乙烯中毒
泌尿系统	中毒性肾损害	镉、汞或铅中毒
血液系统	白细胞减少或再障	苯、三硝基甲苯中毒
骨骼系统	氟骨症	氟中毒
	下颌骨坏死	黄磷中毒

四、诊断

中毒诊断通常根据毒物接触史、临床表现、实验室毒物检查分析和调查周围环境有无毒物存在，与其他症状相似疾病鉴别后诊断。

五、治疗

1. 治疗原则　①立即终止毒物接触；②紧急复苏和对症支持治疗；③清除体内尚未吸

收的毒物;④应用解毒药;⑤预防并发症。

2. 急性中毒治疗

(1)终止继续暴露毒物:①立即将患者撤离中毒现场,转到空气新鲜的地方;②脱去污染衣物;③用温水或肥皂水清洗掉皮肤和毛发上的毒物;④用清水彻底冲洗清除眼内毒物;⑤清除伤口处毒物。对特殊毒物的清洗要求,见表8-2-6。

表 8-2-6 对特殊毒物的清洗要求

毒物种类	清洗要求
二硫化碳、苯酚、溴苯、苯胺、硝基苯	用 10% 酒精液冲洗
磷化锌、黄磷	用 1% 碳酸钠溶液冲洗
酸性毒物(铊、磷、有机磷、溴、溴化烷、汽油、四氯化碳、甲醛、硫酸二甲酯等)	用 5% 碳酸氢钠溶液或肥皂水冲洗后,再用清水冲洗
碱性毒物(氨水、氨、氢氧化钠、碳酸钠、硅酸钠)	用 2% 醋酸或 3% 硼酸、1% 枸橼酸溶液冲洗

(2)紧急复苏和对症支持治疗:如昏迷者,保持呼吸道通畅、维持呼吸和循环功能,观察生命体征等。

(3)清除体内尚未吸收的毒物

1)催吐:用于意外中毒不能洗胃者;包括物理法刺激催吐、药物催吐。昏迷、惊厥、休克、腐蚀性毒物摄入、无呕吐反射、近期上消化道出血或食管－胃底静脉曲张者和孕妇禁用。

2)洗胃(表8-2-7)

表 8-2-7 急性中毒治疗——洗胃

项目	内容
适应证	口服毒物 1h 内者;吸收缓慢的毒物、胃蠕动功能减弱或消失者,可延长至 4~6h;对无特效解毒治疗的急性重度中毒,患者就诊时已超过 6h,仍可酌情考虑洗胃
禁忌证	吞服强腐蚀性毒物、食管静脉曲张、惊厥或昏迷患者
方法要点	①患者头稍低并转向一侧 ②胃管头部涂液体石蜡润滑后经口腔将胃管向下送进 50cm 左右 ③确定胃管在胃内:能抽出胃液或向胃管注入适量空气,在胃区听到"咕噜"声 ④吸出全部胃内容物,留送毒物分析。每次向胃内注入 200~300ml 温开水。注意出入液量平衡,反复灌洗,直至洗出液清亮为止
洗胃液选择	温开水(最常用)、溶剂、解毒药、中和剂、沉淀剂、氧化剂、胃黏膜保护剂
并发症	胃穿孔或出血,吸入性肺炎或窒息等

3)常用洗胃液(表8-2-8)

4)活性炭(表8-2-9)

表 8-2-8　常用洗胃液

洗胃液	适用毒物
清水或生理盐水	砷、硝酸银、溴化物及不明原因中毒
1∶5 000 高锰酸钾	镇静催眠药、阿片类、烟碱、生物碱、氰化物等
2% 碳酸氢钠	OPI、氨基酸甲酯类、苯、汞、硫、铬等
0.3% H_2O_2	阿片类、士的宁、氰化物、高锰酸钾
鸡蛋清	腐蚀性毒物、硫酸铜、铬酸盐
1%~3% 鞣酸	吗啡类、辛可芬、洋地黄、阿托品、颠茄、发芽马铃薯或毒蕈
0.3% 氧化镁	阿司匹林或草酸
液体石蜡	硫磺、煤油、汽油（口服液体石蜡后再用清水洗胃）
10% 面糊	碘或碘化物

注：1605 等硫代类 OPI 中毒禁用 1∶5 000 高锰酸钾洗胃，美曲膦酯（敌百虫）或强酸（硫酸、硝酸或盐酸）中毒禁用 2% 碳酸氢钠洗胃。

表 8-2-9　活性炭的临床应用

项目	内容
机制	活性炭为强力吸附剂，用于肠道毒物吸附
特点	①时间依赖性：应在摄入毒物 1h 内使用 ②饱和性：需应用超过毒物的足量活性炭来吸附毒物
不适用毒物	乙醇、强酸、强碱、钾、铁、锂、碘、氰化物等
并发症	呕吐、肠梗阻和吸入性肺炎

5）导泻：不推荐单独使用导泻药物清除急性中毒患者的肠道毒物。通常不用油脂类泻药，以免促进脂溶性毒物吸收。洗胃或给予活性炭后，灌入泻药。常用导泻药有甘露醇、山梨醇、硫酸镁、硫酸钠等。肾脏或呼吸衰竭、昏迷和磷化锌、OPI 中毒晚期者不宜使用硫酸镁。

6）灌肠：用于口服中毒 >6h、导泻无效或抑制肠蠕动毒物中毒者（腐蚀性毒物中毒除外）。

7）全肠灌洗：用于口服重金属中毒、缓释药物、肠溶药物中毒及消化道藏毒品者；常用聚乙二醇溶液。

（4）促进已吸收毒物排出的方法（表 8-2-10）

（5）解毒药（表 8-2-11）

3. 慢性中毒的治疗　慢性铅、汞、砷、锰等中毒可用解毒药、对症治疗。

表 8-2-10 促进已吸收毒物排出的方法

方法	临床应用
强化利尿	主要用于以原形由肾脏排除的毒物中毒；有心、肺和肾功能障碍者禁用
改变尿液酸碱度	①碱化尿液（碳酸氢钠）：用于弱酸性毒物（如苯巴比妥或水杨酸类）中毒 ②酸化尿液（维生素C）：用于碱性毒物（苯丙胺、士的宁和苯环己哌啶）中毒
供氧	高压氧治疗是一氧化碳中毒的特效疗法
血液净化	①血液透析：氯酸盐或重铬酸盐中毒时首选；苯巴比妥、水杨酸类、甲醇、茶碱、乙二醇和锂等中毒可选；短效巴比妥类、格鲁米特（导眠能）和OPI一般不用；中毒12h内进行效果好 ②血液灌流：能清除血液中巴比妥类和百草枯等 ③血浆置换：主要用于生物毒（如蛇毒、蕈中毒）及溶血毒物（砷化氢等）中毒

表 8-2-11 常用解毒药

分类	常用解毒药
金属中毒	依地酸钙钠（铅中毒）、二巯丙醇（砷、汞中毒）、二巯丙磺钠（汞、砷、铜、锑中毒）、二巯丁二钠（锑、铅、汞、砷、铜中毒）
高铁血红蛋白血症	小剂量亚甲蓝/美蓝（亚硝酸盐、苯胺或硝基苯等中毒）
氰化物中毒	亚硝酸异戊酯+3%亚硝酸钠溶液+50%硫代硫酸钠
乙二醇和甲醇中毒	甲吡唑、乙醇
磺酰脲类药物过量	奥曲肽
β受体拮抗药和钙通道阻滞药中毒	高血糖素
中枢神经抑制剂过量	纳洛酮（阿片类中毒）、氟马西尼（苯二氮䓬类中毒）
OPI中毒	阿托品、碘解磷定

第二节 农药中毒

一、急性有机磷杀虫药中毒

1. **概念** 急性有机磷杀虫药中毒（AOPIP）是指有机磷杀虫药进入体内抑制乙酰胆碱酯酶（AChE）活性，引起体内生理效应部位乙酰胆碱（ACh）大量蓄积，出现毒蕈碱样、烟碱样和中枢神经系统等中毒症状和体征，严重者常死于呼吸衰竭。

2. **病因** 包括生产中毒、使用中毒和生活中毒。

3. **发病机制** OPI+乙酰胆碱酯酶→形成磷酰化胆碱酯酶（无分解ACh能力）→ACh积聚→胆碱能神经先兴奋后抑制，表现为毒蕈碱样、烟碱样和CNS症状。

> **提示**
>
> 体内胆碱酯酶可分两类。真性胆碱酯酶或 AChE 水解乙酰胆碱（ACh）作用最强；假性或称丁酰胆碱酯酶，能水解丁酰胆碱，难以水解 ACh。

4. 临床表现（表 8-2-12） 毒蕈碱样症状主要是副交感神经末梢过度兴奋所致。

表 8-2-12　急性 OPI 中毒的临床表现

症状	特点
毒蕈碱样症状（M样症状）	瞳孔缩小、腹痛、腹泻（平滑肌痉挛）；大小便失禁（括约肌松弛）；大汗、流泪和流涎（腺体分泌增加）；咳嗽、气促、呼吸困难、双肺干或湿啰音、肺水肿（气道分泌物增多）
烟碱样症状（N样症状）	肌纤维颤动、全身肌强直性痉挛；肌力减退或瘫痪，呼吸衰竭或停止（呼吸肌麻痹）；血压增高、心律失常（交感神经节节后纤维末梢释放儿茶酚胺）
中枢神经系统症状	血 AChE 浓度明显降低而脑 AChE 活力值 >60%：常无中毒症状和体征；脑 AChE 活力值 <60%：头晕、头痛、疲乏、共济失调、谵妄、抽搐和昏迷，有的因呼吸、循环衰竭死亡
局部损害	过敏性皮炎、皮肤水疱或剥脱性皮炎；结膜充血和瞳孔缩小
迟发性多发神经病	中、重度患者症状消失后 2~3 周出现，主要累及肢体末端，发生下肢瘫痪、四肢肌肉萎缩等感觉、运动型多发性神经病变
中间型综合征	①多见于重度中毒后 24~96h 及 ChE 复能药用量不足患者，经治疗胆碱能危象消失、意识清醒或未恢复和迟发性多发神经病发生前 ②突发屈颈肌和四肢近端肌无力及第Ⅲ、Ⅶ、Ⅸ、Ⅹ对脑神经支配的肌肉无力，出现上睑下垂、眼外展障碍、面瘫和呼吸肌麻痹，引起通气障碍性呼吸困难或衰竭，可致死亡 ③全血或红细胞 ChE 活性 <30%，高频重复刺激周围神经的肌电图示肌诱发电位波幅进行性递减

5. 辅助检查

（1）血胆碱酯酶（ChE）活力测定：是诊断 OPI 中毒的特异性实验指标。

（2）代谢产物检测：对硫磷和甲基对硫磷氧化分解为对硝基酚，敌百虫代谢为三氯乙醇。尿中测出对硝基酚或三氯乙醇有助于诊断上述毒物中毒。

6. 诊断和鉴别诊断

（1）诊断：根据 OPI 接触史，结合临床呼出气多有大蒜味，瞳孔针尖样变小，大汗淋漓，腺体分泌增多，肌纤维颤动和意识障碍等中毒表现一般可诊断。全血胆碱酯酶活力降低，血、胃内容物 OPI 及其代谢物检测更可确诊。

（2）诊断分级（表 8-2-13）

表 8-2-13　急性 OPI 中毒的诊断分级

分级	症状	血 ChE 活力（正常 100%）
轻度中毒	仅 M 样症状	70%~50%
中度中毒	M 样症状加重，有 N 样症状	50%~30%
重度中毒	M、N 样症状，伴肺水肿、抽搐、昏迷、呼吸肌麻痹和脑水肿	<30%

（3）鉴别诊断：应与中暑、急性胃肠炎或脑炎等相鉴别。

7. 治疗

（1）迅速清除毒物

1）脱离现场，脱去污染衣物，用肥皂水清洗污染的皮肤、头发和指甲。

2）口服中毒者用清水、2% 碳酸氢钠溶液（敌百虫忌用）或 1:5 000 高锰酸钾溶液（对硫磷忌用）反复洗胃，直至洗出液清亮为止。再用硫酸钠 20~40g 溶于 20ml 水，口服，观察30min，如无导泻作用再口服或经鼻胃管注入水 500ml。

3）眼部污染可用清水、2% 碳酸氢钠溶液、生理盐水或 3% 硼酸溶液冲洗。

（2）紧急复苏：清除呼吸道分泌物，保持呼吸道通畅，给氧，根据病情应用机械通气。肺水肿应用阿托品，不能应用氨茶碱和吗啡。心脏停搏时，行体外心脏按压复苏等。

> ⓘ 提示
>
> OPI 中毒者常死于肺水肿、呼吸肌麻痹、呼吸中枢衰竭。

（3）解毒药：需早期、足量、联合和重复应用，并且选用合理给药途径及择期停药。中毒早期即联合应用抗胆碱药与 ChE 复活药。一般轻度患者单用胆碱酯酶复能药；中至重度患者可联合应用胆碱酯酶复活剂与胆碱受体拮抗药。两药合用时，应减少胆碱受体拮抗药（阿托品）用量。

1）ChE 复活药（表 8-2-14）：ChE 复活药对中毒 24~48h 后已老化的 ChE 无复活作用。

表 8-2-14　OPI 解毒药——ChE 复活药

项目	特点
药理作用	①能使被抑制的 ChE 恢复活性；②作用于外周 N_2 受体，对抗外周 N 胆碱受体活性，能有效解除烟碱样毒性作用，对 M 样症状和中枢性呼吸抑制作用无明显影响
常用药物	氯解磷定（首选）、碘解磷定、双复磷等
不良反应	短暂眩晕、视物模糊、复视、血压升高等，用量过大能引起癫痫样发作和抑制 ChE 活力
停药指征	症状基本消失，血液 ChE 活性恢复至 50%~60% 或 60% 以上

2）胆碱受体拮抗药（表 8-2-15）

表 8-2-15 OPI 解毒药——胆碱受体拮抗药

项目	M 胆碱受体拮抗药	N 胆碱受体拮抗药
药理作用	作用于外周 M 受体能缓解 M 样症状，对 N 受体无明显作用	对中枢 M 和 N 受体作用强，对外周 M 受体作用弱
常用药物	阿托品、山莨菪碱	东莨菪碱、苯那辛等
用法	阿托品每 10~30min 或 1~2h 给药一次，直到 M 样症状消失或出现"阿托品化"	盐酸戊乙奎醚（长托宁）首次用药需与氯解磷定合用
注意	阿托品化→减量或停药；阿托品中毒→停药	—

ⓘ 提示

　　阿托品化指征为口干、皮肤干燥、心率增快（90~100 次/min）和肺湿啰音消失。阿托品中毒表现为瞳孔明显扩大、神志模糊、烦躁不安、抽搐、昏迷和尿潴留等。

（4）对症治疗：纠正酸中毒、低钾血症、严重心律失常、脑水肿等并发症。

（5）中间型综合征治疗：人工机械通气；应用氯解磷定；对症治疗。

二、急性百草枯中毒

1. 概念　急性百草枯（PQ）中毒是指口服吸收后突出表现为进行性弥漫性肺纤维化，最终死于呼吸衰竭和 / 或 MODS。

2. 病理　PQ 肺的基本病理改变为增殖性细支气管炎和肺泡炎。

3. 临床表现

（1）局部损伤：接触部位皮肤迟发出现红斑、水疱、糜烂、溃疡和坏死。口服中毒者，口腔、食管黏膜灼伤及溃烂。结膜或角膜灼伤，鼻出血。

（2）系统损伤

1）呼吸系统：咳嗽、呼吸急促、肺水肿、纵隔气肿、气胸，肺损伤者多于 2~3 周死于弥漫性肺纤维化所致呼吸衰竭。大量口服者 24h 内发生肺水肿、肺出血，数天内死于 ARDS。

2）消化系统：恶心、呕吐、腹痛、腹泻、胃肠道穿孔、出血，1~3d 出现肝损伤和肝坏死。

3）其他：心脏损害、肾损害、溶血性贫血或 DIC、休克等。MODS 者常于数天内死亡。

（3）临床分型：轻型；中、重型；暴发型。

4. 辅助检查

（1）毒物检测：取患者胃液或血标本检测 PQ。服毒 6h 后，尿液可检出 PQ。

（2）肺部 X 线 /CT：早期呈下肺野散在细斑点状阴影，可迅速发展为肺水肿样改变。

5. 治疗　急性 PQ 中毒尚无特效解毒药。

（1）复苏

1）保持气道通畅：轻、中度低氧血症不宜常规供氧；$PaO_2 < 40mmHg$ 或出现 ARDS 时可吸入浓度 >21% 的氧气，维持 $PaO_2 \geq 70mmHg$。严重呼吸衰竭者，机械通气治疗效果也不理想。

2）低血压：补液治疗。

3）器官功能支持：上消化道出血可应用质子泵抑制剂，症状性急性肾衰竭可考虑血液透析。

（2）减少毒物吸收：清除毒物污染、催吐和洗胃、导泻。

（3）增加毒物排出：充分静脉补液后，呋塞米利尿；2~4h 内行血液灌流（首选）。

（4）其他：免疫抑制剂、抗氧化剂、抗纤维化药、PQ 竞争剂（普萘洛尔）和中药治疗。

三、灭鼠药中毒

1. 概念　灭鼠药是指可以杀灭啮齿类动物（如鼠类）的化合物。

2. 分类

（1）按起效急缓分：急性灭鼠药（鼠食后 24h 内致死）和慢性灭鼠药（鼠食后数天内致死）。

（2）按毒理作用分：抗凝血类灭鼠药、兴奋中枢神经系统类灭鼠药和其他类灭鼠药。

3. 病因　误食、误用灭鼠药制成的毒饵；有意服毒或投毒；二次中毒；皮肤接触或呼吸道吸入中毒。

4. 常见灭鼠药

（1）兴奋中枢神经系统类灭鼠剂（表 8-2-16）

表 8-2-16　中枢神经系统兴奋类灭鼠剂

项目	特点
代表药	毒鼠强（是我国最常见的致命性灭鼠药）
机制	可能是拮抗中枢神经系统抑制性神经递质 γ- 氨基丁酸（GABA），出现过度兴奋引起惊厥
表现	经呼吸道或消化道黏膜迅速吸收后出现严重阵挛性惊厥和脑干刺激的癫痫大发作
诊断	①薄层色谱法和气相色谱分析，检出血、尿及胃内容物中毒物成分 ②中毒性心肌炎致心律失常和 ST 段改变 ③心肌酶谱增高和肺功能损害
治疗	①清除毒物：口服中毒者催吐，洗胃，导泻 ②抗惊厥：苯巴比妥 + 地西泮控制抽搐 ③解毒剂：常用二巯丙磺钠、大剂量维生素 B_6 ④血液净化：血液灌流（最常用）、血液透析、血浆置换 ⑤加强支持疗法与保护脏器功能

（2）有机氟类灭鼠剂（表 8-2-17）

表 8-2-17　有机氟类灭鼠剂

项目	特点
代表药	氟乙酰胺
机制	氟乙酰胺在体内形成氟柠檬酸,中断三羧酸循环,柠檬酸代谢堆积,丙酮酸代谢受阻,使心、脑、肺、肝和肾脏细胞发生变性、坏死,导致肺、脑水肿;氟乙酰胺也易造成二次中毒
表现	①轻型:头痛、视物模糊、乏力、四肢麻木、口渴、呕吐、上腹痛 ②中型:轻型表现 + 分泌物多、烦躁、呼吸困难、肢体痉挛、心肌损害、血压下降 ③重型:昏迷、惊厥、严重心律失常、瞳孔缩小、肠麻痹、二便失禁、心肺功能衰竭
诊断	①巯靛反应法检出标本中氟乙酰胺或氟乙酸钠代谢产物氟乙酸;气相色谱法检出氟乙酸钠 ②血与尿中柠檬酸含量增高、血酮↑↑、血钙↓↓ ③CK 明显↑↑↑ ④心肌损伤 ECG 表现:QT 间期延长,ST-T 改变
治疗	①清除毒物:脱去污染衣物、清洗污染皮肤;催吐、洗胃、导泻;洗胃后可于胃管内注入适量乙醇或食醋 ②控制抽搐:应用地西泮和 / 或苯巴比妥钠 ③解毒剂:乙酰胺 ④血液灌流和血液透析:用于重度中毒患者 ⑤对症支持治疗

（3）抗凝血类灭鼠剂（表 8-2-18）

表 8-2-18　抗凝血类灭鼠剂

项目	特点
代表药	溴鼠隆（是全世界最常用的杀鼠剂,对啮齿类动物有剧毒,对人类的安全性较高）
机制	干扰肝脏对维生素 K 的作用,使凝血酶原和凝血因子Ⅱ、Ⅶ、Ⅸ、Ⅹ等的合成受阻,导致凝血时间与凝血酶原时间延长;其代谢产物可直接损伤毛细血管壁,使其通透性增加
表现	①早期:恶心、呕吐、腹痛、低热、食欲不佳、情绪不好 ②中晚期:皮下广泛出血、血尿、鼻和牙龈出血、咯血、呕血、便血、脏器（心、脑、肺）出血、休克
诊断	①出血时间延长,凝血时间和凝血酶原时间延长 ②Ⅱ、Ⅶ、Ⅸ、Ⅹ凝血因子减少或活动度下降 ③血、尿和胃内容物中检出毒物成分
治疗	①清除毒物:口服中毒者催吐、洗胃、导泻,清水彻底冲洗污染皮肤 ②解毒剂:维生素 K_1 ③输注新鲜冷冻血浆（用于出血严重者） ④糖皮质激素及对症支持治疗

四、氨基甲酸酯类杀虫剂中毒

1. 概述　氨基甲酸酯类杀虫剂中毒又称氨基甲酸酯类农药中毒,是指机体在经皮肤接触、吸入或经口摄入氨基甲酸酯类杀虫剂后,导致体内 AChE 活性被抑制,而引起以毒蕈碱样、烟碱样和中枢神经系统症状为特征的临床中毒表现。

2. 病因　包括生产性中毒、生活中中毒、自服或误服中毒等。

3. 发病机制　氨基甲酸酯类杀虫药的立体结构式与 ACh 相似,可与 AChE 阴离子部位和酯解部位结合,形成可逆性的复合物,即氨基甲酰化。使其失去水解 ACh 的活力,引起 ACh 蓄积,刺激胆碱能神经兴奋,产生相应的临床表现。

4. 临床表现

（1）主要为 ACh 蓄积相关的毒蕈碱样、烟碱样和中枢神经系统症状。

（2）主要表现为头晕、乏力、视力模糊、瞳孔缩小、流涎、多汗、食欲缺乏、恶心呕吐、腹痛和尿失禁等;重症者可出现肌纤维颤动、肌无力、瘫痪、血压下降、意识障碍、抽搐、肺水肿、脑水肿、心肌损害等。

（3）可并发急性胰腺炎,极少数可发生中间综合征。

5. 诊断　根据接触史、临床表现和血 AChE 活性降低来诊断。对诊断困难病例,可考虑测定血、尿、胃灌洗液中的毒物及其代谢产物。若不确定患者是否摄入了氨基甲酸酯类,可尝试性给予阿托品。

ⓘ 提示

　　氨基甲酸酯类杀虫剂中毒导致 ChE 活性抑制是可逆的,酶活性通常在 15min 下降至最低水平,30~40min 后可恢复到 50%~60%,60~120min 后血 AChE 活力基本恢复正常。

---

6. 治疗

（1）清除毒物

1）脱去污染衣物,充分冲洗接触区域。

2）口服中毒在 1h 内就诊者,洗胃（温水或 1%~2% 碳酸氢钠溶液）,并给予活性炭吸附治疗;在 1h 后就诊者,不予活性炭。

（2）足量应用阿托品。

（3）明确诊断的氨基甲酸酯类杀虫剂中毒患者禁用胆碱酯酶复能药。

第三节 急性毒品中毒

一、概述

1. 毒品是指国家规定管制能使人成瘾的麻醉（镇痛）药和精神药,其具有药物依赖性、危害性和非法性。

2. 急性毒品中毒 是指短时间内滥用、误用或故意使用大量毒品超过耐受量产生相应临床表现。

二、毒品分类（表 8-2-19）

表 8-2-19 毒品分类

分类		举例
麻醉（镇痛）药	阿片类	吗啡等
	可卡因类	可卡因、古柯叶和古柯膏等
	大麻类	大麻叶等
精神药	中枢抑制剂	镇静催眠药、抗焦虑药
	中枢兴奋药	苯丙胺及其衍生物
	致幻药	麦角二乙胺、苯环己哌啶（PCP）、氯胺酮（PCP 衍生物）

三、中毒原因

绝大多数毒品中毒为滥用引起,有时误食、误用或故意大量使用。使用毒品伴以下情况时易发生中毒:①严重肝、肾疾病;②严重肺部疾病;③胃排空延迟;④严重甲状腺或肾上腺皮质功能减退;⑤阿片类与酒精或镇静催眠药同时服用;⑥体质衰弱的老年人。

四、诊断

1. 用药和吸食史。

2. 临床表现（表 8-2-20）

3. 实验室检查

（1）尿液检查:怀疑海洛因中毒时,可在 4h 后留尿检查毒物。尿液检出氯胺酮及其代谢产物也可协助诊断。

（2）血液检查（表 8-2-21）

（3）动脉血气分析:严重麻醉药类中毒者表现低氧血症和呼吸性酸中毒。

（4）血液生化检查;血糖、电解质和肝肾功能检查。

表 8-2-20 急性毒品中毒的表现

毒品种类		表现
麻醉药	阿片类中毒	昏迷、呼吸抑制和瞳孔缩小(三联征);伴有发绀、低血压(吗啡中毒),非心源性肺水肿(海洛因中毒),抽搐、惊厥、谵妄、心动过速及瞳孔扩大(哌替啶中毒),胸壁肌强直(芬太尼中毒),失明及下肢瘫痪(美沙酮中毒)
	可卡因中毒	急性重症中毒可见奇痒难忍、肢体震颤、肌肉抽搐、癫痫大发作,体温和血压升高、瞳孔扩大、心率增快、呼吸急促和反射亢进等
	大麻中毒	①急性中毒可见高热性谵妄、惊恐、躁动不安、意识障碍或昏迷 ②体检可见球结膜充血、心率增快和血压升高等 ③部分有短暂抑郁状态,悲观绝望,有自杀念头
精神药	苯丙胺类中毒	①精神兴奋、动作多、焦虑、紧张、幻觉和神志混乱等 ②严重者出汗、颜面潮红、瞳孔扩大、血压升高、心动过速或室性心律失常、呼吸增强,高热、震颤、肌肉抽搐、惊厥或昏迷,可见高血压伴颅内出血 ③死亡原因常为 DIC、循环或肝肾衰竭
	氯胺酮中毒	精神错乱、语言含糊不清、幻觉,高热及谵妄、肌颤和木僵等

表 8-2-21 毒物的血液检测

药物	血药浓度 /(mg/L)		
	治疗时	中毒时	致死时
吗啡	0.01~0.07	0.1~1.0	>4.0
美沙酮	0.48~0.85	2.0	74.0
苯丙胺	—	0.5	>2.0

4. 诊断性治疗 怀疑某种毒品中毒时,给予相应解毒药后观察疗效有助于诊断。如怀疑吗啡中毒,静脉给予纳洛酮后可迅速缓解。

五、治疗

1. 复苏支持治疗

(1)呼吸支持

1)保持呼吸道通畅。

2)应用阿托品,或中枢兴奋药安钠咖(苯甲酸钠咖啡因)、尼可刹米,禁用士的宁或印防己毒素。

3)机械通气:呼气末正压(PEEP)能纠正海洛因或美沙酮中毒的非心源性肺水肿。予高浓度吸氧、血管扩张药和袢利尿药。禁用氨茶碱。

(2)循环支持

1)血压降低者,取头低足高位,静脉输液,必要时应用血管升压药。

2）丙氧芬诱发心律失常避免用 I A 类抗心律失常药。

3）可卡因中毒引起的室性心律失常应用拉贝洛尔或苯妥英钠。

（3）纠正代谢紊乱。

2. 清除毒物

（1）催吐：神志清楚者禁用阿扑吗啡。

（2）洗胃：摄入致命剂量毒品时 1h 内洗胃，先用 0.02%~0.05% 高锰酸钾溶液洗胃，后用 50% 硫酸镁导泻。

（3）活性炭吸附。

3. 解毒药

（1）纳洛酮

1）阿片中毒者静脉注射 2mg。总剂量达 15~20mg 仍无效时，应注意合并非阿片类毒品（如巴比妥等）中毒、头部外伤、其他中枢神经系统疾病或严重脑缺氧。

2）长半衰期阿片类（如美沙酮）或强效阿片类（如芬太尼）中毒时，需静脉输注纳洛酮。

3）纳洛酮对芬太尼中毒肌肉强直有效，但不能拮抗哌替啶中毒引起的癫痫发作和惊厥，对海洛因、美沙酮中毒的非心源性肺水肿无效。

（2）纳美芬：治疗吗啡中毒优于纳洛酮。

（3）烯丙吗啡（纳洛芬）：用于吗啡及其衍生物或其他镇痛药急性中毒的治疗。

（4）左洛啡烷：为阿片拮抗药，能逆转阿片中毒引起的呼吸抑制。

（5）纳曲酮：用于阿片类药中毒的解毒和预防复吸。

4. 对症治疗　物理降温、止惊、营养支持治疗等。

知识拓展

　毒品是一个相对概念，用作治疗目的即为药品，滥用即为毒品。

第四节　急性乙醇中毒

一、概述

急性乙醇中毒或急性酒精中毒是指一次饮入过量酒精或酒类饮料引起兴奋继而抑制的状态。

二、中毒机制

1. 急性毒害作用　中枢神经系统抑制作用（小剂量有兴奋作用）、代谢异常（乳酸增高、酮体蓄积、糖异生受阻）。

2. 耐受性、依赖性和戒断综合征 长期酗酒者在突然停止饮酒或减少酒量后出现戒断综合征。

3. 长期酗酒危害

（1）营养缺乏：缺乏维生素 B_1 可引起 Wernicke-Korsakoff 综合征、周围神经麻痹。叶酸缺乏可引起巨幼细胞贫血。长期饮酒饥饿时，应补充糖和多种维生素。

（2）毒性作用：刺激腺体和黏膜分泌，致食管炎、胃炎、胰腺炎；产生自由基，造成肝细胞坏死。

三、临床表现

1. 急性中毒（表 8-2-22）

表 8-2-22 急性乙醇中毒的临床表现

分期	血乙醇浓度 / [mmol/L（mg/dl）]	表现
兴奋期	11（50）	头痛、欣快、兴奋
	>16（75）	健谈、饶舌、情绪不稳定、自负、易激怒,可有粗鲁行为或攻击行动,也可能沉默、孤僻
	22（100）	驾车易发生车祸
共济失调期	33（150）	肌肉运动不协调,行动笨拙,言语含糊不清,眼球震颤,视物模糊,复视,步态不稳,出现明显共济失调
	43（200）	恶心、呕吐、困倦
昏迷期	54（250）	进入昏迷期昏睡、瞳孔散大、体温降低
	>87（400）	深昏迷,心率快,血压下降,呼吸慢而有鼾音,可出现呼吸、循环麻痹而危及生命

2. 戒断综合征（表 8-2-23）

表 8-2-23 戒断综合征的临床表现

类型	表现
单纯性戒断反应	①减少饮酒后 6~24h 发病 ②震颤、焦虑不安、兴奋、失眠、心动过速、血压升高、大量出汗、恶心、呕吐 ③多在 2~5d 缓解自愈
酒精性幻觉反应	①意识清晰,定向力完整；以幻听为主,可见幻视、错觉及视物变形 ②多为被害妄想,一般持续 3~4 周后缓解
戒断性惊厥反应	①常与单纯性戒断反应同时发生,也可在其后发生癫痫大发作 ②多数只发生 1~2 次,每次数分钟;也可数日内多次发作

续表

类型	表现
震颤谵妄反应	①在停止饮酒 24~72h 后,也可在 7~10h 后发生 ②精神错乱,全身肌肉粗大震颤 ③谵妄:在意识模糊的情况下出现生动、恐惧的幻视,可有大量出汗、心动过速、血压升高等交感神经兴奋的表现

四、诊断

饮酒史结合临床表现,如急性酒精中毒的中枢神经抑制症状,呼气酒味;戒断综合征的精神症状和癫痫发作;慢性酒精中毒的营养不良和中毒性脑病等表现;血清或呼出气中乙醇浓度测定可诊断。

五、治疗

1. 急性中毒

(1)轻症无需特殊治疗。共济失调患者应休息。

(2)昏迷者:注意是否同时服用其他药物。重点是维持气道通畅、维持循环功能、心电监测心律失常和心肌损害、保暖、维持水、电解质、酸碱平衡,治疗 Wernicke 脑病(可肌内注射维生素 B_1 100mg)。

(3)强迫利尿对急性乙醇中毒无效。严重急性中毒时可用血液透析。

(4)监测血糖水平,防止低血糖。急性意识障碍者静脉注射 50% 葡萄糖 100ml,肌内注射维生素 B_1、维生素 B_6 各 100mg,以加速乙醇在体内氧化。对烦躁不安或过度兴奋者,可用小剂量地西泮。

2. 戒断综合征

(1)安静休息,保证睡眠;加强营养,给予维生素 B_1、维生素 B_6。

(2)发生低血糖时静脉注射葡萄糖。

(3)重症患者宜选用短效镇静药(地西泮)控制症状。

(4)有癫痫病史者可用苯妥英钠;有幻觉者可用氟哌啶醇。

(5)酗酒者应接受精神科医生治疗。

第五节 镇静催眠药中毒

一、概述

1. 镇静催眠药是中枢神经系统抑制剂,具有镇静、催眠作用,过大剂量可麻醉全身,包括延髓。

2. 一次大剂量服用可引起急性镇静催眠药中毒，长期滥用催眠药可引起耐药性和依赖性而导致慢性中毒；突然停药或减量可引起戒断综合征。

二、分类

主要包括苯二氮䓬类，巴比妥类，非巴比妥非苯二氮䓬类和吩噻嗪类。

三、中毒机制（表 8-2-24）

表 8-2-24　镇静催眠药的中毒机制

分类	机制
苯二氮䓬类	苯二氮䓬类与 GABA 受体结合→增强 GABA 与 GABA 受体结合的亲和力→使 Cl⁻ 通道开放，增强 GABA 对突触后的抑制功能（抑制中枢神经、心血管系统）
巴比妥类	通过抑制丙酮酸氧化酶系统而抑制中枢神经系统，主要作用于网状结构上行激活系统而引起意识障碍
非巴比妥非苯二氮䓬类	对中枢神经系统的作用与巴比妥类相似
吩噻嗪类	①主要作用于网状结构，减轻焦虑紧张、幻觉妄想和病理性思维等精神症状，是由于抑制中枢神经系统多巴胺受体，减少邻苯二酚氨生成所致 ②具有抑制脑干血管运动和呕吐反射、阻断 α 肾上腺素能受体、抗组胺及抗胆碱能等作用

四、临床表现

1. 急性中毒

（1）巴比妥类药物中毒

1）轻度中毒：嗜睡、情绪不稳定、注意力不集中、记忆力减退、共济失调、发音含糊不清、步态不稳和眼球震颤。

2）重度中毒：嗜睡到深昏迷；呼吸抑制由呼吸浅而慢到呼吸停止；低血压或休克、肌张力下降、腱反射消失、大疱样皮损等。长期昏迷者可并发肺炎、肺水肿、脑水肿和肾衰竭。

（2）苯二氮䓬类药物中毒：主要表现为嗜睡、眩晕、乏力、言语含糊不清、意识模糊和共济失调。

（3）非巴比妥非苯二氮䓬类中毒：症状虽与巴比妥类中毒相似，但有其自身特点。

（4）吩噻嗪类中毒：最常见的为锥体外系反应，临床表现有震颤麻痹综合征、静坐不能、急性肌张力障碍反应（斜颈、吞咽困难和牙关紧闭等）。也可有心动过速、体位性低血压、口干、无汗、尿潴留等。对氯丙嗪类药物有过敏的患者，即使治疗剂量也有引起剥脱性皮炎、粒细胞缺乏症及胆汁淤积性肝炎而死亡者。中毒患者有心律失常等。

2. 慢性中毒 轻度中毒症状 + 精神症状,包括意识障碍和轻躁狂状态、智能障碍、人格变化。

3. 戒断综合征

(1)轻症:最后一次服药后 1d 内或数日内出现焦虑、易激动、失眠、头痛、厌食、无力和震颤;2~3d 后达高峰,可有恶心、呕吐和肌肉痉挛。

(2)重症:突然停药后 1~2d 出现痫性发作,出现幻觉、妄想、定向力丧失、高热和谵妄,数日至 3 周内恢复。

五、治疗原则

1. 急性中毒

(1)维持昏迷患者重要器官功能:保持气道通畅、维持血压、心脏监护、促进意识恢复。

(2)清除毒物:洗胃、活性炭吸附、碱化尿液和利尿(只对长效巴比妥类中毒有效)、血液净化。

(3)特效解毒疗法

1)巴比妥类和吩噻嗪类药物中毒无特效解毒药。

2)氟马西尼用于苯二氮䓬类药物中毒。

(4)对症治疗:多数镇静催眠药中毒以对症支持治疗为主,特别是吩噻嗪类药物中毒。

2. 戒断综合征 治疗原则是用足量镇静催眠药控制戒断症状,稳定后逐渐减少药量以至停药。

3. 慢性中毒 逐步缓慢减少药量,最终停用镇静催眠药。请精神科专科医师会诊,进行心理治疗。

 提示

> 镇静催眠药中毒患者常死于呼吸或循环衰竭。

第六节 急性一氧化碳中毒

一、概述

吸入过量一氧化碳(CO)引起的中毒称急性一氧化碳中毒,俗称煤气中毒。

二、病因

1. 职业中毒 多见于炼钢、炼焦、烧窑等生产过程中,煤气管道泄漏或煤矿瓦斯爆炸及失火现场。

2. **生活中毒** 家庭中煤炉取暖及煤气泄漏（最常见）、连续大量吸烟。

三、发病机制

1. CO 吸入后经肺毛细血管膜迅速弥散，与血液中红细胞的血红蛋白结合，形成稳定的碳氧血红蛋白（COHb）。CO 与血红蛋白的亲和力比氧与血红蛋白的亲和力大 240 倍。

2. COHb 不能携带氧且不易解离，COHb 与血红蛋白中的血红素部分结合，抑制其他三个氧结合位点释放氧至外周组织的能力，导致血红蛋白氧解离曲线左移，加重组织细胞缺氧。

3. CO 与还原型细胞色素氧化酶二价铁结合，抑制细胞色素氧化酶活性，影响细胞呼吸和氧化过程，阻碍氧的利用。

四、临床表现

1. 急性中毒（表 8-2-25）

表 8-2-25　急性 CO 中毒的临床表现

分级	血 COHb 浓度	表现
轻度中毒	10%~20%	①头痛、头晕、恶心、呕吐、心悸和四肢无力等 ②脱离中毒环境吸入新鲜空气或氧疗，症状很快消失
中度中毒	30%~40%	①胸闷、气短、呼吸困难、幻觉、视物不清、判断力降低、运动失调、嗜睡、意识模糊或浅昏迷；口唇黏膜樱桃红色 ②氧疗后可恢复正常且无明显并发症
重度中毒	40%~60%	迅速昏迷、呼吸抑制、肺水肿、心律失常或心力衰竭，可呈去皮质综合征状态，部分合并吸入性肺炎。受压部位皮肤红肿和水疱，眼底视盘水肿

2. **迟发型神经精神综合征** 急性 CO 中毒患者在意识障碍恢复后，经过约 2~60d "假愈期"，出现下列表现之一：①神经或意识障碍（痴呆木僵、谵妄状态或去皮质状态）；②锥体外系功能障碍（震颤麻痹综合征）；③锥体系神经损害表现（偏瘫、病理反射阳性或小便失禁等）；④大脑皮质局灶性功能障碍表现（失语、失明、不能站立及继发性癫痫）；⑤脑神经及周围神经损害表现（视神经萎缩、听神经损害及周围神经病变等）。

五、辅助检查

1. 血液 COHb 测定

（1）分光镜检查法（定量法）：镜下见特殊吸收带为阳性。

（2）加碱法（定性法）：加碱后血液仍保持淡红色不变为阳性（COHb>50% 时方可见）。

2. 脑电图检查 呈弥漫性低波幅慢波,改变与病程进展程度一致。

3. 头部 CT 检查 脑水肿时可见脑部有病理性密度减低区。

六、诊断和鉴别诊断

1. 诊断 根据吸入较高浓度 CO 的接触史,急性中枢神经损害表现,结合血液 COHb 测定的结果,可诊断。

2. 鉴别诊断 需与脑血管意外、脑震荡、脑膜炎、糖尿病酮症酸中毒以及其他中毒引起的昏迷相鉴别。

七、治疗

1. 终止 CO 吸入 将患者转移到空气新鲜处,卧床休息,保暖,保持呼吸道畅通。

2. 氧疗

(1)吸氧:可用鼻导管和面罩吸氧。

(2)高压氧舱治疗:可迅速纠正组织缺氧,缩短昏迷时间和病程,预防 CO 中毒引发的迟发性脑病。

3. 重要器官功能支持 有严重冠状动脉粥样硬化病变基础的患者,应密切进行心电监测。无高压氧舱治疗指征的 CO 中毒患者推荐给予 100% 氧治疗,直至症状消失及 COHb 浓度降至 10% 以下;有心肺基础疾病患者,建议 100% 氧治疗至 COHb 浓度降至 2% 以下。

4. 防治脑水肿 纠正缺氧同时给予脱水治疗,可用 20% 甘露醇快速静脉滴注;有频繁抽搐者首选地西泮,抽搐停止后静脉滴注苯妥英钠。糖皮质激素有助于减轻脑水肿。

5. 防治并发症和后遗症 保持呼吸道通畅,定时翻身以防压疮和坠积性肺炎发生。给予营养支持。

6. 预防

(1)加强预防 CO 中毒的宣传。

(2)居室内火炉要安装烟筒管道,防止管道漏气。

(3)厂矿工作人员应认真执行安全操作规程,加强矿井下空气中 CO 浓度的监测和报警。

(4)进入高浓度 CO 环境时,要戴好防毒面具。

知识拓展

氧疗是治疗 CO 中毒最佳方法,对于中、重度 CO 中毒患者首选高压氧治疗,及时应用能降低迟发性脑病发病率。

第七节 急性亚硝酸盐中毒

一、概述

1. 急性亚硝酸盐中毒是指由于误食亚硝酸盐或含亚硝酸盐、硝酸盐的食物或饮用亚硝酸盐含量高的井水、蒸锅水而引起的以组织缺氧为主要表现的急性中毒。

2. 中毒原因主要是亚硝酸盐的误食误用。

二、发病机制

1. 亚硝酸盐具有强氧化性,使正常的血红蛋白(Fe^{2+})氧化为失去携氧运输能力的高铁血红蛋白(Fe^{3+})。

2. 脑组织细胞对缺氧最敏感,故中枢神经系统最先受累。若缺氧时间较长,可致循环、呼吸衰竭和中枢神经系统的严重损害。亚硝酸盐还可松弛血管平滑肌致血压降低。

三、临床表现

1. 肠源性青紫症 进食富含硝酸盐的食物时,胃肠道内硝酸盐还原菌(以沙门菌和大肠埃希菌为主)大量繁殖,硝酸盐在其硝基还原作用下转化成亚硝酸盐,机体不能及时将大量的亚硝酸盐分解为氨排出体外,进入血液引起亚硝酸盐中毒。全身皮肤黏膜发绀表现最明显,以口唇及四肢末梢为著。

2. 临床分型(表8-2-26)

表8-2-26 急性亚硝酸盐中毒的临床分型

分型	表现
轻型	头痛、心慌、恶心、呕吐、腹痛、腹胀等
重型	口唇青紫、面色发绀、呼吸困难、心律不齐、血压下降、休克等
极重型	抽搐、心力衰竭、呼吸衰竭、肺水肿、脑水肿、昏迷等多脏器功能衰竭

四、辅助检查

1. 高铁血红蛋白量显著高于正常。

2. 尿亚硝酸盐定性检测阳性。

3. 心电图示窦性心动过速;伴心肌损害时心肌酶偏高。

五、诊断要点

1. 有接触史。

2. 多群体发病。

3. 氧分压不低的发绀,吸氧无改善。

4. 静脉血呈紫褐色,震荡后颜色不变。

5. 毒物检测。

6. 亚甲蓝(美蓝)治疗后发绀消失,SpO_2 较快改善。

六、治疗

1. 一般治疗　①高流量吸氧,氧流量 4~6L/min,必要时行高压氧疗;②催吐、洗胃、导泻;③重型:抗休克、液体复苏。防止脏器功能衰竭、机械通气、处理心律失常及心功能不全、预防肾衰竭,必要时透析。

2. 特效解毒剂——亚甲蓝(表 8-2-27)

表 8-2-27　特效解毒剂——亚甲蓝

项目	内容
特点	低浓度(1~2mg/kg)的亚甲蓝在使高铁血红蛋白转化为亚铁血红蛋白;高浓度亚甲蓝(5~10mg/kg)使亚铁血红蛋白转化为高铁血红蛋白,加重缺氧
用法	小剂量、慢速给药
停药指征	观察球结膜、面色、口唇、四肢末端、尿液颜色变化,呈蓝色立即停药
不良反应	皮肤黏膜及尿液呈蓝色、尿路刺激征、谵妄、兴奋、抽搐、溶血、黄疸、休克等
注意事项	溶血性贫血、G-6-PD 缺乏症者慎用,严重肾功能不全者禁用;避免药液外渗

3. 维生素 C　还原剂,协同亚甲蓝治疗亚硝酸盐中毒。

第八节　有机溶剂中毒

一、概述

1. 有机溶剂的共同特征　①常温下为液体,挥发性强;②多易燃易爆;③脂溶性强,不溶于水或微溶于水;④毒性方面一般有刺激和麻醉作用;⑤某些有机溶剂具有特殊毒性,如神经毒性、肝肾毒性及骨髓抑制作用等。

2. 分类　按化学组成可分为脂肪开链烃类、脂肪族环烃类、芳香烃类、卤代烃类、醇类、醚类、酯类、酮类及其他共 9 类。

二、中毒机制

1. 苯中毒机制

（1）苯聚集于细胞膜内,使细胞膜的脂质双层结构肿胀,影响细胞膜蛋白功能,干扰细胞膜的脂质和磷脂代谢,抑制细胞膜的氧化还原功能,导致中枢神经麻醉。

（2）苯代谢产物（邻苯二酚、氧醌和苯醌）抑制骨髓基质生成造血干细胞,干扰细胞增殖和分化的调节因子,阻断造血干细胞分化过程而诱发白血病。

（3）苯的酚类代谢产物可直接毒害造血细胞,并通过疏基作用使维生素 C 和谷胱甘肽代谢障碍。

2. 苯胺中毒机制　苯胺被吸收后,产生大量的高铁血红蛋白,导致组织缺氧。同时还原型谷胱甘肽减少,导致红细胞破裂,产生溶血性贫血。还可导致肝硬化、肾衰竭及化学性膀胱炎。

三、中毒表现

1. 神经精神损害

（1）急性中毒:头痛、头昏、眩晕（轻症）,恶心、呕吐、心率慢、躁动、谵妄、精神异常、抽搐、昏迷以至死亡（重症）。

（2）慢性中毒:表现为神经衰弱综合征、中毒性脑病、脑神经损害（双目失明——甲醇毒害视神经,前庭神经麻痹和听力障碍——三氯乙烯毒害三叉神经）、小脑功能障碍综合征、周围神经病。

2. 呼吸道损害　呛咳、化学性肺炎、肺水肿及渗出性胸膜炎。

3. 消化道损害　恶心、呕吐,中毒性肝炎、脂肪肝及肝硬化。

4. 肾脏损害　急性肾衰竭、慢性中毒性肾病、肺出血肾炎综合征。

5. 造血功能损害

（1）亚急性或慢性苯中毒致白细胞减少、再生障碍性贫血;慢性苯中毒可致白血病。

（2）三硝基甲苯可引起高铁血红蛋白血症、溶血和再生障碍性贫血。

6. 皮肤损害

（1）急性损害:皮肤丘疹、红斑、水肿、水疱、糜烂及溃疡。

（2）慢性损害:皮肤角化、脱屑及皲裂。

（3）长期接触石油易导致皮肤色素沉着。

7. 生殖系统损害　多见于苯、二硫化碳和汽油中毒。

（1）女性:月经紊乱、性欲减退,受孕功能降低,甚至胎儿畸形。

（2）男性:性欲降低、阳痿和精子异常。

8. 心血管损害　急性或慢性心肌损害,各种心律失常,动脉粥样硬化。

9. 有机溶剂复合损害　毒性可相加或相减。乙醇可抑制甲醇在肝内代谢,减少甲醇的毒性作用,作为抢救甲醇中毒的解毒药。

第九节　毒蛇咬伤中毒

一、概述

我国已知的毒蛇约 50 种,其中剧毒蛇约十余种。

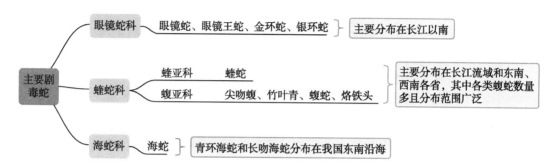

二、发病机制

1. 毒液对伤口局部作用

（1）蛇毒中的神经毒可麻痹感觉神经末梢,引起肢体麻木;阻断运动神经与横纹肌之间的神经冲动引起瘫痪。

（2）蛇毒所含磷脂酶 A_2 可促使释放组胺、5- 羟色胺和缓动素,引起伤口局部组织水肿、炎症反应和疼痛。

（3）透明质酸酶使局部炎症进一步扩展。

（4）蛋白质溶解酶破坏血管壁,引起出血,损伤组织或局部坏死。

2. 毒液的全身作用机制

（1）蛇毒成分比较复杂,一般分神经毒、血循毒和肌肉毒等。

（2）金环蛇、银环蛇、海蛇毒液以神经毒为主;蝰蛇、五步蛇、竹叶青、烙铁头等毒蛇毒液以血循毒为主;眼镜蛇、眼镜王蛇及蝮蛇毒液兼有神经毒和血循毒（混合毒）。此外,海蛇和眼镜蛇还有非常强烈的肌肉毒。

三、治疗原则

1. 减少毒素扩散并将患者迅速转运至恰当的医疗中心。

2. 被咬伤者需保持安静,不要惊恐奔走,以免加速毒液吸收和扩散。

3. 专业急救人员可在现场对伤口进行必要处理（绑扎,伤口清创,局部封闭）,非专业急救人员不要切开伤口,以免增加组织坏死和感染机会。被毒蛇咬伤的肢体应限制活动。在伤口上方的近心端肢体,用绷带结扎压迫,阻断淋巴回流。

4. 尽早足量使用抗蛇毒血清。

5. 中医中药、并发症防治及辅助治疗。

 知识拓展

　　毒蛇咬伤治疗旨在中和蛇毒、全身支持和修复损伤组织。

◦ 经 典 试 题 ◦

（研）1. 下列关于急性中毒特殊解毒药的应用，正确的有

　　A. 依地酸钙钠治疗铅中毒　　　　　　B. 二巯丙醇治疗砷中毒

　　C. 去铁胺治疗镁中毒　　　　　　　　D. 亚甲蓝治疗亚硝酸盐中毒

（执）2. 女，70 岁。家中浴室洗澡 2h 后，被发现昏迷在浴室内，室内燃气炉取暖，门窗紧闭。查体：昏迷，呼吸不规则，BP 110/70mmHg。现场急救的首要措施是

　　A. 搬离现场　　　　　　　　　　　　B. 吸入高浓度氧气

　　C. 给予气管插管呼吸机辅助呼吸　　　D. 口对口人工呼吸

　　E. 保持呼吸道通畅

（执）3. 女，21 岁。1h 前被人发现昏迷，身边有空瓶，瓶内有刺激性气味。查体：P 60 次 /min，全身大汗，呼吸有蒜臭味，瞳孔针尖大小，两肺满布湿啰音。最可能的诊断是

　　A. 糖尿病酮症酸中毒　　　　　　　　B. 镇静剂催眠药中毒

　　C. 一氧化碳中毒　　　　　　　　　　D. 乙醇中毒

　　E. 有机磷杀虫药中毒

（研）（4~5 题共用备选答案）

　　A. 烂苹果味　　　　　　　　　　　　B. 苦杏仁味

　　C. 蒜臭味　　　　　　　　　　　　　D. 腥臭味

　　4. 有机磷中毒患者，呼出气体的气味是

　　5. 氰化物中毒患者，呼出气体的气味是

【答案】

　1. ABD　2. A　3. E　4. C　5. B

第三章

中　暑

一、概述

中暑是在暑热天气、湿度大及无风环境中,患者因体温调节中枢功能障碍、汗腺功能衰竭和水、电解质丧失过多而出现相关临床表现的疾病。

二、病因

1. 大气温度升高(>32℃)、湿度较大(>60%)、对高热环境不能充分适应及工作时间长、剧烈运动或军事训练,又无充分防暑降温措施时极易发生中暑。

2. 中暑原因　环境温度过高、产热增加、散热障碍、汗腺功能障碍。

三、发病机制

1. 根据外界环境,下丘脑体温调节中枢通过控制产热和散热来维持体温的相对稳定,无高温环境适应代偿能力者,易发生中暑。

2. 中暑损伤主要是由于体温过高(>42℃)对细胞产生直接损伤作用,引起酶变性、线粒体功能障碍、细胞膜稳定性丧失和有氧代谢途径中断,导致多器官功能障碍或衰竭。

四、临床表现(表 8-3-1)

表 8-3-1　中暑的临床表现

分期	表现
热痉挛	①剧烈活动后,大量出汗和饮用低张液体后出现头痛、头晕和肢体、腹壁肌群痛性痉挛,肢体活动受限,数分钟缓解 ②无明显体温升高,无神志障碍
热衰竭	①老年人、儿童和慢性病患者多见 ②多汗、疲乏、无力、头晕、头痛、恶心、呕吐和肌痉挛,心率明显增快、直立性低血压或晕厥;中心体温(CBT)升高≤40℃,无神志障碍 ③血细胞比容增高、高钠血症、轻度氮质血症和肝功能异常
热射病	高热(CBT>40℃)伴神志障碍

续表

分期	表现
劳力性	①青壮年多见,剧烈运动或从事体力劳动后数小时发病 ②约50%患者大量出汗,心率160~180次/min,脉压增大,可发生横纹肌溶解、急性肾衰竭、肝衰竭、DIC或MODS
非劳力性	①居住在通风不良环境的老年体衰者、产妇多见 ②多无汗,皮肤干热和发红,直肠温度可达46.5℃,可见谵妄、昏迷、瞳孔对称缩小,严重时休克、心力衰竭、急性肾衰竭等

 提示

热痉挛、热衰竭、热射病可顺序发展,也可交叉重叠。

五、处理原则

1. 降温治疗

（1）快速降温是治疗的基础,迅速降温决定患者预后;劳力性热射病患者体温降低在"黄金半小时"内完成。

（2）体外降温:体温降至39℃时,停止降温。

（3）体内降温:体外降温无效者,用冰盐水进行胃或直肠灌洗。可用无菌生理盐水进行腹膜腔灌洗或血液透析,或将自体血液体外冷却后回输体内降温。

（4）药物降温:迅速降温出现寒战者可用氯丙嗪。

2. 并发症治疗　处理昏迷、做好液体复苏、多器官衰竭给予对症支持治疗。

3. 监测　降温期间连续监测体温变化。还应监测尿量、动脉血气结果、凝血障碍等。

4. 预防　加强中暑宣传教育;炎热天气尽量减少户外活动,改善居住环境和高温工作环境。

 知识拓展

夏季、高温和/或高湿环境出现高热、昏迷、抽搐等临床表现是诊断中暑的关键,非劳力性热射病患者皮肤多干热无汗。

◆○ 经 典 试 题 ○◆

（执）男,28岁。在气温34℃时,负重跑步5km后突发意识不清伴痉挛、抽搐2h。查体:T 41.5℃,P 166次/min,R 28次/min,BP 100/42mmHg。瞳孔等大等圆,心尖部第一心音

低钝,四肢肌张力高。最关键的治疗措施是

    A. 应用抗癫痫药物   B. 应用镇静药

    C. 降温治疗   D. 氧疗

    E. 应用甘露醇

【答案】

C

第四章

冻　僵

一、概述

冻僵又称意外低体温,是指下丘脑功能正常者处在寒冷(-5℃以下)环境中,其中心体温(CBT)<35℃并伴有神经和心血管系统损害为主要表现的全身性疾病。

二、病因

1. 长时间暴露于寒冷环境而又无充分保暖措施和热能供给不足时。

2. 年老、体衰、慢性疾病(痴呆、精神病和甲状腺功能减退症)和严重营养不良患者处于低室温下。

3. 意外冷水或冰水淹溺者。

三、临床表现(表 8-4-1)

表 8-4-1　冻僵的临床表现

分度	表现
轻度冻僵	疲乏、健忘和多尿、肌肉震颤、血压升高、心率和呼吸加快,逐渐出现不完全性肠梗阻
中度冻僵	①表情淡漠、精神错乱、语言障碍、行为异常、运动失调或昏睡 ②心电图示心房扑动或颤动、室性期前收缩和出现特征性的 J 波 ③体温 30℃时,寒战停止、神志丧失、瞳孔扩大和心动过缓;心电图显示 PR 间期、QRS 综合波和 QT 间期延长
严重冻僵	①少尿、瞳孔对光反应消失、呼吸减慢和心室颤动 ②体温降至 24℃时,出现僵死样面容 ③体温≤20℃时心搏和呼吸停止、瞳孔固定散大,四肢肌肉和关节僵硬,心电图或脑电图示等电位线

四、诊断

通常根据长期寒冷环境暴露史和临床表现不难诊断,CBT 测定可证实诊断。

五、治疗

1. 原则　积极采取急救复苏和支持措施,防止体热进一步丢失,采取安全有效的复温措施和预防并发症。

2. 现场处理　迅速将患者移至温暖环境,立即脱去潮湿的衣服,用毛毯或厚棉被包裹身体。

3. 院内处理

（1）急救处理:①保持气道通畅,必要时气管内插管或气管切开,吸入加热的湿化氧气;②休克患者复温前,首先恢复有效循环容量;③CBT<30℃者,对阿托品、电除颤或置入心脏起搏器常无效。

（2）复温:对于老年或心脏病患者,复温应谨慎。

1）被动复温:适用于轻度冻僵者。

2）主动复温:适用于CBT<32℃;循环状态不稳定者;高龄老人;中枢神经系统功能障碍;内分泌功能低下;疑有继发性低体温者。

3）心搏呼吸停止者,如果体温升至28℃以上仍无脉搏应行CPR及相关药物治疗。体温升至36℃仍未恢复心搏和呼吸者,可中止复苏。

（3）支持和监护措施。

（4）治疗并发症。

第五章

高 原 病

一、概述

海拔 3 000m 以上地区称为高原。由平原移居到高原或短期在高原逗留的人,因对高原环境适应能力不足,发生以缺氧为突出表现的一组疾病称为高原病,或称高原适应不全症,又称高山病。高原病也可发生于海拔 3 000m 以下地区。

二、病因

低压性低氧血症是急性高原病的重要原因。

三、病理

高原病的基本病理学特征是细胞肿胀,脑、肺及外周血管常发生血小板、纤维蛋白栓子或静脉血栓。

四、临床表现

1. 急性高原病(表 8-5-1)

表 8-5-1　急性高原病的临床表现

类型	发病时间	临床表现
急性高原反应(常见)	未适应者进入高原地区后 6~24h	①双额部疼痛、心悸、胸闷、气短、厌食、恶心和呕吐等 ②通常在高原停留 24~48h 后症状缓解,数天后症状消失
高原肺水肿(常见且致命)	常在快速进入高原地区 2~4d 内	①先有急性高原反应表现,继而心动过速、呼吸困难、干咳加重、端坐呼吸、咳白色或粉红色泡沫样痰 ②肺部可闻及干、湿啰音
高原脑水肿(罕见但严重)	多数进入高原地区 1~3d 后	①剧烈头痛伴呕吐、精神错乱、共济失调、幻听、幻视、言语和定向力障碍 ②随病情发展出现步态不稳、嗜睡、木僵或昏迷,惊厥

2. 慢性高原病（表 8-5-2）

表 8-5-2 慢性高原病的临床表现

类型	临床表现
慢性高原反应	①急性高原反应持续 >3 个月不恢复 ②头痛、头晕、失眠、记忆力减退、注意力不集中、心悸、气短、食欲缺乏、消化不良、手足麻木和颜面水肿
高原红细胞增多症	①是对高原缺氧的一种代偿性生理适应反应，可有脑血管微小血栓形成 ②头晕、头痛、记忆力减退、失眠或短暂脑缺血发作，颜面发绀和杵状指
高原血压改变	①久居或世居高原者常血压偏低（≤90/60mmHg），伴头痛、头晕、疲倦和失眠等神经衰弱症状 ②血压升高时可诊断为高原高血压，少数可转变为高原低血压
高原心脏病	①多见于高原出生的婴幼儿，成年人移居高原 6~12 个月后发病 ②心悸、气短、胸闷、咳嗽、发绀、颈静脉怒张、心律失常、肝大、腹腔积液和下肢水肿，可见间断出现的睡眠呼吸暂停或打鼾

五、诊断

诊断依据：进入海拔较高或高原地区后发病；症状与海拔高度、攀登速度及有无适应明显相关；除外类似高原病表现的相关疾病；氧疗或易地治疗明显有效。

六、治疗原则

1. 急性高原反应

（1）应终止攀登，卧床休息、氧疗和补充液体。

（2）药物治疗：头痛者应用阿司匹林等；恶心呕吐时，应用丙氯拉嗪；严重患者可应用地塞米松等。

（3）易地治疗：症状不缓解甚至恶化者，应尽快将患者转送到海拔较低的地区。

2. 高原肺水肿及高原脑水肿　早期识别患者是成功治疗的关键。

3. 慢性高原病　易地治疗、氧疗、乙酰唑胺（改善氧饱和度）、静脉放血。

知识拓展

预防急性高原病应了解高原环境特点及高原病防治知识、进行高原适应锻炼、坚持阶梯攀登和攀登时避免剧烈运动。

第六章

淹　溺

一、概述

1. 淹溺　指人体浸没于水或其他液体后,反射性引起喉痉挛和 / 或呼吸障碍,发生窒息性缺氧的临床死亡状态。

2. 淹没综合征　指突然浸没至少低于体温 5℃的水后出现心脏停搏或猝死。

3. 淹没后综合征　指淹没一段时间恢复后因肺泡毛细血管内皮损伤和渗漏引起肺部炎症反应、肺泡表面活性物质减少或灭活出现的呼吸窘迫,是 ARDS 的一种类型。

4. 发病人群　淹溺事故常见于儿童和青少年,是 14 岁以下儿童首位致死原因;男性多于女性。

二、发病机制

1. 淹溺后,气道液体增多导致呼吸障碍、缺氧、高碳酸血症和代谢性酸中毒。缺氧严重时,可发生窒息、昏迷、心动过速、心动过缓及无脉性电活动,最终心脏停搏。

2. 淹溺根据浸没介质不同分类

(1)淡水淹溺:淡水较血浆或其他体液渗透压低,可使血容量增加,出现溶血(高钾血症、血红蛋白尿);淡水淹溺最重要的临床意义是肺损伤,即使迅速复苏,仍不能终止急性肺损伤过程。

(2)海水淹溺:海水含钠量约是血浆的 3 倍以上,吸入的海水较淡水在肺泡内停留时间长,并能使血液中水进入肺泡腔,产生肺水肿、肺内分流,减少气体交换,发生低氧血症。海水引起肺泡上皮及肺毛细血管内皮细胞损伤,通透性增加,促使肺水肿发生。

尽管淡水和海水渗透梯度不同,但是溺水吸入两者后产生肺损伤的程度相似,都可引起肺顺应性降低、肺水肿、肺内分流低氧血症和混合性酸中毒。大多数淹溺者猝死原因是严重心律失常;冰水淹溺迅速致死的原因常为心动过缓或心脏停搏。

三、临床表现

1. 淹溺者出现神志丧失、呼吸停止或大动脉搏动消失,处于临床死亡状态。

2. 近乎淹溺者可有头痛或视觉障碍、剧烈咳嗽、胸痛、呼吸困难和咳粉红色泡沫样痰。溺入海水者口渴感明显,最初数小时可有寒战和发热。

3. 淹溺者体征

（1）口腔和鼻腔内充满泡沫或泥污、皮肤发绀、颜面肿胀、球结膜充血和肌张力增加。

（2）烦躁不安、抽搐、昏睡和昏迷。

（3）呼吸表浅、急促或停止，肺部可闻及干、湿啰音。

（4）心律失常、心音微弱或心搏停止；腹部膨隆，四肢厥冷。

四、治疗

1. 院前急救

（1）现场急救：尽快将溺水者从水中救出；采取头低俯卧位行体位引流；迅速清除口鼻腔中污水污物、分泌物及其他异物；拍打背部促使气道液体排出，保持气道通畅。疑有气道异物阻塞者，可予 Heimlich 手法排出异物。

（2）心肺复苏：心搏呼吸停止者，立即现场施行 CPR，气管内插管和吸氧；患者转送过程中，不应停止心肺复苏。

2. 院内处理

（1）供氧、复温。

（2）脑复苏：有颅内压升高或昏迷者，应用呼吸机增加通气，同时静脉输注甘露醇降低颅内压，缓解脑水肿。可经验性应用纳洛酮治疗。

（3）抗生素治疗：用于污水淹溺、有感染体征或脓毒症的淹溺。

（4）处理并发症。

知识拓展

淹溺现场急救的关键是保持气道通畅，尽快进行 CPR。

第七章

电 击

一、概述

1. 定义 一定量电流通过人体引起不同程度组织损伤或器官功能障碍或猝死称为电击。

2. 分类 包括低压电(≤380V)、高压电(>1 000V)和超高电压电击或雷击(>10 000V)3种电击类型。

二、病因

意外电击常发生于工作或生活中违反用电操作规程者,也可见于风暴、地震或火灾致电线断裂;绝大多数电击发生于青少年男性和从事电作业者。

三、发病机制

1. 电击对人体损伤程度与接触的电压高低、电流类型、电流强度、频率高低、触电部位皮肤电阻、触电时间长短、电流体内途径和所处环境气象条件密切相关。

2. 电击损伤包括电流对细胞的直接损伤和电阻产热引起的组织和器官损伤。

3. 大多数高压电击伤是热损伤,组织学显示为凝固性坏死。

四、临床表现

1. 全身表现

(1)轻度电击者:惊恐、心悸、头晕、头痛、痛性肌肉收缩和面色苍白等。

(2)高压电击/雷击:发生意识丧失、心搏和呼吸骤停。幸存者遗有定向力丧失和痫性发作。

(3)部分有心肌和心脏传导系统损伤。大面积体表烧伤或组织损伤处体液丢失过多时,出现低血容量性休克。可有急性肾衰竭。

2. 局部表现

(1)局部皮肤组织损伤最严重。

(2)电流通过途经的组织和器官可发生隐匿性损伤。

(3)高压电击时,电流入口处烧伤严重,烧伤部位组织炭化或坏死成洞,组织解剖结构清楚,常发生前臂腔隙综合征。可出现神经和血管受压体征、脊椎压缩性骨折或肩关节脱位。

3. 并发症和后遗症

（1）电击后 24~48h：心肌损伤、严重心律失常和心功能障碍；吸入性肺炎和肺水肿；消化道出血或穿孔、麻痹性肠梗阻；DIC 或溶血等。

（2）电击后数天到数月：上升或横断性脊髓炎、多发性神经炎或瘫痪等；角膜烧伤、视网膜脱离、单侧或双侧白内障和视力障碍。

（3）孕妇电击后，常发生流产、死胎或宫内发育迟缓。

五、治疗

1. 切断电源，应用绝缘物将患者与电源隔离。

2. 心肺脑复苏　对心脏停搏和呼吸停止者，立即进行 CPR；心电监测 48h，对心律失常者应用相关药物。

3. 急性肾衰竭

（1）静脉输注乳酸钠林格液。

（2）静脉输注碳酸氢钠碱化尿液。

（3）严重肌球蛋白尿患者恢复有效血容量后尿量仍未增加时，可用乳酸钠林格液（1L）+甘露醇（12.5g），尿内肌球蛋白消失后即停用甘露醇。热灼伤者恢复有效循环容量前避免静脉输注甘露醇。

（4）必要时血液透析。

4. 外科问题处理

（1）对广泛组织烧伤、肢体坏死和骨折者进行相应处置。

（2）对坏死组织进行清创术，预防注射破伤风抗毒素（3 000U）。

（3）继发感染者给予抗生素治疗。

（4）对腔隙综合征患者，必要时行筋膜切开减压术。

（5）对于肢体电击伤后深部组织损伤情况不明者，做进一步检查并给予相应治疗。

医学生急诊科实习提要（以理化因素所致疾病为例）

1. 扎实基础，练好基本功　入科前需熟悉理化因素所致疾病如中毒、中暑、淹溺、电击等的病因、临床表现、诊断及处理原则，在临床实习过程中做好理论与实践的衔接。

2. 熟悉急诊处理流程　急诊患者病情的特点常为急、难、重，且容易危及生命，故处理时常需采取多种保证生命的治疗措施。实习时，要学会抓住重点，包括重点症状体征、重点处理原则、重点监护措施等。

温 故 知 新

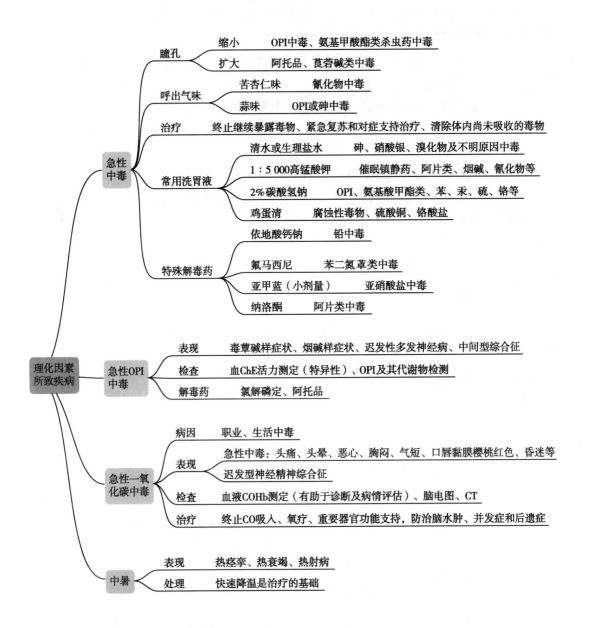